中国科学院教材建设专家委员会规划教材
高等医药院校教材

临床研究方法学

Methodology for Clinical Research

主　编　李济宾　张晋昕　洪明晃

编　者　（按姓氏笔画排序）

叶艳芳　中山大学孙逸仙纪念医院
冯丽芬　广东省卫生健康委员会政务服务中心
江　梅　广州医科大学附属第一医院
李伟栋　广州市妇女儿童医疗中心
李济宾　中山大学肿瘤防治中心
何泽慧　广州中医药大学第二附属医院（广东省中医院）
张　熙　上海交通大学医学院附属新华医院
张晋昕　中山大学公共卫生学院
陆丽明　广州中医药大学
陈逸敏　中山大学公共卫生学院
周　倩　中山大学附属第一医院
洪明晃　中山大学肿瘤防治中心
袁金秋　中山大学附属第七医院
贾小芳　中国疾病预防控制中心营养与健康所
曹　烨　中山大学肿瘤防治中心
谢传波　中山大学肿瘤防治中心

科学出版社

北　京

内容简介

方法学贯穿于临床研究设计、实施、结果报告与评价的全过程。本书涵盖临床研究全过程中的方法学内容，共十四章。第一章至第五章介绍临床研究相关法律法规、伦理与知情同意、临床试验注册、临床研究设计的基本要素、临床研究的数据管理与统计分析方法等，是总论临床研究设计与实施的基础知识；第六章至第十三章各论常见研究类型的设计、实施、统计分析策略等，并辅以典型案例；第十四章介绍结果报告一般准则及如何完成论文撰写与投稿发表。全书内容立足实际、简明规范，是一本医学生、临床医生看得懂、用得上的教材。

本书可作为高等医药院校教材，也可作为临床医生、临床医学研究生、临床研究相关人员的参考书和培训用书。

图书在版编目（CIP）数据

临床研究方法学 /李济宾，张晋昕，洪明晃主编. —北京：科学出版社，2020.11

ISBN 978-7-03-066108-1

Ⅰ.①临… Ⅱ.①李… ②张… ③洪… Ⅲ.①临床医学-研究方法 Ⅳ.①R4-3

中国版本图书馆 CIP 数据核字（2020）第 174305 号

责任编辑：王锞韫　胡治国／责任校对：郑金红
责任印制：李　彤／封面设计：陈　敬

科学出版社 出版
北京东黄城根北街 16 号
邮政编码：100717
http://www.sciencep.com
北京凌奇印刷有限责任公司 印刷
科学出版社发行　各地新华书店经销
*
2020 年 11 月第　一　版　开本：787×1092　1/16
2023 年 11 月第三次印刷　印张：18
字数：404 000

定价：98.00 元

（如有印装质量问题，我社负责调换）

序

临床研究的开展与管理？在三甲医院也还有不少疑虑
临床医生做的研究，多数不是临床研究
医院的广度在于医疗技术，高度在于创新，深度在于临床研究
临床经验很重要，但有时可靠性不足
基于经验，开展研究，才能从实践上升到理论
经验不可无，经验主义不可有
临床研究是临床决策的最好证据来源
鼓励创新，但能否向临床转化？是否精准诊治？
还看临床研究的证据
临床医生做临床研究是自然而然的事情
长期的临床工作，往往不再晕血了，晕数字
还常常混杂什么是“混杂”
研究设计、数据、统计……
医务人员的弱项
向书本学习、与统计专家合作是必要的
一个专业的写给另一个专业的图书
最忌字数太多理论太深奥，令人开卷就晕
通俗易懂的临床研究读物可遇不可求
临床研究也能发高点数的文章
但不必太“以点数论英雄”
更好地治病救人才是终极目标
研究项目数量增长不少，质量改善有限
医学研究结果，多看不见摸不着，真实性、可靠性常被质疑
好的研究可以帮到很多人，不好的研究可能贻害无数人
质量管理需要顶层设计
开展研究不能是“救了医生，没救患者”
临床研究的管理，没有红头文件及落实还真不行
做临床研究好
做好的临床研究
做好临床研究

洪明晃

2020年9月

前　言

临床研究（clinical research）以患者（或健康志愿者）为研究对象，以疾病的病因、诊断、治疗、预后和预防为主要研究内容，是医学研究的永恒主题。2016 年 10 月，国家卫生和计划生育委员会、科学技术部、国家食品药品监督管理局、国家中医药管理局、中央军委后勤保障部卫生局联合制定并发布了《关于全面推进卫生与健康科技创新的指导意见》，提出加强临床医学研究体系与能力建设。当前，我国的临床研究能力与世界先进国家仍存在一定差距，本土化、高级别循证医学证据有限，诊疗指南多依靠国外的临床研究证据制订。

临床研究方法学是将医学统计学、临床流行病学、循证医学的理论知识和原理运用到临床研究设计和实施过程中，力求通过科学的设计、准确的测量和审慎的评价获得真实可靠的研究结果。临床研究方法学贯穿于临床研究设计、实施、质量管理、结果报告与评价的整个研究周期。本书以常见临床研究类型为主线，介绍了临床研究人员在方案撰写和研究实施过程中普遍遇到的方法学问题，全书内容力求简明扼要、重点突出、规范实用、通俗易懂，结合典型案例讨论使临床研究人员看得懂、用得上。

全书包括临床研究概述、临床研究方案设计与分析各论、研究论文撰写与结果报告三部分，共十四章，内容涵盖绪论、临床研究的基本要求、临床研究设计的基本要素、临床研究的数据管理、临床研究统计分析方法的选择、横断面研究、病例对照研究、队列研究、诊断试验、临床试验、预后研究与预测建模、真实世界研究、系统综述与 Meta 分析、研究论文撰写与结果报告准则，全面介绍了临床研究相关的方法学。阅读本书后可使读者对常见研究类型的方法学有比较全面的认识，可以根据具体的研究目的选用合适的研究类型，撰写高质量的临床研究方案，准确规范地报告研究结果。

本书主要面向医学生和临床医生，旨在普及临床研究设计与实施中的方法学基本知识，可以作为高年级临床医学生的教学用书，也可以作为临床医生、临床医学研究生、临床研究相关人员的参考书或培训用书。

本书获得中山大学本科教学质量工程类项目重点建设教材资助；编写过程中甘章平、马毅、任杰、唐冰、刘清海、梁凌毅、焦雪丹、张天奇等对书稿提纲及编写内容提出了宝贵的意见和建议；叶林淼、曾令烽协助编写了第二章，段玉婷、陈泽协助编写了第十二章；邹碧君在书籍出版过程中提供了大力协助与支持，在此一并致以诚挚的谢意。

本书编者多为教学和科研一线的年轻科研人员，由于编者经验和水平所限，本书内容难免存在不足之处，敬请广大读者提出宝贵意见和建议，以便再版时更臻完善。

李济宾　张晋昕　洪明晃

2020 年 9 月

目　　录

第一章　绪　　论

本章要点：

1. 临床研究的分类。
2. 临床研究选题的基本原则与主要来源。
3. 临床研究的基本流程。

临床研究（clinical research）是以患者（或健康志愿者）为研究对象，以疾病的病因、诊断、治疗、预后和预防为主要研究内容，科学运用临床科研设计、测量和评价的方法，由多学科人员共同参与的科学研究活动。临床医生在日常诊疗过程中，经常会碰到有关疾病危险因素、诊断准确性、治疗措施选择、治疗效果评价、预后预测等方面的临床问题，如果缺乏循证医学证据，就有必要针对这些临床问题，确定选题，提出研究假设，设计合理的研究方案，开展高质量的临床研究，提供循证医学证据用于指导临床实践。因此，临床医生需要学习并不断更新有关临床研究设计、实施、报告等方面的理论知识，并利用这些知识不断提高临床研究水平和疾病诊治能力。

第一节　临床研究概述

一、开展临床研究的必要性

医学的进步离不开临床研究，临床诊治相关的“指南/规范/路径”，转化医学、精准医学及人工智能的临床应用等，都需要临床研究提供疗效和安全性方面的证据，以验证其临床应用价值。

临床经验非常重要，但有其局限性：①例数较少，可靠性较低。②病例来源窄，外推性较差。③未进行系统的随访，预后、不良反应等不清楚，可能高估预后。④未与对照进行比较，说服力不足。⑤容易受各种偏倚（bias）、混杂等因素的干扰。因此，有必要按照规范的流程开展临床研究。

开展临床研究好处众多，主要体现在：①临床医生根据自己工作中面临的临床问题设计并开展临床研究，所得证据更有针对性，适用性和推广性强，可以更好地服务于临床诊疗决策。②在研究过程中，通过细致地观察与分析，可以获得更多的感性认识，丰富临床经验。③通过开展（或参与）新技术、新方法、新理论、新药/医疗器械/诊断试剂等临床研究，可以提高法规意识、伦理意识、安全意识和质量意识，提高临床研究设计能力和项目实施能力，更早获得应用体会，更好救治患者。

二、临床研究的分类

临床研究的分类方法较多，出发点不同，分类方法不同。这里主要介绍 3 种常见的分类方法。

（1）根据临床研究的发起方，临床研究可以分为企业发起的临床研究（industry-sponsored trial，IST）和研究者发起的临床研究（investigator-initiated trial，IIT）。企业发起的临床研究是指由制药企业发起的针对新产品（包括新药、新医疗器械、新诊断试剂等）或产品上市后再评价的临床研究，以产品注册上市或上市后再评价为主要目的，一般需要得到研究实施所在国家（或地区）药品监督管理部门的批准，在具有药物临床试验（clinical trial）资质的医疗机构进行，遵照相关法规，并在药品监督管理部门的监管下组织和实施。研究者发起的临床研究是指由研究者或学术机构作为主要发起人和组织者开展的临床研究，其研究范围常常是企业发起的临床研究未涉及的领域，如诊断或治疗手段比较、罕见病研究、（肿瘤）药物上市后增加适应证等。两类临床研究互为补充，共同推进临床研究的深度和广度。

（2）根据研究者是否主动地分配干预措施，临床研究可以分为观察性研究（observational study）和干预性研究（interventional study），具体分类如图 1-1 所示。更具体的分类，可参见本书第三章的内容。

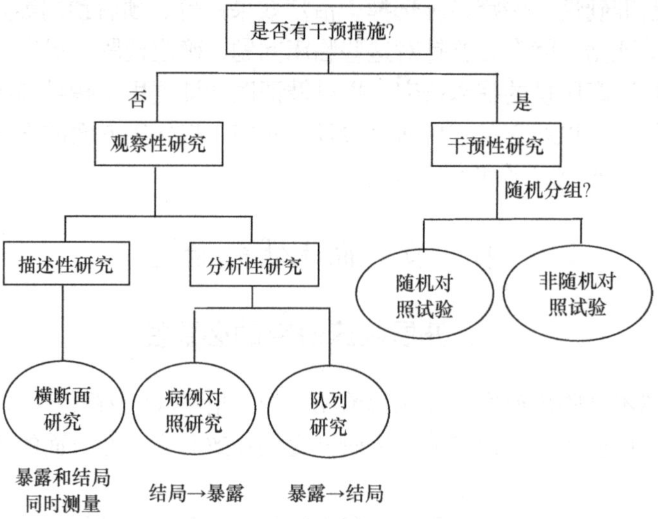

图 1-1　根据是否施加干预措施的临床研究分类方法

观察性研究中，研究者不对受试者人为施加干预措施，只是客观地记录受试者危险因素的暴露情况和结局（如发病、死亡等）的发生情况，并通过适当的统计分析策略，获得疾病危险因素、诊断准确性、预后等方面的研究证据。常见的观察性研究包括横断面研究（cross sectional study）、病例对照研究（case-control study）、队列研究（cohort study）。基于上述 3 种观察性研究设计，衍生出多种设计类型，如单纯病例研究（case-only study）、巢式病例对照研究（nested case-control study）、病例队列研究（case cohort study）等。

在干预性研究中，研究者会根据研究目的人为地分配受试者接受不同的干预措施，按照“随机、对照、盲法（blind method）、重复”的基本原则控制混杂因素对结局评价的影响，采用合适的统计分析策略，评价试验方法相对于对照方法的治疗效果。干预性临床研究的设计类型很多，常见的有平行对照设计（parallel control design）、交叉设计（cross-over design）、析因设计（factorial design）、适应性设计（adaptive design）等方法，不同的设计方法适用于不同的试验目的。

（3）根据研究目的，临床研究可以分为病因学研究、诊断/筛查试验、疗效评估研究和预后研究。①病因学研究，涉及因果关系推断，多采用观察性研究设计，如横断面研究、病例对照研究、队列研究等。②诊断/筛查试验，如筛查策略、诊断准确性、卫生经济学等方面的评价，可以是横断面研究，也可以是前瞻性队列研究。③疗效评估研究，多采用随机对照设计、前瞻性队列研究等方法，旨在评价新的治疗方法相对于标准治疗方式（或安慰剂）的疗效和安全性。④预后研究，包括预后因素研究和预后预测建模，多采用队列研究，涉及生存时间、生存质量（quality of life）、多因素分析等方法。此外，还有近几年比较热门的真实世界研究（real world study，RWS）。

有关上述临床研究类型方面的内容，将会在本书后续章节中详细介绍。

三、方法学在临床研究中的作用

科学严谨的临床研究（如研究设计、样本量、数据管理与统计分析、结果报告与解释等），对提高临床研究质量、获得高级别临床研究证据至关重要。方法学贯穿于临床研究设计、实施、质量管理、结果报告与评价的整个研究周期。临床研究方法学是将医学统计学、临床流行病学、循证医学的理论知识和原理，运用到临床研究的设计和实施过程中，力求通过科学的设计、准确的测量和审慎的评价，尽量排除偏倚和混杂因素对结局的影响，保证研究结果的真实性（validity）和研究结论的可靠性（reliability）。概括起来，方法学在临床研究中的作用主要体现在研究设计、暴露与结局测量、结果评价等方面。

1. 研究设计方面 围绕研究目的，从选题到结论，方法学贯穿整个研究设计阶段。例如，提出临床研究问题、确定研究目的、选择受试者、基线测量、随机分组与盲法、干预措施、观察随访、病例报告表（case report form，CRF）的设计、数据收集、统计分析策略、结果解释等，都要有系统、全面、科学的规划，以保证研究按时、保质进行，使统计分析结果能客观回答临床问题。当然，针对不同研究目的，在条件许可的情况下，应尽量选择证据级别较高的研究设计类型。表 1-1 汇总了不同临床问题可选的研究类型。

表 1-1 研究目的与设计类型

临床问题	研究目的	研究类型（按证据级别由高到低）
临床疗效评估	证实干预措施（如药物、外科手术）的疗效和安全性	随机对照试验>队列研究>病例对照研究
诊断/筛查试验	评估新的诊断方法或筛检方法的准确性、可行性、成本效益等	前瞻性队列研究>横断面研究（需与金标准比较）
预后研究	了解确诊患者以后可能发生的情况	队列研究>病例对照研究
病因/危险因素研究	评价及量化暴露因素与疾病发生的关系	队列研究>病例对照研究>横断面研究>病例报告

2. 暴露与结局测量方面 为了回答所提出的临床问题，需要在方法学的指导下选择适当的观测指标测量暴露和结局，以定量、客观、准确地描述临床研究中的现象、反应、结果，发现并分析其中的规律、联系、差异等。临床研究中，有时需要用多个指标来说明问题，可采用复合指标。

3. 结果评价方面 通过科学的手段和公正的态度，从多方面评价研究的结果、结论、观点等，是否反映客观实际而具有真实性、是否能重复而具有可靠性、是否可在临床推广应用而具适用性（applicability）及经济等方面的可行性（feasibility）。临床诊疗方案的采用与否，均要与备选方案进行全面比较，以最小的代价获取最大的效益，使患者治疗后利大于弊。

临床研究方法学的作用在于帮助临床医生设计并开展高质量的临床研究，全面考察疗效、安全性和（或）成本效益等方面的内容，并进行综合分析与评价，指导临床实践。

四、多学科协作

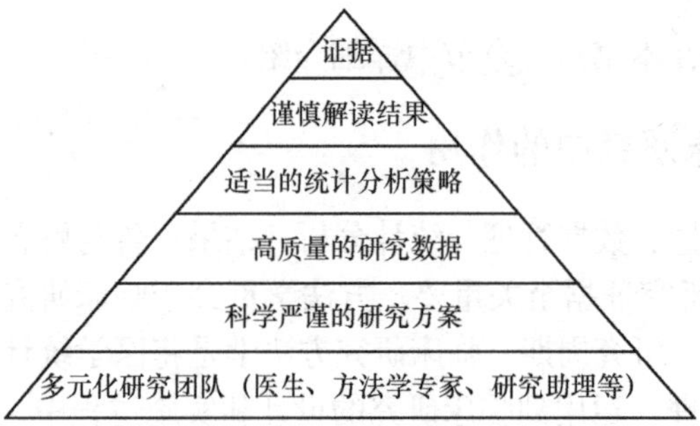

图 1-2 临床研究的金字塔图

临床研究是一项系统工程，需要多元化研究团队的通力合作，其中包括临床医生、流行病学/统计学方面的专家、数据管理专家、临床研究助理等。研究团队中，不同人员分工明确，各司其职，才能高效、高质量地实施临床研究。如图 1-2 所示，在多元化研究团队的支持下，撰写科学严谨的研究方案、搜集高质量研究数据、通过适当的统计分析策略获得可靠的循证医学证据等都将是水到渠成的事情，进而提供高级别研究证据指导临床决策，造福患者。

第二节 临床研究的选题

选题的好坏决定临床研究项目的高度。一个好的临床研究项目首先必须是一个好的选题。临床医生需要清楚一个好的临床研究的选题有何特点、如何进行临床研究的选题、从哪里入手获得临床研究选题的灵感。

一、选题的基本原则

1. 科学性 临床研究的选题应基于现有研究结果和理论依据，课题论证应符合逻辑规则和学术规范。确定选题时，研究者应充分考虑学科自身发展需要，把握学科发展的历史与现状，熟悉本领域的研究进展、空白点和瓶颈，力争站在学科发展的前沿，为临床病因、诊断、治疗、预后或预防等方面提供循证证据，致力于提高患者的健康水平，推动学科发展。

2. 创新性 创新是科研工作的本质特点，但是创新的判定是一个复杂的问题。一项好的临床研究应能够产生有助于临床实践的证据。临床研究的创新性可以体现在研究设计和实施的各环节，包括研究的人群、干预的措施、研究设计、研究结局等各方面。例如，既往研究已证实某药物在晚期实体瘤中的疗效和安全性，但是，有关该药物在早期实体瘤中的疗效和安全性仍缺乏相关循证医学证据，因此，通过随机对照试验（randomized controlled trial，RCT），评价该药物相对于标准疗法治疗早期实体瘤的疗效和安全性，也是有一定的创新性的，研究结果将丰富早期实体瘤患者治疗措施的选择。当然，如果一项研究仅是低水平重复的验证已被确证的结论，就没有任何的临床意义和创新性可言。再例如，Ⅱ期单臂临床研究已初步显示某新治疗方法的疗效和安全性，可以考虑设计一项Ⅲ期 RCT 评估新方法相对于标准治疗（或安慰剂）的疗效和安全性。遵循创新性原则，需要研究者非常熟悉所选课题在国内外的研究现状及进展，避免因掌握信息不全而造成低水平重复工作。

对于前瞻性临床研究，可以通过临床试验注册网站了解世界范围内是否有类似的课题及其开展情况，避免重复研究。

3. 可行性 选题的可行性对于课题的顺利开展非常重要。确定选题时，应充分考虑研究相关的所有主观和客观条件，以下面几方面为例：①是否有足够的前期研究基础。临床研究的选题不是从零开始的，一般都是建立在前期研究工作的基础上，并在原有工作基础上寻找到新的研究方向。②是否能够招募到足够的受试者。研究者应综合考虑样本量、统计检验功效（statistical power）、实际可获得样本数、可能排除或拒绝参加试验的人数、脱失率等情况。如果受试者数量不足，可以考虑通过调整纳入或排除标准、延长受试者招募时间、增加研究中心等方法获得足够数量的受试者。③人员方面，研究者是否具备开展临床研究的能力、是否具备药物临床试验质量管理规范（good clinical practice，GCP）培训证书等，项目组成员构成是否合理。④是否有足够的经费支出。

4. 伦理性 符合伦理是所有临床研究的先决条件。一项不符合伦理要求的临床研究，无论其临床问题多么重要、研究设计多么合理，都不可能被伦理委员会（ethics committee）批准开展。研究者设计及开展临床研究时，需要全面考虑受试者参与临床研究的获益与可能面临的风险，充分权衡受益-风险比（benefit-risk ratio），尽量避免不可接受的风险。如果研究者无法确定将要开展的临床研究是否符合伦理学原则，可在研究设计阶段邀请伦理审查专家和方法学专家共同讨论，寻求可行的解决方案。例如，鼻咽癌是我国华南地区的高发肿瘤，调强放射治疗是其首选治疗方法，但由于放射治疗的延迟效应，放射治疗后有1/4~1/3 的患者肿瘤尚未完全消退，其中，80%的残留淋巴结可在放疗后 3 个月消退。根据美国国立综合癌症网络（National Comprehensive Cancer Network，NCCN）治疗指南，鼻咽癌放疗后残留淋巴结首选颈部淋巴结清扫手术治疗。但是，前期研究结果提示，放疗后 3 个月低危颈部淋巴结残留患者后续继续消退的比例较高。因此，研究者提出假设：对于放疗后 3 个月低危颈部淋巴结残留的患者是否只需要继续随访观察即可，不必立即进行淋巴结清扫手术，减少过度治疗。基于上述假设，研究者设计了一项“随访观察对比颈淋巴结清扫术治疗鼻咽癌调强放疗后低危颈部残留淋巴结的非劣效、多中心、随机对照临床试验”，旨在证实，对于放疗后低危颈部淋巴结残留的患者，可以通过随访观察，动态监测淋巴结变化情况，而不影响患者预后。此研究出发点很好，创新性也不错，但将受试者随机分入手术治疗组或随访观察组不符合伦理规范，因此未获立项资助。

5. 相关性 一项好的临床研究应该能够在一定程度上增加科学知识、指导临床实践和卫生决策等。

二、选题的主要来源

1. 临床实践 从临床实际工作中遇到的问题寻找选题是临床研究选题最主要、最直接的来源，符合临床研究应解决临床问题的基本原则。基于临床问题的选题，原创性较高，但由于前期可参考（或借鉴）的研究较少，难度系数相对较高，失败的风险相对较大。临床医生将自己工作中面临的临床问题转变为临床研究的选题，不脱离临床工作，不脱离患者需求，研究的证据更有针对性，可以更好地服务于临床决策，完善临床“指南/规范/路径”。例如，育龄期的女性乳腺癌患者治疗后怀孕是否会影响其预后？鼻咽癌远处转移的诊断方法有胸部 X 线检查、B 超检查、骨扫描、正电子发射断层成像/计算机断层成像

（PET/CT）等，PET/CT 检查是哪一部分患者成本效益最优的选择？诸如此类，涉及患者的切身利益，都是患者关心的问题。如果临床医生基于现有的医学证据，无法客观地回答患者关心的问题，完全可以针对性地开展临床研究。当然，提出临床问题只是选题的第一步，研究者还需要深入查阅文献、评估可行性、争取各方的支持等。

2. 临床指南 是以循证医学为基础，基于现有的最好证据，针对特定临床问题，由官方或学术团体组织撰写的临床诊疗决策指导文件，旨在帮助临床医生和患者做出恰当的临床决策。肿瘤方面有 NCCN 治疗指南、美国临床肿瘤学会（American Society of Clinical Oncology, ASCO）指南、欧洲肝病研究学会（European Association for the Study of the Liver, EASL）指南等。循证医学证据从高到低划分为Ⅰ、Ⅱ、Ⅲ、Ⅳ和Ⅴ级，但是，指南中某些疾病的诊治方案/原则，依据的证据级别并不高，甚至完全没有循证医学证据支持。对于此类情况，可以通过详细研读临床指南，寻找切入点，针对性地开展临床研究，提供高级别的循证医学证据，改写指南。例如，栓塞治疗后综合征是肝癌患者肝动脉栓塞化疗术后常见的问题，其中术后疼痛发生率高达 90%。临床上，多采用阿片类药物进行镇痛，但是，对于采用何种镇痛药、通过什么途径（口服、静脉注射）给药的镇痛效果最佳，目前的治疗指南中并未说明，缺乏循证医学证据。针对此空白点，某研究团队开展了一项随机、对照Ⅲ期临床研究，系统比较了塞来昔布（口服）、帕瑞昔布（静脉注射）、羟考酮（口服）3 种常用的镇痛药对中期肝癌患者肝动脉栓塞化疗围手术期镇痛的效果。

3. 文献资料 所谓“他山之石，可以攻玉”，医学期刊是科学研究重要的信息来源，也是科学工作者互相交流学习的主要途径。基于相关领域大量的文献复习和总结，可以在较短时间内找到领域内热点但尚未解决的研究课题，可借鉴已有文献的研究思路和经验，研究结果可与文献中的结果进行分析讨论，研究工作的难度相对低一些，其缺点是创新性差一些，这类选题多是在既往研究基础上的改进或完善，很难产出原创性的成果。基于文献资料确定选题时，高质量的综述、述评、Meta 分析、评论性文献等综述性文献都是遴选课题的重要来源，尤其是发表在《柳叶刀》（*Lancet*）、《新英格兰医学杂志》（*New England Journal of Medicine*）等主流学术期刊上的综述性文献，此类文献全面系统地论述了当前某研究领域的进展和局限，对于确定选题非常有帮助。另外，研究者应关注学术论文的讨论部分。任何研究都有其局限性和不尽完善之处，研究设计和实施过程中的许多问题、缺陷可能在研究结束后才能显现出来，因此，学术论文的讨论部分通常都会针对研究设计、实施或结果解读上的缺陷、不足及值得进一步研究的方向予以论述，可以作为后续研究选题的重要启示。

4. 学术交流 学术论文发表具有滞后性，通过参加有影响力的学术会议、讲座及与同行的交流，可以及时了解最前沿的学术进展，捕捉可以激发灵感的信息。需要提醒的是，当前学术活动/交流良莠不齐，临床医生应该学会有选择性、针对性地参加学术会议/交流，避免让学术会议/交流拖累和浪费时间。

第三节 临床研究的基本流程

临床研究的设计、实施、管理和结果报告都是有章可循的，开展临床研究需要遵循科学研究的基本流程，包括提出临床问题及选题、提出研究假设/目的、撰写研究方案、实施临床研究、数据管理与统计分析、结果报告与论文撰写等。图 1-3 简要描述了临床研究的基本流程及各环节的主要内容。

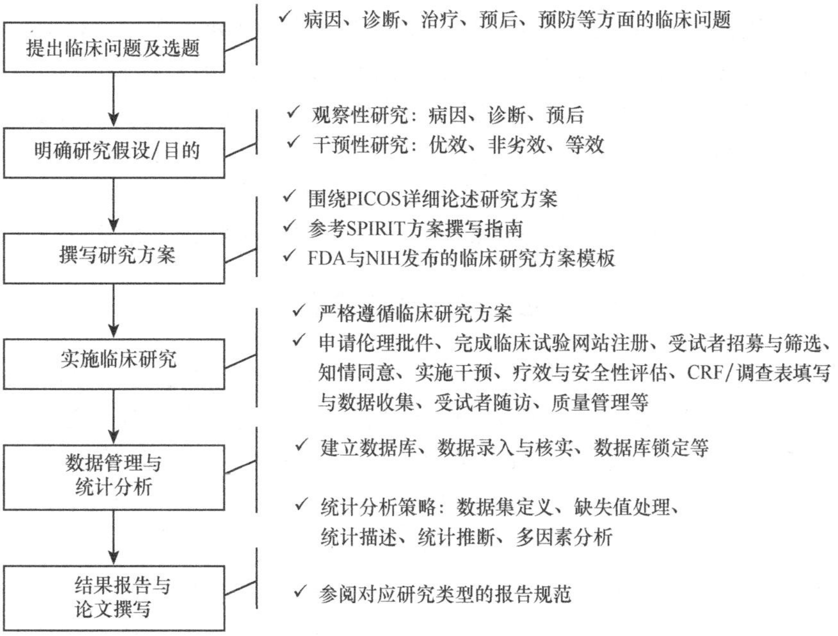

图 1-3 临床研究的基本流程

PICOS，研究设计的 5 要素：研究对象（patients）、干预（intervention）、对照（comparison）、结局（outcomes）、研究设计（study design）。SPIRIT，临床研究方案撰写指南（standard protocol items: recommendations for interventional trials）。FDA，美国食品药品监督管理局（Food and Drug Administration）。NIH，美国国立卫生研究院（Nation Institute of Health）。CRF，病例报告表（case report form）

一、提出临床问题及确定选题

从临床实践、文献资料、临床指南等途径出发，凝练有价值的科学问题，确定研究选题，开展临床研究，有助于提高临床诊疗水平。临床研究的最终目标是造福患者，改善人民群众的健康，所有临床研究的选题都应该以此作为最终的目标。研究者在确定临床研究的选题时，首先应搞清楚以下几个问题：①为什么要开展此项研究？②要研究什么或回答什么临床问题？③目前，医学界研究到什么程度？④研究的价值多大，会有什么成果，如何指导临床实践？⑤创新性和可行性如何？如果上述问题都能得到合理的回答，那么所选的课题可能会有实际的临床意义。

二、明确研究假设/目的

依据具体的科学问题和选题，在文献复习的基础上提出明确的研究假设（或研究目的），如新方法/新药物治疗某种疾病的疗效是否优于标准治疗，即为优效性研究假设。

临床研究类似射击打靶，研究假设与目的应尽量简单明确。一项临床研究一般只回答一个核心临床问题，后续的研究设计、方案、样本量估计（sample size estimation）、统计分析策略、结果报告等都需要围绕核心临床问题进行。尽量避免研究目的过多，研究假设不明确，否则会导致什么问题也说不清楚。

三、撰写研究方案

临床研究方案（clinical research protocol）是指导研究者实施临床研究的行动纲领，是临床研究项目实施的整体规划。临床研究方案的好坏直接决定一项临床研究能否取得成功。临床研究的方案撰写可以参阅 SPIRIT、美国 FDA 与 NIH 发布的临床研究方案模板。根据研究目的和研究任务，结合人力、物力、财力等现实情况，围绕研究对象、干预、对照、结局、研究设计等 5 个核心要素（简称 PICOS），由临床医生和方法学专家共同参与制订，形成科学、严谨、操作性强的研究方案。必要时，需要制订详细的研究者手册和标准操作规程（standard operating procedure，SOP）来规范整个临床研究过程。

四、实施临床研究

一项临床研究从选题、确定研究方案、申请立项到真正开始实施，其间需要大量的时间、人力、物力等资源的投入。一项设计精良的临床研究项目，因为实施过程中质量管理不佳导致失败是非常可惜的。严格遵循临床研究方案和 SOP 实施临床研究是高质量临床研究的关键，临床研究的实施包括申请伦理批件、完成临床试验网站注册、受试者招募与筛选、知情同意、实施干预、疗效与安全性评估、CRF/调查表填写与数据收集、受试者随访、质量管理等内容。具体内容详见本书各章节。此处有 3 点需要引起研究者的重视。

1. 申请伦理批件 无论是回顾性研究（retrospective study），还是前瞻性研究，正式开始研究前必须申报并获得伦理委员会的批准。

2. 完成临床试验网站注册 临床试验透明化理念的内涵包括临床试验注册（clinical trial registration）、共享临床试验原始数据和准确报告结果。2005 年，世界卫生组织国际临床试验注册平台（World Health Organization International Clinical Trials Registry Platform，WHO ICTRP）的成立，标志着全球临床试验注册制度的建立。医学期刊和医学伦理委员会均要求：所有的临床试验应于纳入第 1 例受试者之前在国际认可、公众可及的临床试验注册平台完成注册。国际医学期刊编辑委员会（International Committee of Medical Journal Editors，ICMJE）发表声明：未进行临床试验注册的临床研究结果将不会被其成员期刊接受并发表，这是对干预性临床研究的强制要求。对于观察性研究，目前尚无统一要求，但有需要注册的趋势。笔者建议观察性研究也应尽量在临床试验注册平台完成注册。

中国境内的临床研究注册可以在中国临床试验注册中心（Chinese Clinical Trial Registry，ChiCTR）完成，注册后可获得唯一的全球通用识别码（universal trial number，UTN）。中国学者在临床研究注册方面意识相对薄弱，须进一步加强。目前，ChiCTR 仍接受补注册（定义为纳入第 1 例受试者后进行的注册），但规定：凡申请补注册的研究者，必须提供该研究存在的证据——原始数据，并让公众可通过公共数据库查询，以保证其真实性，只有提供原始数据并通过审核的试验才予以补注册。

3. 知情同意 是受试者参与临床研究前必不可少的步骤。研究者需要做到充分告知受试者参加临床研究可能的获益与风险，给予受试者充足的时间考虑，自愿决定是否参与临床研究，并签署知情同意书。

五、数据管理与统计分析

数据是临床研究的载体和财富。正确的统计分析结果有赖于真实、准确、完整、可靠的研究数据。临床研究的数据管理包括采集研究数据、建立标准化的数据库、数据录入与核查、数据质疑与更正、数据库的锁定与保存等，必要时需要制订数据管理的 SOP。数据管理应遵循相关的数据管理指导原则，如《药物临床试验数据管理与统计分析的计划和报告指导原则》《临床试验的电子数据采集技术指导原则》《临床试验数据管理工作技术指南》等。本书第四章详细介绍了临床研究数据管理的相关内容。

不同的研究设计和数据资料类型，需要选择合适的统计分析策略。通常，研究方案中应有较为详细的统计分析策略，在统计分析之前拟定详细的统计分析计划（statistical analysis plan，SAP）。尤其对于临床试验，详细的 SAP 尤为重要，后续的统计分析也必须严格遵照 SAP 执行。SAP 需要涵盖临床试验的所有统计学考虑，包括研究设计类型、研究假设、组间比较类型、主要和次要研究指标的定义及测量方法、统计分析数据集的定义、疗效/安全性评价和统计分析方法等的详细计划。

统计分析包括统计描述、统计推断和多因素分析。统计描述是对研究指标的描述性分析，旨在了解样本的分布情况，常借助统计指标、统计图、统计表进行资料的统计描述。对于连续型资料，多采用均数和标准差（standard deviation，SD）、中位数和四分位数间距等指标描述；对于分类资料，多采用频数、百分比、率等指标描述。统计推断是依据样本数据对总体做出估计或决策的过程，包括组间比较、置信区间（confidence interval，CI）的估计、生存率的估计等假设检验方法。多因素分析方法包括协方差分析（analysis of covariance）、线性回归、logistic 回归、Cox 比例风险模型回归、对数线性模型、多水平模型（multilevel model）等，可用于筛选疾病的影响因素、校正混杂因素或构建多因素预测模型等。

六、结果报告及论文撰写

临床研究的结果常以学术论文的形式进行报告，由同行评议后，通过学术期刊和学术会议交流与传播。临床研究完成后，研究者需要全面衡量研究的质量和结果，根据研究方案撰写论文并进行投稿。为了提高临床研究结果报告的透明与规范，学术界针对不同的临床研究类型，制订了一系列结果报告规范及其扩展系列。表 1-2 列出了主要研究类型的报告规范，对应的全文可在 http://www.equator-network.org/网址获得。研究者在报告结果及撰写论文时，应参照对应的报告规范，全面、完整、透明地报告研究结果，切忌选择性报告结果，误导读者。

表 1-2 主要研究类型的报告规范

研究类型	报告规范
随机对照试验	CONSORT：consolidated standards of reporting trial
非随机对照试验	TREND：transparent reporting of evaluations with nonrandomized designs
观察性研究	STROBE：strengthening the reporting of observational studies in epidemiology
诊断/预后研究	STARD：standards for reporting of diagnosis accuracy
预测建模	TRIPOD：transparent reporting of a multivariable prediction model for individual prognosis or diagnosis
系统综述/Meta 分析	PRISMA：preferred reporting items for systematic reviews and meta-analyses

（李济宾 张晋昕 洪明晃）

第二章　临床研究的基本要求

本章要点：

1. 介绍国内外临床研究相关法规、我国药物临床试验机构资格认定历史和加入人用药品注册技术国际协调委员会的意义。

2. 介绍伦理学、受试者权益保护、伦理委员会和伦理审查等相关内容。

3. 介绍临床研究注册的分类和目的、国内外临床试验注册平台与注册步骤、临床试验数据共享要求。

第一节　临床研究相关政策

开展任何临床研究都必须在法律法规框架下，包括申办方、研究者、受试者和相关管理部门的人员都必须遵守相应的规章制度，并受到这些法规条款的保护。因此，对于参与临床研究的医护人员，需要学习和了解与临床研究相关的法律法规，坚守伦理和科学两个基本原则，切实保障受试者的权益，保证研究结果的真实性和可靠性。

一、国际临床试验相关政策

1. 世界医学协会赫尔辛基宣言　以下简称《赫尔辛基宣言》。1964 年，第 18 届世界医学大会宣读了《赫尔辛基宣言》，该宣言制定了涉及人类受试者医学研究的伦理道德原则，是关于人体试验的第二个国际文件，比《纽伦堡法典》更加全面、具体和完善。作为一项涉及人类受试者医学研究的伦理准则，以医生为对象，同时也鼓励参与涉及人类受试者医学研究的其他人遵守这些准则。至今，《赫尔辛基宣言》已经过 9 次修订。目前，《赫尔辛基宣言》最新版本为第 64 届世界医学大会修订后的 2013 版，对内容进行了进一步的完善，对研究者提出了更高的要求，进一步加强了对受试者的保护，同时明确了参与医学研究各方的义务。2013 版《赫尔辛基宣言》共包括前言，一般原则，风险、负担和获益，弱势的群体和个人，科学要求和研究方案，研究伦理委员会，隐私和保密，知情同意，安慰剂使用，试验后规定，研究的注册、出版和结果发布，临床实践中未经证明的干预措施 12 个部分。

2. 人用药品注册技术国际协调委员会指导原则　1990 年，欧盟、美国和日本在比利时布鲁塞尔筹备召开了人用药品注册技术要求国际协调会议（International Conference on Harmonization of Technical Requirements for the Registration of Pharmaceuticals for Human Use，ICH），目的在于促进制药公司与管理当局进行对话和合作，尽量减少试验动物的使用，减少成员国之间重复进行临床试验，缩短药物研发和上市时间，节省研究费用。2012 年，ICH 开始改革，希望由美、欧、日 3 方的封闭机制转变成更具代表性和包容性的国际性机构。2015 年 10 月，ICH 按照瑞士民法正式注册，成为一个非营利、非政府的国际性组织，更名为“人用药品注册技术国际协调委员会”。ICH 是国际权威的药品技术研究组织，在全球范围内通过各专家工作组协调制订关于药品质量、安全性和有效性的技术规范，从而推动各成员国药品注册技术要求的一致性和科学性，确保以最高效的方式研发并注册安全、有效、高质量的药品。

ICH成立以来颁布了系列指导原则，包括质量指导原则（quality guidelines，Q）、安全性指导原则（safety guidelines，S）、有效性指导原则（efficacy guidelines，E）和多学科指导原则（multidisciplinary guidelines，M）4个方面。其中，GCP（即ICH E6-GCP）属于有效性指导原则范畴，临床试验必须按照ICH-GCP的要求开展。1996版ICH-GCP由前言、术语、ICH-GCP原则、机构评审委员会/独立的伦理委员会、研究者、申办者、临床试验方案和方案的修改、研究者手册和临床试验必需文件8部分组成。随着全球化推进、创新普及和项目复杂性增加，ICH-GCP于2016年12月份推出修订版，即ICH-GCP E6（R2）。新版ICH-GCP在框架上与1996版保持一致，总体上做了以下两方面的调整。①强调质量风险的管理，与ICH Q9（质量风险管理）呼应。②强调在信息化技术下基于风险管理的中心化监查应用。

2019年11月，ICH管理委员会批准《E6（R3）概念文件》，E6（R3）专家工作组同时成立，启动对ICH-GCP的全面修订。《E6（R3）概念文件》指出，计划通过此次修订，将GCP的原则应用于日益多样化的临床试验类型以及支持药品监管和相关医疗决策的数据中，并在任何适当的情况下促进临床试验的技术创新。

二、中国临床研究相关法规与指导原则

我国对于研究者发起的临床研究的监督管理和相关法律法规相对滞后，仍需要不断修订并完善，在具体的实施过程中可参照药物临床试验相关法规和指导原则。对于注册类临床试验的监督管理，法律法规相对明确。

1. 药品注册相关法规 我国药品注册相关的法规主要有《中华人民共和国药品管理法》、《药品注册管理办法》和《药品注册管理办法实施条例》。2019年12月1日实施的《中华人民共和国药品管理法》指出，在中国境内上市的药品，应当经国务院药品监督管理部门批准，取得药品注册证书。《药品注册管理办法（试行）》于2002年实施，2007年进行第一次修订。为适应新形势下药品研发与注册的需求，经过多次公开征求修订稿意见，国家市场监督管理总局于2020年7月1日实施新版《药物注册管理办法》，要求在中华人民共和国境内以药品上市为目的，从事药品研制、注册及监督管理活动，遵循本办法。

2. GCP 《药物临床试验质量管理规范》（GCP）是药物临床试验全过程的质量标准，包括方案设计、组织实施、监查、稽查、记录、分析、总结和报告。为申请药品注册而进行的药物临床试验及相关活动应遵循GCP。为深化药品审评审批制度改革，鼓励创新，进一步推动我国药物临床试验规范研究和提升质量，国家药品监督管理局会同国家卫生健康委员会于2016年、2018年两次组织对GCP进行修订，正式版于2020年7月1日起施行。2020版GCP实施标志着沿用10余年的2003版GCP正式告别临床试验历史舞台。

3. 药物临床试验机构资格认定和备案 我国临床试验起步晚，医疗机构在开展临床试验过程中缺乏规范性，而申办方还没有足够的能力掌控临床试验全过程。1983年，卫生部指定了第一批“临床药理基地”，以贯彻执行1979年下发的《新药管理办法》中“建设符合新药临床试验需要的试验机构”的要求。1998年，国家药品监督管理局采用“国家药品临床研究基地”代替“临床药理基地”，并逐步按GCP的要求开展认证检查工作。2002年

实施的《中华人民共和国药品管理法实施条例》规定，申办者必须在具有药物临床试验机构资格的医疗机构中挑选试验机构开展试验项目。2003 年，国家食品药品监督管理局会同卫生部发布了《药物临床试验机构资格认定办法（试行）》。从“临床药理基地”“国家药品临床研究基地”到“药物临床试验机构”，我国药物临床试验机构实行特有的准入制度。

2017 年 10 月，中共中央办公厅、国务院办公厅联合印发《关于深化审评审批制度改革鼓励药品医疗器械创新的意见》，明确提出临床试验机构资格认定实行备案管理。该意见指出具备临床试验条件的机构在食品药品监管部门指定网站登记备案后，可接受药品医疗器械注册申请人的委托开展临床试验。2019 年，新修订的《中华人民共和国药品管理法》第十九条明确指出药物临床试验机构实行备案管理。根据新修订《中华人民共和国药品管理法》的规定，国家药品监督管理局会同国家卫生健康委员会制定了《药物临床试验机构管理规定》。《规定》指出，药物临床试验机构应具备医疗机构执业许可证，具有二级甲等以上资质等要求；国家药品监督管理部门负责建立“药物临床试验机构备案管理信息平台”，用于药物临床试验机构登记备案和运行管理；药物临床试验机构应当自行或者聘请第三方对其临床试验机构及专业的技术水平、设施条件及特点进行评估，评估符合本规定要求后备案。

4. 人类遗传资源管理要求　1998 年，科技部、卫生部制定了我国第一个全面管理人类遗传资源的规范性文件《人类遗传资源暂行管理办法》。2019 年 5 月 28 日，国务院颁布第 717 号国务院令，公布《中华人民共和国人类遗传资源管理条例》，自 2019 年 7 月 1 日起施行。《条例》指出，采集、保藏、利用、对外提供我国人类遗传资源，应当遵守本条例；利用我国人类遗传资源开展生物技术研究开发活动或者开展临床试验的，应当遵守有关生物技术研究、临床应用管理法律、行政法规和国家有关规定；为获得相关药品和医疗器械在我国上市许可，在临床机构利用我国人类遗传资源开展国际合作临床试验、不涉及人类遗传资源材料出境的，不需要审批。但是，合作双方在开展临床试验前应当将拟使用的人类遗传资源种类、数量及其用途向国务院科学技术行政部门备案。为贯彻落实《国务院关于规范国务院部门行政审批行为改进行政审批有关工作的通知》和中共中央办公厅、国务院办公厅印发《关于深化审评审批制度改革鼓励药品医疗器械创新的意见》的通知精神，科技部办公厅于 2017 年 10 月发布了《关于优化人类遗传资源行政审批流程的通知》，研究制定了针对为获得相关药品和医疗器械在我国上市许可，利用我国人类遗传资源开展国际合作临床试验的优化审批流程。新的审批流程中优化的内容主要包括以下几方面。鼓励多中心临床研究（multiple center clinical trial）设立组长单位，一次性申报；临床试验成员单位认可组长单位的伦理审查结论，不再重复审查；具有法人资格的合作双方共同申请；调整提交伦理审查批件、食品药品监督管理总局出具的临床试验批件的时间，由原来的在线预申报时提交延后至正式受理时提交；取消省级科技行政部门或国务院有关部门科技主管单位盖章环节等。

其他的管理办法还包括 2018 年 11 月 1 日国家卫生健康委员会审核公布施行的《医疗技术临床应用管理办法》；2015 年 7 月 20 日国家卫生和计划生育委员会、国家食品药品监督管理总局共同制定的《干细胞临床研究管理办法（试行）》；2014 年 10 月 28 日国家卫生和计划生育委员会、国家食品药品监督管理总局、国家中医药管理局共同发布的《医疗卫生机构开展临床研究项目管理办法》等。

三、中国加入 ICH

2017 年 6 月，国家食品药品监督管理总局正式加入 ICH，成为全球第 8 位监管机构成员。2018 年 6 月，国家食品药品监督管理总局进一步成为 ICH 管理委员会成员。

药品研发、注册已进入全球化时代，对于开展国际药品注册的企业而言，中国加入 ICH 意味着他们可以按相同的技术要求同时向多个国家或地区的监管机构进行申报，可以极大地节约研发、注册成本，提升国内制药产业的创新能力和国际竞争力。同时，也有助于推动国际创新药品加快进入中国市场，以满足国内患者临床用药需求。

国际上的临床研究管理体系相对成熟，临床研究相关管理制度、指导原则也比较系统，中国的临床研究发展正处于日新月异的时代，临床研究相关法规的颁布和管理架构、制度建设均在不断地调整和完善之中，不断跟进政策法规动态、接受 GCP 培训是每一位研究人员应该做到的。

第二节　伦理与知情同意

随着医药研发行业的快速发展和新技术的临床应用，任何一个新药的上市、不同药物组合或治疗方案、剂量调整等都需要进行科学的临床研究，以证实其有效性与安全性。研究设计和实施的各个阶段均会面临医学伦理问题，只有预见并妥善处理这些伦理问题，才能保证受试者的权益与安全，使得研究得以规范、顺利开展。从“基因编辑婴儿”到“疟原虫抗癌”事件，我国临床研究从未受到如此广泛的关注和争议。历史的经验教训也告诉我们，必须警惕“伦理陷阱”，应该给予医学伦理学问题高度关注，必要时惩处有损受试者权益和公众健康的行为，还医学研究领域一片干净的土壤。

医学伦理学是运用一般伦理学原则解决医疗卫生实践和医学发展过程中的医学道德问题的学科。近年来，临床研究相关的医学伦理问题日益引起重视。我国也陆续出台了一系列的伦理相关法规和指导原则。临床研究的全过程均涉及医学伦理相关内容，申办方（sponsor）、合同研究组织（contract research organization，CRO）、研究者（investigator）、伦理委员会（ethics committee）和医疗机构（medical institution）的主管部门均是伦理规范的相关方和守护者。

由于临床研究设计和实施中存在不少复杂的伦理冲突和矛盾，申办方、研究者及参与伦理审查的委员必须树立良好的医学道德思想，既要崇尚科学，又要坚守伦理原则，以缓解科学研究与伦理原则之间的矛盾。根据国际公认的 1946 年《纽伦堡法典》和 1964 年颁布的《赫尔辛基宣言》（最新为 2013 年修订版），在医学临床研究中需遵循的道德原则的核心是保护受试者权益与安全。

一、知情同意原则

知情同意原则体现了对患者人格、自主性和生命的尊重，在医患关系中有着重要的法律意义，赋予患者知情同意权的初衷和最终目的是保障患者的生命健康权。在临床实践和临床研究中，临床医师在为患者做出诊断和选择治疗方案时，必须向患者提供包括诊断结论、治疗决策、疾病预后及诊疗费用等方面真实、充分的信息，尤其是诊疗方案的性质、作用、依据、损伤、风险、不可预测的意外及其他可供选择的诊疗方案及其利弊等信息，特别是其他可替代的治疗方案及其优劣性，给予充分的时间，使患者或家属经深思熟虑后自主做出选择，并以相应方式表达其接受或拒绝此种诊疗方案的意愿和承诺；在得到患者或其合法代表人的明确表示后，才可最终确定和实施由其确认的诊疗方案。知情同意书（informed consent form，ICF）是患者表示自愿接受医学治疗的证明文件。

知情同意书必须符合“完全告知”的原则，必须根据《赫尔辛基宣言》、国际医学科学组织委员会的《人体生物医学研究国际道德指南》、我国 GCP、当地的相关法律法规及临床研究方案进行设计。采用受试者能够理解的文字和语言，使受试者能够真正“充分理解”和“自主选择”。知情同意书不应包含要求或暗示受试者接受某种治疗方案或者放弃他们获得赔偿权利的文字。知情同意书分为“知情”与“同意”两部分，前者为“知情告知”，必要时还应设计帮助受试者理解研究目的、程序、风险与受益的视听资料；后者为“同意签字”。知情同意书至少一式两份，研究者和受试者各保存一份。

研究者在知情告知过程中，需要做到客观、公正、全面，不隐瞒关键性信息。为了表明公正和自觉接受监督，在临床研究发表时，研究者还应该披露利益关系及声明。

有的临床研究在正式筛选受试者前，需要先收集潜在受试者的生物标本进行一些生物标记物或突变位点的预筛选，这种情况下一般需要单独签署收集和分析生物样本的知情同意书，明确表明提供生物样本的程序、风险、受益或补偿。对于筛选后发现不合格（医学方面的原因）的受试者，研究者应给予有帮助的参考意见、任何必要的和有用的治疗或推荐到其他部门就诊。

对于以患者为受试者的临床试验，这些患者多是经过常规治疗手段无效或效果不佳的情况下才进入临床试验的筛查。因此，研究人员必须将试验严格限制在患者所患疾病的范围内，任何偏离或扩大试验对象的做法都是不符合伦理原则的。

由于未成年人理解能力不足等原因，往往无法对复杂事件做出正确判断，以未成年人为受试者必须得到其法定监护人的知情同意，而且事先必须经过动物或成人试验证明新药/干预措施有益无害。国外以儿科医师 Bartholome 为代表的专家对此提出以下伦理准则。①试验方案经有关部门审核批准。②试验有重要价值或可提供有用知识。③只有在儿童身上试验才能取得有意义的结果。④不会有危害性或使其家庭生活引起不快。⑤已在成年人身上进行过同样试验确定无害。⑥经父母同意。⑦试验需在伦理道德监督机构的监督下执行。遵循这些要求，对于维护未成年受试者健康权益非常必要。

二、保障受试者安全的原则

生命权是以自然人的性命维持和安全利益为内容的人格权，具有优先性。因此，保障受试者的生命安全是临床研究基本的、首要的原则。患者的知情同意权与生命权发生冲突的时候，医生的合理选择应该是尊重和维护患者更根本的权利——生命权。

临床研究必须在保障受试者安全的前提下开展。在研究设计时，必须充分考虑因药物、方案或研究设计原因可能威胁受试者生命安全的情况，如可能出现的严重不良事件等。避免因为研究设计的原因导致出现威胁生命安全的事件。在研究过程中出现威胁受试者生命安全的情况时，必须以挽救受试者生命为第一要务，临床研究必须让位于受试者的生命安全。

三、科学性原则

临床研究设计必须符合科学性原则。在试验设计阶段，申办方和主要研究者（principal investigator，PI）需要充分收集和研读前期研究的资料，包括但不限于当前疾病治疗现状、研究药物的作用原理、药物体外与体内试验结果、类似临床研究中疗效及安全性数据等。一个设计严谨的临床研究，通常需要经过：理论探讨→体外试验→动物试验→健康人试验→临床患者试验。历史和现实的很多经验教训告诉我们，任何新的产品或措施应用于人体之前，一定要有充足的体外和动物实验数据作为依据，并对用于人体研究的理论依据和可靠性进行充分论证，小心求索，不能为了追求创新在证据不足的情况下将某些干预手段运用于人体，否则有可能酿成不可挽回的损失和伦理风险。

另外，需要正确理解和使用盲法，它是保证临床研究科学性的重要措施之一。由于受试者和（或）研究者处于盲态，对试验组和对照组都给予无偏的医疗照顾，测量和评价疗效与安全数据时能有效避免偏倚，一定程度上保证了研究结果的客观性。但临床研究中采用盲法应严格遵循伦理要求。当受试者的生命安全受到威胁，必须获知干预的具体措施才能施救时，申办方和研究者均有义务第一时间进行揭盲处理。应当指出，盲法和知情同意原则是不矛盾的，从根本意义上说，知情同意是保护受试者利益不受侵害，盲法同样是以受试者利益不受侵害为前提的。

四、伦理审查相关法规与指南

1. 人体生物医学研究国际道德指南　1982年，WHO和国际医学科学组织委员会联合发表了《人体生物医学研究国际道德指南》，旨在详细解析《赫尔辛基宣言》，并规范世界范围内的人体生物医学研究政策。指南目前使用的是2002年版，由21条指导原则和注释组成。

2. 涉及人的生物医学研究伦理审查办法　2007年，卫生部发布了《涉及人的生物医学研究伦理审查办法（试行）》，目的在于规范涉及人的生物医学研究和相关技术的应用，保护人的生命和健康，维护人的尊严，尊重和保护人类受试者的合法权益。2014年国家卫生和计划生育委员会对《涉及人的生物医学研究伦理审查办法（征求意见稿）》公开征求意见，于2016年10月公布了新版《涉及人的生物医学研究伦理审查办法》，完善了对伦理委员会和伦理审查的要求，同时新增了知情同意、监督管理和法律责任3个章节，更充分地保护了受试者权益。

3. 药物临床试验伦理审查工作指导原则　2010年，国家食品药品监督管理总局发布了《药物临床试验伦理审查工作指导原则》，以加强药物临床试验质量管理和受试者保护，规范和指导伦理委员会对药物临床试验的伦理审查工作，保证药物临床试验符合科学和伦理要求。在符合国家相关规定的基础上，该指导原则对伦理委员会的组织管理与职责要求、伦理审查的全过程、伦理审查文件的管理等做了全面和细致的要求。

4. 涉及人的临床研究伦理审查委员会建设指南（2019版）　为进一步规范临床研究，加强伦理审查委员会的制度建设和能力建设，国家卫生健康委员会医学伦理专家委员会办公室、中国医院协会组织专家于2019年10月研究制定了《涉及人的临床研究伦理审查委员会建设指南（2019版）》。《指南》包括序言、建设指南和附则三个部分，对伦理委员会的审查内容、要求、方式、类别所需材料等以及各种临床研究的审查都给出了详细的指导。

该指南与国际国内通用伦理准则保持高度一致，具有更强的可操作性。

5. GCP 2020 年 7 月实施的中国 GCP 将伦理委员会专门成一章，强调伦理委员会的职责是保护受试者的权益和安全，应当特别关注弱势受试者。伦理委员会一章对伦理委员会审查的文件及内容、组成备案及运行、审查程序的书面文件、记录保存等均做出了明确要求。

此外，还有 2003 年卫生部颁布的《人类辅助生殖技术和人类精子库伦理原则》；2003 年科技部和卫生部联合颁布《人胚胎干细胞研究伦理指导原则》等。

五、伦理委员会和伦理审查

伦理委员会的主要职责是保护受试者合法权益，维护受试者尊严，促进生物医学研究规范开展。

2016 年，国家卫生和计划生育委员会发布的《涉及人的生物医学研究伦理审查办法》规定，伦理委员会的委员应当从生物医学领域和伦理学、法学、社会学等领域的专家和非本机构的社会人士中遴选产生，人数不得少于 7 人，并且应当有不同性别的委员，少数民族地区应当考虑少数民族委员。伦理委员会做出决定应当得到伦理委员会全体委员 1/2 以上人数的同意。

2020 版 GCP 明确要求伦理委员会的委员组成、备案管理应当符合卫生健康主管部门的要求。

伦理委员会伦理审查的流程包括审查申请的受理与处理、初始审查、跟踪审查、审查决定的传达。伦理委员会伦理审查方式包括初始审查、跟踪审查和复审等。伦理审查的内容主要包括以下几方面。①研究者的资格、经验、技术能力等是否符合试验要求。②研究方案是否科学，并符合伦理原则的要求。中医药研究方案的审查，还应当考虑其传统实践经验。③受试者可能遭受的风险程度与研究预期的受益相比是否在合理范围之内。④知情同意书提供的信息是否完整易懂，获得知情同意的过程是否合规恰当。⑤是否有对受试者个人信息及相关资料的保密措施。⑥受试者的纳入和排除标准是否恰当、公平。⑦是否向受试者明确告知其应当享有的权益，包括在研究过程中可以随时无理由退出且不受歧视的权利等。⑧受试者参加研究的合理支出是否得到了合理补偿；受试者参加研究受到损害时，给予的治疗和赔偿是否合理、合法。⑨是否有具备资格或者经培训后的研究者负责获取知情同意，并随时接受有关安全问题的咨询。⑩对受试者在研究中可能承受的风险是否有预防和应对措施。⑪研究是否涉及利益冲突。⑫研究是否存在社会舆论风险。⑬需要审查的其他重点内容。

六、重视医学伦理委员会的作用

医学伦理委员会负责涉及人体的医学研究、临床研究、器官移植等活动的医学伦理审查。目前，中国各大医院均设有医学伦理委员会，并且独立开展工作。所有准备开展的临床研究均需要通过医学伦理委员会的审查，提交的材料必须齐全，符合伦理审查要求，临床研究方案应经过研究者会议多次讨论和反复斟酌，经伦理审查通过后方可启动临床研究工作。在临床研究开展过程中，任何涉及受试者利益的内容，如方案更改/修订、方案违背、暂停或终止方案、发生严重不良事件或安全性问题等均需要上报医学伦理委员会讨论或备案。随着我国医学伦理委员会成员对伦理学认识的提高，医学伦理委员会在临床研究中保护受试者权益的作用越来越明显。

总之，在临床研究中，医学伦理贯穿于整个研究，从方案设计、获得伦理委员会批准、实施过程到总结，保障受试者权益是始终要坚持的首要原则。

第三节　临床试验注册

与阴性结果相比，具有阳性结果的临床研究更易被公开发表。因此，研究者面对阴性结果时往往会放弃发表或通过人为干预改变本来的结果，从而导致研究证据质量下降。近十几年来，为了提高临床试验透明度，在国际临床医学家、杂志编辑、研究者及各国政府等共同努力下，提出临床试验注册的要求。

ICMJE 要求所有的前瞻性临床研究都要在纳入第 1 例受试者之前完成临床试验注册，并提出从 2005 年 7 月 1 日起，其成员期刊只发表在临床试验注册平台注册了的临床研究。WHO 指出，所有干预性试验的注册均是一种科学、伦理和道德责任。

观察性研究是否需要进行研究注册，ICMJE 和 WHO 对此并没有硬性规定。但是，目前已有大量的观察性研究在各临床试验注册平台完成注册。截至 2020 年 5 月 22 日，在 ChiCTR 注册的研究中有 24.5%是观察性研究，在美国国立卫生研究院临床试验注册网站（ClinicalTrials.gov）上注册的研究中有 21%是观察性研究。

一、临床试验注册的意义

世界范围内，临床试验的体量非常庞大，并且呈逐年增长的趋势，但是研究质量并未予以可靠的保证，大量的研究只是简单的重复，阳性结果易发表、阴性结果却没有得到应有的关注。这种现象使得证据的真实性受到质疑，并且浪费了大量的人力、物力等资源，还使分析者对研究结果无法进行全面的评价，甚至可能误导临床实践。如果有相应的平台能够从研究开始时就显示试验的相关信息，可以避免简单的重复；随着研究进程及时更新状态，展示研究结果，既可以保证研究过程的真实透明，又可以及时公开阴性结果，使得临床实践有更真实可靠的参考。因此，非常有必要在世界范围内开展临床试验注册。

通过临床试验注册，首先能够及时共享研究信息、避免人力与物力的浪费、增加研究结果的透明度、减少医学期刊的发表偏倚（publication bias），保证研究结果的真实性和科学性。其次，临床试验注册后，所有与研究有关或对研究感兴趣的人群都可以关注该临床试验，增加了对研究的监督力度。另外，从伦理学角度考虑，可以保证利益相关群体能够及时获得与自己健康相关的信息。最后，统计分析人员还能利用注册的数据进行二次研究。

二、临床试验注册平台

目前，全球已有几百个临床试验注册平台，但是，ICMJE 只承认在 WHO ICTRP 一级注册机构和美国国立卫生研究院的 ClinicalTrials.gov 平台注册的临床试验，表 2-1 列出了世界范围内主要的注册机构， ChiCTR 是 WHO ICTRP 的一级注册机构。

表 2-1 ICMJE 认可的临床试验注册机构

临床试验注册机构	国家/地区	官方网址
WHO 一级注册机构		
Australian New Zealand Clinical Trials Registry（ANZCTR）	澳大利亚-新西兰	http://www.anzctr.org.au/
Brazilian Clinical Trials Registry（ReBec）	巴西	http://www.ensaiosclinicos.gov.br/
Chinese Clinical Trial Registry（ChiCTR）	中国	http://www.chictr.org.cn/
Clinical Research Information Service（CRiS），Republic of Korea	韩国	http://cris.nih.go.kr/cris/en/use_guide/cris_introduce.jsp
Clinical Trials Registry-India（CTRI）	印度	http://ctri.nic.in/
Cuban Public Registry of Clinical Trials（RPCEC）	古巴	http://registroclinico.sld.cu/en/home
EU Clinical Trials Register（EU-CTR）	欧盟	https://www.clinicaltrialsregister.eu/
German Clinical Trials Register（DRKS）	德国	http://www.germanctr.de/
Iranian Registry of Clinical Trials（IRCT）	伊朗	http://www.irct.ir/
International Standard Randomised Controlled Trial Number（ISRCTN）	英国	http://www.isrctn.org/
Japan Primary Registries Network（JPRN）*	日本	http://rctportal.niph.go.jp/
JapicCTI		http://www.japic.or.jp/
JMACCT CTR		http://www.jmacct.med.or.jp/en/
jRCT		https://jrct. niph. go. jp/
UMIN CTR		http://www.umin.ac.jp/ctr/
Lebanese Clinical Trials Registry（LBCTR）	黎巴嫩	http://lbctr. moph. gov. lb/
Thai Clinical Trials Registry（TCTR）	泰国	http://www.clinicaltrials.in.th/
Netherlands National Trial Register（NTR）	荷兰	http://www.trialregister.nl/
Pan African Clinical Trial Registry（PACTR）	非洲	http://www.pactr.org/
Peruvian Clinical Trial Registry（REPEC）	秘鲁	https://ensayosclinicos-repec.ins.gob.pe/en/
Sri Lanka Clinical Trials Registry（SLCTR）	斯里兰卡	http://www.slctr.lk/
美国国立卫生研究院	美国	http://www.clinicaltrials.gov/

*截至 2020 年 5 月，日本有 4 个临床试验注册成员，分别为日本制药信息中心-临床试验信息（JapicCTI）、大学医学医疗信息网络-临床试验注册中心（UMIN CTR）、日本临床试验注册中心（jRCT）、日本医学会-临床试验注册中心（JMACCT CTR）

WHO ICTRP 成立于 2005 年 8 月 1 日，旨在为所有医疗决策参与者（participant）提供一个完整视图的研究内容，以提高研究的透明度，并最终加强科学证据的有效性和价值。平台的主要目标是促进所有临床试验“WHO 试验注册数据集”的预期注册及公众对该信息的可访问性，以保证涉及卫生保健决策的所有人员均能完整地查看研究情况。WHO ICTRP 本身并不提供临床试验注册，其主要职责包括以下几方面。①制订试验注册范围和注册内容的标准。②建立全球“临床试验注册中心网络”，加强全球协作。③制订试验结果报告的国际规范和标准。④帮助发展中国家开展试验注册。⑤为临床试验分配全球通用识别码。⑥收集全球各试验注册中心的试验注册记录，建立一站式检索入口。WHO ICTRP 包括临床试验注册网络和检索入口两部分，临床试验注册网络由一级注册机构及合作注册中心组成。一级注册机构是主要的临床试验注册机构，直接向 WHO ICTRP 中央数据库提交资料；合作注册中心通过一级注册机构间接向 WHO ICTRP 中央数据库上传资料。使用者通过检索入口检索到目标临床试验后，可通过链接直接从原注册机构获得该临床试验相关的信息。

下面主要介绍 ChiCTR 和美国国立卫生研究院 ClinicalTrials.gov。

1. ChiCTR　是卫生部指定的代表我国参加 WHO ICTRP 的国家临床试验注册中心。ChiCTR 是 WHO ICTRP 的一级注册机构，是一个非营利性的学术机构。香港中文大学临床试验注册中心和中国中医科学院针灸注册中心/中医药临床试验注册中心是 ChiCTR 的二级机构。

ChiCTR 接受来自中国和全世界实施的临床试验注册，还接受获得 WHO ICTRP 认证的二级注册机构输送的注册资料，并向 WHO ICTRP 中央数据库输送注册信息供全球检索。目前，国内多家医学期刊已和 ChiCTR 共同建立了临床试验报告发表机制，正在分步实施优先发表，直到只发表具有全球通用识别码的临床试验。

除临床试验注册外，ChiCTR 以中国循证医学中心、循证医学教育部网上合作研究中心、中国 Cochrane 中心、英国 Cochrane 中心、四川大学华西医院国际临床流行病学网华西资源与培训中心为人才和技术支持平台，负责指导临床试验设计、中心随机、论文写作、教育培训，推动提升我国临床试验的质量。

2. ClinicalTrials.gov　目前，ClinicalTrials.gov 是国际上颇具影响力的临床试验注册平台之一，被列为公开化、国际化临床试验注册的典范，而且达到 ICMJE 的基本要求。ClinicalTrials.gov 的主旨是向患者、卫生从业人员、社会大众和研究者提供临床试验信息的查询服务，并向医学科研人员和研究机构提供临床试验注册服务。2005 年 7 月，ICMJE 政策生效后的 1 个月内，ClinicalTrials.gov 临床试验注册记录由 13 153 条突增至 22 714 条。从 2013 年开始，ClinicalTrials.gov 平台每年新增注册记录均保持在 2 万条以上，并且呈逐年增长趋势（图 2-1）。截至 2020 年 5 月 22 日，该平台已经接受了来自美国 50 个州和全世界 214 个国家共计 340 172 项临床试验的注册。

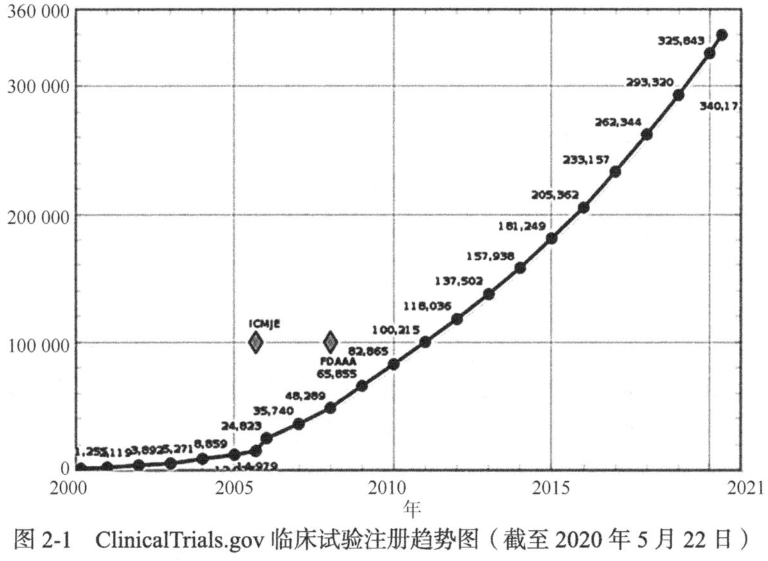

图 2-1　ClinicalTrials.gov 临床试验注册趋势图（截至 2020 年 5 月 22 日）

三、ICMJE 和 WHO ICTRP 对临床试验注册的要求

出于受试者对临床试验无私贡献的考虑，ICMJE 认为研究机构/企业有义务、公正、伦理地报道所实施的临床试验。ICMJE 对注册数据库提出了以下 5 方面要求：①免费对公

众开放。②对所有注册申请者开放。③由非营利性组织管理。④有保证注册数据真实性的机制。⑤可实现电子信息检索。

为了让研究者提供充足的信息以保证完全注册，WHO ICTRP 提出临床试验注册必须包含最少数量的试验信息。WHO ICTRP 要求的最少数量试验信息至今已更新 5 个版本，并由 20 条标准增加至最新 1.3.1 版的 24 条标准，包括一级注册机构和试验识别号（primary registry and trial identifying number）、在一级注册机构注册的日期（date of registration in primary registry）、次要识别号（secondary identifying numbers）、资金和材料支持的来源[source（s）of monetary or material support]、主要赞助人（primary sponsor）、次要赞助人[secondary sponsor（s）]、公共查询联系方式（contact for public queries）、科学查询联系方式（contact for scientific queries）、公共标题（public title）、科学标题（scientific title）、招募国家（recruitment of state）、健康状态或研究问题[health condition（s）or problem（s）studied]、干预[intervention（s）]、主要入选和排除标准（key inclusion and exclusion criteria）、研究类型（study type）、首次招募日期（date of first enrollment）、样本量大小（sample size）、招募状态（recruitment status）、主要结果[primary outcome（s）]、关键次要结果（key secondary outcomes）、伦理审查（ethics review）、完成日期（completion date）、结果总结（summary results）、原始数据共享声明（individual participant data sharing statement）。

目前，ICMJE 仍只要求临床试验注册符合 WHO ICTRP 1.3 版的 20 条标准，未纳入 1.3.1 版中的伦理审查、完成日期、结果总结和原始数据共享声明。

四、ChiCTR 注册步骤

ChiCTR 要求所有在人体中和采用取自人体的标本进行的研究，包括各种干预措施的疗效和安全性的有对照或无对照试验[如随机对照试验（randomized controlled trial，RCT）、病例对照研究、队列研究及非对照研究]，预后研究、病因学研究和包括各种诊断技术、试剂、设备的诊断性试验，均需注册并公告。ChiCTR 的注册程序和内容均符合 WHO ICTRP 和 ICMJE 的标准。

研究者只需要在网站进行新用户注册，填写个人信息和注册单位名称，即可成为 ChiCTR 用户进行临床试验注册。在上传完整的临床试验注册资料后 5 个工作日之内可获得临床试验注册号，获得注册号后一周内（特殊情况除外）可在 WHO ICTRP 检索入口检索到已注册试验。

ChiCTR 注册的基本内容及流程与 WHO ICTRP 其他一级注册机构基本相似，要求填写的试验信息分为两种形式：一种要求研究者自行填写，另一种是在有限的选项中做出选择。在中国实施的临床试验均需采用中、英文双语完成试验注册。来自中国香港特别行政区和其他国外地区实施的临床试验可只采用英文注册。ChiCTR 注册涉及 12 个部分的必填信息，见表 2-2，下面分别简单介绍。

表 2-2 ChiCTR 临床试验注册必选（或必填）项

条目	主要内容
基本信息	填写语言（language）、注册号状态（registration statues）
申请人信息	申请注册联系人（applicant）、申请注册联系人电话（applicant's telephone）、申请注册联系人电子邮件（applicant's E-mail）、申请注册联系人通信地址（applicant's address）、申请人所在单位（affiliation of the registrant）、研究负责人（study leader）、研究负责人电话（study leader's telephone）、研究负责人电子邮箱（study leader's E-mail）、研究负责人通信地址（study leader's address）

续表

条目	主要内容
伦理审查相关信息	是否获伦理委员会批准（approved by ethic committee）、研究计划书（study plan file）、知情同意书（informed consent file）
研究单位相关信息	研究实施负责（组长）单位（primary sponsor）、研究实施负责（组长）单位地址（primary sponsor's address）、试验主办单位（即项目批准或申办者）（secondary sponsor）、经费或物资来源[source（s）of funding]
研究信息	研究疾病（target disease）、研究类型（study type）、研究设计（study design）、研究目的（objectives of study）、纳入标准（inclusion criteria）、排除标准（exclusion criteria）
干预措施	组别（group）、样本量（sample size）、干预措施（intervention）、样本总量（total sample size）
研究实施地点	国家（country）、省（直辖市）（province）、单位（医院）（institution/hospital）、单位级别（level of the institution）
测量指标	指标中文名（outcome name）、指标类型（type）
采集人体标本	标本中文名（sample name）
研究方案相关信息	征募研究对象情况（recruiting status）、年龄状态（participant age）、性别（gender）、随机方法（randomization procedure）、研究对象是否签署知情同意书（sign the informed consent）
统计结果	试验完成后上传统计结果（statistical results after completion of the test file upload）
原始数据共享声明	共享原始数据的方式（the way of sharing IPD）、数据采集和管理（data collection and management）

1. 基本信息　此部分必须选择/填写的信息包括以下几方面：①选择填写语言，有“中文和英文/Chinese and English”或“仅英文/English only”两种选择。如果选择“中文和英文/Chinese and English”，各条目需要同时填写中文和英文。②注册号状态，有“预注册/prospective registration”与“补注册/retrospective registration”两种选择。临床试验在开始征募受试者前或纳入第 1 例受试者前的申请注册为预注册，在此之后申请注册均为补注册。ChiCTR 要求，补注册试验需通过临床试验公共管理平台 Research Manager（ResMan）（www.medresman.org）提交原始数据供审核和公示，获得临床试验注册号的时间取决于申请者提交数据的时间。其他必填信息还包括注册题目（public title）、研究课题的正式科学名称（scientific title）。具体的填写界面见图 2-2。

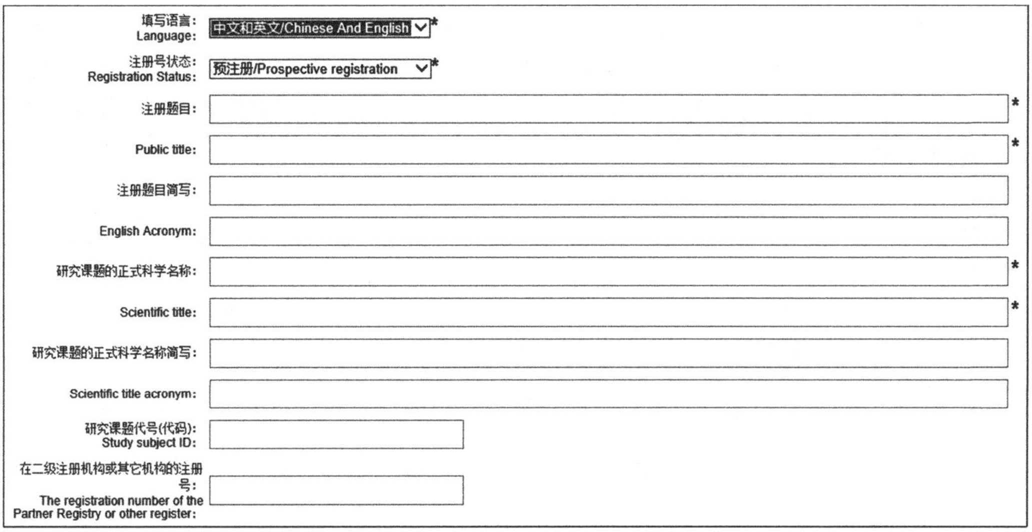

图 2-2　ChiCTR 注册平台上基本信息部分

2. 申请人信息 此部分必须选择/填写的信息包括：①申请注册联系人；②申请注册联系人电话；③申请注册联系人电子邮件；④申请注册联系人通信地址；⑤申请人所在单位；⑥研究负责人；⑦研究负责人电话；⑧研究负责人电子邮件；⑨研究负责人通信地址。具体的填写界面见图 2-3。

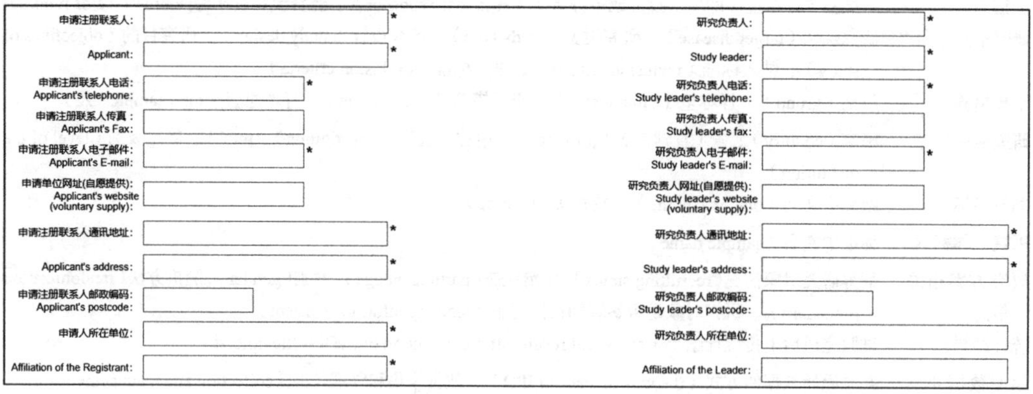

图 2-3　ChiCTR 注册平台上申请人信息部分

3. 伦理审查相关信息 此部分必须选择/填写/上传的信息包括：①是否获伦理委员会批准；②研究计划书，仅用于审核，不公开；③知情同意书，仅用于审核，不公开。具体的填写界面见图 2-4。

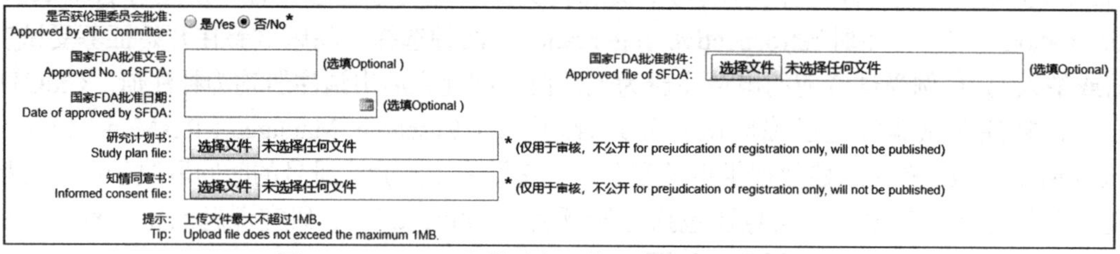

图 2-4　ChiCTR 注册平台上伦理审查相关信息部分

4. 研究单位相关信息 此部分必须填写的信息包括：①研究实施负责（组长）单位；②研究实施负责（组长）单位地址；③试验主办单位（即项目批准或申办者），包括主办单位所在国家、省（直辖市）、单位名称及具体地址等；④经费或物资来源。具体的填写界面见图 2-5。

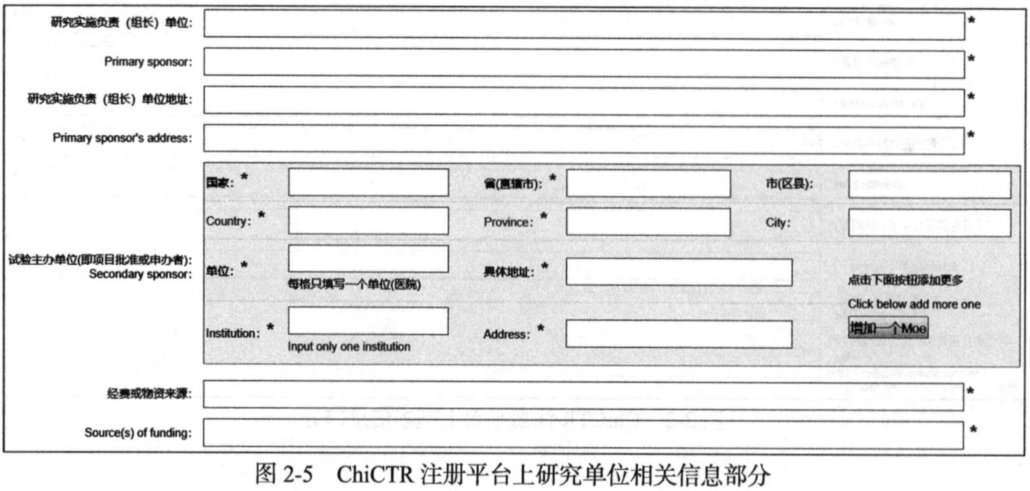

图 2-5　ChiCTR 注册平台上研究单位相关信息部分

5. 研究信息　此部分必须选择/填写的信息包括：①研究疾病；②研究类型；③研究设计；④研究目的；⑤纳入标准；⑥排除标准。具体的填写界面见图 2-6。

6. 干预措施　此部分必须填写的信息包括：①组别；②样本量；③干预措施，可增加多项；④样本总量。具体的填写界面见图 2-7。

7. 研究实施地点　此部分必须填写的信息包括研究实施的：①国家；②省（直辖市）；③单位（医院）；④单位级别。具体的填写界面见图 2-8。

8. 测量指标　此部分必须填写的信息包括：①指标中文名；②指标类型，如主要指标、次要指标等。具体的填写界面见图 2-9。

9. 采集人体标本　此部分必须填写的信息为标本中文名。具体的填写界面见图 2-10。

10. 研究方案相关信息　此部分必须选择/填写的信息包括以下几项：①征募研究对象情况，可根据研究开展情况选择，包括“尚未开始、正在进行、暂停或中断、结束”等 4 种情况；②年龄范围；③性别，可选“男性、女性、男女均可”；④随机方法，需要说明由何人用什么方法产生随机序列；⑤研究对象是否签署知情同意书。具体的填写界面见图 2-11。

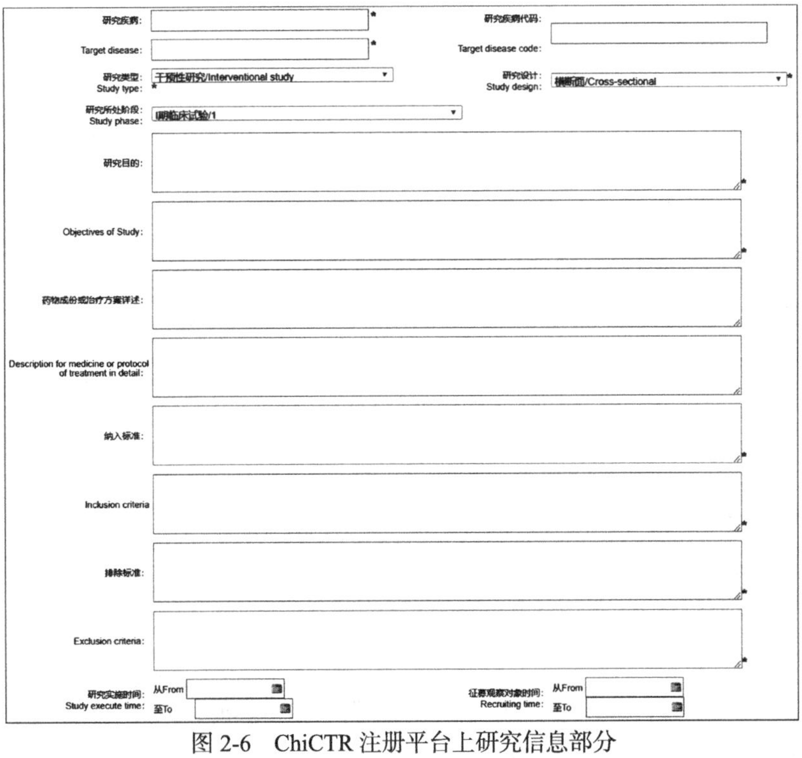

图 2-6　ChiCTR 注册平台上研究信息部分

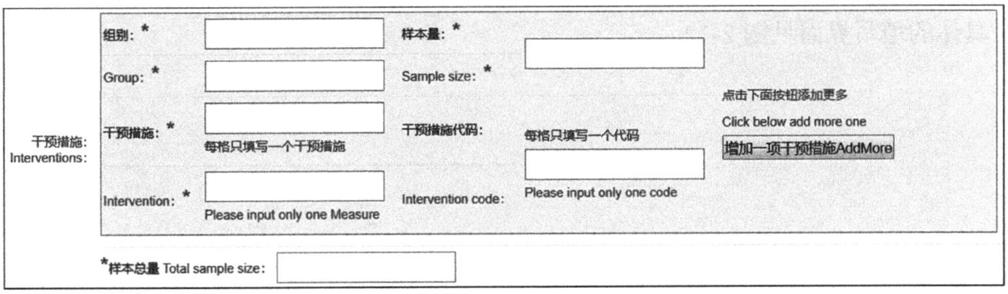

图 2-7　ChiCTR 注册平台上干预措施部分

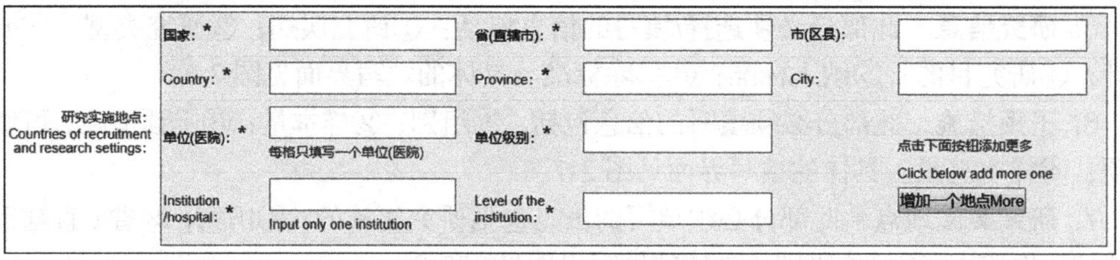

图 2-8 ChiCTR 注册平台上研究实施地点部分

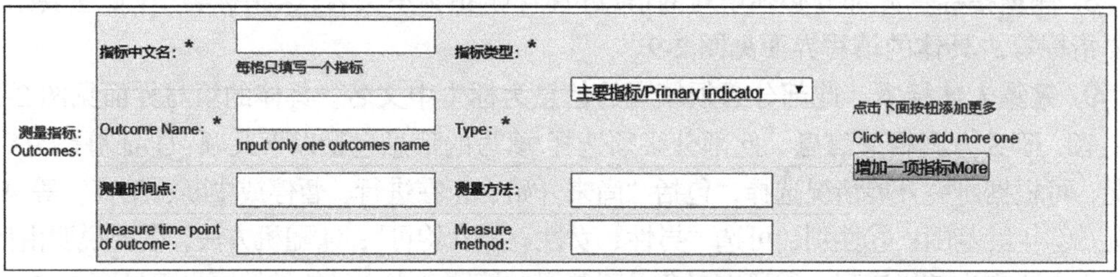

图 2-9 ChiCTR 注册平台上测量指标部分

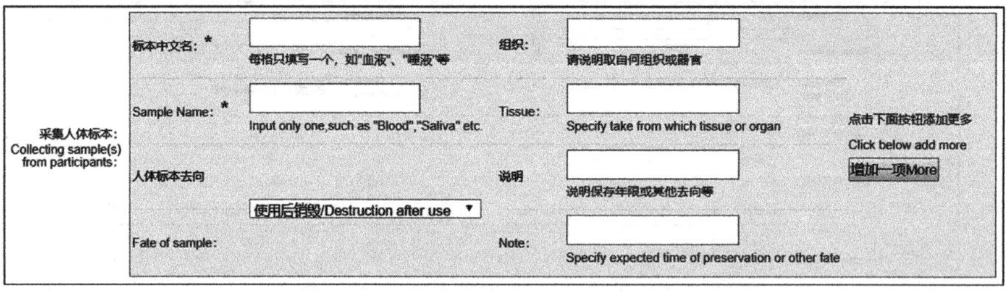

图 2-10 ChiCTR 注册平台上采集人体标本部分

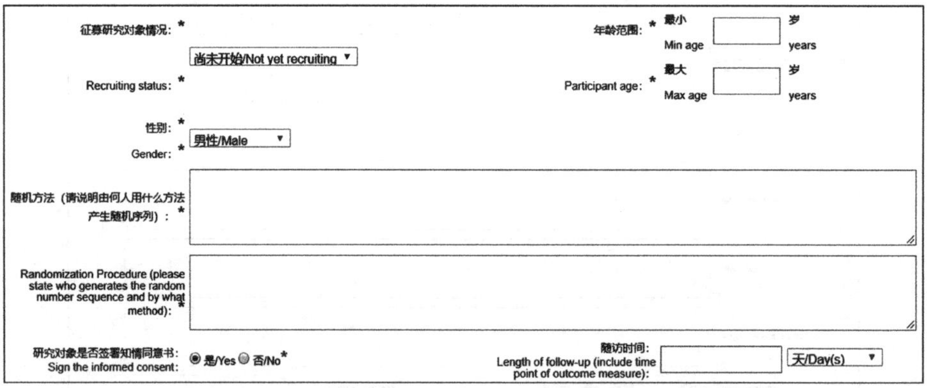

图 2-11 ChiCTR 注册平台上研究方案相关信息部分

11. 统计结果 试验完成后上传统计结果，注册时无须上传，可在试验完成之后再上传。具体的填写界面见图 2-12。

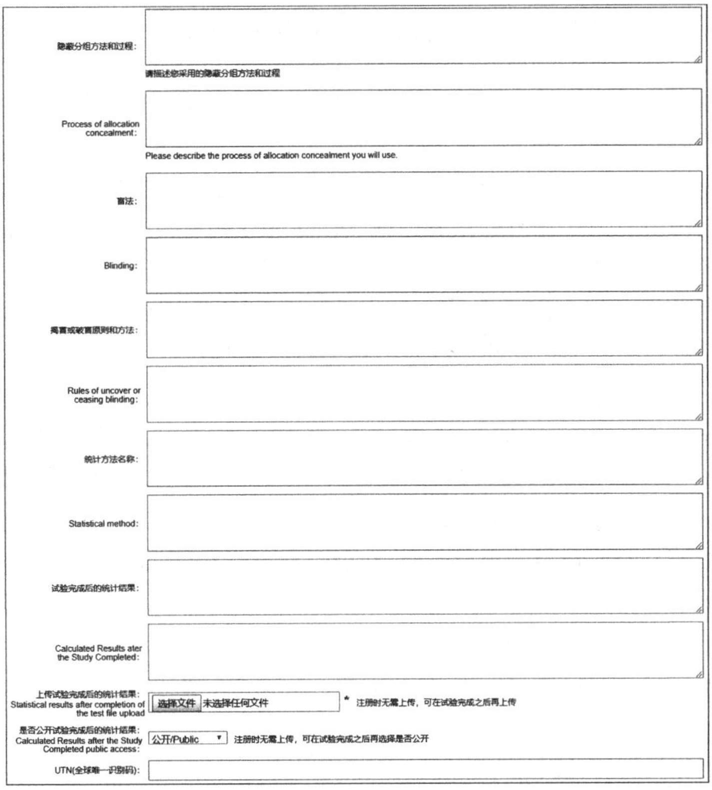

图 2-12　ChiCTR 注册平台上统计结果部分

12. 原始数据共享声明　此部分必须选择/填写的信息包括以下几项。①共享原始数据的方式，填入公开原始数据的日期和方式，如采用网络平台，需要填该网络平台名称和网址。②数据采集和管理，数据采集和管理由两部分组成：一为病例记录表，二为电子采集和管理系统。具体的填写界面见图 2-13。

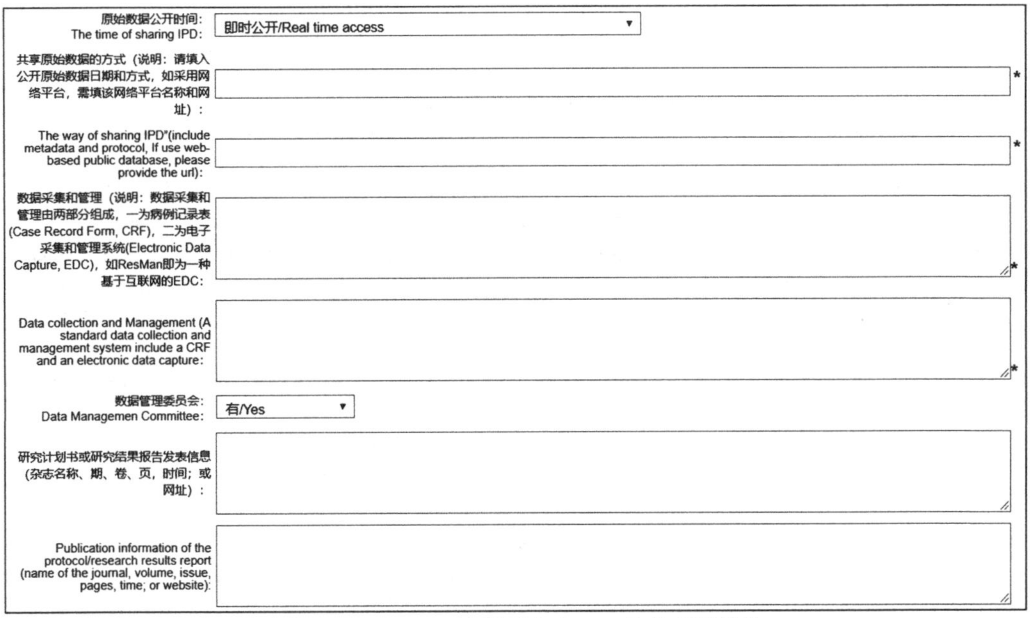

图 2-13　ChiCTR 注册平台上 IPD 共享声明部分

五、ClinicalTrials.gov 平台注册步骤

ClinicalTrials.gov 平台要求，在其数据库注册的临床试验必须符合伦理和当地法规要求。其注册流程简洁快速，操作界面清晰友好，信息单元设计严谨，既能让研究者在较短的时间内完成试验方案的注册，又能通过其内在的质控系统确保临床试验信息的相对真实。此外，该机构还通过立法监督保障措施以保障制度的有效运行，并制订惩罚措施（当研究者行为被界定为违法时，将处以罚款），可以有效地保障研究的质量。

在进行注册前，研究者需要查看方案注册结果系统（protocol registration and results system，PRS）账号清单。如果 PRS 账号清单中没有本单位账号，则需要找本单位合适的管理人员申请，研究者也可申请个人账号，但平台并不推荐。一般情况下，申请后 2 个工作日内可获得 PRS 账号，平台工作人员将发送电子邮件告知申请者如何登录 ClinicalTrials.gov 平台。获得 PRS 账号后，账号管理员可指定本单位研究者为该账号的用户，研究者登录后可进行临床试验注册。如果本单位已有 PRS 账号，研究者不知道账号的管理员，可以填写“PRS 账号管理员联系方式申请表”（PRS administrator contact request form），平台工作人员会在 1 个工作日内将 PRS 账号管理员联系方式通过邮件形式发送给申请者。注册信息提交后，ClinicalTrials.gov 工作人员会对提交的内容进行审核，这个过程需要 2~5 个工作日；审核通过的方案将得到临床试验注册号（NCT number），该方案也将在网站上向公众公开。

此外，当招募状态改变或已收集完用于主要结果分析的最后一例受试者信息时，研究者必须在 1 个月内更新注册信息。即使研究期间项目没有任何进展，ClinicalTrials.gov 平台仍建议研究者每 6 个月更新一次试验核查日期（record verification date）。

在 ClinicalTrials.gov 平台上，一个完整的临床试验注册几乎涵盖了试验方案的所有内容。要求填写的试验信息包括 2 种形式：一种要求研究者自行填写，如试验方案名称；另一种是在有限的选项中做出选择，如研究类型。ClinicalTrials.gov 平台上所有显示界面及填写语言为英文，必填单元以“*”标注。表 2-3 列出了在 ClinicalTrials.gov 平台注册时涉及的 13 个部分的必填信息，下面分别进行简要介绍。

表 2-3　ClinicalTrials.gov 平台临床试验注册必填项

条　目	主要内容
研究信息（study identification）	唯一识别号（unique protocol identification number）、方案精简名（brief title）、官方名，即方案正式名称（official title）、研究类型（study type）
研究状态（study status）	试验核查日期（record verification date）、总招募状态（overall recruitment status）、研究停止的原因（why study stopped）、研究开始时间（study start date）、最后一例受试者完成时间（primary completion date）、研究完成时间（study completion date）
申办者、合作者（sponsors/collaborators）	责任方，为官方名称（responsible party，by office title）、申办者姓名（name of the sponsor）
监管（oversight）	研究药品在美国 FDA 监管之下（studies a U.S. FDA-regulated drug product）、研究器械在美国 FDA 监管之下（studies a U.S. FDA-regulated device product）、美国 FDA 批准的新药申请序列号或器械研究豁免序列号（U.S. Food and Drug Administration IND or IDE）、受试者评审（human subjects review）、受试者保护评审委员会（human subjects protects review board status）

续表

条 目	主要内容
研究描述（study description）	简要总结（brief summary）
条件与关键词（conditions and keywords）	试验研究的主要疾病或健康状况，或研究的关注点（primary disease or condition being studied in the trial，or the focus of the study）
研究设计（干预性研究）（study design）（interventional）	主要研究目的（primary purpose）、研究分期（study phase）、干预性研究模型（interventional study model）、分组数（number of arms）、如设盲，指出被盲对象（masking roles，if masking）、分配情况（allocation）、招募数（enrollment）
分组和干预[arms、groups and interventions（continued）]	分组类型（arm type）、分配组名称（arm title）、干预类型（intervention type）、干预名称（intervention name）、干预描述（intervention description）、分组/干预交叉对照（arm/interventional cross-reference）
结果评价（outcome measures）	主要结果评价（primary outcome measure）、标题（title）、时间节点框架（time frame）
受试者选择（eligibility）	性别（sex/gender）、年龄限制（age limits）、接受健康志愿者（accepts healthy volunteers）、选择标准（eligibility criteria）
联系方式、地址和研究者信息（contacts、locations and investigator information）	总联系人信息（central contact person）、分中心信息（facility information）、分中心招募状态（individual site status）、分中心联系人信息（facility contact）
IPD 共享声明（IPD sharing statement）	无必填项
参考文献（references）	无必填项

注：ClinicalTrials.gov 平台进行临床试验注册，必填项与 ICMJE 的要求不完全一致，部分 ICMJE 的要求出现在 ClinicalTrials.gov 注册的选填项

1. 研究信息 此部分为研究识别信息，必须选择/填写的信息包括以下几项：①唯一识别号，申办者给试验方案指定的唯一编号。②方案精简名，使公众能够理解该试验方案的标题。③官方名，正式标题，与试验方案的标题一致。④研究类型，提交的临床研究的性质，包括干预性研究、观察性研究、观察性-注册研究和拓展性研究 4 个选项。

2. 研究状态 此部分为研究状态相关的信息，必须选择/填写的信息包括以下几项：①试验核查日期，是指责任方最后一次在 ClinicalTrials.gov 平台上确认临床研究信息的时间，不一定有信息更新。②总招募状态，一个临床研究的总体招募状态，包括尚未招募（not yet recruiting）、招募中（recruiting）、指定招募（enrolling by invitation）、试验进行中，但目前不招募（active，not recruiting）、已完成招募（completed）、招募暂停（suspended）、招募结束（terminated）、招募取消（withdrawn）8 个选项。例如，多中心临床研究中，只要有一个中心已进行患者招募，该临床研究的总招募状态即为招募中。③研究停止的原因，当临床研究在未完成前，出现暂停、终止或撤回时，需要对研究停止的原因进行简要说明。④研究开始时间，预计临床研究进行招募的时间，或者实际招募第一名受试者的时间。⑤最后一例受试者完成时间，获得用于评估主要结局指标所需的最后一位受试者完成检查或接受干预后提供信息的时间。⑥研究完成时间，获得用于评估主要结果、次要结果和不良事件所需的最后一位受试者完成检查或接受干预后提供信息的时间。

3. 申办者、合作者 此部分为申办者、合作者相关的信息，必须选择/填写的信息包括以下几项：①责任方，为官方名称，明确责任主体，可以是申办方、申办方-研究者，申办方也可以指定 PI 为责任方。②申办者姓名，临床研究申办方的实体或个人名称。

4. 监管 此部分为监管相关信息，必选/必填信息包括以下几项：①研究药物在美国 FDA 监管之下，明确临床研究涉及的研究药物是否应遵循美国《联邦食品、药品和化妆品

法案》第 505 章或美国《公共卫生署法案》第 351 章。②研究器械在美国 FDA 监管之下，如涉及器械，应明确研究的器械是否应遵循美国《联邦食品、药品和化妆品法案》第 510（k）章、第 515 章或第 520（m）章。③美国 FDA 批准的新药申请序列号或器械研究豁免序列号，此项不会对公众展示。④受试者评审，只接受经过受试者保护评审委员会批准或者批准豁免的临床研究。⑤受试者保护评审委员会，明确临床研究至少已经过一个受试者保护评审委员会审查并批准。

5. 研究描述 此部分为临床研究的简要描述：简要总结，用通俗的语言简要描述该临床研究，包括对试验假说的简要阐述。

6. 条件与关键词 此部分主要说明试验研究的主要疾病或健康状况，或研究的关注点，疾病名称或健康状况尽量参照美国国立医学图书馆的医学主题词表（medical subject headings，MeSH）。

7. 研究设计（干预性研究） 此部分为研究设计（干预性研究）相关的内容，需要填写的信息包括以下几项：①主要研究目的，描述临床研究中实施干预的主要目的。②研究分期，对于新药研究来说，包括Ⅰ~Ⅳ期临床试验。③干预性研究模型，即给受试者实施干预的策略，如交叉设计、析因设计等。④分组数，对于有多个周期或者具有不同分组数的临床研究，填写研究过程中最大的分组数。⑤如设盲，指出被盲对象，研究中不知道受试者被施以何种干预的对象。⑥分配情况，临床研究中受试者被分配到不同组别所采用的方法，如随机法。⑦招募数，填写预期和实际招募人数。

8. 分组和干预 此部分为分组和干预相关信息，包括以下几项：①分组类型，其中安慰剂组（placebo comparator）属于药物干预选项，无效组（sham comparator）属于器械干预选项。②分配组名称，填写所分配组别的名称。③干预类型，包括药物、器械、生物制品/疫苗等，根据实际干预类型选择。④干预名称。⑤干预描述，详细描述实施的干预。⑥分组/干预交叉对照，如果指定了多个干预分组，但未说明研究的每一组中存在哪些干预措施（或暴露），请使用交叉分组复选框。

9. 结果评价 结果评价部分信息包括以下几项：①主要结果评价，对主要研究结果评价进行描述。②标题，给出主要结果评价的具体名称。③时间节点框架，即对每位受试者实施评价的具体时间点。

10. 受试者选择 受试者相关的信息包括以下几项：①性别，基于生物学特征分类的男性与女性。②年龄限制，包括最大年龄和最小年龄，必须给出时间单位。③接受健康志愿者，根据具体方案选择是否接受健康志愿者。④选择标准，包括具体的入选标准（inclusion criteria）和排除标准（withdrawal criteria）。

11. 联系方式、地址和研究者信息 包括以下几点：①总联系人信息。②分中心信息。③分中心招募状态。④分中心联系人信息。

12. IPD 共享声明 无必填项。

13. 参考文献 无必填项。

六、临床试验数据共享要求

临床试验让受试者暴露于潜在的研究风险中，研究者有责任共享临床试验产生的原始数据。

1. 公开临床试验结果声明　2015 年 4 月，WHO 发布《公开临床试验结果声明》提出，临床试验的主要结果应在研究完成的 12 个月内发表或者最晚在研究完成的 24 个月内对外公开。此外，关键结果必须于研究完成的 12 个月内在临床试验注册平台的结果部分更新；还提出在公开、可搜索的注册网站发表过去已经完成的临床试验的结果；也鼓励未公开的临床试验结果在同行评议杂志发表。虽然《公开临床试验结果声明》未直接提及原始数据共享，但 WHO 致力于推动数据共享的倡议，并将与其他组织协作继续为数据共享创造环境，使临床试验数据的价值最大化。2017 年，在 WHO ICTRP 最少数量试验信息 1.3.1 版中提出 24 条最少数量的试验注册数据集中已经包含了数据共享声明，即 IPD（individual participant data）共享声明。

2. ICMJE 数据共享声明　2016 年 1 月，ICMJE 发布的《学术研究实施与报告和医学期刊编辑与发表的推荐规范》增加了新内容，要求成员期刊发表临床试验报告时考虑以下条款：①2018 年 7 月 1 日及以后提交的临床试验报告，必须包含数据共享声明。②2019 年 1 月 1 日及以后开始入组受试者的临床试验，必须在临床试验注册机构提交数据共享计划。尽管这只是初步要求，尚未强制进行数据共享，但期刊编辑会参考研究者提供的数据共享声明最终决定是否发表稿件。

数据共享声明必须包含以下几方面内容：①是否共享去身份标识的研究对象数据（包括数据字典）。②共享哪些数据。③是否可获取额外的相关文档（如研究方案、SAP 等）。④何时可获取数据及可开放获取多长时间。⑤获取共享试验数据的要求（包括谁能共享数据、用于什么类型分析和通过何种机制共享）。表 2-4 提供了满足这些要求的数据共享声明的说明性示例。

表 2-4　满足 ICMJE 要求的数据共享声明的示例

声明事项	例 1	例 2	例 3	例 4
是否可以获取个体受试者数据（含数据字典）?	是	是	是	否
具体哪些数据将被共享?	在试验期间收集的、经去身份标识处理后的全部个体受试者数据	文本报告的结果所用到的、经去身份标识处理后的个体受试者数据（文本、图表和附件）	文本报告的结果所用到的、经去身份标识处理后的个体受试者数据（文本、图表、数据）	无
哪些其他文件可供获取?	研究方案、SAP、知情同意书、临床研究报告、分析代码	研究方案、SAP、分析代码	研究方案	无
数据核实可以获取（起止日期）?	文章发表后立即可以获取，没有截止时间	文章发表 3 个月后开始，文章发表满 5 年截止	文章发表 9 个月后开始，文章发表满 36 个月截止	不适用
共享给谁?	任何想获取该数据的人	提交方法学上合理的提案的研究人员	其数据使用提案已得到具体相应资质的独立审查委员会（学术中介）批准的研究人员	不适用
用于什么类型的分析?	任何目的	为实现被批准的提案的目标	用于个体受试者数据的 Meta 分析	不适用

续表

声明事项	例 1	例 2	例 3	例 4
通过何种机制使数据可以被获取?	数据可在此（含链接网址）无限期获取	提案应发给 xxx@yyy。为了获得访问权，数据请求者需要签署数据获取协议。数据可在 5 年内通过第三方网站（含链接网址）获取	提案可在论文发表后的 36 个月内提交。36 个月后，数据可在数据库中获得，但除了提供已储存的源数据之外，研究者不在提供其他帮助。有关上交提案和获取数据的信息可以通过此链接找到（含链接网址）	不适用

注：这些示例旨在举例说明某些而非全部数据共享的选项

3. ChiCTR 数据共享计划 从 2016 年 3 月 14 日起，ChiCTR 对临床试验注册采取新的措施，要求必须提交以下几方面信息：①公开原始数据计划（statement of individual participant data sharing plan）。a. 公开原始数据日期：即时公开或试验完成后公开（要求最晚不超过试验结束后 6 个月），以及公开内容，如原始记录的数据和研究计划书。b. 共享 IPD 的方式或途径，如采用临床试验公共管理平台并向公众开放查询，或向研究者联系索取。②数据保存和管理（repository and management of the data）。③知情同意书中加入共享原始数据的内容。

此外，ChiCTR 推荐使用临床试验公共管理平台 ResMan 保存和共享原始数据。ResMan 是基于互联网的电子数据采集和管理系统，凡在 ChiCTR 预注册的临床试验，均可免费使用 ResMan，不限时间和数量。研究者可使用 ResMan 管理临床试验，也可以使用其他专业临床试验管理数据库，试验完成后导出数据上传至 ResMan 共享。

4. ClinicalTrials.gov 平台原始数据共享声明 ClinicalTrials.gov 平台在注册单元中增加了原始数据共享声明项，目前该项为选填项，包括 IPD 共享计划（plan to share IPD）、IPD 共享计划描述（IPD sharing plan description）、IPD 共享支持文件类型（IPD sharing supporting information type）、IPD 共享时间计划（IPD sharing time frame）、IPD 共享获取标准（IPD sharing access criteria）和 IPD 共享网址（IPD sharing URL）6 部分。

（曹　烨　叶林森　曾令烽）

第三章　临床研究设计的基本要素

本章要点：

高质量的临床研究依赖于科学严谨的研究设计。只有掌握并合理运用临床研究设计的基本要素，才能从源头上提高临床研究设计的质量，产出高级别的循证医学证据。本章结合实例介绍了临床研究设计的基本要素，包括研究类型、暴露与结局的测量、对照、混杂与偏倚、样本量与检验效能等内容。

第一节　研究类型与证据评价

不同的研究类型适用于不用的研究目的，产生的证据级别也不同。临床研究者需要根据研究目的选择适当的研究类型，因此有必要了解主要的临床研究类型、各类研究证据评价。

一、临床研究类型

临床研究可分为原始研究和二次研究。原始研究根据是否人为施加干预措施分为观察性研究（observational study）和干预性研究（interventional study），二次研究主要有系统综述（systematic review）和 Meta 分析（图 3-1）。如果按照研究实施场景的不同，原始研究可分为临床试验和真实世界研究。真实世界研究是指在真实的临床、社区或家庭环境下，获取多种数据，从而评价某种治疗/预防措施对受试者健康真实影响的研究，有关真实世界研究的具体介绍详见本书第十二章。

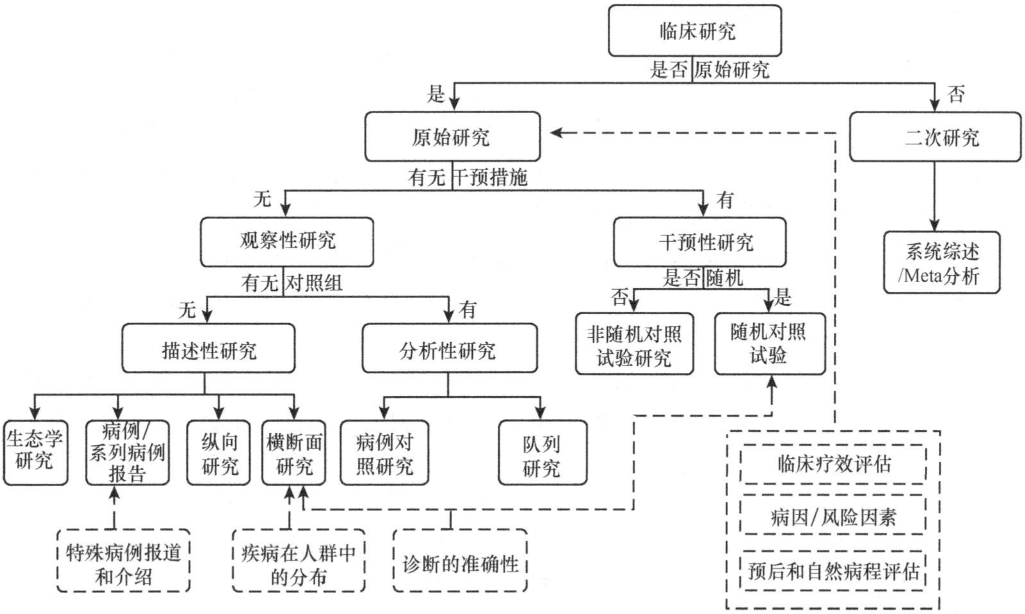

图 3-1　临床研究类型及其对应的临床问题

1. 观察性研究　分为描述性研究（descriptive study）和分析性研究（analytical study）。描述性研究主要有横断面研究、病例报告（case report）与系列病例报告（case series report）、纵向研究（longitudinal study）和生态学研究（ecological study）等。分析性研究主要包括病例对照研究和队列研究。

2. 干预性研究　研究者会人为分配受试者接受不同的干预措施，通过随访观察试验组和对照组干预措施所致的治疗效果差异，因而干预性研究均是前瞻性研究，主要包括临床试验、现场试验、社区干预试验和类实验。有关临床试验相关内容详见本书第十章。

3. 二次研究　是指对系列的原始研究结果进行再次分析和总结的研究，包括系统综述、临床实践指南、临床决策分析、卫生技术评价、评论等。其中，系统综述和 Meta 分析是常见的类型。系统综述已被公认为是客观地评价和合成针对某一具体临床问题的研究证据的最佳手段，分为定性系统综述和定量系统综述（即 Meta 分析过程）。Meta 分析是一种将多个研究结果进行定量综合的统计分析方法。系统综述通过对多个结论互相矛盾或有争议的、规模较小、质量参差不齐的临床研究，采用严格、系统的方法评价、分析和合成，解决争议或提出建议，作为临床实践、医疗决策和后续研究的导向。但是，由于系统综述是对原始文献的二次综合分析和评价，受原始文献质量、系统综述方法及评价者专业知识的限制，系统综述也有可能提供不正确的信息，造成误导。

二、研究证据评价

循证医学指出，临床实践需结合临床医生经验、患者意愿和来自系统综述的研究证据。因此，循证医学的核心是临床研究证据，对证据推荐进行分级是为了给决策者提供科学决策的有效参考。

临床研究证据分级的依据包括证据的来源、科学性和可靠程度。目前，有多种证据质量及推荐强度分级的评价工具，如 CTFPHE 标准、AHCPR 标准、SIGN 标准、CEBM 标准和 GRADE 标准（grades of recommendations assessment，development and evaluation）等。概括起来，证据质量分级先后经历了“老五级”“新五级”“新九级”“GRADE”4 个阶段。其中，新九级标准的证据金字塔将动物研究、体外研究和专家意见等纳入证据分级系统（图 3-2），对证据质量分级系统的发展产生了深远的影响。“老五级”“新五级”“新九级”关注设计质量，对过程质量监控和转化的需求重视不够；而 GRADE 标准关注转化质量，从证据分级出发，整合了分类、分级和转化标准，代表了当前对研究证据进行分类分级的国际最高水平。

GRADE 标准是 2000 年由 GRADE 工作组创立的一套证据分级和推荐强度系统，于 2004 年正式推出，是循证医学证据发展史上的里程碑。GRADE 标准将证据质量分为高、中、低和极低 4 个级别（表 3-1），该分级应用于证据群，而非针对个别研究。在 GRADE 标准出现之前，基于 RCT 的系统综述/Meta 分析是公认的最高级别的证据，而在干预性研究领域，RCT 至今仍被视为评价干预效果的金标准（gold standard）。在 GRADE 标准中，无严重缺陷的 RCT 视为高质量证据，而无突出优势或有严重缺陷的观察性研究属于低质量证据。

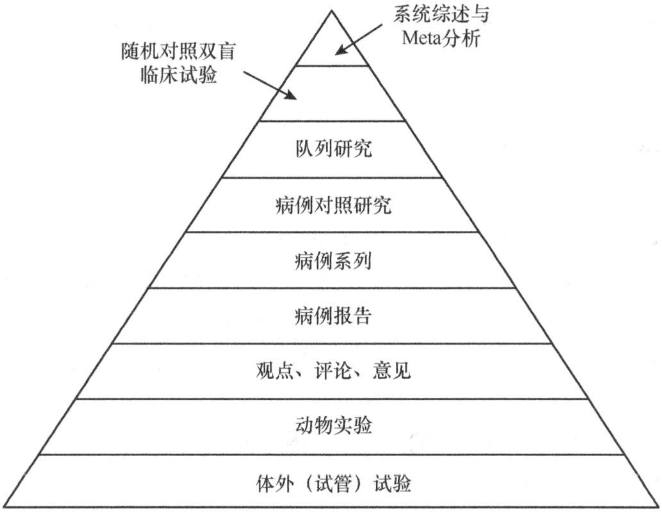

图 3-2　证据金字塔（“新九级”）

表 3-1　GRADE 证据分级

证据质量等级	定　义
高	非常确信真实的效应值接近效应估计值
中	对效应估计值有中等程度的信心：真实值有可能接近估计值，但仍存在二者大不相同的可能性
低	对效应估计值的确信程度有限：真实值可能与估计值大不相同
极低	对效应估计值几乎没有信心，真实值很可能与估计值大不相同

需要强调的是，研究设计仅是影响证据质量的一个方面。首先，不同的研究类型本身并无严格的高低之分，虽然 RCT 被视为高质量的临床研究，但由于伦理考虑或研究目的等原因所限，并不是所有的研究都适合 RCT。其次，临床问题的探讨和解决需要分阶段、分步骤，在不同阶段采用的研究类型可能是不同的。有时，可能会同时进行多种类型的研究，从多个角度来验证某一临床问题。以疗效评价为例，最初的研究假设常来自系列病例治疗经验的总结与回顾，而后可能进一步开展队列研究积累研究证据，最后才通过 RCT 来确证。此外，证据级别不但与研究类型有关，也与研究实施过程中各环节的质量管理有关。即使是设计精良的 RCT，如果研究实施过程中质量管理差，证据级别一样会大打折扣，而设计和实施良好的观察性研究则可以提升证据级别。跟 RCT 相比，真实世界研究的外部真实性更好。真实世界数据（real world data，RWD）通过严格的数据收集、系统处理、正确的统计分析及多维度的结果解读，一样可以产出高质量的真实世界证据（real world evidence，RWE），为临床决策提供参考。

因此，高水平的临床证据不限于 RCT 和系统综述，各种类型的研究均有其独特的价值。临床工作者应根据所研究的临床问题或所处的研究阶段等具体情况，选择最适宜的研究设计类型。

例 3.1　以“慢性阻塞性肺病发病与综合防治”系列临床研究为例，简述针对不同研究阶段、不同临床问题，如何选择合适的研究类型，设计和开展高质量临床研究。

（1）横断面研究：为了解我国慢性阻塞性肺疾病（chronic obstructive pulmonary diseases，COPD，简称慢阻肺）的流行病学现况，研究团队采用横断面研究，利用多阶段整群抽样方法，调查了我国七个省（或市）的 25 627 名 40 岁及以上居民。分析结果发现，

40 岁及以上人群中 COPD 的患病率达 8.2%，其中，轻中度患者约占 2/3(Zhong N, et al. Am J Respir Crit Care Med，2007，176（8）：753-760）。该研究首次准确揭示了我国 COPD 的流行病学现状，为制定我国 COPD 防控规划提供了科学依据。

（2）队列研究：前期流行病学调查提示厨房通风条件和接触生物燃料时间等暴露因素与 COPD 存在关联。为了证实其因果关系，课题组在中国南方 12 个农村开展了一项长达 9 年的前瞻性队列研究（prospective cohort study）。结果显示，以清洁燃料替代生物燃料和改善厨房通风状况能够延缓肺功能第 1 秒用力呼气容积（forced expiratory volume in one second, FEV_1）的下降，降低 COPD 发病风险[Zhou Y, 2014. PLoS Med, 11(3): e1001621]。研究结果为农村推广清洁燃料保护肺功能提供了直接证据，对 COPD 的预防及诊治具有积极的指导意义。

（3）RCT：我国超过 70%的 COPD 患者属于早期患者（GOLD 分级：Ⅰ期和Ⅱ期）。早期患者几乎无气促或仅有轻微慢性咳嗽、咳痰等症状，容易被患者忽视。待患者就诊时，多数已出现气促、呼吸困难等明显症状，此时患者的肺功能已明显受损，大多数已属于疾病的晚期（GOLD 分级：Ⅲ级甚至Ⅳ级），错过了最佳治疗时间。对于晚期 COPD 患者的治疗效果较差，死亡率、再住院率和致残率均很高，给患者家庭和社会造成沉重的负担。若能找到有效的方法对早期 COPD 患者进行干预，不仅可以及时防止肺功能的快速减退，而且可能减缓疾病的进展速度。因此，研究者针对早期 COPD 患者开展了一项全国多中心、随机、双盲、安慰剂对照试验（Tie-COPD 研究），首次证实：对无症状 COPD 患者进行早期干预和长期用药，可显著改善其肺功能[Zhou Y, 2017. N Engl J Med, 377(10): 923-935]。

目前，我国防治重点放在 COPD 重度患者，防治效果并不理想。为此，该课题组进一步开展了一项以社区为基础的整群随机对照试验，采用多阶段整群随机抽样方式选取两个社区，采用随机分组方式分别给予两个社区干预措施和对照措施，最后证实了以社区为基础的综合干预措施可以延缓 COPD 患者的 FEV_1 下降速度(Zhou Y, 2010. BMJ, 341: c6387)。

第二节　暴露与结局

一、暴　露

暴露（exposure）是指研究对象接触某种物质（如生物燃料的烟雾），或具有某种待研究的特征（如年龄、性别、遗传、社会经济地位等）或行为（如吸烟）。暴露包括可以是致病或保护机体的因素、可能引起生理效应的因素、混杂因素及可能修饰其他因素效应的因素等。

1. 测量的目的和内容　目的是获得能够满足研究目的所必需的测量值。无论是探索暴露与疾病之间的因果联系，还是确定暴露与结局的剂量-反应关系，选择正确的暴露测量指标都是至关重要的。只有明确研究目的，才能选择适宜的测量方法量化所研究的暴露。因此，临床研究需要在设计阶段规定好所有要测量的暴露。

暴露测量的内容包括暴露性质、暴露剂量和暴露时间。临床研究者应尽可能详细地记录暴露变量的性质，以确保能够观测到暴露与效应之间任何可能的联系，并从与疾病有关联的各种暴露因素中分离出特异的暴露因素，做出特异性病因推论。例如，询问吸烟时，调查内容最好能包括吸烟的种类（纸烟、烟斗、雪茄或水烟等）、方式（浅吸、深吸）、吸烟量等，而不是简单地询问是否吸烟。与吸烟有关疾病的发病率往往随着吸烟方式的不同而变化，如果只是简单地询问是否吸烟，可能无法发现与疾病真正有联系的特殊吸烟类型。暴露剂量可按总的累计剂量（累计暴露量）来测量（如总吸烟包数，常以包年数表示），或以剂量率或暴露率来表示（如每天吸烟的支数）。记录暴露的开始与结束时间，以及在暴露期间如何分布。暴露剂量和暴露时间的测量能更详细地描述暴露因素与疾病的关系，更重要的是能帮助判断暴露因素与结局之间是否存在因果联系。

2. 测量的方法　测量暴露的方法有多种，各有优缺点。暴露测量方法的准确性常与可行性相矛盾，需要在二者间进行权衡。通常应根据研究目的和可行性，选择最准确的暴露测量方法，具体需要综合考虑研究类型、研究目的、资料类型、暴露数量/频率和详尽程度、研究对象对所研究暴露的敏感性、测量暴露的费用或资源等各种因素。

测量暴露的方法包括：①个人访谈，是指根据不同的研究目的，通过研究对象（应答者）对一系列问题或提出的刺激应答言语信息的一种结构式过程，包括面对面访谈和电话访谈。访谈前需要对调查员进行培训，这样可以提高研究对象的依从性，减少对问题含义的误解，能最大限度地收集准确、可靠的信息。②自填问卷，自填问卷可以节省费用，需要专门人员较少，对敏感问题的回答相对比较真实，但只能使用较简短的问卷，否则会影响应答率。③查阅记录，记录是指一般情况下常规记录的资料（数据），而非专门为某个研究目的收集的暴露因素。常用于暴露测量的记录有医院病案系统、病房记录、人口普查、疾病监测系统、环境记录等。④现场观察，是了解暴露情况必不可少的手段，如食物中毒或传染病暴发时的现场环境调查，现场观察只适用于测量当前的暴露情况。⑤人体和环境测量，人体测量包括测量人体某些较为稳定的特征（如身高、体重等），测量人体内环境，如细胞、体液或代谢物等。环境因素包括空气、土壤、水等大环境，家庭、工作场所、娱乐场所等局部环境，以及食物、化妆品、药物等个人环境中的物理、化学和生物因素。个体常在没有察觉到的情况下暴露于这些因素中，这种暴露难以回忆，只有通过环境监测记录才能获得。

3. 测量误差（measurement error）　是指暴露的实际测量值与真实值之间的差距，是产生偏倚的重要来源之一。测量误差常会高估或低估暴露与疾病之间的关联效应，甚至会导致暴露与疾病之间的虚假关联。因此，有效识别、控制、评估暴露测量所致的偏倚，对结果进行合理解释就显得非常重要。

测量误差主要来源于观察者、研究对象、测量工具和数据录入与分析。例如，在病例对照研究中，观察者过分注意病例组人群的暴露情况，而忽视对照组人群的暴露信息；研究对象忘记某些以前的事件或行为造成的偏倚等。

在暴露测量过程中不可避免地会出现测量误差，因此有必要对测量的质量进行评估，评价其可靠性和有效性。暴露测量的可靠性是指暴露测量结果的稳定程度，可分别从观察者内、观察者间和内部一致性 3 方面进行评价。暴露测量的有效性是指暴露测量值反映真实值的程度，可分别评价内部有效性、标准有效性和结构有效性。

二、结　局

结局作为研究设计 PICOS 要素之一，对干预措施与疗效之间因果关联推断起着十分重要的作用，采用不同的结局指标，可能会对相同的干预手段或暴露得出迥然不同的结论。

因此，在临床研究中，如何选择结局指标是临床研究设计中面临的重要问题，需给予明确的定义。

1. 结局指标的分类 按照评价内容，大致可分为生物学指标、患者报告结局指标（如生存质量）及卫生经济学指标。生物学指标指反映患者病理变化过程的临床结局或者结局替代指标，包括临床疗效和安全性两方面。患者报告结局指标（patient reported outcomes，PRO）是临床评价的重要内容，在对临床疗效的整体评估中日益受到重视，包括患者描述的功能状况、症状及与健康相关的生存质量。生存质量一般通过量表进行评估，需要根据研究目的和研究对象选择合适的量表。例如，针对头颈部肿瘤患者生存质量的评估，多采用欧洲癌症研究与治疗组织开发的面向所有肿瘤患者的 QLQ-C30 核心量表和头颈部肿瘤特异性的 QLQ-H&N35 量表。卫生经济学指标相对较复杂，反映患者在治疗过程中的开支和医疗资源消耗，如健康效用值、质量调整寿命年（quality-adjusted life years，QALYs）、增量成本效果比（incremental cost-effectiveness ratio，ICER）等。

按照结局重要性，可分为主要结局指标（primary outcome）和次要结局指标（secondary outcome）。主要结局指标应与主要研究目的有本质联系，首选对患者影响大、患者最为关心、与患者切身利益最为相关的指标（如死亡、疾病复发等），应对临床决策最具参考价值。临床研究的样本量也应依据主要结局指标来估算。主要结局指标应根据研究目的选择易于量化、客观性强、重复性高、在相关研究领域已有公认标准的指标。次要结局指标是与次要研究目的相关的指标或与主要研究目的相关的支持性指标。

按照结局的终点情况，可分为终点指标和替代指标（surrogate marker）。临床研究中应首选终点指标，终点指标应能直接反映临床获益（如存活、发病等）。某些情况下，采用临床终点指标存在技术问题、可行性问题或伦理问题（如需要长时间随访、成本高等），可考虑采用替代指标。例如，在他汀类药物控制血脂的研究中，终点指标应是冠心病的发病与否，但观察冠心病的发生与否需要数年甚至数十年，可行性较低，这种情况下可考虑采用血脂水平作为替代指标，间接推断他汀类药物的疗效。选用替代指标作为主要研究指标，需要注意：①替代指标与临床终点指标呈高度相关，并可预测终点指标；②替代指标能真实反映受试者的获益；③替代指标能被准确测量/评价；④受试者的权益、安全不受额外的损害；⑤替代指标被同行专家所接受并认可。若替代指标选择不当，可能会导致错误估计干预措施对临床终点结局的作用。替代指标一般易于测量，虽然可以大大缩短随访时间，增加研究效率，但也可能会导致无法观察到真实完整的治疗效果或副作用，导致过分夸大临床疗效。

按照指标性质，可分为主观结局指标（subjective outcome）和客观结局指标（objective outcome）。需要临床研究人员评估或患者报告的指标，具有一定的主观性，如疾病缓解、疼痛评分、生存质量等，属于主观结局指标。生物学指标及能够客观测量或证实的指标（如死亡），无须经过人为解释或判断，属于客观结局指标。为了增加研究结果的可靠性和可信度，应尽量选择客观结局指标。

2. 结局指标的选择 临床研究应根据主要研究目的来选择结局指标。由于临床研究需要为临床诊疗决策提供依据，应采用跟患者获益直接相关的指标。目前，对结局指标的选择除了考虑临床疗效和安全性，更关注患者疾病症状的改善、生活质量的提升及成本效益。这对临床研究的设计和开展提出了更高的要求，也增加了考察变量的多样性和复杂性。

因此，结局指标不应局限于传统生物学指标，需要综合考虑，结合患者与临床研究的实际情况而定。为了增加试验结果的可靠性，应尽量选择客观结局指标、长期随访的终点指标及患者与医生同时评价的指标。

例 3.2　例 3.1 中提到的 COPD 系列临床研究中，暴露的测量包括人口学资料（如年龄、性别、受教育水平等）、吸烟状态（包括吸烟频率、强度）、呼吸系统症状、既往病史、合并症、治疗费用、肺功能、活动受限、营养状态、潜在的 COPD 危险因素（如生物燃料、空气污染物，为研究重点关注的因素）、MRC 呼吸困难评分和健康状态等，暴露测量方法采用了问卷调查、肺功能检测和实验室检测等，结局指标包括肺功能（FEV_1）、COPD 患病率、COPD 发病率、生活质量［采用圣乔治呼吸问卷（SE. George's Respiratory Questionnaire，SGRQ）评价］、首次急性发作时间和急性加重频率。

第三节　对　　照

设立对照（control）是临床科研设计的基本原则之一，目的是通过与试验组结果进行比较，以消除非干预措施（如疾病自然进展、观察者或患者的期望、其他治疗措施等）对结局的影响，有效地评价干预措施的真实效果。对照组除不接受试验组的干预措施外，所有其他与治疗相关因素及环境条件，都应与试验组尽量相同，至少应没有统计学差异。根据研究目的，选择符合伦理要求又科学可行的对照，方能提高研究质量。

一、空白对照

空白对照（blank control），又称无治疗并行对照。基于伦理学的考虑，临床研究中单纯使用空白对照的情况不多，一般仅适用于不可能实行双盲或执行起来比较困难的情况，如试验组为放射治疗或外科手术或试验组药物不良反应非常特殊，以至于无法使研究处于盲态等。

二、安慰剂对照

安慰剂对照（placebo control），又称阴性对照（negative control）。安慰剂为不具有治疗效应的制剂，口服剂型通常用淀粉、维生素或葡萄糖制成，注射剂常用生理盐水。安慰剂需要与试验药物在包装、外形、颜色、气味、用量、用药途径等方面保持一致，便于进行设盲处理。安慰剂对照往往被用于当前尚无有效药物治疗的某种疾病或自限性疾病。设置安慰剂对照的目的在于克服研究者、受试者及参与疗效和安全性评价的工作人员等由于心理因素所造成的偏倚（安慰剂效应），还可以消除疾病自然进展的影响，分离出由于试验药物所引起的真正疗效和不良反应。

三、阳性对照

阳性对照（positive control），又称标准对照（standard control）、有效对照，是指对照组采用当前临床公认的、有效的干预措施或药物，如诊疗指南、治疗方案推荐的干预措施或药物。标准治疗方式（如药物剂量、给药方式等）不可改变。这是临床上最常用的一种对照方法，常用于评价新药或者是新疗法是否比现行的标准治疗更安全和有效。应用时需要注意，不能为了显示试验组的疗效而人为减低对照组的药物剂量或选用疗效较低的药物/干预措施作为对照。

值得注意的是，一项临床研究不一定只设置一个对照组，可根据实际情况设立多个对照组。例如，一项临床研究，可以同时使用安慰剂对照和阳性对照，这样不仅可以提供阳性对照的信息，而且能获得与安慰剂对照的信息，实用性更强，效率更高。即使研究结果不支持试验组疗效优于阳性对照组，尚可能发现试验组相对于安慰剂组的疗效差异。

四、多剂量平行对照

多剂量平行对照（dose-response control）是指为试验药物设置多个剂量水平，受试者被随机地分入其中一个剂量组，主要用于考察剂量-效应关系或剂量-不良反应关系。多剂量平行对照常用于Ⅱ期临床试验探索最佳药物剂量，可以包括（或不包括）零剂量即安慰剂组。

五、历 史 对 照

历史对照（historical control）是指将现阶段干预措施的结果与过去研究的结果作比较。历史对照是非同期对照，因患者的选择和试验条件很难相同，二者的基线可能不一致，加上诊断和治疗的方法也随时间改变，预后也随之发生变化，故历史对照有其局限性及偏倚，论证强度较低。

需要强调的是，对照的设置（尤其是设置空白对照或安慰剂对照）必须符合伦理道德准则。临床实践中发现试验药物不能完全控制或治愈所研究的疾病时，为了保护受试者的权益与安全，可以让两组患者都接受标准治疗，在此基础上试验组给予试验药物，对照组给予空白对照或安慰剂对照，称为加载设计（add-on design）。

例 3.3　著名的 TORCH 研究是一项全球 42 个国家参与的大型多中心随机对照研究（Calverley PM，et al. N Engl J Med. 2007，356（8）：775-789）。该研究为了探讨舒利迭（支气管舒张剂和激素联用：沙美特罗+丙酸氟替卡松）治疗 COPD 的效果，为试验组（沙美特罗+丙酸氟替卡松）设立了 3 个平行对照组：安慰剂组（常规治疗）、阳性对照组（支气管舒张剂：沙美特罗）、阳性对照组（激素：丙酸氟替卡松）。

第四节　偏倚与混杂

偏倚是指在临床研究的设计、实施、统计分析和推断过程等环节中存在的系统误差，导致错误地估计暴露因素（或干预措施）与结果变量间的真实联系。偏倚的本质属于系统误差，有方向性且种类很多。按偏倚产生的阶段不同，可将偏倚分为选择偏倚（selection bias）、信息偏倚（information bias）和混杂偏倚（confounding bias）。

一、选 择 偏 倚

选择偏倚可发生于临床研究的各个阶段，主要产生于研究的设计阶段，在研究对象选取过程中，由于选取方式不当，使得入选研究的受试者与未入选研究的受试者在某些特征上存在系统差异，影响到研究结论，即为选择偏倚。选择偏倚多见于横断面研究、病例对照研究和历史性队列研究，因为在这些研究中暴露和结局都先于受试者的选择而发生。

1. 伯克森偏倚（Berkson's bias）　也称入院率偏倚（admission rate bias），是指利用医院就诊或住院患者作为研究对象时，由于患者的入院受经济状况、疾病严重程度、合并症、患者对疾病的认识程度、当地的医疗条件等因素的影响，使不同疾病的入院率存在差异。当暴露因素在住院患者与一般患者中的暴露频率不同时，如果选择入院患者作为研究对象将歪曲暴露的真实情况，从而引起偏倚。例如，Sakett DL 等在研究不同人群中呼吸疾病与运动疾病时发现，如果利用医院就诊的患者作为研究对象时，二者是有关联的，比值比（odds ratio，*OR*）为 4.06；如果用社区人群作为研究对象，则发现两者间不存在关联（*OR*=1.06），见表 3-2。之所以得到虚假关联，在于选择研究对象时存在伯克森偏倚。

表 3-2　基于呼吸疾病分层的运动疾病相对风险

		运动疾病					
		一般人群			过去 6 个月入院人群		
		是	否	合计	是	否	合计
呼吸疾病	是	17	207	224	5	15	20
	否	184	2376	2560	18	219	237
	合计	201	2583	2784	23	234	257
		OR=1.06			*OR*=4.06		

2. 奈曼偏倚（Neyman bias）　又称现患病例-新发病例偏倚（prevalence-incidence bias）。病例对照研究往往纳入现患病例或存活病例，而不包括死亡病例和病程短不典型的病例。由此形成的病例样本与单纯由新病例构成的样本相比，其病情、病型、病程和预后等都不尽相同，既往暴露状况也各有特点，由此引发的偏倚即为奈曼偏倚。例如，弗里德曼（Friedman）等进行的一项心血管疾病的队列研究发现，血胆固醇水平较高者患冠心病的 *OR* 值为 2；而在同一人群中进行的病例对照研究发现，病例组与对照组却无明显差异，原因在于许多冠心病患者在被诊断为该疾病后，改变了其原来的生活习惯，如戒烟、多食低胆固醇食物、多进行体育锻炼等，从而导致用于病例对照研究的患者胆固醇水平与一般人相比增长速度较慢。

3. 检出症候偏倚（detection signal bias）　又称暴露偏倚（unmasking bias），是指在研究暴露与疾病的关联时，若病例的纳入受该暴露因素的影响，使具有该暴露的病例会早期出现某种临床症候，促使其及早就医，早期发现某病，从而导致与暴露有关的病例有选择性被选入观察样本，被选入的病例与未被选入的病例在被研究的特征方面（某暴露）有系统差别。例如，在研究口服雌激素与子宫内膜癌的关系时，由于口服雌激素增加子宫内膜出血的风险，患者常因阴道出血而就医。医生在检查阴道出血的患者时，常检出一些早期的子宫内膜癌患者。相反，未服用雌激素的患者，则没有这种机会，常到晚期才去就医。因此，很容易得出口服雌激素增加子宫内膜癌风险的错误结论。

4. 无应答偏倚（non-response bias）**和失访偏倚**（loss-to-follow-up bias）

（1）无应答偏倚是指由于研究对象不配合或拒绝参加，没有按照研究设计对被调查的内容予以应答所造成的偏倚，主要发生在横断面调查。当无应答率较高时，可能会存在选择偏倚，从应答人群中得出的有关暴露与疾病关联的结论不能真实反映二者之间的关联。造成无应答的原因是多方面的，如研究对象不了解研究目的；调查内容不当、过于烦琐、涉及隐私；研究对象文化程度低、高龄，不能正确理解研究内容；调查时研究对象的身体健康状况、情绪好坏；调查员的表达能力和调查方法等。

（2）失访也是一种无应答，主要发生在前瞻性队列研究和干预性研究中，当研究对象在随访过程中因健康、死亡、不合作、迁出等原因失访，则可能发生失访偏倚。失访偏倚对研究结果的影响取决于失访程度、失访者在组间的分布和失访原因及其与研究结果的关联程度等。

无应答偏倚和失访偏倚不仅影响研究对象的代表性，当使用缺失值处理方法填补无应答者或失访者资料时，可能还会产生信息偏倚。

5. 志愿者偏倚（volunteer bias） 当暴露组或干预组对象为志愿者时，在暴露的志愿者和非暴露的对照间的比较可能会受到志愿者偏倚的影响。志愿者和非志愿者除了暴露状态不同外，在与疾病发生相关的其他方面也可能不同，如志愿者较非志愿者在关心健康、注意饮食卫生、坚持锻炼等方面都有差异，因志愿者常被入选为观察对象，而非志愿者常落选，出现志愿者偏倚。在进行一项体育锻炼预防冠心病的观察研究，如果将志愿者作为观察对象，而将非志愿者作为对照，比较体育锻炼预防冠心病的效果，很容易得到不正确的结论。

6. 健康工人效应（healthy worker effect） 在职业流行病学中，常碰到健康工人效应。由于企业更乐意雇佣健康者，患病的工人会逐渐进入失业行列。因此，在比较职业人群与非职业人群（或一般人群）相对于某职业危险因素的疾病危险性时，由于健康工人效应，可能会得出暴露组的疾病危险性低于非暴露组的错误结论。例如，对一种有毒物质与作业工人健康关系的研究发现，暴露于该有害物质的死亡率或某种疾病的发病率反而比一般人群低，原因可能是接触此类有毒物质的工人，由于工作性质的需要，其本来的健康水平比一般人群高，或对毒物的耐受性更强。

7. 时间效应偏倚（time effect bias） 对于肿瘤、老年病等慢性疾病，从暴露于危险因素到疾病的发生常要经历相当长的时间，并且是一个多步骤的过程。例如，从暴露于危险因素到肿瘤的发生常要经历癌前病变、原位癌再到微小浸润癌及浸润癌的过程。在病例对照研究中，常选择肿瘤比较明显的患者作为病例组，而一些未得到确诊的早期或癌前病变的患者有可能被选入对照组内，由此产生系统误差。因此，应提高疾病的早期诊断水平或者开展长时间的前瞻性研究，避免时间效应偏倚。

控制选择偏倚的关键在于选取有代表性的研究样本。主要的方法包括：①条件许可的情况下，严格遵循随机化抽样原则，如果采用分层抽样、整群抽样或多阶段抽样，应充分考虑研究因素分布的差异。②研究设计过程中应明确定义目标人群和样本人群，充分了解在研究过程中可能产生选择偏倚的环节，以便采取相应的措施减少或控制偏倚的发生。③所有纳入研究的对象都必须符合事先设立好的纳入标准，不符合排除标准，包括疾病诊断标准和暴露判别标准。④在研究过程中，采取有效措施，做好研究的宣传和解释工作，尽量取得研究对象的合作，提高应答率。⑤对于前瞻性研究，做到定期随访，提高依从性，减少中途退出和失访。

二、信息偏倚

信息偏倚又称观察者偏倚，是指在研究实施过程中测量或收集研究对象的暴露与疾病相关信息时产生的系统误差。信息偏倚是主要产生于研究实施过程中的系统误差，如资料收集不完整、仪器测量不准确等，造成对研究对象的暴露程度或疾病状况的错误归类，影响了结果估计的真实性，因此这类偏倚又常被称为错误分类偏倚（misclassification bias）。

信息偏倚有多种，根据导致信息不准确的原因划分为回忆偏倚（recall bias）、报告偏倚（reporting bias）、调查者偏倚和测量偏倚（measurement bias）等。

1. 回忆偏倚　多见于病例对照研究和历史性队列研究。由于既往暴露情况等信息发生于过去，回忆的准确性和完整性受回忆间期长短、所回忆因素对研究对象的意义和该因素发生的频率等因素的影响，造成对研究结果的有偏估计。此外，病例组对既往暴露情况的记忆深度和详细程度通常较对照组清晰，出现回忆偏倚。例如，在一项关于幼儿白血病病因学的病例对照研究中，调查妇女孕期接受X线照射史时需考虑是否存在回忆偏倚。因为由于幼儿患病或死亡给病例组母亲在心理上带来创伤，使得她们能够比较认真地回忆孕期各方面的情况，甚至家属也帮助回忆；而对照组母亲可能不会认真回忆，使暴露率较病例组低，从而夸大了X线照射与幼儿白血病之间的联系。

2. 报告偏倚　是指在收集研究信息时，由于某些原因，研究对象有意夸大或隐瞒某些信息而导致的系统误差。例如，病例对照研究中，病例组的研究对象常将自己的疾病归咎于某些特定因素，而对照组的受试者并不会特意强调这些因素。

3. 调查者偏倚　调查者在收集、记录和解释来自研究对象的信息时发生的偏倚，即为调查者偏倚。例如，研究者若事先了解研究对象的患病情况或某结局状态，可能会有意或无意多次认真地询问病例组研究对象中某因素的暴露情况，而不认真地询问对照组的研究对象，从而导致错误结论，由此而导致的系统误差称为暴露怀疑偏倚（exposure suspicion bias）。研究者若事先了解研究对象研究因素的暴露情况，在作诊断或分析时，有意无意地倾向于自己的判断，从而导致错误结论，由此而导致的系统误差称为诊断怀疑偏倚（diagnostic suspicion bias）。

4. 测量偏倚　是指由于研究中所使用测量工具、方法和条件的不统一、不标准，或研究指标设置不合理，或技术人员的操作水平参差不齐，或数据记录不完整等原因，使得测量数据所产生的系统误差。

从信息偏倚的种类可见，信息偏倚主要来自资料收集和结果解释过程中的不正确信息，而这些不正确信息的产生可以来自研究对象本身的记忆误差（回忆偏倚）、研究者/研究对象的态度或测量方法不当，以及在研究设计过程中对调查表的设计、指标设立和检测方法的选择缺乏科学性和合理性。

在研究设计阶段，需要制定严格、详细的资料收集方法，包括调查表项目应易于理解和回答；调查前应开展预调查；充分估计调查实施过程中可能遇到的问题；对暴露因素必须有严格客观的定义，并力求指标量化；要有统一明确的疾病诊断标准和暴露判别标准。

项目实施前，对调查员进行统一培训，使其充分了解研究目的、意义，具备严谨科学态度，训练观察、询问和填写调查表的要领和技巧。整个实施过程，严格按照调查员手册进行，并随时对调查员进行监督和质量管理，以确保研究资料的质量。若条件许可，尽可能采用盲法收集资料。研究实施过程中，对研究对象做好宣传、组织工作，让他们清楚了解研究目的、意义和要求，以获取其配合和支持，从而能客观地收集到研究所需的信息。对于涉及生活方式和隐私的问卷，应事先告知调查对象所有应答均获得保密，并得到妥善保管，必要时采用匿名问卷。

研究中使用的各种仪器、试剂和方法都应标准化。应使用同一型号的仪器并定期校验，试剂必须同一品牌、来源，并力求同一批号，检测方法要统一，由专人测定。

三、混 杂 偏 倚

混杂（confounding）是临床研究中偏倚的主要来源之一。混杂偏倚是指在临床研究中，由于存在一个或多个潜在的混杂因素（也称混杂因子），掩盖或夸大了暴露因素与疾病（或事件）之间的关系，从而歪曲了二者之间的真实联系。例如，研究吸烟与肺癌的关系，需要考虑饮酒可能是一个混杂因素。吸烟人群中酗酒者的比率较高（不均等分布），酗酒也可能促进肺癌的发生，若忽略酗酒的影响，可能会高估吸烟与肺癌的关联强度。在真实世界研究中，由于对研究对象的纳入限制较少、人群的异质性（heterogeneity）较大、数据异质性较强，因此真实世界研究更需要关注如何减小和控制混杂偏倚。

1. 混杂偏倚的识别　混杂因素需同时具备以下 3 个条件：①与所研究疾病（或事件）的发生有关，是该疾病的病因或危险因素。②不是暴露和疾病关系之间的中间环节或中间步骤。③在目前的研究中，必须与暴露因素有关。

识别混杂因素的关键在于对第三个条件的理解，即在目前的研究中，而不是在任何其他研究中，混杂因素在暴露组和非暴露组之间存在差异。因此，识别混杂因素的一个常用方法是检验病因和危险因素在暴露组和非暴露组之间的差别。只有组间存在差别的因素，才会引起混杂，在统计分析时才需要进行校正。而非真正疾病病因或危险因素及暴露与结局之间的中间因素，即使组间存在差异也不需要控制，这也是各种研究基线比较的目的之一。

识别混杂因素通常需结合临床和流行病学专业知识。对于较成熟的领域，任何已有证据提示为混杂的变量都应该考虑；可以基于文献回顾及研究人员专业领域的知识和理解。对于崭新的领域，考虑那些与疾病有关也可能与暴露有关的因素。如果难以确定，在资源允许的条件下，可以考虑对所有与疾病有关的因素都进行测量，尽可能地收集更多的数据点。

判断一个可疑的因素是否为混杂因素还可以采用分层分析的方法。所谓分层分析就是按照可疑混杂因素的特征分为若干层，然后逐层进行分析。因为在每层中，可疑的混杂因素分布均衡，不会产生混杂作用。如果分层后每一层的效应值与分层前的效应值相等，则认为这一分层因素不是混杂因素；相反，如果每层的效应值与分层前的效应值不相等。则这一分层因素为混杂因素。

2. 混杂偏倚的控制　混杂偏倚可能发生在临床研究的各个阶段，临床研究者可分析研究过程中可能产生偏倚的因素和环节，通过周密的设计、实施和分析加以控制，把偏倚的影响降到最低，使研究结果具有较高的真实性和可靠性。常用的混杂偏倚控制方法包括限制（restriction）、匹配（matching）、随机化（randomization）和统计分析方法。

限制是指在研究设计时针对某些潜在的混杂因素（如性别、年龄、职业等），通过研究对象的入选标准予以限制，以排除这些因素的干扰。优点是可获得同质性较好的研究样本，提高研究的内部有效性。但有时因为限制条件太多，有可能得不到足够的样本量，同时也会降低研究结论的外推性。限制范围如果太宽或不当，又可能有残余混杂。

匹配是指根据试验组研究对象的某些特征（可疑混杂因素），选择具有相同或相似特征的研究对象作为对照组，以保证混杂因素在两组之间的均衡性。匹配是控制混杂偏倚的常用方法，多用于病例对照研究。按照匹配方式的不同，分为成组匹配和个体匹配。成组匹配是指为整个病例组匹配一组在某个（或多个）因素上与病例组相似分布的对照组，而个体匹配则是为每一个研究对象匹配一个或者多个对照。一般来说，对某个因素进行匹配后，除了可以控制混杂偏倚外，还能提高统计分析的效率。但是一个因素一旦经过匹配，这个因素与疾病的关系、与其他研究因素的关系都无法分析。匹配因素可以很多，但是匹配因素越多，操作越困难，还可能导致过度匹配。

随机化包括随机化抽样和随机化分组。在观察性研究中，研究样本最好经过随机化抽样获得，这样可以提高研究样本对目标人群的代表性。随机化分组是指研究对象以同等的概率被分配到研究的各组中，使已知和潜在的混杂因素在各组间分布均衡，最大化地降低混杂因素对研究结果的影响。随机化分组是干预性研究中控制混杂偏倚最有效的方法之一。

统计分析方法是数据分析阶段校正混杂因素对结局影响的有效方法，可通过标准化法（standardization）、分层分析（stratification analysis）、多因素分析、倾向性评分（propensity score matching）等统计学方法识别和控制混杂偏倚。

标准化法是指按照混杂因素的分布进行标准化处理，使得该因素在组间具有可比性。例如，比较两组某病的发病率时，如果两组人群年龄、性别等构成存在差别，这时可用发病率的标准化进行校正。标准化对可能影响结果的因素进行同等加权，从而获得发病率的无偏估计。

分层分析是指根据混杂因素将资料分成若干个亚组进行分析，是常用的检出和控制混杂偏倚的方法之一。但分层分析每次只能分析/控制一个潜在的混杂因素，对于连续型变量还需转换为分类变量，这样会丢失部分信息，可能造成残余混杂。

若需要控制的混杂因素较多，可采用多因素分析方法对混杂因素进行校正，常用的多因素分析方法有协方差分析、logistic 回归、Cox 回归等。多因素分析的前提是，需要在研究设计阶段和数据收集阶段详细收集可能的混杂因素，以便后续纳入分析，有效地控制混杂偏倚。

当研究涉及的混杂因素过多时（如 20~30 个），进行匹配则变得不现实，严重影响了样本量，而全部纳入多因素分析模型会因共线性等问题，使得统计模型无法正常估计效应。这种情况下可以考虑采用倾向性评分。

倾向性评分是指在一定协变量条件下，一个观察对象可能接受某种处理或暴露于某种因素的可能性。当混杂因素较多时，可以采用倾向性评分法（propensity score method，PSM），其基本原理是将多个混杂因素用一个综合指标“倾向评分”来表示，从而达到对数据降维的效果，减少自变量的个数，有效地克服分层分析和多因素分析中要求自变量个数不能太多的短板。倾向性评分控制混杂因素的方法主要有匹配、分层、回归调整和加权标化。

例 3.4　一项观察性研究，比较采用依维莫司洗脱支架行冠状动脉搭桥术（coronary artery bypass graft，CABG）与采用依维莫司洗脱支架行经皮冠脉介入术（percutaneous coronary intervention，PCI）治疗多支病变冠心病的疗效[Bangalore S，2015. N Engl J Med，372（13）：1213-1222]。这是一项真实世界研究，共纳入了 34 819 例患者，其中 PCI 组 16 876 例，CABG 组 17 943 例，两组人群基线特征分布不均衡。为了控制混杂因素的影响，研究人员采用倾向性评分匹配的方法，按照倾向性评分±0.2 进行 1∶1 匹配，最终成功匹配 9223 对研究对象，使两组间基线特征的分布基本达到了均衡（表 3-3）。

表 3-3 倾向性评分匹配前后基线特征分布情况（节选）

特征	匹配前			匹配后		
	PCI（N=16 876）	CABG（N=17 943）	标准化差异（%）	PCI（N=9223）	CABG（N=9223）	标准化差异（%）
年龄						
均数（岁）	65.0 ± 11.2	65.3 ± 10.6	2.4	65.1 ± 11.1	65.1 ± 10.8	0.5
分布（%）						
<59 岁	32.2	29.4	6.0	31.2	30.7	0.9
60~69 岁	31.8	33.9	4.4	32.8	33.1	0.6
70~79 岁	25.6	27.5	4.5	26.4	26.0	0.8
≥80 岁	10.4	9.1	4.4	9.6	10.1	1.6
性别（%）						
男性	70.8	74.2	7.7	72.6	72.9	0.7
女性	29.2	25.8	7.7	27.4	27.1	0.7
体表面积（m^2）	2.03 ± 0.27	2.04 ± 0.27	<0.1	2.04 ± 0.27	2.04 ± 0.27	0.2
西班牙族群（%）	12.4	8.9	11.4	11.0	11.0	0.0
人种（%）						
白色人种	76.7	85.1	21.6	81.0	81.5	1.2
黑色人种	11.2	7.7	12.1	9.3	9.1	0.7
其他	12.1	7.2	16.8	9.7	9.4	0.9
糖尿病（%）	39.0	40.6	3.1	39.0	39.5	1.2

第五节 样本量与检验功效

一、样本量估计需考虑的主要因素

样本量估计是临床研究设计中不可缺少的内容，关系到研究结论的可靠性、可重复性及研究效率。简单来讲，样本量估计是一个成本效益和检验效能的权衡过程，若片面追求大样本量，不仅浪费人力、物力和时间，而且增加研究的难度；而小样本量研究，所得结果常不稳定，没有足够的检验功效去识别提出的问题和假说。因此，临床医生需要与方法学专家共同合作，在保证研究结果具有一定准确性和可靠性（Ⅰ类错误的控制和检验功效的保证）的前提下，确定符合统计学要求的最小研究例数，确保研究同时具备科学性和经济性。

临床研究中，样本量的大小取决于研究目的、研究设计类型、假设检验类型、主要研究指标、效应量、Ⅰ类错误 α 和Ⅱ类错误 β 等参数的设定，正确选用样本量估算公式，获得有说服力的估算结果。

1. 研究目的 针对不同的临床研究目的，样本量估计的思路也不尽相同。例如，比较不同干预措施间的效果，或分析多个变量间的相关关系，或评价某个或某几个指标的诊断价值，或调查某种疾病的患病率等，需要根据研究目的选择合适的评价参数和样本量估计公式。

2. 研究设计类型 临床研究设计的方法很多，不同的研究类型（如横断面研究、病例对照研究、队列研究、RCT 等），需要临床研究者提供不同参数，采用对应的样本量估算公式。

3. 假设检验类型 不同的假设检验类型对应着不同的样本量估算方法。假设检验可分为单侧检验和双侧检验。若假设检验有特定的方向，可采用单侧检验；若假设检验无明确的方向，则需要采用双侧检验。例如，阳性药物与安慰剂对比，完全有把握认为阳性药的疗效不可能低于安慰剂，就可以用单侧检验；试验药物与标准治疗对比，试验药物的效果可能优于标准治疗，也可能比标准治疗差，则可以采用双侧检验。采用单侧检验和双侧检验所需样本量不同，在其他参数相等的情况下，双侧检验样本量多于单侧检验。需要在方案中明确定义是采用单侧检验还是双侧检验。一般而言，医学领域研究的假设检验多采用双侧检验，如果采用单侧检验，需要给出充足的理由。

对于临床试验，根据比较类型可分为优效性试验（superiority trial）、等效性试验（equivalence trial）（包括生物等效性）和非劣效性试验（non-inferiority trial）。优效性试验的目的是验证试验组的效应是否优于对照组；等效性试验的目的是验证试验组的疗效是否与对照组相当；非劣效性试验的目的是验证试验组的效应是否不劣于对照组。非劣效性试验和优效性试验通常为单侧检验，等效性试验为双单侧检验。等效性和非劣效性试验需要设定等效性/非劣效性界值，界值的确定至关重要。若界值过大，有可能会把疗效达不到要求的药物判断为等效/非劣效而推向市场；若过小，则可能会埋没一些本可推广使用的药物。一般界值不应大于安慰剂对照的优效性试验所确认有效的效应差值，应由临床医生和方法学专家联合确定。

4. 主要研究指标　临床研究的样本量需要依据主要研究指标进行估计。主要研究指标不宜过多，一项临床研究一般只设置一个主要研究指标，当主要研究指标有多个时，样本量估计要考虑假设检验的多重性问题。对于设置多个主要研究指标的研究，需要针对每一个指标分别估算样本量，并以其中最大的样本量作为研究样本量。指标可以分为定量（如 FEV_1）、定性（如有效和无效）、等级（如痊愈、改善、恶化）和生存时间等不同类型，针对不同类型的研究指标，样本量估计方法也不尽相同。

5. 效应值（effect size，δ）　是指总体中的关联强度，不同研究用不同的效应指标来反映。常见的效应值有均数的组间差值或标准化差值、率的组间差值或比值（*RR*、*OR*、*HR*）、相关系数、回归系数等。最小效应值，又称容许误差或差值。一般，效应值越大，所需样本量越小；反之，效应值越小，所需样本量越大。如何选择一个恰当的最小效应值？一般通过文献复习或预试验，由研究者根据研究目的和专业知识加以确定。若无法从专业角度确定最小效应值，统计学上常采用标准差的 1/2、均数的 1/5 或置信区间的 1/2 等方法进行初步估算。

6. 变异大小　除了效应值之外，效应值的变异程度（σ）也会影响样本量。例如，连续型资料的组间比较，样本量不仅取决于组间均数差异大小（效应值），而且也取决于各组均数的变异程度（方差）。在效应值固定的情况下，各组均数的变异越大，则需要更大样本量才能检验出组间差异；反之，各组均数的变异越小，所需样本量越小。

7. 统计学参数　样本量估计时，需要事先定义 I 类错误（检验水准，α）和检验功效（$1-\beta$）的取值水平。α 越小，所需要的样本量越大。临床研究中，一般取 α=0.05（双侧）或 0.025（单侧）。对于早期的探索性研究，可适当增大 α 的取值，如取 α=0.10（双侧）或 0.05（单侧）。β 越小，检验功效（$1-\beta$）越大，所需要的样本量也越大。临床研究中，检验功效不宜低于 0.8，即 β 的取值不宜超过 0.20。表 3-4 显示了假设检验中的两种决策风险。

表 3-4　假设检验中的两种决策风险

真实情况	样本假设检验的结论	
	拒绝 H_0	不拒绝 H_0
H_0 正确	I 类错误，犯错误的概率为 α，即检验水准	推断正确
H_0 不正确	推断正确，正确的概率为 $1-\beta$，即检验功效	II 类错误，犯错误的概率为 β

8. 其他因素 除了前面介绍的因素之外，样本量估计有时还需要考虑样本来源可行性和可及性相关的因素，如经费、人力、时间、调查回收率、脱失率等。通常，随着样本量增大，精度肯定会有所提高，但同时也带来入组难度和费用的增加，因此在研究方案设计时，需要平衡精确度和经费的关系，同时考虑人力、时间和临床实际情况，估算出一个在总费用固定情况下精度达到最高或在精度固定的条件下使得总费用达到最低的样本量。利用样本量估计公式计算得到的样本量是给定条件下满足临床研究所需的最小样本量，并未考虑研究人群的依从性问题。因此，需要对估计出的样本量进行适度扩大，以保证最终的有效样本量可以满足统计学最小样本量的要求。问卷调查研究需按照以往调查经验估计的调查回收率扩大样本量，而随访研究则按照一定脱失率增大样本量。调查回收率和脱失率可通过预试验、以往研究或文献来获取。临床研究中，脱失率一般不宜超过 20%。

二、常用样本量计算软件

样本量的估计涉及复杂的统计学理论和计算方法，对大多数临床医生而言有一定的难度。对于简单的样本量估计，临床医生可借助样本量计算工具和软件实现，但对于比较复杂的样本量计算过程，建议临床医生寻求方法学专家的帮助。

1. 在线样本量计算工具 目前，很多网站提供了在线样本量计算过程。临床医生只需根据研究目的、设计类型、主要指标及效应值、统计学参数等输入对应数值，即可获得样本量估计结果。这些网站同时还提供了样本量的计算公式和参考文献，甚至 R 语言代码，可直接在论文或研究方案中引用。

在线样本量计算工具网址如下。

http://www.sample-size.net/
http://powerandsamplesize.com/Calculators/
http://www.stat.uiowa.edu/~rlenth/Power/
http://epitools.ausvet.com.au/content.php?page=home
https://www.cnstat.org/samplesize/

2. 常用样本量估计软件

（1）nQuery Advisor+nTerim：爱尔兰 Statistical Solutions 公司开发的商业软件，由 nQuery Advisor 7 软件加入 nTerim 模块组成，前者原本是一独立样本量估计软件，后者是专门用于期中分析的样本量估计模块，得到美国 FDA、欧洲药品管理局（European Medicines Agency，EMA）、日本、韩国的官方认可，内容几乎涵盖了样本量计算的所有方面。

（2）PASS（power analysis and sample size）：美国 NCSS 公司开发的专门用来计算样本量的商业软件，操作界面友好、功能齐全、操作简便快捷。PASS 覆盖了医学研究中几乎所有样本量计算方法，其官方网站宣称用到的统计方法超过 230 种。

（3）SAS / PSS（power and sample size application）：由 SAS 公司开发，随同 SAS 一起安装，价格比较昂贵。一般大药厂在申请 FDA 或国家药品监督管理局试验时，才会用它来计算样本量。

（4）G* Power：由德国杜塞尔多夫大学开发的一款样本量计算的免费软件。下载地址为 http://www.gpower.hhu.de/。

（5）Quanto：是由南加州大学开发的一款用于基因、基因-环境交互作用或基因-基因交互作用关联研究的样本量计算免费软件。下载地址为 http://biostats.usc.edu/Quanto.html。

三、样本量估计的注意事项

一般情况下，临床研究均需要进行样本量估计。对于预试验和探索性试验可不做样本量估计，但需要给出理由。

对于临床试验，特别是药物临床试验，样本量还需要满足法规的最低要求。例如，我国《药品注册管理办法》对药物临床试验中试验组最低病例数的要求：Ⅰ期临床试验为20~30例；Ⅱ期临床试验为100例；Ⅲ期临床试验为300例；Ⅳ期新药上市后监测为2000例。法规要求的最低样本量主要是基于安全性评价考虑，而基于统计学考虑估计的样本量主要是满足有效性评价的需求，因此二者确定的样本量很可能不同，应选择较大者作为最终的样本量。

临床研究结果可能会受某些预后因素（协变量）的影响，如年龄、性别、病情严重程度等，需要根据协变量的具体情况（如亚组分析）对样本量进行调整。对于RCT，随机分组可一定程度上使各组间的协变量达到均衡，所以样本量估计可以不用考虑预后因素。亚组分析是否需要估计样本量应根据研究目的决定。若研究目的并没有专门强调要对某一或几个亚组结论进行确证，则无须针对亚组分析进行样本量估计，否则应保证亚组分析的样本量达到最小样本量。

在临床研究设计中，一般要求各组间的样本量相等，组间例数相等时的检验功效最大。若组间例数不等时，样本含量需校正，应适当增加。

四、样本量估计的步骤

临床医生在确定临床研究目的之后，首先需要考虑研究类型（如横断面研究、病例对照研究、队列研究、RCT 等）、假设检验类型（如差异性、优效性、非劣效性、等效性检验）、主要评价指标类型（如定量、定性、生存时间）、效应量等，然后根据试验特点定义统计特征，如统计分布、检验水准、检验功效、单双侧检验、样本量组间分配比例等，应用正确的样本量估计公式计算出样本量，最后根据协变量、试验中的脱落率、剔除率和依从性等具体情况对样本量进行适当调整。

无论是在研究方案中，还是论文撰写中，研究者均需要对样本量估计过程进行清晰和完整地阐述，应至少包含研究假设、设计类型、主要指标及其效应值、各种参数（包括等优效性、非劣效、等效性界值）的来源及取值依据、检验水准、检验功效、样本量组间分配比例、样本量估计方法及出处（附参考文献）、所用软件及版本等。

例 3.5 例3.1中提到的Tie-COPD研究的主要结局指标为舒张后FEV_1，根据以往研究结果，假设两组第24个月的舒张后FEV_1差值为100ml，标准差为350ml，α=0.05，1-β=90%，脱落率为35%，计算得到每组需要入组400例。论文具体描述如下所示。

“We calculated the sample size to detect a difference in the FEV_1 before bronchodilator use between the tiotropium group and the placebo group, assuming a difference of 100 ml and a standard deviation of 350 ml at month 24, with a two-sided significance level of 5% and a power of 90%, taking into account an anticipated withdrawal rate of 35%. We estimated that a total of 400 patients per group would be required for the primary analysis.”

（江　梅）

第四章　临床研究的数据管理

本章要点：

规范的数据管理有助于获得真实、准确、完整和可靠的高质量数据。本章主要介绍临床研究的数据来源、数据管理的原则和主要内容、调查问卷/CRF 的设计、数据管理流程及数据管理相关规范和指导原则。

临床研究中产生的大量医学数据使临床科研人员逐渐认识到数据质量的重要性，进而在实践中形成了研究数据管理的理念和方法。临床研究中的数据管理是指研究者按照研究方案制定的流程采集研究数据、建立标准化数据库、对录入数据进行核查、质疑和更正、数据库锁定和保存等过程。

临床研究的数据是指由研究者按研究方案收集的受试者数据，临床研究数据的质量决定着临床研究的质量。严格的数据管理可以有效地保证数据质量，从而保证临床研究的质量；数据管理可以提高临床研究的效率；数据管理可为统计分析提供完整、真实且准确的数据。

第一节　临床研究的数据来源

临床研究主要通过调查问卷（questionnaire）或 CRF 收集研究所需的各类数据。临床研究数据可以来源于临床病历、实验室检查结果、影像检查结果、实验室记录、受试者日记、临床结果自我评估表、知情同意书、药房发药记录、仪器自动记录的数据（如受试者的动态血压、心脑电生理等监测设备存储的记录结果和专业评估报告）、外部相关数据（如居民健康档案数据）等。

临床研究的数据来源载体都是客观存在的，可以是纸质文件的形式，也可以是计算机系统中的电子形式。纸质数据源包括临床研究期间来源于申办方、研究者、受试者等各方相关活动并以纸质载体呈现的原始报告上的所有信息。最常见的是传统的纸质 CRF。电子数据源包括以电子形式记录和储存的临床试验相关活动的所有信息，主要通过电子化数据采集系统（electronic data capture system，EDC）来收集受试者的电子病例报告表（electronic case report form，eCRF）。

传统纸质 CRF 是按临床研究方案，研究者将受试者的数据通过纸质 CRF 表录入设计好的数据库中。数据管理员进行数据质量控制，经数据清理得到最终的结构化数据。

eCRF 实现了计算机系统化记录、审核、管理、存储、分析和报告临床试验数据。通过 EDC 技术手段，只需患者入组、输入 EDC 数据、得到数据等环节，让采集数据的步骤更简单，获取的数据质量也更高，极大地提高了数据收集和清理的效率。其来源包括以下几种：①研究者现场直接转录由采集系统产生的数据。②患者/医生报告结果系统。③检验/检查报告系统传输获得的数据。

eCRF 的优点包括：①数据直接传输至 EDC，减少了数据的转录环节，避免了数据转录过程中的人为疏忽，增加了数据的唯一性和共享性。②提高了数据收集的准确性和完整性。数据录入会实时启动系统预设的逻辑核查程序，自动实现数据的实时核查，既提高了工作效率，又能更好保证临床试验数据质量。③实现了数据的远程实时核查。通过在线实时访问，能及早掌握研究进展，及早发现问题，节省了数据管理人员数据核查的时间和费用。④电子系统的可溯源性使原始数据的任何更改均留有痕迹，这一机制可有效地防范篡改、伪造数据等学术不端行为。⑤大大缩短了从数据录入、审核、质疑管理到数据锁定的时间。

第二节　数据管理的内容

数据管理工作流程包括根据研究方案制定数据管理计划（data management plan，DMP）、参与设计CRF、建立数据库、接收与录入数据、数据核查与质疑更正、数据库锁定、数据导出、临床数据的保存与归档、临床数据管理报告等过程。

一、数据管理的原则

临床研究数据管理是针对临床研究数据进行的数据管理活动，可以促进临床研究的准确和高效开展。临床研究数据管理需遵循以下几条基本原则。

（1）应满足临床研究数据管理工作相关规范、指南，如《临床试验数据管理工作技术指南》《药物临床试验数据管理与统计分析的计划和报告指导原则》《临床试验的电子数据采集技术指导原则》、临床数据管理学会（Society of Clinical Data Management，SCDM）制定的《临床数据质量管理规范》（good clinical data management practice，GCDMP）。

（2）数据管理工作贯穿临床研究的全过程，规范化的数据管理工作使得统计分析是基于真实、完整、准确、可靠的临床研究数据。数据管理工作的规范化程度将直接影响临床研究结果的客观性。数据管理的目标是按时完成数据清理工作，按临床研究方案的要求提高数据的质量。数据管理应按照研究方案的要求，设计CRF、建立数据库、按数据标准进行管理并建立逻辑检验程序。在CRF接收后，录入人员要对CRF作录入前的检查；在CRF数据录入数据库后，对发现的问题应及时清理。

（3）数据管理过程中要确保数据的完整性、准确性、真实性及可溯源性。临床研究数据真实、完整、准确和可靠是数据管理的基本原则。临床研究数据的产生过程应符合相关规范和指导原则，临床研究设计科学，数据统计分析准确、完整。

二、数据管理工作主要内容

（1）临床研究启动前的数据管理工作，包括制定数据管理计划、CRF和数据库设计、建立逻辑检验程序等。

（2）临床研究进行中的数据管理工作，包括数据录入、数据核查、数据质疑、数据更正等。

（3）临床研究结束后的数据管理工作，包括数据库锁定、临床数据的保存与归档、临床数据管理报告。

三、数据管理计划

数据管理计划是由数据管理人员依据临床研究方案书写的一份文档，用来详细地规定并记录某一特定临床研究的数据管理任务，包括人员角色、工作内容、操作规范等。数据管理计划的作用是促进临床研究相关工作人员的沟通与交流，以建立一个高质量的数据库。

数据管理人员根据研究方案、数据管理标准规范及数据分析计划等信息准备数据管理计划的初稿。初稿在得到程序员、统计师及团队其他人员的审阅和同意批准之后，在临床研究正式启动之前定稿。需要注意的是，在研究进行期间，研究方案的修订可能会涉及数据管理计划的修改。

数据管理计划主要有以下内容。

（1）研究方案摘要。

（2）临床数据管理人员的工作职责及分工、数据管理工作时间表。

（3）CRF 的设计。

（4）研究数据库的设计、建立及维护。

（5）数据接收、录入、核查、质疑及更正与保存。

数据管理计划不仅是一份必需的工作文件，而且需要明确参与数据管理的相关组织及人员职责，数据管理各步骤需建立并遵循相应的 SOP。同时，数据管理员也可以通过计划明确各项工作的分工和责任，以遵守相关行业标准和规范，同时还可以培养新人；更重要的是数据管理计划可以让团队其他成员熟悉数据管理部门的具体工作。2015 年中国临床试验数据管理学组数据管理专家系统阐述了如何制定符合规范的临床试验数据管理计划[沈彤，徐列东，付海军，等，2015. 数据管理计划的结构与内容. 药学学报，(11): 1388-1392]。

四、数据管理人员工作和培训

临床研究中数据管理人员应由多学科人员组成，小组中的每一个成员都在数据管理过程中承担着相应的职责，基本人员组成应包括数据管理负责人、数据采集人员、数据库设计人员、数据审核人员、质量控制人员、统计分析人员等。数据管理团队应按照研究方案的要求，参与设计 CRF、建立数据库、建立和测试逻辑检验程序；在 CRF 接收后，录入人员要对 CRF 作录入前的检查；在 CRF 数据录入数据库后，利用逻辑检验程序检查数据的有效性、一致性、缺失值和正常值范围等。数据管理员对发现的问题应及时清理，可通过向研究者发放数据质疑表获得解决。

数据管理员应参加研究者会议，为研究团队及时提出提高数据质量的有效措施。数据管理人员的工作是对临床研究数据的质量控制，要求其具有良好的组织能力，注重数据管理的每一步细节，以保证数据的完整性、准确性和一致性。总体上，数据管理员的工作包括以下几个部分。

（1）参与临床研究方案的讨论。

（2）建立数据管理计划。

（3）设计 CRF 及撰写填写指南。

（4）设计研究数据库。

（5）参加临床研究讨论会议。

（6）负责 CRF 的接收、追踪及报告。

（7）CRF 数据录入、核查、质疑及更正。

（8）研究数据的质量控制。

（9）研究数据的保存与归档。

（10）撰写研究数据报告。

负责数据管理的人员必须经过相关法律法规和行业标准、SOP 及数据管理的专业培训，以确保其具备工作要求的相应资质。

数据管理专业培训应包括但不局限于数据管理部门 SOP 和部门政策、临床试验数据标准化文档及存档规则、数据管理系统及相关的计算机软件的应用与操作能力、数据保密性和安全性培训。

第三节　调查问卷/CRF

临床研究数据管理开始阶段是编写调查问卷/CRF，调查问卷/CRF 是依据研究方案设计的一种纸质或电子的文件载体，在整个临床试验过程中是仅次于临床研究方案的重要文件之一，用来记录研究对象在研究过程中的全部信息，调查问卷/CRF 的设计须确保收集研究方案中规定并满足统计分析需求的所有数据。

一、调查问卷/CRF 的设计

调查问卷/CRF 设计直接影响研究数据库的建立，因此，设计良好的调查问卷/CRF，对提高数据录入效率，保证数据质量，减少录入错误有着非常重要的作用。

从 CRF 的内容设计来看，基本原则是严格按照研究方案，只收集必需的数据，方案规定的数据必须收集，之外的数据不收集，可按以下两步进行。首先，检查所列出的纳入排除标准与研究方案是否一致，如果收集了不符合标准的受试者数据，即使后期的数据再完整，质量再高，也不符合临床试验方案。其次，审核研究方案中的数据条目与 CRF 中数据条目是否一致。研究方案规定了调查问卷/CRF 的内容，其规定收集的数据必须在调查问卷/CRF 中得以体现。高质量的研究方案是建立调查问卷/CRF 的前提与基础，调查问卷/CRF 是研究方案的体现。

调查问卷/CRF 是临床研究中最常用的数据收集工具，调查问卷/CRF 的设计、修改及最后确认需要临床研究多方人员的参与，包括研究方案的设计者、数据管理员、统计人员、研究者与现场协调员、数据录入员等。进行调查问卷/CRF 设计时，要以临床试验方案为根本，数据管理员要听取多方意见，在细节和内容上仔细推敲，在临床试验启动前需重视 CRF 的设计工作。数据管理员与研究团队的其他成员间的良好沟通与交流，是调查问卷/CRF 设计成功的重要保证，而且这些讨论还将有助于撰写良好的研究方案。

由于临床研究过程中不同岗位的人员具备不同的专业背景，对于相同的文字描述可能存在理解上的偏向。CRF 正式定稿前，应多方参与对 CRF 草案提出相应的意见，使不同人员对 CRF 的理解趋于一致。在设计调查问卷/CRF 时，版面结构应与数据库页面设计保持一致，版式要尽量客观化、结构化，便于填写录入和存档读取，尽量避免收集叙述性文字。录入界面要注意行距、字形和字体是否适宜，是否方便阅读；问题及其提示应当清楚明了，尽可能简短清楚、不产生误解，避免使用对答案有诱导性的提问方式。

二、调查问卷/CRF 的填写指南

填写指南是根据研究方案拟定的一份有助于数据填写的指导性文件或手册，以帮助填写人员真实、规范、完整和准确地将研究数据填入调查问卷/CRF。

填写指南可以有不同的形式。对于纸质调查问卷/CRF，填写指南应作为其内容的一部分或单独的文档打印出来；对电子调查问卷/eCRF 而言，填写指南可能是针对问卷条目的说明、在线帮助、系统提示及录入数据提示对话框。

填写指南需满足以下几个要求：①必须遵循研究方案，符合研究流程。②文字简洁，易于理解、尽可能详细。③在实施调查前，保证调查者获得调查问卷/CRF 及其填写指南，并对相关工作人员进行方案、CRF 填写指南的培训。④当研究方案及其调查问卷/CRF 需要修订时，CRF 及其填写指南也必须做相应修订。

三、调查问卷/CRF 的注释

调查问卷/CRF 的注释是对空白调查表的标注，记录各数据项的位置及其在数据库中对应的变量名和编码。调查问卷/CRF 的注释作为数据库与调查问卷/CRF 之间的联系纽带，可以帮助数据管理员、统计人员了解数据库，注释可采用手工标注，也可采用电子化技术自动标注。以下几种情况需要注释 CRF：①临床数据管理人员设计数据库界面及变量格式需要注释 CRF。②分析数据、定位数据库中变量时需要注释 CRF。③每一个 CRF 中的所有数据项都需要标注，不需要录入数据库的数据项则应标注为“不录入数据库”。

四、调查问卷/CRF 的填写

临床研究者必须根据原始资料信息准确、及时、完整、规范地填写调查问卷/CRF。数据的修改必须遵照相关规范，保留修改痕迹。

第四节　数据库的建立

数据库是一个存储数据的仓库，数据库的设计通常按既定的 CRF 注释和数据库设计说明执行。调查问卷/CRF 的数据需要及时录入数据库，以便对数据进行进一步的清理、审查和报告。数据管理机构接到调查问卷/CRF 后，需通过逻辑核查，经用户接受测试合格后方可上线使用。用于正式研究的数据库是按照纸质调查问卷/CRF 设计的，这就要求数据库设计要最大限度地与纸质版的调查问卷/CRF 保持一致。

建立研究数据库需要综合考虑以下几方面因素：①符合研究方案的流程，方便数据录入。②数据导出的样式全面且内容完整，易于统计分析及满足统计师的要求。③数据在数据管理系统内可进行较为完整的检查。④符合数据库应用软件的要求。

一、数据类型

数据包含以下 3 种类型：①字符型；②数值型；③日期和时间型。

字符型数据是由字母、符号或数字任意组合而成的数据。出于以下几方面考虑：①字节长度难以预计，增加数据导出难度。②增加数据录入错误的可能。③难以进行字符型数

据的检查与清理。④难以对字符型数据进行统计分析。应尽量避免使用由研究者自由书写的字符型数据。

数值型数据可以分为整数型和小数型，且可正可负。该类型数据只能包含数字，不能含有字符。数值型数据占用的存储空间通常较少，运算速度较快。数值型数据的数据库设计还要考虑所要收集数据的小数点位数及数据的总长度；对带有浮动小数点的数字，在数据字典中规定最大位数及小数点右侧的最大位数。

日期型数据可储存日期和时间格式的数据。在设计数据库时应给出录入字段的日期和时间格式，这对数据填写非常有帮助。欧洲日期表示方式与美国日期表示方式的差别：欧洲一般用 ddmmyyyy 表示，而美国多用 mmddyyyy。规定录入格式有助于数据的规范统一。例如，2019 年 01 月 15 日，欧洲录入格式为“15012019”，美国录入格式为“01152019”。

二、数据格式标准化

标准化的数据格式是临床研究数据管理系统与临床试验机构建立医疗信息互通的基础；在不同研究之间建立无缝数据交换，并为研究者之间的交流提供便利；便于数据共享；可以有效地提供高质量的数据。

标准化的数据库设计就是根据业内的标准建立标准化的数据库。标准明确规定了 CRF 中各调查问题的变量名及每一变量的数据类型等，使用标准化数据库设计有助于提高数据管理的工作效率与工作质量。

临床数据交换标准协会（Clinical Data Inter change Standards Consortium，CDISC）标准在临床研究中被广泛应用。CDISC 标准可以优化临床研究数据采集、传递、储存，可提高临床研究的质量和效率，便于研究数据和结果的交流。CDISC 制订了一套可用于全球临床研究的数据标准。我国临床试验数据标准化及其应用尚处于起步阶段。目前，国内对 CDISC 的应用尚局限于国际制药公司的多中心项目及国际合同研究组织公司。

三、EpiData 数据库录入和管理软件

临床医生在创建临床研究数据库时面临以下几个问题。①没有建立数据库的基础知识。②常用办公软件如 Excel 或 Access 软件数据录入界面不友好、录入效率较低、容易出现录入错误。相对于商业数据库软件，EpiData 数据管理软件作为免费软件，具有良好的录入界面、使用便捷、小巧实用、强大的录入质量控制等特点，得到了越来越多研究者的青睐。EpiData 是由丹麦的研究团队组织开发的一款免费的数据录入和数据管理软件，中文版的软件可直接从 EpiData 网站（http://www.epidata.dk/download.php）下载安装。

EpiData 软件由以下 3 种基本文件组成：①QES 文件，即数据库结构文件，它的作用是决定数据库结构；②REC 文件，即数据文件，它的主要作用是存储数据；③CHK 文件，即数据录入核查文件，用于存放 check 程序，其主要作用是数据逻辑核查。录入核查文件可以实现数据双人录入的实时检验及一致性检验，数据录入核查功能强大，可以在较大程度上有效减少数据录入错误。

四、数据库的逻辑检验

临床研究数据管理的目的是为临床研究的统计分析报告收集并提供准确可靠的数据

集。无论数据的收集和录入多么仔细，数据库中的数据错误都难以避免。逻辑检验的建立是数据管理的一项重要工作。逻辑核查是利用计算机和数据库的功能，对已录入数据进行有效性检查，发现“问题数据”，以便数据管理人员及时审查与清理，从而提高数据质量。在经过数据核查清理后，绝大多数的“问题数据”基本可以得到纠正解决。这种核查可以通过系统的逻辑检验程序实现，主要评价数据的有效性、一致性、缺失、输入的数据与其预期的数值逻辑、数值范围或数值属性等方面是否存在错误。

逻辑检验数据包括以下几种：①临床研究的依从性检查，如是否签署知情同意书、是否满足纳入标准等。②数据的完整性与一致性检查，如是否存在缺失数据、研究者前后数据是否一致等。③异常数据，主要检验数据是否超出临床范围、是否有临床意义等。在逻辑检验发现数据存在质量问题后，数据管理员就开始进行数据清理/核实工作，直至成为“干净”数据。

逻辑检验需求就是根据研究方案，制订建立逻辑检验的具体要求。一般包括逻辑检验名称、检验目的、所涉及的数据名称及在数据库中的位置，逻辑检验的需求应该与研究方案及 CRF 保持高度一致。

逻辑检验需求须在研究方案的初稿讨论期完成，便于数据管理员从逻辑检验的角度与研究者进行及时的沟通与反馈。逻辑检验程序须在研究启动之前完成或者至少在研究数据录入数据库前完成，以便对数据质量进行及时检查。

五、数据库建立注意事项

临床试验方案设计具有多样性，每个研究项目的数据收集依赖于临床试验方案。临床试验数据库应保证完整性，并尽量依从标准数据库的结构与设置，包括变量的名称与定义。就特定的研究项目来说，数据库的建立应当以该项目的 CRF 为依据，数据集名称、变量名称、变量类型和变量规则等都应反映在 CRF 的注释上。数据库建立完成后，应进行数据库测试，并由数据管理负责人签字确认。

六、EDC

EDC 是一种基于计算机网络的用于临床试验数据采集的技术，通过软件、硬件、SOP 和人员配置的有机结合，以电子化的形式直接采集和传递临床研究数据，以提高数据收集和清理的效率。

随着信息技术的发展，平板电脑、智能手机、扫描仪等移动电子设备已具备作为 EDC 终端的条件，EDC 系统已能将交互式网络应答系统（interactive web response systems，IWRS）、药物警戒系统、数据分析和报告系统、试验药品管理系统等整合为一体。同时，国际公认的数据标准（如 CDISC）也正在 EDC 中得以应用。

EDC 应具备以下 8 个基本功能。

（1）eCRF 构建：EDC 系统应具有生成符合临床试验方案的 eCRF 的功能。

（2）数据保存和稽查轨迹：EDC 系统一旦保存输入的数据后，系统应对所有数据的删改保留稽查轨迹，即数据的初始值、产生时间及操作者、对数据的任何修改、日期和时间、修改原因等不允许从系统中删除或修改。

（3）逻辑核查：EDC 系统的最大优势在于数据进入系统时，能够对数据进行实时自动逻辑核查，如数据值的范围、逻辑关系等。自动核查的条目，根据不同临床试验的具体情况在数据核查计划中制订。EDC 系统应具备构建逻辑核查功能的模块。

（4）数据质疑管理：EDC 系统应该配置临床试验数据质疑产生、发布、关闭的功能模块。数据管理员经授权后可以通过质疑管理模块将数据质疑发布给临床研究机构；临床研究机构对有质疑的数据进行确认、解释或更正；经授权的数据管理员根据答复情况来决定是否关闭该数据质疑或将答复质疑不符要求的数据再质疑。数据质疑记录痕迹应予以保存备查。

（5）源数据核查确认：源数据核查确认是确保临床研究数据真实、完整的必要措施之一。临床监查员负责对保存在 EDC 系统中的数据进行源数据核查。源数据的确认可借助系统的数据质疑功能完成。对源数据的核查工作，EDC 系统应具备标注的功能。

（6）电子签名：EDC 系统应具有电子签名功能，其适用于要求电子签名的所有电子记录，包括产生、修正、维护、存档、复原或传递的任何形式的电子表格操作。电子签名可采用登录密码和系统随机产生的授权码来实现。电子签名与手写签名的关联性和法律等效性应当在被授权用户实施电子签名前声明并确认，被授权的电子签名与其书面手写签名具有同等的法律效应。

（7）数据库的锁定：EDC 系统应该具备锁定功能，以防止核查过或确认过的清洁数据被更改。临床数据清理工作完成后，EDC 系统应当具备数据库锁定的功能。

（8）数据存储和导出：EDC 系统应当能储存、导出或转换成符合临床试验稽查要求、药品审评要求的数据格式。

在国内，临床研究中电子化数据管理系统的开发和应用尚处于起步阶段，临床试验的数据管理模式大多处于基于纸质 CRF 的数据采集阶段，电子化数据采集与数据管理系统应用有待推广和普及。同时，由于缺乏国家层面的数据标准，同类研究的数据库之间尚难以做到信息共享。

在采用 EDC 进行数据采集的临床研究中，研究者直接登录到申办方的数据库，进行数据录入。EDC 系统中的逻辑检验可对已录入的数据进行实时的逻辑检查，有问题的数据会被及时发现并得到及时更正，大大缩短数据进入数据库的时间，显著提高数据录入质量。

随着 EDC 系统在临床研究中的普及，相信在不久的将来，临床研究中单纯的数据录入工作将越来越少，但 EDC 对数据管理员的要求则越来越高。在 EDC 中，研究机构应该有明确的 eCRF 填写指南，数据管理员应当监测研究中心数据录入的质量，数据管理员的主要工作是指导数据录入人员正确使用 EDC 系统，并熟悉研究方案，懂得对重要数据的及时处理。

第五节 数据管理流程

一、数 据 接 收

研究者按研究方案及 CRF 填写要求，将收集的受试者信息填写到 CRF 中，完成后的 CRF 再送给数据管理员。

数据可通过具有可追踪记录的快递公司、邮件传真、网页或其他电子传送等多种方式进行接收，数据接收过程应有相应文件记录，记录信息包括交接双方姓名、交接时间、交接方式。

数据接收注意事项：①接收到的 CRF 不得修改；②保护受试者的隐私信息，接收的

CRF 不应当出现受试者姓名、联系方式、地址等信息；③核实交接的 CRF 总数与数据管理员接收的 CRF 总数是否一致；④数据接收后，数据管理员应将 CRF 扫描成图像文件做数据源查询，即数据备份。

在接收 CRF 的同时，数据管理部门还要完成 CRF 追踪，检查是否所有 CRF 都已接收，数据都已录入数据库。其目的是研究者希望通过 CRF 追踪了解：①研究的进展情况；②数据管理工作的进展；③数据录入的质量，如双份录入的差异；④受试者的访视是否按照方案如期进行。

二、数据录入

数据管理员收到纸质 CRF，完成数据接收工作后，数据管理的首要任务就是将 CRF 及早录入数据库。CRF 数据录入数据库，是数据清理工作的开始。

数据录入的基本要求有：①数据录入前，需要培训数据录入人员，培训内容包括熟悉 CRF 录入系统及录入测试数据以确保录入工作准确可靠，其目的是测试逻辑检验程序，收集数据录入者对于录入测试的反馈意见。②分配相应的数据录入权限，熟悉数据库录入的操作。③熟悉研究数据的流程和数据录入的 SOP，以及 CRF 各部分的结构和内容。④按照 SOP 规定的有关数据流程、数据录入、数据处理的质量要求，确保录入数据库的数据与 CRF 数据一致。

CRF 录入前检查是指数据管理员对 CRF 数据的手工检查，以发现异常数据，其中包括书写不清、不遵守研究方案、数据缺失、医学上不合理的数据及前后不一致的数据。由于这些异常数据的不可预知性，对它们的检查很难使用计算机程序。CRF 录入前的检查主要靠手工进行，一旦发现问题，必须立即与研究机构人员联系，并要求研究者澄清。录入前检查的主要内容包括：①检查 CRF 有无缺失页。②检查 CRF 上是否有受试者研究 ID。③检查 CRF 填写内容是否可以辨认。④检查 CRF 是否都有研究者签名及其日期。

CRF 数据录入就是将 CRF 上的数据尽快准确地录入数据库，其目的是在数据库内建立与 CRF 数据相一致的电子记录。数据录入一旦完成并提交保存之后，数据库中数据的任何改动必须遵守数据管理要求并记录修改痕迹。

CRF 中的错别字和难以辨认的录入内容是产生数据录入错误的常见原因。采用数据二次录入的措施可以提高数据录入的质量。一般使用的数据录入包括双人双份录入、带手工复查的单人录入和直接采用 EDC 系统。数据录入中发现的任何问题都应当记录并转发给项目的数据管理员。

数据录入的质量控制包括：①加强对数据录入人员的岗位培训。②对于录入过程中发现的问题应及时做好登记并及时报告。③定期或不定期抽查部分 CRF，了解数据录入的质量，分析并处理数据录入中存在的问题。

三、数据核查

当临床研究数据填入 CRF 并送交到数据管理者后，就开始了数据的核查工作，其目的是为统计分析提供真实、有效、完整、准确的数据，以期得到可靠的研究结论。

在进行数据核查之前，应列出详细的数据核查计划，数据管理人员应根据事先制订的核查计划，对方案中规定的主要和次要疗效指标进行充分核查以确保这些数据的准确性和完整性。数据核查包括以下几项内容。

（1）确定原始数据被正确、完整地录入到数据库中：研究现场检查医疗文件（如受试者病历等）与 CRF 数据的差别；检查由外部提供的电子化数据（如中心实验室数据）是否已准确地录入数据库；检查与研究目的紧密相关的指标及这些指标的完整性和有效性；检查缺失数据；关联文件和关联数据的核查；核对研究者 ID 的唯一性，查找并删除重复录入的数据。

（2）随机化核查：在 RCT 中，检查随机化入组实施情况。

（3）检查方案依从性：是否在研究开始之前签署知情同意书；有无违反研究方案，如既往病史和治疗史是否和方案纳入/排除标准等要求相矛盾；整个研究期间前后数据的一致性，如随访日期的顺序等。

（4）数据库核查：主要包括数据格式、完整性、一致性与合理性的检查，如检查日期类数据的有效性、数据间的逻辑关系检查及数据范围（识别在生理上不可能出现或者在研究人群的正常变化范围外的极端数值）的检查。用计算机程序进行的逻辑检验是检查数据错误最常用的方法，逻辑检验可以发现前后不一致的数据、缺失数据等。它的主要目的是检查对临床研究结果有决定性影响的关键数据的质量。

（5）一致性核查：核查外部数据与 CRF 收集数据的一致性。

（6）溯源性：确认原始文件完整及发现未报告数据。

研究者的数据核查责任：①从医学角度对研究方案的遵守、研究进展等进行检查，以及早发现并解决研究中出现的问题，并提出解决方案，如修订研究方案、修改纳入与排除标准等；②医学研究者检查统计结果中一些异常数据的分布以了解临床研究执行情况。

数据管理员的数据核查责任是确保临床研究的数据真实反映受试者的情况。其具体流程：①在 CRF 接收后，录入人员要对 CRF 作录入前的检查；②在 CRF 数据录入数据库后，系统将执行逻辑检验程序；③在数据管理过程中发现无法解决的数据问题时，数据管理人员应向研究者发出数据质疑表，请求研究者对有问题的数据做出澄清；④数据库锁定前的最终检查。

对于采用 EDC 的临床试验，需要特别注意确保外部数据及时整合至 EDC 并在规定时间内完成数据一致性核查，常见的外部数据核查包括实验室外部数据、电子日志、交互式网络应答系统的数据与整合后 EDC 的核查等。

四、数据质疑

在数据核查过程中发现的数据问题，需要填写数据质疑表并以电子或纸质文档的形式发给研究者。质疑表中要详细列出问题所在记录表的研究 ID、CRF 中的位置、问题描述。研究者需对疑问做出书面回答并将已签字的质疑表复印件返回到数据管理部门。数据管理员检查返回的质疑表后，根据质疑表对数据进行修改。质疑表中未被解决的质疑将以新的质疑表形式再次发出。质疑表发送和返回过程将重复进行，直至数据疑问被清理干净。数据管理部门保存质疑表文档，由研究者签名的质疑表复印件待研究完成后连同 CRF 一起返还给研究者。

数据核查应该在未知试验分组的情况下进行，数据质疑表内容应避免有偏差或诱导性的提问，诱导性的提问可能会使试验的结果存有偏差。

数据核查可通过手动检查和计算机程序核查来实现，每个临床研究人员有责任采用不同的工具从不同的角度参与数据库的疑问清理工作。

五、数 据 更 正

数据库进行的所有更正都要根据提供的信息记录在质疑表上，录入完成后，原始质疑表上应有签字并加盖“已校正”章，以说明已完成数据的录入更新。所有的疑问已被处理且已完成对数据库所需的修改后，数据库才开始终止修改。数据质疑表或数据核查文件作为数据更改的记录必须由研究者签名。

六、数据库锁定

无论是基于纸质 CRF 的临床研究还是基于 EDC 系统的临床研究，数据库锁定都是临床研究中的一个重要里程碑。数据库锁定是为防止对数据库文档进行无意或未授权的更改而取消数据库编辑权限。数据库锁定过程和时间应有明确的文档记录。数据库锁定前，必须完成既定的数据库锁定清单中要求的所有任务。数据管理员应制定数据库锁定清单，清单内容包括：①所有的数据已经收到并正确录入数据库。②所有的数据质疑表已经解决并更新入数据库。③所有的 CRF 已经得到主要研究者签字确认。④非 CRF 数据已经合并到试验数据库中，并完成了与试验数据库的一致性核查。⑤已完成最终的数据的逻辑性和一致性验证结果审查。⑥已完成最终的医学核查。⑦已完成数据质量审核，并将质量审核中发现的错误发生率记录在文档中。

一旦完成上述步骤，就应书面批准数据库锁定，并由数据管理人员、统计分析人员、研究者等签名及签署日期。

七、数据备份与恢复

在临床研究数据管理过程中，应及时备份数据库。通常是在另外一台独立的计算机上进行备份，并根据工作进度及时对备份文件进行同步更新。

八、数 据 保 存

数据保存的目的是保证数据的安全性、完整性和可及性。在进行临床研究的过程中，把所有收集到的原始数据（如 CRF 和电子数据）存储在安全的地方，数据的内容及其被录入数据库的时间、录入者和数据在数据库中所有的修改历史都需要保存完整。

九、数据质量评估

真实、准确、完整和可靠是临床研究数据质量的基本原则。评估数据质量的指标包括录入和报告数据的时间、数据管理人员确认有问题的观测的数量、解决质疑问题所需的时间、CRF 审核所需时间、数据错误的数量。

临床试验中所收集的数据的错误必须尽可能少，通过核查确认、逻辑检验、数据核实、汇总统计、CRF 与数据库核对等发现数据管理中的错误，对数据质量进行定量评估是必要的。评估数据质量最常用的方法是计算错误数据的发生率，即错误率，错误率＝发现的错误数/所检查的数据项总和×100%。

对于关键指标的核查，将对数据库进行 100% 的复查，与 CRF 及质疑表进行核对，发现的所有错误将被更正。对于非关键指标的核查，如果总病例数>100，将随机抽取 10% 的病例进行复查；如果<100 例，则进行复查时的抽取例数为总病例数的平方根。将数据库与 CRF 及质疑表进行核对，可接受的错误率为数值变量不超过 0.2%；文本变量不超过 0.5%。如果错误率超过此标准，则需要进行 100%核对。关键指标、非关键指标的界定，由研究者、申办者及统计人员共同讨论决定。

十、数据保密和受试者隐私保护

数据保密是临床研究中必须遵守的基本原则，数据管理人员应建立及签署保密协议以规范相应人员的行为。

受试者的个人隐私应得到充分的保护，需要保护的医疗信息包括受试者的姓名、出生日期、工作单位、住址信息、身份证/驾照等证件号码、电话号码、电子邮件、住院号、诊疗卡号、照片、爱好、信仰等。

个人隐私的保护措施在设计数据库时就应在技术层面考虑，在不影响数据完整性的情况下尽可能不包括上述受保护医疗信息。例如，数据库不应包括受试者的全名，而应以研究 ID 代替。

十一、数据管理报告

数据管理报告是在临床研究结束后，数据管理人员撰写的研究项目数据管理全过程的工作总结。报告应全面且详细陈述数据管理参与单位/部门及职责、主要时间节点、CRF 及数据库设计、数据核查和清理、数据质量评估、关键文件的版本（包括试验方案、CRF、数据库及数据管理计划的版本变更记录），并描述各版本执行日期、修正内容及修正原因等。

第六节　数据管理相关规范和指导原则

20 世纪 60 年代，美国建立了世界上第一个数据与安全监查委员会（Data and Safety Monitoring Committee，DSMC），DSMC 已经成为许多大型临床研究的重要组织机构。由国际上相关领域专家组成的临床试验数据管理学会制定了一部《临床数据管理规范》，该文件为临床试验数据管理工作的每个关键环节都规定了相应操作的最低标准和最高规范，为临床试验中数据管理工作的实际操作提供了具体的技术指导，对数据采集原则、数据录入保存、数据质量控制、文件归档、人员培训等进行了详细的规定，保证进入数据库系统的研究数据的有效、优质和完整。该规范不仅是临床试验数据管理领域的指南，也是临床试验数据管理的最佳实践准则。

我国的临床研究数据管理落后于发达国家，我国已经逐渐认识到数据管理的地位和重要性，目前关于数据管理的相关规范和指导原则主要由国家药品监督管理局组织制定。为确保临床试验数据的真实、准确、完整和可靠，国家药品监督管理局组织制定了 3 大指导原则：《临床试验数据管理工作技术指南》《药物临床试验数据管理与统计分析的计划和报告指导原则》和《临床试验的电子数据采集技术指导原则》。

一、《临床试验数据管理工作技术指南》

《临床试验数据管理技术指南》从数据管理相关人员的职责、资质和培训，管理系统的要求，试验数据的标准化，数据管理工作的主要内容，数据质量的保障和评估，安全性数据及严重不良事件6个方面进行了全面阐释，旨在对我国临床试验的数据管理工作起到规范化和指导性作用，适用于以注册为目的的药物临床试验，对上市后临床试验及其他类型临床研究也同样具有指导意义。

二、《药物临床试验数据管理与统计分析的计划和报告指导原则》

《药物临床试验数据管理与统计分析的计划和报告指导原则》对数据管理的计划和报告、统计分析的计划和报告进行了较为详细的介绍和阐述，并提出具体要求，旨在为临床试验的数据管理和统计分析人员提供技术指导，帮助其更好地完成相关工作，以达到监管要求。

三、《临床试验的电子数据采集技术指导原则》

《临床试验的电子数据采集技术指导原则》旨在规范临床试验电子数据采集技术的应用，促进临床试验电子数据的真实性、完整性、准确性和可靠性，符合GCP和数据管理工作相关规定的原则要求。该原则通过对电子数据采集技术的概念和基本考虑，电子数据采集系统的基本技术要求及在临床试验实施不同阶段的应用要求的详细阐述，旨在帮助和指导包括申办方、合同研究组织、临床研究者等在内的相关各方在临床试验中规范合理地应用电子数据采集技术。

四、源数据的质量评估标准

ALCOA原则是美国FDA于2007年在其指导原则《临床试验中应用计算机系统的技术原则》中提出的，而ALCOA+CCEA原则是欧盟GCP监查官工作组（EU GCPIWG）于2010年在其发布的《关于临床试验中对电子源数据和转录成电子数据收集工具的期望的反馈书》中阐释的。良好的数据质量应该达到ALCOA+CCEA中的9点要求。①可归因性（attributable）：源数据系统应记录有关数据的产生来源。②易读性（legible）：采集的数据可被他人阅读和理解。③同时性（contemporaneous）：数据系统中的临床试验观察及其记录应及时和尽量实时采集，且在一定的时间窗内输入数据库。④原始性（original）：使用原始记录或可以追查到原始数据。⑤准确性（accurate）：通过人员培训和电子系统验证等措施确保数据的准确性和可靠性。⑥完整性（complete）：使用核查程序以了解数据的完整性。⑦一致性（consistent）：同一数据在不同的数据系统中应保持一致性，数据没有矛盾或差异，如使用标准化的数据格式。⑧持久性（enduring）：源数据应能长久地保存直到法规要求的时间，并可在需要时恢复。⑨可用性（available when needed）：源数据应以适当的格式输出，一旦要求，可以及时获取并提供给管理者。

（李伟栋　张晋昕）

第五章　临床研究统计分析方法的选择

本章要点：

1. 研究设计类型、变量类型和统计方法适用条件是选择统计分析方法的 3 个关键要素。SAP 需要在研究设计阶段制订，在研究数据锁定前正式确定，并在统计分析阶段规范执行。

2. 统计描述和统计推断是统计分析的两个方面。对于定量资料，统计描述包括平均水平和离散程度两个方面，统计推断常用方法包括 t 检验、方差分析、秩和检验。对于定性资料，统计描述包括频率和相对比，统计推断常用方法包括 χ^2 检验、秩和检验等。

3. 多因素分析是同时考虑多个变量的统计分析方法，常见的多因素分析方法有协方差分析、线性回归、logistic 回归、Cox 回归、Poisson 回归等。

4. 统计图和统计表是展示统计分析结果的好帮手，研究者要擅用统计分析图表，力图做到简明直观易懂。

第一节　概　　述

临床研究不仅需要周密设计和科学实施，更需要规范的数据管理和统计分析，才能得到可靠结论。随着现代统计学在生命科学、临床医学和预防医学中的应用，生物统计学得到不断发展，涌现出许多统计分析方法，针对特定的临床研究项目，选择合适的统计分析方法是确保统计分析结果真实可信的关键。

统计分析方法的选择依赖于研究设计类型，并与所收集资料的数据类型、分析目的密切相关。因此，在研究设计阶段就应对统计分析方法做出正确的选择，而不是数据收集完后再去考虑如何选择统计分析方法。如果事后才考虑统计分析方法，常会出现所收集的数据无适当的统计方法来处理，或想用某种统计方法却未收集适当的数据，或样本量太小而不能得到可靠结论，事倍功半，甚至导致整个研究失败。

一、选择统计分析方法的基本原则

1. 研究目的　不同的研究目的，选择的统计分析方法可能会有区别。临床研究的目的主要包括：①估计疾病的患病率、发病率及不同人群间的分布等，可采用统计指标、统计图或统计表进行统计描述。②比较不同组之间某些指标的差异，可采用 t 检验、方差分析、χ^2 检验等单因素分析方法。③筛选疾病（或预后）的影响因素，可采用多因素分析方法，如 logistic 回归、Cox 回归等。④校正混杂因素的影响，可采用协方差分析、分层分析、多因素分析等方法。⑤量化因素之间相关关系，可采用相关系数等方法衡量各因素之间相关的密切程度和相关关系的方向。⑥建立预测模型，可采用 logistic 回归、Cox 回归、列线图（nomogram）等方法。

2. 设计类型　是选择统计分析方法的关键因素。临床研究的设计类型归纳起来可分为观察性研究和干预性研究两大类。观察性研究的特点是不人为地控制试验条件，因此其统计分析方法应能尽量避免或控制非研究因素的影响，尽可能提高统计分析结果的可靠性。干预性研究可人为控制试验条件，如平行对照设计、交叉设计、析因设计、成组序贯设计（group sequential design）等，不同的设计类型对统计分析方法有不同的要求。例如，成组序贯设计的期中分析涉及多次的假设检验，每进行一次假设检验都会增加犯Ⅰ类错误（α）的概率，会出现Ⅰ类错误（假阳性率）膨胀问题，使总的显著性水平 α 远大于预先设定的 0.05 水平。为了使总的显著性水平维持在规定的 α（多为 0.05）水平，就需要采用 α 消耗函数对各次期中分析的显著性水平进行调整。

3. 资料类型　是选择统计分析方法的主要依据。在临床研究中，观察指标几乎涵盖了所有的资料类型，需要区分是定性资料还是定量资料、二分类资料还是多分类资料、有序分类资料还是无序分类资料，还有遗传资料、生存时间等。针对不同的资料类型，选择相应的统计描述指标和组间比较方法，见表 5-1。

表 5-1　常见数据类型的统计分析方法

资料类型	分布/分类	统计描述		组间比较（统计推断）		
		平均水平	离散程度	配对设计	两组样本	多组样本
定量资料	正态分布	均数	标准差	配对 t 检验	t 检验	方差分析
	非正态分布	中位数	四分位数间距	配对 Wilcoxon 秩和检验	Wilcoxon 秩检验	Kruskal-Wallis 检验
无序分类资料	二分类	率	相对比、优势比、相对危险度	χ^2 检验	χ^2 检验	χ^2 检验
	多分类	率、构成比				
有序分类资料（等级资料）	多分类	平均得分、率、构成比		配对符号秩和检验	Wilcoxon 秩检验、χ^2 检验*	Kruskal-Wallis 检验、χ^2 检验*
生存资料	指数分布等	中位生存期、生存率	95%置信区间	—	Log-rank 检验、Breslow 检验	Log-rank 检验、Breslow 检验

注：* 针对有序分类资料，秩和检验考察的是两组或多组样本取值之间的差异是否有统计学意义，而 χ^2 检验只能考察两组或多组样本在不同类别的分布上的差异是否有统计学意义

4. 统计方法的适用条件　统计分析方法都有其特定的适用条件，只有满足适用条件的情况下，统计分析结果才是可靠的。例如，两样本均数比较的 t 检验需要两组数据服从正态分布（normal distribution）、Cox 回归模型需要满足等比例风险假定等。统计分析方法的适用条件包括对变量类型（连续型变量、分类变量）、分布特征（正态分布、偏态分布、指数分布）、方差齐性、样本量大小、缺失数据及其程度等方面的要求，在选择统计分析方法前，必须考虑当前研究所收集到的数据是否满足拟选用统计分析方法的适用条件，这样才能正确使用统计分析方法，得到真实可靠的统计结果。

综合起来，需要从研究目的、设计类型、资料特征及统计分析方法的适用条件等多方面综合考虑，选择合适的统计分析方法，以保证统计分析结果真实可靠。

二、制订 SAP 的要点

SAP 是临床研究中描述统计分析详细过程的文件，可以作为研究方案的附件。SAP 应当由具体参与临床研究的统计专业人员起草，并与主要研究者商定，初稿形成于研究方案和 CRF 确定之后，在临床研究进行过程中可与主要研究者商定后修改、补充或完善，正式的 SAP 需要在数据库锁定和揭盲前确定，此后一般不能再做改动。SAP 由统计学专业

人员和主要研究者共同签字确认，作为临床研究数据统计分析的规范与依据。

SAP 需要涵盖临床研究中涉及的所有统计学考虑，如统计分析数据集的选择、疗效及安全性评价指标、统计分析方法等，且具有技术性和可操作性。SAP 的基本内容包括临床研究概述、统计分析方法和统计分析图表模板。

1. 临床研究概述　SAP 中，首先需要介绍临床研究中与统计分析相关的基本情况，包括研究目的、设计类型、疗效指标及其定义、分析数据集定义等。其中，临床试验中分析数据集的确定可遵照 ICH-E9 统计分析指导原则给出的全分析集（full analysis set，FAS）、符合方案集（per protocol set，PPS）和安全性数据集（safety set，SS）来定义。这部分需要与研究方案保持一致。

2. 统计分析方法　统计分析方法部分是 SAP 的核心。此部分需要详细介绍进行疗效及安全性评价所采用的所有统计分析方法和统计学考虑，一般包括统计软件及版本、缺失数据处理方法、人口学等资料的统计描述、主要结局指标和次要结局指标的组间比较方法、混杂因素及其校正方法、多因素分析方法、亚组分析、敏感性分析（sensitivity analysis）、附加分析等内容。在多中心临床试验中，分析主要结局指标时，还需要考虑中心效应（center effect），即检验中心与处理组间是否存在交互作用。检验中心效应时，需写明所用统计模型和方法。此外，还需要说明安全性评价指标的统计描述和组间比较方法。

3. 统计分析图表模板　统计图和统计表是展示统计分析结果的主要形式，需要对其内容、格式和布局进行统一设计。统计表应简明扼要，并按照指标的重要性排列。

第二节　统计分析的基本流程

统计分析贯穿于临床研究的始末，在研究设计、实施和结果分析等阶段均需要统计专家的参与。下面针对临床研究的 3 个基本阶段，介绍统计设计与分析的内容，重点介绍在结果分析时，统计分析的基本流程。

一、研究设计阶段

在临床研究设计阶段，需要制定相应的 SAP，由统计专业人员在充分了解临床研究目的、内容与方法的基础上，根据设计类型、资料性质和分析内容等提出相应的统计分析方法，与主要研究者商定后，形成书面的 SAP。此外，还需要根据研究目的，制定数据管理和质量管理方案，设计 CRF，并建立数据库。

二、研究实施阶段

临床研究实施过程中，如果研究方案有所修改，SAP 也需要相应修改和完善。及时进行数据录入与核查，确保研究数据的真实性、可靠性、准确性和完整性。

三、结果分析阶段

统计分析有其基本的流程，一般包括数据核查、统计描述、单因素分析、多因素分析和结果解释等内容（图 5-1）。遵照 SAP 中规定的缺失数据处理、统计描述和统计推断等方法完成统计分析，并按规范格式完成统计分析报告。针对药物临床试验，统计分析人员应在不知晓随机分组信息的情况下独立完成统计分析报告。

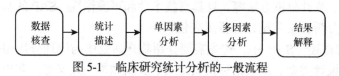

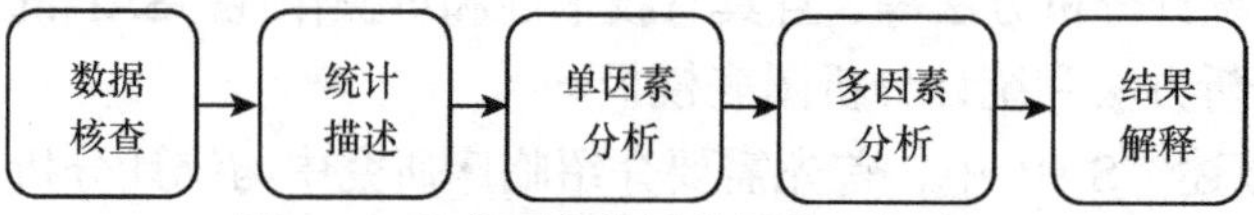

图 5-1 临床研究统计分析的一般流程

1. 数据核查 进行统计分析前，需要检查资料的完整性和准确性，进行数据清理工作。例如，是否存在缺失数据、缺失的程度及其处理方法、异常值的核实等。对于数据异常情况，与主要研究者共同商定处理方法。常用的缺失数据填补方法有简单填补（如均数、中位数、众数等）、多重填补等。对于药物临床试验，可以采用末次访视结转、基线访视结转、最差病例填补、最好病例填补、非条件均数填补、条件均数填补等方法。如果对缺失数据进行了填补，需要在统计分析阶段进行敏感性分析，考察缺失数据对统计分析结果的影响。

2. 统计描述 按变量类型对数据进行归类，利用统计指标（如均数和标准差、百分比等）、统计表、统计图初步了解各指标的分布情况。

3. 单因素分析 通过单因素分析方法，了解人口学资料、临床特征、疗效指标、安全性指标的组间差异，了解基线资料组间分布的均衡性，确定可能的混杂因素，为多因素分析提供信息。

4. 多因素分析 目的包括筛选影响疾病发生或预后的因素、校正可能的混杂因素、建立预测预报模型等。常用的多因素分析方法有线性回归、logistic 回归、Cox 回归、多水平模型等。

5. 结果解释 结果解释需谨慎。一方面，要正确描述和解释统计分析结果，关注不同数据集之间分析结果的一致性，对于多中心研究，还要关注不同中心之间结果的一致性。另一方面，需要正确理解"统计学结论（$P<0.05$）"与"专业结论"，切不可完全依赖统计分析结果。有统计学意义，不代表一定有临床意义，需要结合专业背景解释。例如，对于高血压干预效果的临床研究，如果样本量足够大，收缩压从 150mmHg 降低到 148mmHg，差异可能有统计学意义（$P<0.05$），但临床意义有限。再一方面，差异无统计学意义，可能是两组真实的效应确实差别不大；也可能是由于样本量太小，检验功效不足导致的假阴性。因此，统计学结果的解释需结合临床专业知识。

第三节 统 计 描 述

在临床研究的统计分析阶段，对数据进行核查和整理后，统计描述是首先需要进行的基础性分析，用于反映数据资料的分布特征，可采用统计表、统计图和统计指标等形式来描述。本节着重介绍统计描述中常用的统计指标，统计表和统计图将在第七节中介绍。

一、资料类型与数据结构

1. 资料类型 资料类型不同，其分布规律也不同。在进行统计分析前，弄清楚数据类型和分布特征是非常重要的。临床研究中常见的数据资料可分为定量资料和定性资料，汇总如表 5-2 所示。

表 5-2　临床研究中的数据资料类型

资料类型	含　义	举　例
定量资料	连续型：取值连续，可为实数轴上任意值，一般有计量单位	身高（cm）、体重（kg）、红细胞计数（10^{12}/L）
	离散型：取值只能是整数	某季度患流感人数
定性资料	无序分类：观察到的属性或类别之间无等级关系	血型：O、A、B、AB 婚姻状况：已婚、未婚、离异
	有序分类：观察到的属性或类别之间有等级关系	疗效：治愈、显效、有效、无效 实验室检查：−、+、++、+++

定量资料比较容易理解，如身高、体重、血压等，均是定量资料。对于定性资料，按类别之间是否存在等级、大小关系，分为无序分类资料和有序分类资料。无序分类资料，如性别、吸烟与否、血型、职业、婚姻状况等。以血型为例，其取值有“O 型（用 1 表示）、A 型（用 2 表示）、B 型（用 3 表示）、AB 型（用 4 表示）”，并不是由数字组成，而是我们为了方便后续统计分析用数字 1~4 分别表示这四种血型，此时的数字不代表数量级上的大小关系，仅表示对应的血型。当无序分类资料只包含两个类别时，称为二分类变量，如性别、吸烟与否。有序分类资料也称为等级资料。以药物疗效为例，其类别有“治愈、显效、有效、无效”，它们之间有效果、程度上的大小关系，但又不同于定量资料。例如，我们用 1~4 分别表示治愈（用 4 表示）、显效（用 3 表示）、有效（用 2 表示）和无效（用 1 表示），但不能简单地由 2~3 和 3~4 的差值相等，就认为从“有效”到“显效”与从“显效”到“治愈”的疗效改善程度相等，实际上，从 “有效”到“显效”与从“显效”到“治愈”的临床意义完全不同。

2. 三类资料间的转换　统计分析过程中，时常会遇到变量类型的转换。我们可以利用合理的分界值将定量资料转换为多分类有序资料，或者二分类资料。如图 5-2，可以将白细胞计数（定量资料）转换为三分类的有序分类资料，进一步转换为二分类资料。这种转换需注意以下两点：①将定量资料转换为分类资料，会损失数据蕴含的信息量，需谨慎。②由分类资料无法转换回原来的定量资料。因此，在设计调查问卷或 CRF 时，应尽可能考虑搜集定量资料，定量资料不仅蕴含更丰富的信息，而且会使后续的数据处理和统计分析的选择性更多。

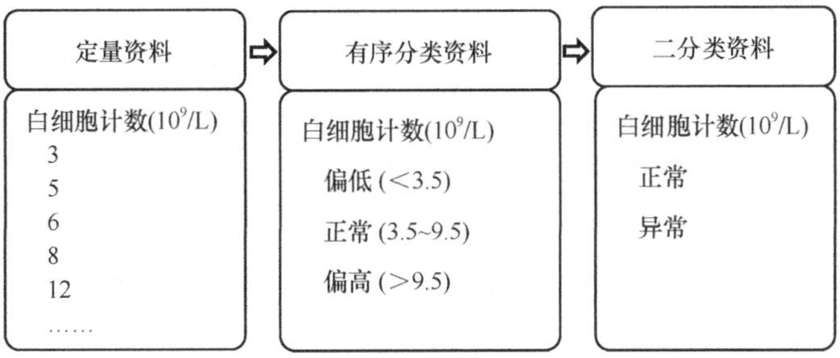

图 5-2　三类数据资料类型的转换示例

3. 数据结构　临床研究中收集到的数据以什么样的形式录入计算机供进一步的处理呢？常按一行代表一个样本或患者，一列代表一个观测变量的形式构成数据库。表 5-3 是

220 名痤疮患者的临床资料，包括了患者编号、年龄、性别、病程、疾病严重程度、治疗措施、疗效 7 个变量。将这些变量和患者资料通过信息系统导出或直接录入数据库，得到 220 行×7 列的数据结构形式。

表 5-3 2015 年某医院皮肤科收集的 220 名痤疮患者的临床资料

患者编号	年龄	性别	病程（年）	疾病严重程度	治疗措施	疗效
1	14	男	0.5	轻度	疗法 A	有效
2	19	女	1.0	中度	疗法 B	显效
3	26	男	4.0	轻度	疗法 A	有效
4	30	男	12.0	重度	疗法 C	有效
…	…	…	…	…	…	…
220	18	女	3.0	中度	疗法 B	显效

二、定量资料的统计描述

1. 常用的统计描述指标 对于一组定量资料，需要从平均水平和变异程度两个方面进行统计描述，表 5-4 汇总了描述定量资料的常用指标。对于正态分布或近似正态分布资料，常用均数和标准差来反映资料的平均水平和变异程度。例如，某医院收集 100 名体检人员的身高，均数为 172.3cm，标准差为 10.1cm，可记为“172.3cm±10.1cm”，这里常用“均数±标准差”的形式表达。对于偏态分布或其他分布资料，常用中位数和上下四分位数表示。

表 5-4 定量资料统计描述常用指标

指标名称	适用的资料	指标名称	适用的资料
平均水平		变异程度	
均数（$\bar{x}$）	正态分布或近似正态分布	标准差（s）	正态分布或近似正态分布
中位数（M）	偏态分布、分布未知、末端无界	四分位数（P_{25}，P_{75}）	偏态分布、分布未知、末端无界
几何均数（G）	对数正态分布、等比资料	极差（R）	观察例数相近的数值变量
		变异系数（CV）	比较几组资料间的变异大小

2. 资料分布类型的判断 定量资料的分布类型可呈正态或偏态分布，可以通过频数/频率直方图来直观判断定量资料的分布类型。例如，图 5-3 是甲乙两地 130 名成年女性血红蛋白水平的频数直方图，甲地直方图呈中间高两边低的对称分布，初步判断该血红蛋白水平资料服从（或近似服从）正态分布，可以用均数和标准差进行统计描述，表示为“125.4g/L±10.9g/L”。而乙地的血红蛋白资料呈偏态分布，需要用中位数和上下四分位数进行统计描述，表示为“129.1g/L（115.4 g/L，138.3 g/L）”。

此外，SPSS（statistical product and service solutions）等统计软件提供了定量资料正态分布的假设检验方法，可以通过 Kolmogorov-Smirnov 检验、Shapiro-Wilk 等方法检验定量资料是否服从正态分布。

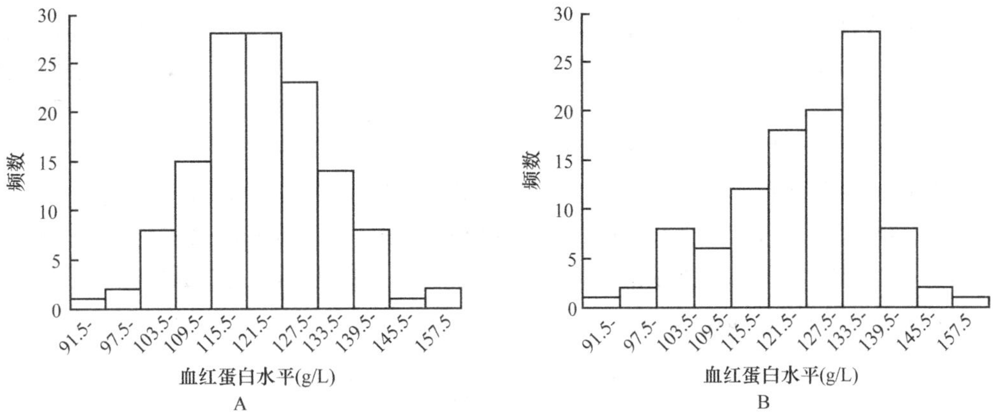

图 5-3　甲乙两地 130 名成年女性血红蛋白水平频数直方图

A. 甲地；B. 乙地

三、分类资料的统计描述

对于分类资料，常采用频数、率、构成比等指标描述。表 5-5 汇总了描述分类资料的常用统计指标。例如，某社区 2016 年第三季度登革热患者人数、治愈人数，患者的性别、职业等，可采用患病率、治愈率、性别比、职业频率构成比等进行统计描述。

表 5-5　分类资料常用统计描述指标

指标名称	计算公式	意义
率	$\dfrac{\text{发生某现象的观察单位数}}{\text{可能发生某现象的观察单位数}}$	描述事件发生的强度和频率，是衡量疾病发生危险性的指标
构成比	$\dfrac{a}{a+b+\cdots}\times 100\%$	事物内部各组成部分所占的比例
相对比	$\dfrac{\text{事物A的数量}}{\text{事物B的数量}}$ 或 $\dfrac{\text{事物A的频率}}{\text{事物B的频率}}$	描述两个有联系的事物在数量或频率上的比值
发病率	$\dfrac{\text{某时期内某人群中某病的新发病例数}}{\text{同时期内该人群平均人口数}}\times 100\%$	在一定时间内（如 1 年），某人群中发生某种疾病新病例的频率
患病率	$\dfrac{\text{特定时间患有某病的人数}}{\text{同期被调查（或暴露）人数}}\times 100\%$	某特定时间内某人群中发现有某种疾病者的比例
发病密度	$\dfrac{\text{某时期内某人群中某病的新发病例数}}{\text{同时期内该人群观察人时数}}\times 100\%$	以观察人时为分母计算发病率，表示瞬时发病率
死亡率	$\dfrac{\text{某时期某人群的总死亡人数}}{\text{同期该人群平均人口数}}\times 100\%$	在一定时间（如 1 年）内，某人群中死亡的频率
病死率	$\dfrac{\text{某时期内因某病死亡人数}}{\text{同期患该病的总人数}}\times 100\%$	患某病者中因该病死亡者占的比例

第四节　单因素分析方法

临床研究都是抽样研究，对搜集的资料进行统计描述后，需要进一步对样本所代表的总体或目标人群的情况进行统计推断，即由观测到的样本对无法观测的总体进行估计和推断，是统计分析的重要内容。

例如，某研究为了证实高剂量阿托伐他汀（40mg/d）对糖尿病患者急性冠脉综合征的治疗效果是否优于中等剂量阿托伐他汀（20mg/d），设计了一项随机对照临床试验（Liu Z，2016. International Journal of Cardiology：22-26），将符合条件的 591 例糖尿病患者随机分入阿托伐他汀高剂量组或中等剂量组，经随访观察，高剂量组 1 年不良心血管事件发生率为 8.4%，低于中等剂量组的 14.6%。研究者是否可以据此下结论：高剂量阿托伐他汀治疗糖尿病患者急性冠脉综合征的效果优于中等剂量组？显然是不可以的。因为这项研究的观察结果仅基于 591 例糖尿病患者组成的样本，结果可能受各种偏倚或混杂因素的影响，基于此样本的结果是否能够代表或者推广应用于糖尿病患者（即样本所代表的总体），需要进行统计推断（即假设检验），多采用单因素分析方法。假设检验的目的是判断样本之间的差异是由于抽样误差还是干预措施效果造成的，以 P 值的大小作为推断依据，一般以 0.05（小概率事件）作为临界值来判断。

一、定量资料单因素分析方法

对于来自正态分布（或近似正态分布）总体的定量资料，可以根据设计类型、研究目的，结合应用条件选择 t 检验、方差分析等；若定量资料不服从正态分布，需采用非参数检验方法进行统计推断，例如 Wilcoxon 秩和检验。下面依据分组数、设计类型和比较目的对定量资料的单因素分析方法进行汇总，见表 5-6。

表 5-6　定量资料单因素分析方法汇总

研究设计与目的	应用条件	统计方法
单样本与总体的比较	n 较大	Z 检验
	n 较小	t 检验
两组资料的比较（完全随机设计）	n 较大	Z 检验
	n 较小，来自正态分布且方差齐	两独立样本 t 检验
	n 较小且非正态分布	Wilcoxon 秩和检验
多组资料的比较（完全随机设计）	各组服从正态分布且方差齐	完全随机设计的方差分析
	各组为非正态分布或方差不齐	Kruskal-Wallis H 秩和检验
配对资料的比较（配对设计）	n 较大（任意分布）	配对 Z 检验
	n 较小，差值服从正态分布	配对 t 检验
	n 较小，差值不服从正态分布	配对秩和检验
配伍资料的设计（配伍设计）	正态分布，方差齐	配伍设计的方差分析
	非正态分布，方差不齐	配伍设计的秩和检验（Friedman 检验）

二、分类资料单因素分析方法

临床研究中遇到的资料类型除了定量资料，还有分类资料，包括无序分类资料，如性别（男、女）、皮肤红斑部位（面部、四肢、躯干等）；有序分类资料，如疾病严重程度（轻度、中度、重度）、疗效（治愈、有效、无效）。分类资料显然不满足 t 检验或方差分析的应用条件，故而不能采用。由于有序分类变量的取值有等级关系，所以其组间比较可以采用秩和检验完成。但是，对于无序分类变量，其取值仅代表类别，无大小意义，所以不能采用秩和检验，而多采用 χ^2 检验对其在两组或多组中分布是否存在差异进行统计推断。特别地，有序分类变量也可以采用 χ^2 检验来考察其在不同组间分布是否存在差异，但不能得出其等级高低在不同组间是否存在差异的结果。

1. 有序分类资料的单因素分析方法　类别间有高低等级关系的有序分类变量（如疗效结局、疾病严重程度）需采用非参数检验方法进行统计推断，最常用的是 Wilcoxon 秩和检验，对样本所在总体的中位数进行假设检验。根据不同设计类型汇总如表 5-7。

表 5-7　有序分类资料的单因素分析方法

设计类型	比较目的	统计方法
完全随机设计的两组比较	数值（或等级）大小比较	两组比较的秩和检验（Wilcoxon 秩和检验）
完全随机设计的多组比较	数值（或等级）大小比较	多组有序多分类资料的秩和检验（Kruskal-Wallis H 检验）
配对设计	数值（或等级）大小比较	配对符号秩和检验
配伍组设计	数值（或等级）大小比较	配伍设计的秩和检验（Friedman 检验）
两组或多组设计	组间分布比较	χ^2 检验

例 5.1　某研究测量得到 40 名吸烟者与 44 名不吸烟者的碳氧血红蛋白含量 HbCO（%），如表 5-8 所示，那么吸烟者和不吸烟者的碳氧血红蛋白含量是否存在差异？有序分类资料虽然不属于定量资料，但由于其取值具有顺序意义，所以其在两组或多组独立样本间是否存在统计学差异的统计推断，需采用 Wilcoxon 秩和检验。

表 5-8　吸烟者与不吸烟者碳氧血红蛋白含量比较

HbCO（%）	吸烟者（名）	不吸烟者（名）	合计（名）
低等	10	22	32
中等	14	18	32
高等	16	4	20
合计	40	44	84

2. 无序分类资料的单因素分析方法　无序分类资料常整理为列联表，表 5-9 汇总了常用的无序分类资料的单因素分析方法。

表 5-9　无序分类资料的单因素分析方法汇总

比较目的	应用条件	统计方法
两个率或构成比的比较（完全随机设计）	$np>5$ 且 $n(1-p)>5$	Z 检验
	$n>40$ 且 $T>5$	χ^2 检验
	$n>40$ 且 $1<T<5$	校正 χ^2 检验
	$n<40$ 或 $T<1$	Fisher 精确概率检验
配对四格表比较（配对设计）	$b+c\geqslant 40$	配对 χ^2 检验
	$b+c<40$	校正配对 χ^2 检验
多个率或构成比的比较（完全随机设计）	全部格子 $T>5$ 或少于 20%的格子 $1<T<5$	列联表的 χ^2 检验
	$T<1$ 或多于 20%的格子 $1<T<5$	Fisher 精确概率检验

注：n 表示样本量；T 表示理论频数；p 表示阳性事件的发生率；b、c 分别表示四格表中第 1 行第 2 列、第 2 行第 1 列的样本数（如表 5-10）

例 5.2　某研究收集了 126 名 65 岁以上老人的食盐摄入量超标情况及冠心病发生情况的资料，见表 5-10，其他基本情况类似。那么食盐摄入量超标组与未超标组的冠心病发生率有无差别？用于推断两个独立样本对应的结局是否相同，其本质是推断两个样本是否来自同一总体或两个样本对应的总体分布是否相等。对结局变量为二分类（冠心病是否发生）

的两个独立样本（食盐摄入量超标组和未超标组）资料，可整理成如表 5-10 的四格表，并用 χ^2 检验来考察两组冠心病发生率是否相等。

表 5-10 冠心病发生与食盐摄入量情况

食盐摄入量	冠心病（名）		合计（名）
	有	无	
超标	36（a）	42（b）	78
未超标	16（c）	32（d）	48
合计	52	74	126

例 5.3 现有 110 份乙型肝炎患者的唾液样品，每份样品一分为二，用两种不同的方法检测前 S1 抗原，结果如表 5-11 所示，那么这两种方法的阳性检出率是否存在差别？将两个相似的受试对象配成对子或一份样品一分为二，随机地让其中一个接受 A 处理，另一个接受 B 处理，处理的结果用二分类变量（如阳性和阴性）来描述，此资料构成 2×2 配对设计的列联表资料。由于配对样本之间不具有独立性，需要采用配对 χ^2 检验。

表 5-11 两种方法检测结果

A 方法	B 方法		合计
	阳性	阴性	
阳性	42	8	50
阴性	30	30	60
合计	72	38	110

例 5.4 某研究收集了慢性肝炎、急性肝炎及对照人群的血型分类资料，如表 5-12 所示，试问：三类人群是否具有不同的血型分布？此例为无序多分类资料（血型）在三组间（慢性肝炎组、急性肝炎组和对照组）频率分布是否一致的比较，需采用列联表 χ^2 检验。

表 5-12 不同疾病人群的血型分布

组别	血型（名）				合计（名）
	A	B	AB	O	
慢性肝炎组	321	369	95	295	1080
急性肝炎组	258	43	22	194	517
对照组	408	106	37	444	995
合计	987	518	154	933	2592

三、生存资料单因素分析方法

如表 5-13 所示的结肠癌患者的生存资料，第 1、4、5、6 号患者的生存结局均是死亡，但存活的时间长短不同，处理效果显然不同。因此，有必要将结局事件（如死亡、疾病复发等）是否发生和发生结局事件所经历的时间结合起来进行分析，这类专门的统计方法称为生存分析（survival analysis）。

表 5-13　结肠癌患者生存随访记录表

序号	性别（男=1，女=0）	年龄（岁）	处理组	开始日期	终止日期	结局（死亡=1）	生存时间（月）
1	1	54	1	2011-02-28	2012-04-20	1	14
2	0	76	2	2011-04-09	2013-02-04	0	22^+
3	0	68	2	2011-07-02	2013-12-31	0	29^+
4	0	75	1	2011-03-23	2012-01-17	1	10
5	1	69	2	2011-04-21	2013-08-27	1	28
6	1	80	1	2011-05-13	2011-12-11	1	7

1. 结局事件　在生存资料中，结局事件可以是死亡、疾病的复发、某种干预措施的反映等，但结局事件在研究设计阶段就应明确定义，且不能随意更改。

2. 生存时间　是指从开始观察的时点到结局事件发生所经历的时间。开始观察的时点可以是随机化分组时间、首次接受治疗时间、发病时间、临床治愈的时间等，要根据研究目的具体确定。如要考察某干预措施在控制银屑病复发方面的效果时，开始观察的时点应是达到临床治愈的时刻，结局事件是银屑病严重程度反弹到临床复发，临床治愈和临床复发都要事先定义好。需要注意的是，生存时间有完整数据（complete data）和删失数据（censored data）两类：①生存时间的完整数据是指在规定的观察期内，从开始观察到结局事件发生所经历的时间，这就要求在观察期内结局事件已经发生，如表 5-13 中第 1、4、5、6 号患者的生存结局均为“死亡”，对应的 14 个月、10 个月、28 个月、7 个月就是生存时间的完整数据。②生存时间的删失数据是指在规定的观察期内，由于失访、观察期结束等原因没能观察到结局事件的发生，不能确定准确的生存时间，如表 5-13 中第 2、3 号患者对应的 22 个月、29 个月即为生存时间的删失数据，习惯记为 22^+个月、29^+个月。删失数据也能提供部分信息，说明患者在删失之前没有观察到结局事件。

3. 生存率　是指观察对象在时刻 t 存活的概率，是时间 t 的单调递减函数，又称为生存函数，记为 $S(t)$。设 T 为生存时间，生存函数可表示为

$$S(t)=P(T>t)$$

若没有删失生存时间，那么 $S(t)$ 的估计值等于 t 时刻存活的例数除以总例数；若存在删失生存时间，需要分时段计算生存率，基于概率乘法定理得到时刻 t 存活的概率，此方法由 Kaplan-Meier 提出，故又称为 Kaplan-Meier 法。由 Kaplan-Meier 法可画出生存曲线，横轴为生存时间，纵轴为累积生存率，如图 5-4 为表 5-13 中结肠癌患者的生存曲线。

生存资料不服从正态分布，其单因素分析方法不可以采用定量资料的单因素分析方法，亦不可采用 χ^2 检验。不同组间生存率差异的比较常采用 Log-rank 检验或 Breslow 检验方法，它们可以充分利用生存时间（包括删失数据）对各组的生存曲线作整体比较，更全面合理。

表 5-13 中结肠癌患者接受两种处理，可得到两条生存曲线，如图 5-5，经 Log-rank 检验得 P=0.025，按 α=0.05 的检验水准，可以认为两种处理方法的生存曲线不同，由于试验组的生存曲线始终在对照组的上面，可以认为试验组的治疗效果优于对照组。

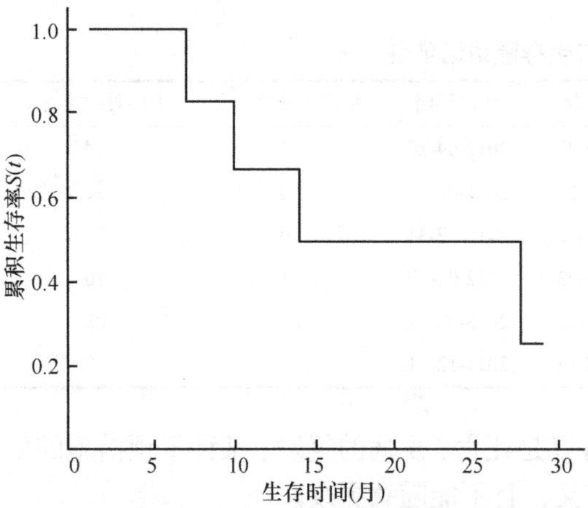

图 5-4　结肠癌患者的生存曲线（Kaplan-Meier 法）

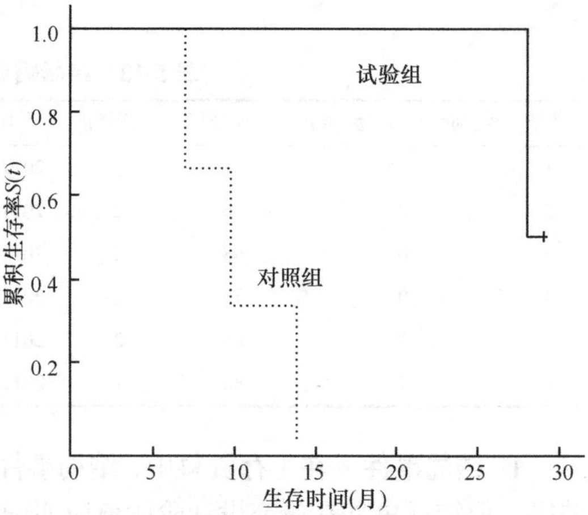

图 5-5　结肠癌患者两个处理组的生存曲线比较

第五节　常用多因素分析方法

临床实践中，疾病的发生、发展、治疗效果、预后及转归常是多因素作用的结果，单因素分析方法未考虑其他变量的客观存在及相互影响，有时会得出不正确的结果。临床研究工作中，常需要采用多因素分析方法，如协方差分析、多重线性回归（multiple linear regression）、logistic 回归、Cox 回归等。多因素分析方法可以用于：①量化因素之间的相互作用。②筛选影响疾病发生、发展、预后或转归的因素。③校正混杂因素对结局的影响。④量化影响因素对于疾病发生和发展的影响程度。⑤疾病分类与诊断。⑥疾病预后预测等。

一、协方差分析

协方差分析是带有协变量的方差分析，是方差分析的扩展和引申。若存在难以控制但影响结局变量的协变量，可以考虑采用协方差分析。

协方差分析模型是方差分析模型与线性回归模型的一种“混合”模型，其模型表达形式如式（5-1）所示。

$$Y=\beta X+\gamma Z+\varepsilon \tag{5-1}$$

其中，βX 是方差分析部分；γZ 是回归部分；ε 为随机误差。通常 X 为分类变量，相当于方差分析中若干个处理组；Z 为连续型的协变量。此模型可以校正协变量 Z 对结局变量 Y 的影响，使得方差分析效能更高，结果更可靠。同时，从另一个角度看，也可消除分类变量 X 的影响，考察协变量对结局变量 Y 的影响，使得回归分析结果更可靠。

例如，在一项考察降压药临床疗效的研究中，患者初始血压水平对血压下降值有较大的影响，因此将初始血压值作为协变量，再对不同处理组治疗后的血压值进行比较，此时采用的分析方法即为协方差分析。

二、多重线性回归

多重线性回归模型研究的是一个定量的结局变量与多个自变量之间的线性关系，其目的是用两个或以上的自变量估计结局变量取值的平均水平，自变量与结局变量呈线性变化关系。例如，糖尿病患者体内脂联素水平除了与体重指数有关外，还受病程、空腹血糖、瘦素水平等因素的影响。特别地，当模型中只有一个自变量时，称为简单线性回归。

多重线性回归模型的基本表达形式如式（5-2）所示。

$$Y = \beta_0 + \beta_1 X_1 + \beta_2 X_2 + \cdots + \beta_k X_k + \varepsilon \tag{5-2}$$

其中，Y 为结局变量；β_0 为线性回归模型的截距项，$\beta_1 \cdots \beta_k$ 为对应自变量的偏回归系数，偏回归系数 β_j（j=1,2,⋯,k）表示在其他自变量不变的情况下，X_j 每改变一个单位时，结局变量 Y 的平均改变量；ε 为随机误差，表示 Y 的变化中不能由自变量解释的部分，服从均数为零的正态分布。

为了考察结局变量 Y 与 k 个自变量是否存在线性关系，需要对所建立的多重线性回归模型进行假设检验。此外，并不是所有自变量对结局变量 Y 的作用均有统计学意义，需要检验各自变量的偏回归系数是否为零，以便检验其对结局变量的影响是否真实存在。实际应用中，多涉及影响因素的筛选，可以结合研究目的和专业知识，采用前进法（forward elimination method）、后退法（backward elimination method）、逐步法（stepwise selection method）等筛选有统计学意义的影响因素。

决定系数（R^2）是线性回归中非常重要的一个参数，其取值越接近于1，表示样本拟合当前多重线性回归模型的效果越好。因此，利用 R^2 可以评价多重线性回归模型的拟合效果。在多重线性回归分析中，还常用到调整的决定系数（adjusted R^2）。R^2 的缺点在于，在回归方程中增加一些对结局变量贡献很小或没有贡献的自变量，R^2 的数值只增不减。调整的 R^2 可以克服上述缺点，如果回归方程中增加了一些对结局变量贡献很小或没有贡献的自变量，调整的 R^2 不会增大，还可能会减小，所以多重线性回归分析中多使用调整的 R^2。

多重线性回归的应用需满足以下几条比较严格的前提条件：①自变量与结局变量之间呈线性关系（linearity）。②样本中个体之间是相互独立的（independent）。③给定自变量 X 的取值，结局变量 Y 的取值服从正态分布。④自变量 X 的取值不同时，结局变量 Y 的总体变异（方差 σ^2）保持不变（equality of variance）。4 个条件的英文首字母连起来记为“LINE”。一般用残差分析（analysis of residuals）来考核是否满足“LINE”条件。

此外，多重线性回归分析中，需要注意自变量间是否存在多重共线性，即自变量间是否存在高度相关。多重共线性可通过自变量间的相关系数、方差膨胀因子（variance inflation factor，VIF）或容忍度（tolerance）判断，相关系数>0.9、VIF>4 或者容忍度<0.25，提示自变量间存在多重共线性问题。如果自变量间存在多重共线性，一方面，可以将相关性较强的变量中测量误差较大、缺失数据较多、专业意义上不太重要或其他方面不太满意的变量删除；另一方面，可以考虑采用主成分分析等方法将存在多重共线性的多个自变量综合为少数几个变量，纳入回归方程进行分析。

例 5.5 某研究为探讨新生儿出生头围的影响因素，收集了 3000 余例新生儿及产妇信息，将可能影响新生儿头围的 12 个因素纳入多重线性回归分析，按式（5-2）构建多重线性回归模型，经逐步法筛选自变量，得到新生儿胎龄、分娩方式（0=自然分娩，1=剖宫产分娩）、产妇年龄、脐带异常、妊娠期合并症共 6 个因素对新生儿头围的影响有统计学意义，其回归方程如下所示。

Y=32.31+0.35×胎龄+0.76×分娩方式+0.12×产妇年龄−0.48×脐带异常−0.19×妊娠期合并症

当存在脐带异常和妊娠期合并症时，新生儿头围会降低；而胎龄越大、剖宫产分娩和产妇年龄越大，新生儿头围越大。

三、logistic 回归

当结局变量 Y 是二分类或多分类变量时，如是否发病，这种情况下显然不满足线性回归分析的前提条件，采用多重线性回归分析是不合适的，需要采用 logistic 回归模型进行分析。

与多重线性回归类似，logistic 回归分析可用于筛选疾病的影响因素、校正混杂因素等方面，logistic 回归还可以用于预测某事件发生的概率，它们的模型形式基本上相同，都具有自变量的线性组合形式 $\beta_0+\beta_1X_1+\beta_2X_2+\cdots+\beta_k X_k$（设有 k 个自变量），不同之处在于结局变量，线性回归直接对结局变量建立函数，而 logistic 回归通过 logit 函数将“结局变量=1”的概率与自变量的线性组合联系起来，见式（5-3）。

$$\ln\left(\frac{P(Y=1)}{1-P(Y=1)}\right)=\beta_0+\beta_1X_1+\beta_2X_2+\cdots+\beta_k X_k \qquad (5\text{-}3)$$

其中，$P(Y=1)$ 为阳性事件（如发病、死亡）的概率，$1-P(Y=1)$ 为不发病（或存活）的概率，二者之比称为发病优势（或死亡优势），其对数又可表示为 logit（P），那么，式（5-3）可表示为

$$\mathrm{logit}(P)=\beta_0+\beta_1X_1+\beta_2X_2+\cdots+\beta_k X_k$$

或

$$P=\frac{1}{1+\mathrm{e}^{-(\beta_0+\beta_1X_1+\beta_2X_2+\cdots+\beta_kX_k)}}$$

通常，采用最大似然法（maximum likelihood，ML）对 logistic 回归模型中的回归参数 β_0、β_1、β_2，…，β_k 进行估计，进一步采用拟合优度检验、似然比（likelihood ratio）检验或 Wald's 检验判断所建立的 logistic 回归模型是否有统计学意义。logistic 回归的主要产出是 OR 值，回归系数与 OR 值的关系可表示为 $OR=\exp(\beta_i)$，即自变量回归系数的自然指数，通过 OR 值反映自变量与结局变量之间的关系，如表 5-14 所示。

表 5-14　logistic 回归中回归系数的含义

回归系数 β_i 与 OR 值	X_i 与 Y 的关联
$\beta_i=0$，$OR=1$	无关
$\beta_i>0$，$OR>1$	正相关，危险因素
$\beta_i<0$，$OR<1$	负相关，保护因素

例 5.6　在抗结核药致药物性肝损伤的危险因素调查中，某研究者收集了过去 5 年该院所有结核病患者资料（所涉因素很多，此处仅以 3 个为例），共 800 例，将治疗中是否出现肝损伤作为结局变量 Y；X_1 表示患者的性别，$X_1=1$ 表示男性，$X_1=0$ 表示女性；X_2 表示患者既往心血管疾病史，$X_2=1$ 表示有心血管疾病，$X_2=0$ 表示无心血管疾病；X_3 表示有无使用 LL 药物，$X_3=1$ 表示有使用 LL 药物，$X_3=0$ 表示未使用 LL 药物。

按式（5-3）构建 logistic 回归模型，采用最大似然法估计出回归系数，得到相应的 logistic 回归表达式（5-4）。

$$\ln\left(\frac{P(Y=1)}{1-P(Y=1)}\right)=-1.072-1.107X_1+0.732X_2+1.473X_3 \qquad (5\text{-}4)$$

或

$$P=\frac{1}{1+\mathrm{e}^{-(-1.072-1.107X_1+0.732X_2+1.473X_3)}}$$

其中，$\beta_0=-1.072$表示自变量取值均为零时，出现肝损伤与不出现肝损伤概率之比的对数，即女性、无心血管疾病、未使用 LL 药物时，出现肝损伤的优势为 $\mathrm{e}^{\hat{\beta}_0}$=0.342。$X_1$（性别）的回归系数 $\hat{\beta}_1$=−1.107，对应 $OR=\mathrm{e}^{-1.107}=0.331$，表示在其他影响因素取值固定时，男性出现肝损伤的风险是女性出现肝损伤的 1/3，也可理解为女性出现肝损伤的风险是男性出现肝损伤的 3.021 倍。类似地，其他变量不变的情况下，有心血管病的患者出现肝损伤的风险是无心血管病患者的 2.079 倍（$OR=\mathrm{e}^{0.732}$）；使用 LL 药物的患者出现肝损伤的风险是不使用 LL 药物的患者的 4.362 倍（$OR=\mathrm{e}^{1.473}$）。

所得 logistic 回归模型可以用于预测，对一位新的结核病患者，可根据其性别（X_1）、心血管病史（X_2）、LL 药物使用情况（X_3），代入式（5-4），得出该结核病患者出现肝损伤的概率。

在应用 logistic 回归模型时，需要注意以下几点。

（1）建立 logistic 回归模型时，要求样本中个体间相互独立。

（2）logistic 回归模型中，自变量的赋值方式不同，估计出的参数及符号也不同，从而对结果的解释也会不同。自变量是连续型变量时，可以按其实际取值进行分析，也可将其离散化为有序分类变量或二分类变量。为了使得估计出的参数容易解释和具有实际意义，通常将连续型自变量划分为有序分类变量或二分类变量，再纳入回归模型；自变量是二分类变量时，一般用 0 和 1 进行赋值，如不吸烟=0，吸烟=1，将赋值为 0 的作为参照组，这样所估计出的参数含义就是水平 1 相较于水平 0 的 *OR* 值；自变量是有序分类变量时，按其取值大小顺序赋值，所估计出参数的含义是取值 *k*+1 相较于取值 *k* 的优势比；自变量是无序多分类变量时，需要转化为哑变量，有 *c* 个类别需要设置 *c*−1 个哑变量，选一个类别作为参照组，所估计出参数即是某类别相较于参照类别的 *OR* 值，当然，选择不同的参照类别，所得的 *OR* 值亦不同。

（3）logistic 回归模型的结局变量可以是二分类，也可以是多分类，但是二分类的更为常用，也更加容易解释。多分类变量可以为有序多分类变量或无序多分类变量，需要分别采用有序多分类 logistic 回归模型和无序多分类 logistic 回归模型。

（4）为了使得多个自变量的回归系数具有可比性，可以对所有自变量标准化后再建立 logistic 回归模型，可以得到标准化回归系数。

（5）logistic 回归分析建立在大样本基础上，经验准则：观察例数应为纳入模型的自变量个数的 5~10 倍，严格来讲，应是结局变量各取值水平下的例数均应为自变量个数的 5~10 倍。

（6）logistic 回归模型的拟合优度检验必不可少，拟合效果好，所得结论才更符合实际，拟合优度指标有 Pearson χ^2 等，常用统计软件均会给出。

四、Cox 回归

在临床研究中，常遇到同时包含结局事件是否发生和发生结局事件所经历时间的数据资料，称为生存资料。Cox 回归用来考察多种因素对结局变量的影响，此时的结局变量同时包括结局事件和生存时间。前面介绍的 logistic 回归只考虑结局是否发生而无法考虑出现该结局所经历的时间长短，而多重线性回归看似可以将生存时间作为因变量，但生存时间常不满足正态分布，且删失生存时间很难纳入模型。Cox 回归克服了以上局限，被广泛应用于医学生存资料的多因素分析。

Cox 回归模型构建风险函数与自变量之间的关系，具体的模型表达式如式（5-5）所示。

$$h(t) = h_0(t)\exp(\beta_1 X_1 + \beta_2 X_2 + \cdots + \beta_p X_p) \qquad (5\text{-}5)$$

其中，$h(t)$ 为风险函数；$h_0(t)$ 为基准风险函数；X_1、X_2、…、X_p 为自变量或分析因素；β_1、β_2、…、β_p 为对应自变量的偏回归系数，需要根据样本资料进行估计。偏回归系数的意义为其他自变量不变的情况下，某一个自变量 X_j 每增加一个单位所引起的相对风险比的自然对数，即 ln（OR_j）= β_j，进一步变换为 $OR_j = \exp(\beta_j)$。

当 $\beta_j > 0$ 时，$OR_j > 1$，说明 X_j 增加时，死亡风险增加；当 $\beta_j < 0$ 时，$OR_j < 1$，说明 X_j 增加时，死亡风险减小；当 $\beta_j = 0$ 时，$OR_j = 1$，说明 X_j 增加时，死亡风险不变，即 X_j 为无关因素。Cox 回归模型中，偏回归系数 β_j 的估计和检验可借用完全似然法，参数检验可采用似然比检验和 Wald's χ^2 检验等。

Cox 回归模型应用的前提条件是等比例风险假定（proportional hazard assumption），即 PH 假定，是指自变量的效应不随时间的变化而改变。只有各自变量均满足或近似满足 PH 假定的前提下，基于 Cox 回归模型的分析预测才是可靠有效的。判断某协变量是否满足 PH 假定，最简单的方法是观察按该变量分组的 Kaplan-Meier 生存曲线，若生存曲线明显交叉，提示不满足 PH 假定。第二种图示法是绘制按该变量分组的 $\ln[-\ln S(t)]$ 对生存时间 t 的图，曲线应大致平行或等距，可以认为满足 PH 假定。

例 5.7 某研究者收集了近 5 年某医院收治的 1857 例宫颈癌患者资料，整理成生存资料，考察宫颈癌患者预后情况及影响因素。单因素分析显示：年龄、绝经状态、临床分期、病理类型、分化程度和治疗方法均会影响宫颈癌患者的预后。进一步经 Cox 回归分析得到年龄和临床分期是影响预后的因素，年龄≥60 岁死亡风险是年龄小于 60 岁的 2.77 倍，临床分期Ⅳ期是Ⅰ期的 3.29 倍、Ⅲ期是Ⅰ期的 2.86 倍、Ⅱ期是Ⅰ期的 1.31 倍，结果见表 5-15。

表 5-15 宫颈癌患者预后影响因素的 Cox 回归分析结果

因素	回归系数	*HR*（95% *CI*）	*P*
年龄			
<60 岁	参照水平	1.00	
≥60 岁	1.02	2.77（1.01，6.25）	0.022
临床分期			
Ⅰ期	参照水平	1.00	
Ⅱ期	0.35	1.31（0.62，3.74）	0.457
Ⅲ期	1.05	2.86（1.02，7.18）	0.041
Ⅳ期	1.19	3.29（1.09，9.54）	0.009

五、泊松回归

泊松回归模型（Poisson regression model）常用于单位时间、单位面积或单位空间内某罕见事件发生次数（服从 Poisson 分布）或罕见疾病纵向研究等的影响因素分析，以研究事件发生率或发生次数均数与影响因素之间的关联关系，例如，显微镜下单位面积上血细胞个数、某放射性物质发射出的脉冲数。那些发病率很低、无传染性、无遗传性、无永久免疫的疾病，在人群中的发病数也近似服从 Poisson 分布。

当结局变量服从 Poisson 分布，要考察一组影响因素与其之间的关系时，就需要用 Poisson 回归。Poisson 回归的模型表达式为见式（5-6）。

$$\ln(\mu)=\beta_0+\beta_1X_1+\beta_2X_2+\cdots+\beta_mX_m \qquad (5\text{-}6)$$

偏回归系数 β_j（j=1，2，…，m）的统计学意义：在其他自变量保持不变的情况下，自变量 X_j 每改变一个单位，事件发生次数平均改变量的对数值。将回归系数转化为 *RR* 或发病率比（incident ratio rate，*IRR*），可解释为在其他自变量保持不变的情况下，自变量 X_j 每改变一个单位，事件发生次数平均改变了 *RR*（e^{β_j}）倍。

Poisson 回归模型可用于筛选疾病发生的危险因素，以及当已知自变量 X 时，可通过 Poisson 回归模型来预测结局变量 Y 的期望值。

例 5.8　某研究者收集到某市某年手足口病报告病例 18 856 例，死亡 19 例，病死率为 10/10 000，为了考察手足口病死亡的影响因素，利用 Poisson 回归分析，将患儿年龄、性别、居住地城镇/农村、幼托/散居、是否重症病例等纳入模型，得到年龄小、散居、重症病例是死亡的危险因素，相较于 5 岁，年龄为 0~1 岁、1~2 岁、2~3 岁、3~4 岁、4~5 岁的死亡 *RR* 分别为 3.10、2.43、1.97、1.58、1.42，散居较幼托患儿死亡 *RR* 为 3.32，重症病例死亡 *RR* 为 4.48，分析结果见表 5-16。

表 5-16　某市儿童手足口病死亡的影响因素分析

因素	回归系数	*RR*（95% CI）	*P*
年龄			
0~1 岁	1.13	3.10（1.05，9.49）	0.008
1~2 岁	0.89	2.43（1.01，6.39）	0.016
2~3 岁	0.68	1.97（1.01，3.25）	0.034
3~4 岁	0.46	1.58（0.56，2.88）	0.247
4~5 岁	0.35	1.42（0.45，1.96）	0.658
≥5 岁	参照水平	1.00	
是否幼托			
幼托	参照水平	1.00	
散居	1.20	3.32（1.09，9.15）	0.002
是否重症			
普通病例	参照水平	1.00	
重症病例	1.50	4.48（1.35，10.58）	0.001

六、多水平模型

在医疗卫生研究中经常遇到层级结构数据（hierarchical data），此类数据的特征是结局变量在个体间不具有独立性。例如，在高血压危险因素的调查研究中，不同地区的经济水平、生活饮食习惯可能导致高血压发病率不同，即存在高发地区和低发地区。如果将患者作为水平 1 的单位，将地区作为高一个水平即水平 2 的单位，呈现出“地区（水平 2）-个体（水平 1）”的层级结构，所收集到的数据呈现出水平 2 内的相似性，也就是水平 2 内每个个体的患病率不具有独立性。又例如，在一项卫生服务水平调查研究中，结局变量是两周内是否患病，在 832 户 2369 人的调查数据中，应以住户为水平 2 单位，个体为水平 1 单位，这是因为个体两周内是否患病在家庭内不独立。再例如，临床研究中的重复测量数据，同一个体多次测量值之间也不具有独立性，需要将患者作为水平 2，同一患者不同时点的测量值作为水平 1。对于此类具有层次结构的数据，不可忽略层内的聚集效应，若仍然采用传统的回归模型处理，如高血压发病危险因素的研究，将个体发病与否作为结局变量，将所有个体相关变量和地区变量作为自变量进行 logistic 回归分析，将存在以下两个方面的问题：①传统回归模型建立在个体间相互独立的假设上，此时并不满足该假设，所以传统回归模型的参数估计和统计推断可能存在偏倚。②地区变量对同一地区的所有个体取值是一样的，即该变量的自由度在同一地区被人为地扩大了，可能导致该变量的参数估计和统计推断存在偏差。

在实际遇到的数据中，是否存在层次结构，应当根据专业知识、研究目的、统计检验等综合判断，如果层次结构不存在或可忽略，则可以采用传统多因素分析方法；如果层次结构不可忽略，则需要根据结局变量的类型选择适当的多水平模型，如二分类资料的多水平 logistic 回归模型、Poisson 分布资料的多水平模型或多水平 Cox 回归模型等。

多水平模型又称为层次线性模型（hierarchical linear model）、混合效应模型（mixed-effects model），其函数结构由固定效应和随机效应两部分组成，见式（5-7）。

$$y_{ij} = \beta_0 + \beta_1 x_{ij} + \mu_{0j} + \varepsilon_{ij} \tag{5-7}$$

其中，$\beta_0+\beta_1 x_{ij}$ 为固定效应部分；β_0、β_1 为固定效应参数；$\mu_{0j}+\varepsilon_{ij}$ 为随机效应部分，μ_{0j} 为水平 2 上的正态随机变量，若方差等于 0，则说明水平 2 无随机效应。

例 5.9　某省调查农村居民卫生服务情况，随机从该省抽取 30 个乡镇，每个乡镇抽取 2 个行政村，每个村再随机抽取一定数量的家庭，对每个家庭 15 岁以上的常住人口均进行问卷调查。共调查 30 个乡镇，60 个村，832 家庭，2369 名居民。问卷内容包括家庭的一般情况（如饮水卫生状况等）及个体的社会人口学特征（性别、年龄等）。现拟探讨该省农村居民卫生服务需求的影响因素，以个体两周内是否患病（二分类）为因变量。

将此例看作两水平数据（忽略村和乡镇水平），家庭为水平 2，个体为水平 1，结局变量为两周内是否患病，采用二分类多水平 logistic 回归模型来探讨居民两周内是否患病的影响因素。部分结果见表 5-17。

表 5-17　两周内是否患病的两水平模型分析结果

参数	估计值	标准误	χ^2	P
固定效应部分				
截距 β_0	−3.050	0.271	126.687	<0.001
年龄				
15~44 岁	参照水平			
45~64 岁	0.580	0.158	13.537	<0.001
≥65 岁	1.053	0.231	20.730	<0.001
性别				
男	参照水平			
女	0.424	0.140	9.158	0.003

续表

参数	估计值	标准误	χ^2	P
慢性病史				
否	参照水平			
是	2.816	0.151	349.456	<0.001
饮酒				
否	参照水平			
是	0.544	0.189	8.303	0.004
人均居住面积	−0.008	0.004	4.133	0.042
随机效应部分				
水平 2 方差	1.202	0.208	33.563	<0.001

第六节　多重比较与 α 调整

狭义上，多重比较是指多个样本之间的两两比较，当 k 个样本所在总体间的差异有统计学意义时，常需要进一步两两比较。如前所述，单因素多样本间差异的比较可采用单因素方差分析（连续型变量且满足正态性和方差齐性）、Kruskal-Wallis 秩和检验（连续型变量不满足正态性或方差齐性、有序分类变量）或 χ^2 检验（无序分类变量），当检验结果显示各样本所代表的总体间差异有统计学意义时，若要进一步检验哪几个组间有差异，则需要进行两两比较，即多重比较。针对不同的变量类型，多重比较的方法有很多，如表 5-18 所示。

表 5-18　常见的多个样本两两比较（多重比较）的方法

类别	名称	特点
均数的多重比较	LSD-t 检验	常用，未调整 α，是 t 检验的一个变形，结果较灵敏
	Bonferroni 法	常用，每次检验水平调整为 α 除以检验次数［$k(k-1)/2$］，结果较保守
	Sidak 法	实际上是 Sidak 校正在 LSD-t 法上的应用，即通过 Sidak 校正降低每两次比较的Ⅰ类错误，以达到最终的Ⅰ类错误概率为 α 的目的
	SNK 法	常用，根据预先制定的准则将各组均数分为多个子集，利用研究范围 studentized range 分布来进行假设检验，并根据所要检验的均数的个数调整总的Ⅰ类错误概率不超过 α
	Dunnett-t 法	常用于比较多个处理组与一个对照组的情形，是基于参数假设的多重检验方法
基于秩次的多重比较	精确法	常用于样本量较小时，采用两样本秩和检验的精确概率法，将得到的 P 与调整后的 α（Bonferroni 法）比较
	正态近似法	常用于样本量较大时，将秩和检验近似于正态分布的 Z 检验，将得到的 P 与调整后的 α（Bonferroni 法）比较
多个样本率的多重比较	R×C 列联表分割法	依据 χ^2 分布的可加性，把 R×C 表分割成若干个两两比较的表。具体做法是将率（阳性率或构成比）相近的先分割出来，计算 χ^2，将得到的 P 与调整后的 α 比较，当差异无统计学意义时，将其合并为一个样本，再与另一相近样本比较，以此类推

特别地，表 5-18 中 k 个样本率的两两比较，其检验水平 α 的调整方法通常有如下两种情况：①k 个样本间的两两比较：R×C 列联表的 χ^2 检验，总的比较次数为 C_k^2+1，故检验水平调整为 $\alpha/(C_k^2+1)$。②处理组与同一对照组比较：此时，各处理组间不做比较，故检验水平调整为 $\alpha/(k-1)$。

广义上，在临床研究中，常会遇到多个疗效指标、多个分组、多个观察时间点等情况，在统计分析时需要对多个假设检验进行统计推断，此类问题也称为多重比较问题，又称为多重性问题。例如，在一项临床研究中，有 3 个主要疗效指标，且相互独立，设单侧检验水平为 0.025（Ⅰ类错误，又称假阳性率）。那么，在统计分析时进行 3 次假设检验的假阳性率最高可达 7.3%（$1-0.975^3$），不再是设定的 2.5%的假阳性率，使得假阳性率是原来的 3 倍，大大增加了Ⅰ类错误的概率，即增加了一个无效或劣效药物得到有效结果的可能性。此时就需要在方案设计时给出有效地控制Ⅰ类错误的方法，包括对检验水准 α 的调整方法。

与狭义上多个样本间两两比较的多重比较相比，广义上的多重比较问题要复杂得多。针对多个假设检验，控制Ⅰ类错误可遵循"并-交检验与交-并检验""闭合原理与分割原理"两个原则，再结合实际问题，构建恰当的多重检验方法。常见的有基于 P 值的方法、非参数方法、参数方法和基于再抽样的方法。感兴趣的读者可查阅相关书籍和参考文献。

第七节　统计分析结果的展示

如何将统计分析结果直观、准确地展示出来，以便于读者理解，对于提升研究论文的质量和水平非常重要。统计图和统计表是简明直观的统计分析结果展示形式。将临床上获得的数据用图形、表格等形式展示出来，是基本的结果呈现方式。此外还有可视化技术，其主要是利用计算机图形学和图像处理技术，将数据转换成图形或图像在屏幕上显示出来，并进行交互处理的理论、方法和技术，本节内容以临床研究结果报告中常用的统计表和统计图为主体，介绍其基本结构和制作要求。

一、统 计 表

统计表的结构包括标题、标目、线条、数字和备注 5 部分，这 5 部分除备注外，均是必需的。下面对各部分的含义及编制要求加以介绍。

1. 标题　需要简要概括统计表的主要内容，必要时需注明表格中资料收集的时间、地点。标题一般位于表格上方正中央，有时也可置于表格上方左对齐。如表 5-19 所示，其标题为"通脉胶囊治疗冠心病患者的疗效情况"，简明扼要地指出了表格的主要内容。

表 5-19　通脉胶囊治疗冠心病患者的疗效情况

组别	临床疗效（例）			
	痊愈	显效	有效	无效
试验组	108	26	28	15
对照组	63	14	30	13

2. 标目　用于说明表格内行和列所表示的含义，可分为横标目、纵标目和总标目。横标目位于表格内的左侧，用于说明各行所代表的含义，如表 5-19 中的横标目"试验组"、"对照组"表明两行数据分别属于试验组和对照组。类似地，纵标目位于表格内的上端，用于说明各列所代表的含义，如表 5-19 中的"痊愈、显效、有效、无效"表明这 4 列数据分别是痊愈、显效、有效和无效的例数。有时，还需对横标目和纵标目分别设置总标目，如表 5-19 中的"组别"为横标目的总标目，"临床疗效"为纵标目的总标目。标目若为有

量纲的指标，应标明量纲（如 cm、kg 等）。

3. 线条　统计表内的线条不宜过多，且全为横线，不应有竖线或斜线。最简单的统计表仅包括 3 条线，即顶线、底线和纵标目分割线。若表中含有总标目，在总标目与纵标目之间应用短横线隔开，如表 5-19 中的“临床疗效”与“痊愈、显效、有效、无效”之间用短横线隔开。

4. 数字　统计表内的数字一律用阿拉伯数字表示，小数位数要统一，表内数字不应留空，若有缺失可用“–”或“…”等表示。有相对数时，应同时列出绝对数，对于假设检验结果，应同时列出统计量和 P 值。

5. 备注　不是统计表必须包含的部分，若需对某个指标或数字加以说明，可在该指标或数字后的右上角用“*”等符号进行备注，将备注的说明文字放在表格的下方。

二、统　计　图

统计图能够直观、形象、生动地展示数据背后的规律，使统计结果一目了然。常见的统计图包括条图（bar chart）、饼图（pie chart）、线图（line chart）、散点图（scatter chart）、直方图（histogram）、箱式图（box plot）等。

1. 统计图的绘制要求　绘制统计图时，有如下几项基本要求：①根据数据资料的类型和分析目的选择合适的统计图。②标题必须能简要说明图形要表达的内容，一般位于图形的正下方。③统计图一般有横轴和纵轴，两轴应有标目及其量纲，横轴尺度自左向右，纵轴尺度自下而上，且数字一律从小到大，尺度等距并标明数字。横轴一般为性别、年龄分组、剂量分组等，纵轴为数值或率。④可用不同线条或颜色表示不同事物，应有图例说明，图例一般位于图右上方空白处，也可放于图下方的适当位置。

2. 常用统计图介绍

（1）条图：又称直条图，是针对某一指标（绝对数或相对数），按某一个因素分组，根据其数值大小画成相应比例的直条，这样的统计图称为单式条图，如图 5-6，统计指标是细菌菌落总数，因素是不同的食品类别，反映了 6 类食品中菌落总数。若对某一指标，按两个因素分组而画成的直条图称为复式条图，如图 5-7，按照性别、年龄两个分组因素对糖尿病患病率绘制的复式条图，由图可以看出，男性和女性的患病率均随着年龄的增加而增大；无论年龄大小，男性的患病率均高于女性，但男女患病率的差距随着年龄增大而减小。条图适用于连续型或离散型变量，能直观地反映出各分类下数据的大小，便于因素不同水平间的直观比较。

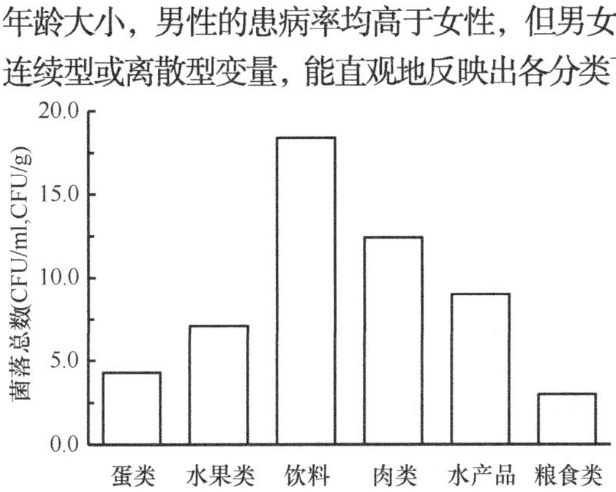

图 5-6　六种食品中的细菌菌落总数

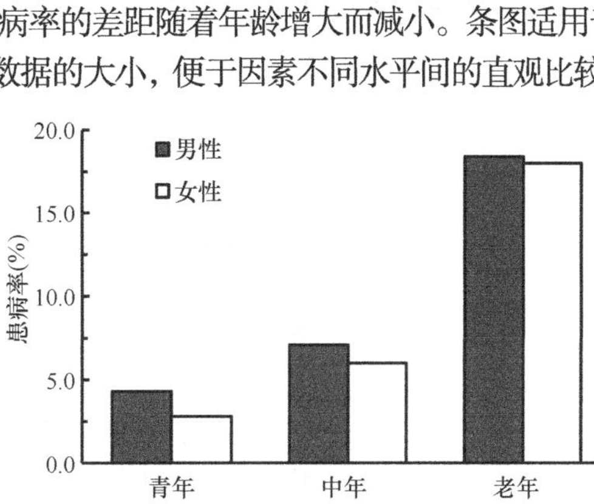

图 5-7　某城市常住人口中不同年龄段不同性别的糖尿病患病率

（2）饼图：是以一个圆的面积表示事物的总体，用各扇形面积表示各组成部分所占比例，这样的统计图称为饼图，其适用于构成比数据的图形化表示。图 5-8 是某调查研究中 286 名受访者的职业构成的饼图。

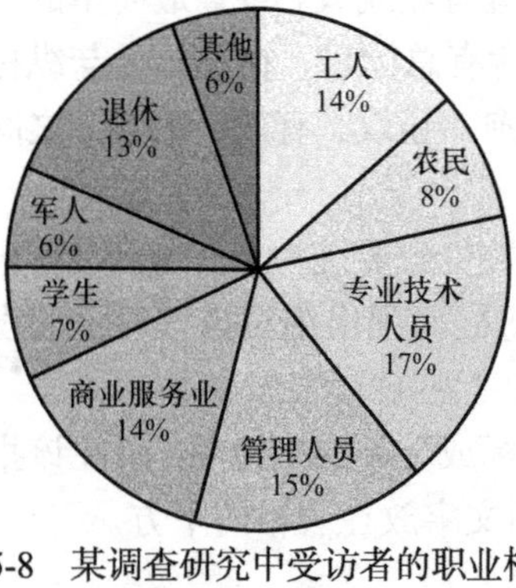

图 5-8　某调查研究中受访者的职业构成

（3）线图：又称折线图，以折线的上升或下降表示统计指标的增减。折线图不仅可以反映数值的大小，而且能反映指标随时间、剂量等发展变化的趋势，适用于需要显示变化趋势的连续型变量。图 5-9 是某社区人群 2010~2015 年的心肌梗死发生率的线图，横坐标表示年份，纵坐标表示心肌梗死发生率，显然吸烟人群的心肌梗死发生率高于不吸烟人群。

（4）散点图：是用两组数据构成直角坐标系中的点，以此考察两变量间是否存在相关关系。如图 5-10，将某医院 18 名糖尿病患者的血糖水平和胰岛素水平的数据绘制成散点图，图中的 18 个点对应于 18 对数据。从散点趋势可以看出，血糖与胰岛素呈负相关。

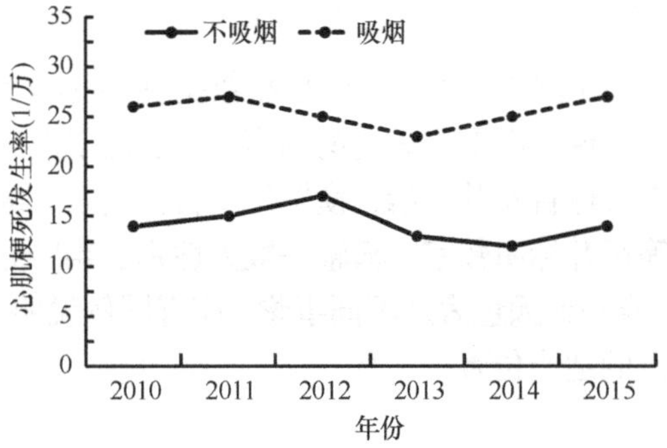

图 5-9　2010~2015 年某社区人群心肌梗死发生率变化情况

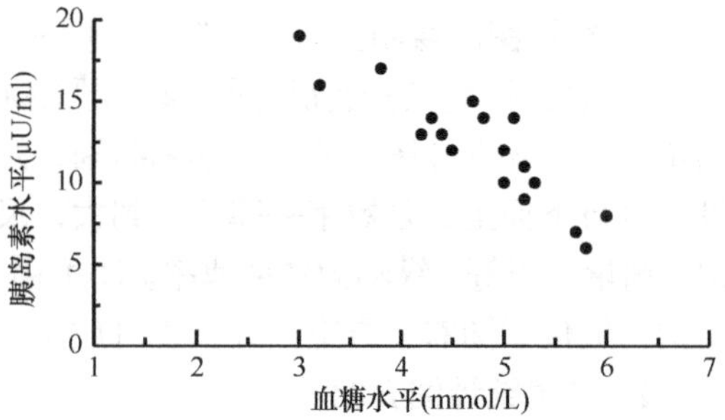

图 5-10　某医院糖尿病患者血糖水平与胰岛素水平的散点图

（5）直方图：适用于连续型变量，以横轴表示连续型变量的若干分组，纵轴表示各分组下的频数或频率，如图 5-11 是 100 位成年女性血红蛋白频数分布的直方图，横轴表示血红蛋白的分组，纵轴表示各分组内的人数。直方图可以直观地反映变量的分布类型，用于粗略判断资料是否服从正态分布。

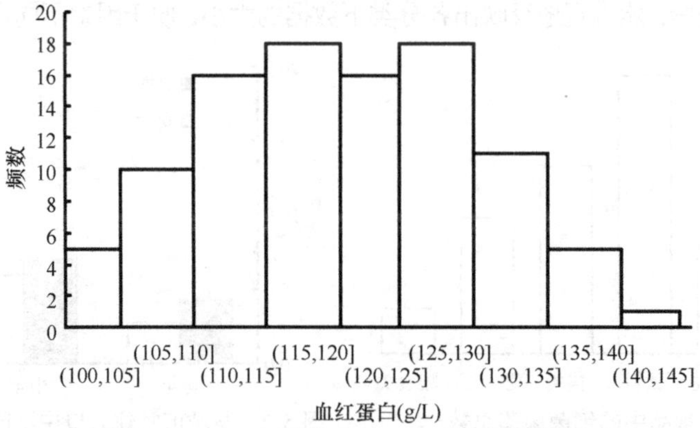

图 5-11　100 例成年女性血红蛋白含量分布

（6）箱式图：是描述连续型变量数据分布的统计图，将最小值、下四分位数 $Q1$、中位数、上四分位数 $Q3$ 和最大值共 5 个统计量反映在一个箱子中。中位数是位于箱体内部的一条横线，$Q1$ 和 $Q3$ 位于箱体下沿和上沿，最小值与 $Q1$ 之间连线、$Q3$ 与最大值之间连线位于箱体的下方和上方，异常值被排除在箱体之外，常用“o”表示。如图 5-12，显示了城市地区、偏远地区 12 岁儿童的身高情况，可以看出，城市地区 12 岁儿童身高比偏远地区高，且城市地区身高的中位数不在箱体的正中，提示为偏态分布。

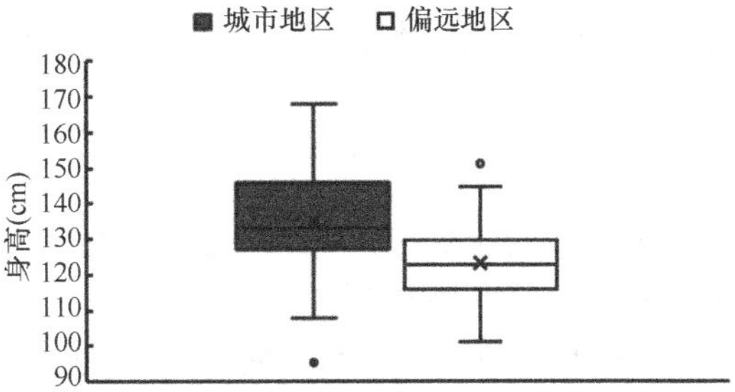

图 5-12　城市和偏远地区 12 岁儿童身高

第八节　常用统计软件

一、R　软　件

R 已成为统计、预测分析和数据可视化的全球通用语言。R 软件是免费、开源的，可以在许多操作系统上使用，如 Windows、Mac OS 和 Linux，并且 R 的源代码、程序包及各种文档资料均可以从其网站或者镜像中免费下载。

R 的基本安装就能提供数以百计的数据管理、统计和图形函数，但其很多强大的功能都来自社区开发的数以千计的扩展包（package），大多数最新的统计方法和技术都可以在 R 中直接得到，在社区的广泛支持下 R 得到了持续发展，社区里每天还有许多数据科学家、程序员为用户遇到的各种问题提供帮助或建议。

R 官方网站地址为 http://www.r-project.org，可以免费下载 R 安装程序，如图 5-13 为 Windows 环境下的 R 界面，这是一个交互式的会话框，输入命令可直接返回结果。也可以将所有命令写入一个脚本文件，以“.R”为扩展名，保存在指定的工作空间（workspace）中，每次打开文件运行即可。

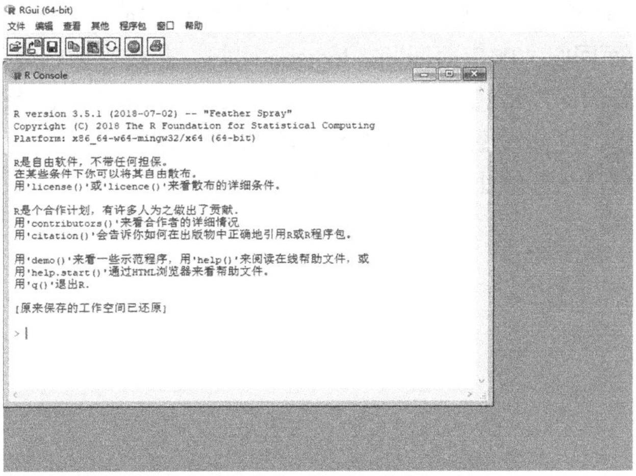

图 5-13　Windows 环境下 R 界面

R 的使用很大程度上是借助各种各样的扩展包，它们可以从 http://cran.r-project.org/web/packages 下载，然后像插件一样安装到 R，满足各种统计分析的需求。

二、SPSS

SPSS 是全球领先、应用广泛的统计分析与数据挖掘软件，2009 年 IBM 收购 SPSS 公司后更名为“IBM SPSS”。

SPSS 以界面友好、易于使用著称，用户只要掌握统计分析原理，就可以使用 SPSS 得到所需要的结果。对于常见的统计方法，SPSS 可通过点击“菜单”中的按钮来实现，无须用户通过记忆函数、命令或过程来编写程序。特别地，SPSS 也可以将所有鼠标操作转化为程序代码，生成标准的 SPSS 程序，以“.sps”为扩展名，方便了熟悉编程的高级用户。

SPSS 的功能非常强大，具备完整的数据管理、统计分析、图表制作、输出管理等功能，一方面提供了从简单的统计描述到复杂的多因素统计分析方法的实现，常用的统计方法如统计描述、单因素分析、相关性分析、方差分析、线性回归、logistic 回归、生存分析、协方差分析、判别分析、因子分析、聚类分析、一般线性模型、广义线性模型、混合效应模型、量表信度考核等均有涵盖；另一方面提供了直观清晰的统计表和统计图作为主要输出的形式，SPSS 中几乎全部结果的展示都不用文本，而采用枢轴表和图形，使得分析结果易学易懂。在学术界，凡是用 SPSS 完成的计算和统计分析，可以不必说明算法，由此可见 SPSS 信誉之高和应用范围之广。

三、统计分析系统

统计分析系统（statistics analysis system，SAS）是世界上著名的统计分析软件之一，以其强大、专业的分析功能被誉为统计分析的标准软件。SAS 由 30 余个专用模块构成，这些模块不仅可以由自身的母体编程语言调用，而且可以相互整合，实现更加复杂的统计分析。因此，SAS 更适合统计专业人员使用，使用者可以根据自己的分析任务选择不同的模块，其中，SAS/BASE 是必不可少的核心模块，负责数据管理、交互应用环境管理及调用其他 SAS 模块。其他常用的模块有以下几种：①SAS/STAT，涵盖了所有的实用统计分析方法，共 80 多个过程，如 SAS/STAT 提供各种不同模型或针对不同数据类型的回归分析，包括正交回归/面回归、响应面回归、logistic 回归、非线性回归等。②SAS/GHAPH，可将数据及其包含着的深层信息以多种图形呈现出来，如直方图、饼图、星形图、散点图、曲线图、三维曲面图、等高线图、地理图等。③SAS/ACCESS，提供了一个与外部其他数据库的双向接口，可读入和输出其他格式的数据。

（何泽慧）

第六章　横断面研究

本章要点：

观察性研究有两个主要目的：一是描述，即了解研究因素与结局（或健康状况）在人群中的分布情况；二是分析，即检验研究因素与结局之间的关联性。本章将重点介绍横断面研究的设计与实施，包括调查对象、抽样方法、样本量估计、调查问卷设计和调查质量控制，以及利用横断面研究所收集的数据资料进行统计分析的策略。此外，通过一项与临床研究相关的实例，帮助读者更好地理解横断面研究设计与实施的相关内容。

第一节　概　　述

一、基 本 概 念

横断面研究（cross-sectional study）又称现况研究，是通过对特定时点（或时期）、特定范围内人群中的有关变量（或因素）与疾病（或健康状况）关系的描述，即通过调查某个特定群体中的个体是否患病和是否具有某些变量（或特征）等情况，从而描述所研究的疾病（或健康状况）及有关变量（或因素）在目标人群中的分布情况，进一步比较分析具有不同特征的暴露与非暴露组的患病情况或患病组与非患病组的暴露情况，为研究的纵向深入提供线索和病因学假说。从观察时间上来说，横断面研究所收集的资料是在特定时间段内发生的情况，一般不是过去的暴露史或疾病情况，也不是追踪观察将来的暴露与疾病情况，故称为横断面研究。

此外，研究者在同一总体人群中每隔一段时间进行的系列横断面调查可以用于推断研究因素与疾病（或健康状况）随时间变化的模式，即系列横断面研究（serial cross-sectional study）。这种系列横断面研究具有纵向的时间框架，但它不同于队列研究，每一次调查均在一个新的样本中进行，因此无法测量个体变化，结果会受到调查人群情况变化的影响（如出生、死亡、搬迁等）。

二、横断面研究的特点

设计良好的横断面研究可以解答许多暴露与疾病之间关联性的问题。横断面研究的特点表现为以下几点。

1. 横断面研究开始时一般不设对照组　横断面研究在设计与实施阶段，往往根据研究目的确定调查对象，然后查明调查对象在某一特定时点（或时期内）的暴露（特征）和疾病状态，最后在资料处理与统计分析阶段才根据暴露（或特征）的状态或是否患病来分组比较。

2. 横断面研究的特定时间　横断面研究关心的是某一特定时点（或时期内）某群体中暴露与疾病的状况及二者之间有无关联。理论上，这个时间应该越集中越好，如人口普查的时点定在 11 月 1 日零时。一般地讲，时点患病率要比期间患病率更为精确。

3. 横断面研究在确定因果关系时受到限制　一般而言，横断面研究揭示的暴露与疾病之间的统计学关联，只能为建立因果联系提供线索，是分析性研究（病例对照研究和队列研究）的基础，而不能据此做出因果推断。原因包括以下两点：①在横断面研究中，疾病病程短的调查对象（如迅速痊愈或很快死亡）很难入选到一个时点或一个短时期的研究中，纳入研究的调查对象多是存活期长的患者。而存活期长与存活期短的患者，在许多特征上存在差异。这种情况下，经研究发现与疾病有统计学关联的因素有可能是影响预后的因素，而不是影响发病的因素。②横断面研究一般揭示的是某一时点或期间内暴露（特征）与疾病的关联，而不能确定所研究的暴露（或特征）与疾病发生的时间顺序。但是，对于诸如性别、种族、血型等不会发生改变的暴露因素，可以提示因果关系。这类不会因是否患病而发生改变的因素，横断面研究可以提示相对真实的暴露（或特征）与疾病发生的时间先后顺序。

第二节　研究设计要点

一、研 究 目 的

横断面研究是一种基本的观察性研究。研究者从总体中随机（或非随机）抽取调查对象形成调查样本，在某一时点或短时期内完成对样本中所有研究变量的收集或测量，并观察这些变量在样本中的分布情况。

1. 了解目标群体中某种疾病（或健康状况）的分布　描述目标群体中某种疾病（或健康状况）在时间、地区和人群的分布情况（三间分布）是横断面研究最常见的用途。对此经常采用的方法是抽样调查（sampling survey）。例如，若要了解某区域内三甲医院住院患者的疾病分布状况，则可采用某种抽样方法，从这个区域的三甲医院住院患者（目标人群或总体）中，随机地抽取足够数量的合格调查对象（样本），逐一进行细致的调查与检测，并同时收集诸如年龄、性别、职业、受教育程度、居住地区、疾病的患病情况等研究因素，以期对目标人群常见疾病患病情况的三间分布做出适当的评估，为进一步的病因学研究提供线索。

2. 提供疾病病因研究的线索　横断面研究的结果可以为病因未明疾病的研究提供病因线索。通过描述疾病患病率在不同暴露状态（或暴露水平）下的分布差异，进行逻辑推理（如求同法、求异法、类推法等），进而提出该疾病可能的病因。例如，肥胖人群是否比非肥胖人群有更高的糖尿病患病率？横断面研究可以收集某特定时点或时期内个体的暴露状况与疾病（或健康）状况，也可以通过回顾调查或查阅历史资料来了解个体过去的暴露状况，以便获得更接近于事实的因果假设。

3. 确定高危人群　横断面研究是疾病预防控制中发现高危人群的重要措施。特别是随着疾病谱的改变，慢性非传染性疾病（简称慢性病）已成为威胁我国居民健康的重要因素。将慢性病防治的关口前移尤为重要，确定高危人群是早发现、早诊断、早治疗的首要步骤。例如，为了预防与控制冠心病和脑卒中的发生，需要将目标人群中患这类疾病危险性较高的人筛查出来。现有的研究发现，高血压是这类疾病的一个重要危险因素。据此，应用横断面研究可以发现目标人群中的高血压患者，确定为冠心病和脑卒中的高危人群。

4. 评价防治措施的效果　在疾病监测、预防接种的实施过程中，通过在不同阶段重复开展横断面研究，可以获得开展其他类型临床研究的基线资料，也可以通过对不同阶段患病率差异的比较，对疾病监测、防治策略、治疗措施的效果进行评价。

二、研 究 人 群

根据某个具体的临床问题设计横断面研究的过程中，其中一个要素是确定研究人群，即选择能够代表总体的研究样本，以确保研究结果（如患病率等）能够准确反映所关注的总体的情况。实际研究中，常受限于时间、人力、物力和财力等方面，调查研究人群的全部个体并不现实，所以横断面研究中确定的调查对象仅是目标总体的一个样本。

在确定研究样本和选择调查对象时，主要考虑两个方面：①明确调查对象的纳入和排除标准，也就是定义目标人群。②如何从可获得的研究人群的子集中招募到足够数量的调查对象。

1. 总体与样本　总体（population）是指具有某种特征（如高血压）的全部人群。样本（sample）是总体的一个子集。一般情况下，采用地理分布来定义总体的特征，如中国人群。在研究中，还可以用临床特征（如代谢综合征患者）、人口学特征（如年龄介于 18~65 岁）和时间特征（如 2010~2019 年）定义总体。具体的研究中，常通过多个特征定义总体，如 2018 年中国帕金森病患者。

目标总体（target population）是根据临床与人口学特征定义的人群集合，其研究结果可外推到所有具有相同特征的人群，如患有帕金森病的老年人。

可获得总体（accessible population）是根据地理和时间特征定义研究可获得的目标总体的子集，如 2019 年居住在北京并患有帕金森病的老年人。

预期研究样本（intended study sample）是可获得总体中研究者希望纳入研究的调查对象构成的子集。例如，通过整群随机抽样的方法选取 2019 年居住在北京两个城市社区和两个农村的老年帕金森病患者。

实际研究样本（actual study sample）是实际参与研究的一组调查对象。例如，通过整群随机抽样选取的 2019 年居住在北京两个城市社区和两个农村并患有帕金森病的老年人（预期研究样本）中，最终自愿参加研究的那一部分老年人，图 6-1 显示了总体与样本间的关系。

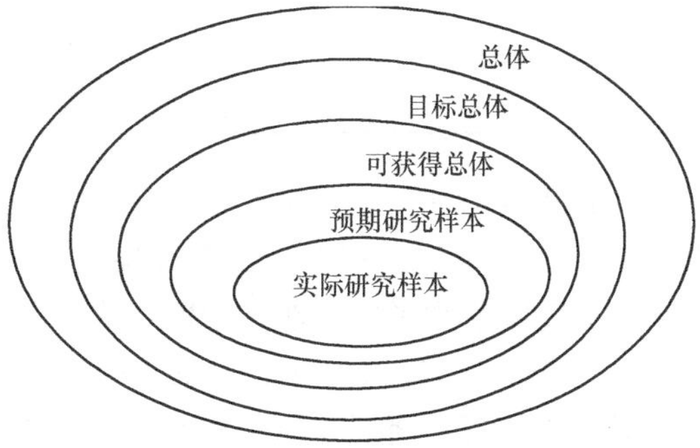

图 6-1　总体和样本的关系

2. 如何获取调查对象　通常情况下，一项完整的横断面研究可以实现将样本中观察到的结果外推到所关注的目标人群，而且可以阐明生物学联系的分析性研究的结果常比旨在研究特征分布的描述性研究有更好的外推性。外推性不是简单的“是”或“否”的问题，取决于样本量和调查对象对目标人群的代表性。选择调查对象包含以下 3 个步骤。

（1）根据研究问题定义符合临床和人口学特征的目标总体。

（2）根据地理和时间特征定义可代表目标总体的可获得总体。

（3）选择适当的抽样方法选取能够代表可获得总体且易于实施的预期样本。

例 6.1　在临床研究中，研究者想了解帕金森病患者的人口学特征及膳食结构，根据这一研究目的，考虑到帕金森病多见于老年人，所以目标总体定义为 65 岁及以上的帕金森病患者。综合考虑帕金森病的患病率和可行性，可获得总体定义为 2018~2019 年北京市三甲医院门诊确诊的常住在北京的 65 岁及以上的帕金森病患者。由于时间、人力、物力和财力等有限，研究者无法调查 2018~2019 年北京市所有三甲医院门诊确诊的常住在北京的 65 岁及以上的帕金森病患者。采用整群随机抽样方法抽取北京三所三甲医院，将 2018~2019 年这三所医院门诊确诊的常住在北京的 65 岁及以上帕金森病患者作为预期样本。

3. 确定选择标准　纳入标准是根据研究问题对调查对象的人群分布特征、临床特征、地域范围及时间点形成的明确规定（表 6-1）。年龄通常是需要考虑的重要因素，如将调查对象限定为某区域内≥50 岁者。如果是针对男性或女性的专门研究，则调查对象只能选择男性或女性，否则研究人群中男女比例通常为 1∶1。为了提高研究结果的外推性，研究者可能入选不同种族的调查对象，但需要注意的是，如果已有的其他研究证据显示所研究的问题存在种族差异，这种提高外推性的方法并不可靠。在这种情况下，研究者需要在每个种族都收集足够数量的样本，才能进行效应修饰作用（在一个种族的效应不同于在其他种族，也称为交互作用）的统计学检验。

表 6-1　横断面研究设计选择标准

	设计特征
纳入标准（需具体）	根据研究问题和可行性确定可获得总体
	人口学特征，如年龄、性别等
	临床特征，如患某病
	地理（行政）特征，如某医院
	时间范围，如 2018 年 1 月 1 日至 12 月 31 日
排除标准（需谨慎）	在符合纳入标准的人群中不能参与研究的个体
	依从性不高者，如文化程度较低
	无法提供好的数据，如无判断能力者
	有较高的潜在不良反应风险，如心肌梗死病史

用地理和时间特征定义可获得总体的入选标准时，常需要在科学性和可行性之间进行权衡。研究者可能发现自己所在医院或有工作往来的医院的患者是易获得的调查对象来源。但研究者必须考虑当地转诊模式的特点是否会影响研究结果的外推性。关于纳入标准没有所谓的对与错，最重要的是做出合理的规定，这可以贯彻于整个研究过程，同时能够便于研究者清楚地将研究结果外推到相应的人群中。

在选择调查对象时，确定临床特征常涉及一些比较困难的判断，不仅要判断哪些因素对研究问题是重要的，而且要考虑如何定义这些因素。例如，研究者如何将“身体状况良好”的定义转化为可操作的标准？自我报告有任何疾病史的人可能不被入选，但这样有可能排除一大批实际上适合研究问题的调查对象。因此，在根据研究问题规定临床特征时，务必要具体并具有可操作性。

更合理的做法是只排除那些患有某种疾病、可能影响研究的患者，如抑郁症患者、语言交流困难、酗酒和有严重疾病者。一般原则是尽可能少地规定排除标准，这样能使研究人群的选择简单化并且保证有足够数量的潜在调查对象。

4. 临床患者与社区一般人群　如果研究问题涉及的是某种疾病的患者，比较容易收集的是住院或门诊病例，但选择门诊就诊或住院的患者作为调查对象会影响样本对总体的代表性。例如，三甲医院的专科门诊病例多为危重患者，他们的特征和预后都不同于普通门诊患者，因此从初级卫生服务机构抽样会是更好的选择。

选择样本的另一个途径是从社区选择代表健康人群的调查对象。通常可采用互联网广告、通过社区卫生服务中心、疾病预防控制中心来招募调查对象，但它们并不能完全代表一般人群，因为有一些人比其他人更愿意参加研究或更经常使用互联网。招募真正的“基于人群”的样本需要大量的人力、物力和财力，但对指导公共卫生和社区临床实践具有重要意义。例如，2002 年、2010~2013 年及 2015~2017 年我国开展的中国居民营养与健康状况调查项目。

三、抽 样 方 法

理论上，根据调查对象的范围，横断面研究可分为普查（census）和抽样调查。普查即全面调查，是指将特定时点（或时期内）、特定范围内的全部人群（总体）均纳入调查对象。这个特定时点应该是横断面性质的，特定范围是指某个地区或某种特征的人群。例如，2018 年我国 45 岁以上妇女的宫颈癌普查。相对于普查，抽样调查是一种比较常用的调查方法，通过随机（或非随机）抽样的方法，对特定时点（或时期内）、特定范围内人群的一个代表性样本进行调查，以样本的统计量来估计总体参数所在的范围，即通过对样本中的调查对象的调查研究，来推论其所在总体的情况。

一般来说，普查常很难实现且没有必要，而抽样调查较普查有省时、省力的优势。所以，在横断面研究中，常采用抽样调查的方法。抽样的方法可分为非随机抽样和随机抽样。

1. 非随机抽样　在临床研究中，研究样本通常由满足纳入标准并且容易获得的调查对象组成，这种抽样方法获得的样本称为方便样本（convenience sample）。非随机抽样的成本低、便于组织实施，对于某些研究问题来说是好的选择。

基于任何样本进行推断，真实性是前提，为了回答研究问题，样本应该能够充分代表可获得总体。如果采用方便样本，则需要主观判断。

2. 随机抽样　横断面研究需要有将研究结果从样本外推到总体的科学依据。随机抽样通过随机过程保证研究总体中的每一个对象都有同等的概率被选入研究作为调查对象，以保证样本的代表性。随机抽样方法可以增加研究样本的代表性，提升横断面研究结果的外推性，同时为统计分析和置信区间计算提供依据。常见的随机抽样方法有简单随机抽样（simple random sampling）、系统抽样（systematic sampling）、分层抽样（stratified sampling）、整群抽样（cluster sampling）等。

（1）简单随机抽样：是最基本的随机抽样方法。从总体 N 名研究对象中，利用抽签或其他随机方法（如随机数字）抽取 n 名调查对象构成一个样本。它的重要原则是总体中每个对象被抽到的概率相等（均为 n/N）。在临床研究中，当研究者希望从一个大的总体中选择一个有代表性的子集时，常使用这种方法。例如，为了解在某所医院分娩的新生儿的生长发育状况，采用简单随机抽样方法，研究者要列出研究期间内所有分娩的新生儿名单，然后利用随机数字表等方法选取部分新生儿构成研究样本。

（2）系统抽样：又称机械抽样，是按照一定顺序、每隔若干单位抽取一个单位的抽样方法。例如，著名的费雷明汉研究（Framingham study）就是从按住址排序的小镇家庭列表中选择每三个家庭中的前两个。需要特别注意的是，如果总体中各单位的分布有周期性趋势，而抽取的间隔恰好与此周期相吻合，则可能存在选择偏倚。相对于简单随机抽样，系统抽样并不具备逻辑优势，在临床研究中很少会成为较好的选择。

（3）分层抽样：是先将总体按某种特征（如性别、年龄或种族等）分为若干层，然后在每一层内进行简单随机抽样，组成研究样本。相对于简单随机抽样，分层抽样方法所得到的结果精确度更高，组织管理更方便，而且能保证总体中每一层都有个体被抽到；除了能估计总体参数，还可以分别估计各层的情况，因而在实际研究中分层抽样技术应用较多。对于在总体中不常见但研究者特别感兴趣的亚组，可以按权重进行非等比例抽样。例如，在研究妊娠期高血压患病率时，研究者可以按照种族将总体分层，然后从每一层抽取等量的样本，少数民族样本将会具有较大的代表性权重，从而使每一个种族估计的患病率的精确度具有可比性。

（4）整群抽样：是将总体分成若干群组，随机抽取其中的部分群组，纳入所选群组内的所有个体组成研究样本。当总体分布范围很广、无法列出名单和针对所有要素进行抽样时，整群抽样是有效的方法。例如，从全省范围内的出院诊断数据库中随机选择肺癌病例进行随访的问题，可以随机选取一部分医院并从这些医院中选择病例以减少成本。整群抽样法易于组织、实施方便，可以节省人力、物力，但抽样误差较大。自然形成的群组在关注的变量上通常比总体更具有同质性。例如，居住在同一社区的居民往往有相似的社会经济地位。这意味着有效样本量（在调整组内一致性后）将会在某种意义上低于所需的调查对象人数，统计学分析时需要考虑群组效应（cluster effect），必要情况下需要考虑采用多水平分析模型校正群内的聚集效应。

在临床研究中，从目标总体中获得随机样本几乎是不可能的。方便抽样是适宜可行的方法。在必要时采用简单随机抽样可以减少样本量，分层抽样和整群抽样等随机抽样方法则有其特定的适用条件。关于所采用的抽样方法是否合适，需要由研究者从以下两方面做出判断：①对于当前的研究问题，从研究样本观察到的结论会与可获得总体的一个真实的随机抽样所获得的样本的研究结果一致吗？②该结论是否适用于目标总体？

四、样本量估计

研究者确定了调查对象、研究内容和抽样方法后，就需要确定研究所需的样本量。样本量太小，抽样误差较大，估计总体的精确度和准确度不够，可能无法回答研究问题；样本量过大，增加研究的难度和成本，造成不必要的浪费。

不同于分析性研究，横断面研究的目的多是估计总体的均数或某种疾病的患病率，如某地区中学生的平均身高、某医院糖尿病患者中抑郁症的患病率等。有时，研究者也会在横断面研究中探索性地提出一些分析性问题，如在帕金森病患者中引起抑郁症的因素是什么。在这种情况下，研究者应根据研究目的，按照分析性研究的样本量计算方法估算研究所需的最小样本量，以避免没有足够的检验功效回答主要的研究问题。

影响横断面研究样本量的因素包括以下几方面：①置信水平（$1-\alpha$），置信水平（$1-\alpha$）

的取值越大，置信区间估计的可靠性越好，所需的样本量也越大。根据需要，置信水平可取 90%、95%或 99%。②均数的标准差 s（或总体率的预估值 p），s 越大或 p 越靠近 50%，所需样本量越大。③允许误差 δ，即研究者预期样本估计值（均数或患病率）偏离总体中真实值的最大范围，表示研究结果的精度，多取均数（或率）置信区间宽度的一半。允许误差越大，所需样本量越小。

1. 估计总体均数的样本量　如果横断面研究中，研究者调查的主要变量是连续型变量，主要目的是根据样本均数估计总计均数，基于简单随机抽样，可通过式（6-1）计算横断面研究所需样本量。

$$n=\left(\frac{z_{\alpha/2}\times s}{\delta}\right)^2 \quad (6\text{-}1)$$

式中，$z_{\alpha/2}$ 是 α 取值水平下标准正态分布的界值，α=0.01（双侧）时，$z_{\alpha/2}$=2.58；α=0.05 时，$z_{\alpha/2}$=1.96；α=0.10 时，$z_{\alpha/2}$=1.645。s 是研究变量的标准差，可根据预调查的结果或类似的文献报道结果进行估计。δ 是容许误差。

例 6.2　调查服用某种药物进行糖尿病治疗的患者服药后空腹血糖的水平。研究者通过查阅以往文献获得经该药物治疗后患者的空腹血糖均数和标准差分别为 8.06mmol/L 和 1.82mmol/L，现欲以 95%的置信水平，要求结果落在总体真实均数的±0.1mmol/L 以内，共需要调查多少服用该药的糖尿病患者？

该研究中，s=1.82，δ=0.1，α=0.05，则 $z_{\alpha/2}$=1.96，计算结果为

$$N=\left(\frac{1.96\times 1.82}{0.1}\right)^2\approx 1273$$

2. 估计人群患病率的样本量　如果横断面研究中，研究者感兴趣的主要变量是二分类变量，主要目的是估计人群中某种疾病的患病率，基于简单随机抽样，可采用率的抽样调查的样本量计算公式（6-2）估计样本量。

$$n=\left(\frac{z_{\alpha/2}}{\delta}\right)^2\times p\times(1-p) \quad (6\text{-}2)$$

式中，$z_{\alpha/2}$ 和 δ 的含义同上。p 是对疾病患病率的估计值，如果不了解疾病预期的患病率，可取 p=0.5 计算样本量，此时的样本量是最保守的。

例 6.3　调查某地学龄儿童的龋齿患病率。研究者根据以往资料预估当地学龄儿童的龋齿患病率约为 30%，现欲以 95%的置信水平，要求结果落在总体真实率的±10%以内，共需要调查多少名儿童？

该研究中，p=0.3，δ=0.1，α=0.05（双侧），则 $z_{\alpha/2}$=1.96，计算结果为

$$N=\left(\frac{1.96}{0.1}\right)^2\times 0.3\times(1-0.3)\approx 897$$

需要说明的是，上述对均数（或率）做抽样调查的样本量计算公式均是基于简单随机抽样为前提。对于采用其他抽样方法的横断面研究设计，还需要考虑设计效应（design effect）对样本量的影响。设计效应值越大，表明抽样误差越大，该抽样设计的效率越低，要想达到同简单随机抽样相同的检验功效，就需要增加样本量。一般来说，整群抽样的抽样误差较大，设计效应也较大，多数专家建议设计效应值取 2，即对于整群抽样，至少需要 2 倍于简单随机抽样下的样本量，才能达到与简单随机抽样相同的检验功效。

此外，依据上述方法计算得出的样本量是达到规定的研究精度和参数设置的最小样本量，一般还需要在其基础上考虑 10%左右的无应答率，以保证最后的有效样本数不低于统计学的最小样本量要求。

3. 信息不足时如何估计样本量 研究者通常会遇到在估计样本量时缺少上述的一个或几个要素，这种问题尤其在研究者使用样本量计算工具进行研究设计时更易发生。那么研究者应该如何解决呢？供选择的方法有如下几种：①对相似研究问题的前期研究和相关研究报道进行系统检索，参考有可比性或普遍性的研究结果。如果文献回顾没有获得有效的信息，应尽可能地联系文献的作者及其他研究者，询问他们是否了解未发表的相关研究。②可以考虑通过小样本预调查或二次分析获得缺少的要素。对于涉及新工具、测量方法或招募策略的研究，强烈建议开展预调查（pilot study）。开展预调查可以使研究者更合理地做好研究设计，从而节约时间。预调查对于估计调查对象研究指标的标准差或具有某种特征的调查对象所占比例很有帮助。对于服从正态分布的连续型变量，我们可以忽略极值后，采用最常出现的高值和低值之间差值的 1/4 来估计标准差。③当连续型变量的标准差或分类变量不明确时，可将其转化为二分类变量。用均数或中位数将连续型变量分为两类，按该分类变量归为两组，然后使用率的样本量估计方法进行样本量估计。④如果以上方法都无法解决时，研究者应基于经验对缺失要素的可能取值进行合理的预估。

五、调查内容及方法

收集与疾病分布、影响因素、疾病转归和防治效果等相关的数据资料是横断面研究的主要内容。准确的原始数据是获得可靠研究结果的前提条件，因此，了解横断面研究中的资料来源、调查内容和收集方法至关重要。

横断面研究所收集的数据资料可以从现有的资料（又称常规性资料）和专门组织的调查（又称专题调查资料）中获得。

1. 常规性资料 一般指医疗卫生工作的原始记录，是医疗机构不断积累和长期保存的可供随时查阅、提供医学研究信息、评价防治工作的资料，可分为日常填写的工作记录和定期归纳整理的统计报表。

（1）医院病案资料：医院病案指医务人员记录疾病诊疗过程的文档，包括医院门诊和住院病历、入院和出院诊断、死亡报告等详细的数据记录。这些资料客观、完整、连续地记录了患者的病情变化、诊疗过程、治疗效果及转归，并且对疾病的诊断明确，数据可靠，是临床研究中宝贵的基础性原始档案资料。医院资料不能完全代表某地区的疾病全貌，一般也无法计算患病率或发病率。但是若经统一标准化、正确收集与合理运用，其仍是横断面研究中研究疾病临床特征、评价治疗效果的重要资料。合理利用病案资料有利于临床疾病特别是某些罕见病的研究。

（2）传染病登记报告：根据《中华人民共和国传染病防治法》和《传染病信息报告管理规范》，医疗卫生人员在临床实践中发现法定传染病确诊病例或疑似病例时，都应详细填写传染病报告卡，并及时报告当地县级（区级）疾病预防控制中心。传染病登记报告资料是传染病研究的重要资料。传染病监测的内容包括以下几方面：①人口、出生、死亡、生活习惯、经济状况、教育水平、居住条件和人口流动等基本情况。②传染病的发生和诊断。③传染病三间分布的动态变化情况。④监测人群对传染病的易感性，即人群免疫水平的血清学监测。⑤监测传染病、宿主、昆虫媒介及传染源。⑥监测病原体的血清型和（或）基因型、毒力及耐药情况。⑦评价防疫措施的效果。⑧开展病因学和流行规律的研究。⑨预测传染病的流行情况。

（3）疾病监测资料：是疾病监测点的日常工作记录资料，是动态分析有关疾病的发生趋势的原始资料。截至 2013 年，我国已建立 605 个城乡疾病监测点，系统地开展传染病、寄生虫病、心脑血管疾病、恶性肿瘤、出生缺陷等疾病的发病、死亡监测的登记报告工作，积累了大量的疾病信息资料。这是适合系列横断面研究的重要资料来源。①肿瘤死亡与发病监测资料：肿瘤登记报告是一项按特定的组织系统，经常性地收集、储存、整理、统计分析并评价肿瘤发病、死亡和生存资料的制度安排，包括以人群和医院为基础的肿瘤登记。为了掌握我国癌症发病和死亡情况，自 2008 年起，中央财政支持开展肿瘤登记工作，2014 年全国肿瘤登记点已达 308 个，覆盖全国约 3 亿人。我国肿瘤登记是以市县为基本单位设置的，依托三级医疗卫生网开展登记工作，要求每隔一定年限对登记数据汇总并出版肿瘤登记报告。②心血管病监测：由 WHO 资助，从 1984 年开始的为期 10 年的多国心血管病决定因素及其趋势的监测（MONICA 方案）。在我国，此项目由北京心肺血管医疗研究中心牵头，包括 16 个省区市、19 个监测区，旨在监测我国心血管病发病趋势及其影响因素。③死因监测：是长期、连续地收集、核对、分析人群中的死亡和死因信息，定期观察人群中的死亡水平和死因分布，并将这些信息及时上报和反馈，以便针对存在的问题采取干预措施，合理分配医疗卫生资源，如全国孕产妇死亡监测、全国 5 岁以下儿童死亡监测、全国县级及以上医疗机构死亡病例网络直报。④出生缺陷监测：旨在了解全国或各地区出生缺陷疾病的发病种类、发病水平及其变化趋势。我国开展了以医院和人群为基础的全国出生监测网，已经积累了大量以医院和人群为基础的出生缺陷数据。

（4）职业病、地方病的防治资料：国家劳动与卫生部门规定对肺尘埃沉着病（简称尘肺）、急慢性职业中毒、放射事故、工业噪声等严重危害职工健康的疾病进行登记报告，对严重危害人群健康的寄生虫病和地方病设立专业防治机构，这些都积累了相应疾病的常规资料。如果开展这类疾病的横断面研究，如血吸虫病、缺碘性甲状腺肿、克山病等，研究者可以查阅此类资料。

（5）健康体检资料：健康体检是指通过医学手段和方法对受检者进行身体检查，了解受检者健康状况，早期发现疾病线索和健康隐患的诊疗行为，是预防疾病的有效手段之一。随着我国经济发展和居民生活水平的提高，人们的健康意识逐渐增强，健康体检已成为重要的促进健康的行为。当今不同等级的医院均提供健康体检服务，包括单位职工定期体检、孕产妇的围产期保健等，积累了大量的健康体检资料。健康体检资料具有数据量大的特点，在探讨人群健康状况及疾病相关因素上具有独特的优势。但由于健康体检资料的体检内容和质量控制等不是事先设计的，较难控制一些混杂因素，如体检对象的行为生活习惯、疾病相关信息等，因此在使用健康体检数据回答医学问题时存在一定的局限性。

（6）统计年鉴：在进行横断面研究的过程中，研究者可以查阅权威的统计年鉴资料。例如，《中国统计年鉴》收录了全国和各省区市每年经济、社会各方面大量的统计数据，是我国最全面、最具权威性的综合统计年鉴。《中国卫生统计年鉴》收录了全国及 31 个省区市卫生事业发展情况和目前居民健康水平的统计数据及历史重要年份的全国统计数据。

（7）公开的数据资源：研究者可以考虑利用一些公开的数据资源。

常规性资料最大的优点是数据是现有的。若有长期积累的连续性资料，既经济、省时，又可获得有关研究问题动态变化的信息，尤其适合进行系列横断面研究。常规性资料的缺点是现存资料并非事先设计，很难完全符合研究者的研究目的，特别是历史性资料，常因历史条件的限制，给数据资料的应用带来了困难，如疾病诊断标准和分类标准的改变等因素的干扰。

2. 专题调查资料 在横断面研究中，研究者在深入研究某些专门问题而无常规资料可用时，如研究儿童的生长发育、描述疾病分布、分析致病因素等，必须设计专门研究来收集数据资料，是解决研究问题的常用方法。但收集这种来源的资料，需要花费较多的人力、财力等，且需要专门的研究设计与实施。横断面的专题调查研究是通过调查问卷或访谈等方式收集数据资料的。

（1）问卷：有纸质或电子问卷两种形式。问卷的完成方式有自填式和询问式。传统的调查方法是采用纸质问卷进行面对面询问调查。随着计算机技术的发展与广泛应用，研究者在实际工作中建立了专门的计算机辅助调查系统，利用携带方便的平板电脑进行面访调查，既避免了采用纸质问卷调查时可能发生的问题跳转错误，又实现了问卷的逻辑核查和网络传送数据，节省了后期数据录入的时间和人力。同时，随着我国城市化，面访调查面临着一定的困难，电话访问或微信访问已成为可替代的一种重要的调查方法。此外，随着临床研究者开发了在线调查后，可选择的工具增长迅速，如专门研发的网络数据管理平台及一些商业产品，专门提供在线的、易于使用的调查开发工具，并且具有自动向调查对象发送电子邮件或在研究网站上发布公告的功能。无论是纸质问卷还是电子问卷都要遵循良好的设计原则、清晰的使用说明和精心措辞的研究问题，这将有助于研究者尽可能获得调查对象真实的数据资料。此外，研究者进行面对面询问调查时，调查员一定要用通俗易懂的语言、认真细致地进行询问，不可改变问题原有的含义。

（2）访谈：研究者根据研究目的和研究问题准备访谈提纲，访谈者通过向被访谈者口头询问的方式获得资料。访谈可以面对面或通过电话进行。对于收集需要解释或指导的复杂问题的信息，访谈是一种更好的方式，并且访谈者可以确保答案的完整性。当调查对象的阅读和理解能力存在差异时，访谈可能是必需的。但是访谈所需费用更高、时间更长，而且访谈结果可能会因受到访谈者和应答者之间关系的影响而出现偏倚。此外，访谈者的技巧对应答者回答问题的质量有重要的影响。

六、调查问卷的设计

临床上针对某些专门问题进行深入研究时，常无常规资料可用，此时需要通过设计专门研究来收集数据资料。调查问卷是用于收集数据资料的一种最为普遍的工具。其功能包括：①通过调查对象的配合，达到调查目的；②记录反馈填答问卷的事实；③便于后续的统计和整理。调查结果的正确与否及准确程度与问卷设计的质量有很大的联系。

1. 问卷类型

（1）根据调查方式的不同，问卷可分为调查员访问调查问卷、电话调查问卷、邮寄调查问卷、网上调查问卷和座谈会调查问卷等。

（2）根据填答方式的不同，问卷可分为自填式问卷和代填式问卷两类。自填式问卷是由调查对象本人填答的问卷，而代填式问卷则是由调查员通过询问被调查者来填答问卷。

（3）根据回答问题的方式可分为开放式问卷和封闭式问卷。封闭式问卷是指将问题内容和备选答案做了精心设计，调查对象只需按规定进行选择，不能自由发挥；开放式问卷则允许调查对象根据所提问题自由回答。有些问卷为了数据的真实性，设计时既有开放式问题又有封闭式问题。

2. 问卷设计的基本原则

（1）根据研究目的和最终的研究报告中需要的结果，考虑调查问卷中应包含哪些信息，进而根据所需信息设计调查问题。

（2）尽可能使用标准问题。

（3）设计的调查问卷要经过专家研讨会论证，并与有关专家达成共识。

（4）正式调查开始前应进行调查问卷的预试验。

（5）调查问卷应注意尊重调查对象的尊严和隐私。

3. 调查问题编写的一般原则

（1）问题应尽可能清晰及有针对性。

（2）避免双重提问。一个问句只问一个问题，以防调查对象难以回答，如“您抽烟喝酒吗？”就是一个典型的双重问题，被调查者无法准确回答此类问题。

（3）避免问题的诱导性与强制性，即条目内容不应有明显导向回答的作用，如“计划生育是我国的基本国策，您赞成还是反对？”

（4）问题要适合所有调查对象，如询问调查对象配偶多大年龄？只限用于已婚对象，而其他调查对象则无法回答。因此，需先确定婚姻状态，再确定回答哪些问题。

（5）问题不宜过长或包含过多的知识。

（6）调查问卷如涉及敏感问题，这类问题的安排可采用以下方法。①对象转移法：如“对公交或地铁上不给老弱病残让座的行为，有人认为无所谓，有人认为不道德，您如何看？”②假定法：“假如我国人口政策不限制生育，您希望有几个孩子？”

（7）问题的答案设置：①应全面，但不应太多；②选择答案要相互独立，不交叉；③答案不应构成双重否定；④尽量与标准一致。

（8）问题编写顺序：①开场问题应是调查对象最易接受且有兴趣的问题。②问题的逻辑顺序应合理。时间上，先问过去，再问现在和将来；问题上，一般性问题在前，特殊性问题在后；难易上，易答题在前，难答题在后；生疏上，熟悉问题在前，生疏问题在后。③敏感问题一般放在问卷靠后面的位置，因为这类问题的拒答率较高，以免影响其他问题的填答。

4. 问卷结构 一份完整的调查问卷通常由3部分组成，包括开头部分、一般情况部分和问题部分。调查问卷的开头部分是在接触调查对象时，调查者向被调查对象表示问候，以争取调查对象的合作及重视，向调查对象介绍问卷内容，指导调查对象规范填写问卷。一般情况部分包括调查对象的年龄、性别、民族、学历、职业、婚姻等一般人口学资料，根据研究项目需要可进行增减，主要是反映调查对象的一些基本情况，以便后续进行分类比较和分析。问题部分是调查问卷的主体部分，该部分包含了需要对调查对象收集数据的所有问题及其备选答案。

5. 注意事项

（1）问卷问题设计避免主观想象。问卷设计应遵循一定的原则，如要有鲜明的主题、合理的层次、适当的答题量、通俗的语言等，才能保证问卷的科学性。根据研究项目，要细化并确定测量指标。在编制问卷前，首先要明确研究目的及调查对象，调查要收集哪些信息等，也就是为什么要调查，怎么调查，调查什么，收集哪些信息。研究者根据研究目的设计问卷，用以收集资料，从这个方面来看，问卷设计应从研究者的角度来考虑。同时，调查问卷的作用对象是调查对象，不同形式的问卷对被调查者的作用和影响是不同的，对调查对象的要求也不同。设计不合理的问卷有可能使调查对象拒绝填答或是令其难以填答，因此，为达到调查目的，在问卷设计时应从调查对象的角度出发，为应答者着想。

（2）问卷语言既要标准规范又要通俗易懂，避免出现倾向及诱导的提问。问题设计时要能准确反映所要表达的内容，专业术语在问卷中是很忌讳的，要尽量避免使用非大众化、非普及性的专门术语、行语和俗语；问题陈述要有中立性，不能流露出调查者自己的倾向或暗示，否则调查对象提供的答案可能不能真实、准确地反映其实际情况。

（3）问卷问题设计必须符合客观实际情况。①所列出的问题应涵盖调查主题的所有范围，拟定并筛选各问题题目。通过查阅文献选出一些符合研究目的的条目，经过预调查、小组讨论、专家讨论等，删除、合并等处理后，初步形成问卷题目，问卷题目要明确和具体，各题目之间既界限分明，又相互联系，构成一个完整的体系。②问卷设计尽量避免敏感问题。避免直接提问敏感、窘迫性问题及调查对象不愿在调查员面前回答的问题。该类问题若直接提问易遭到拒绝，因此应改为非直接、联想式提问。例如，收入问题，可提供几个收入段作为选项，从而在一定程度上降低敏感性。

七、调查质量管理

在临床研究中，无论采用何种研究方法，必须考虑研究结果的真实性，即尽量保证研究结果与真实情况的一致。质量管理是尽量减少和消除各种误差/偏倚的措施。横断面研究要制定严格的质量管理措施，在研究的全过程贯彻落实。

1. 总体原则 调查项目承担单位全面负责组织、协调、落实和质量管理工作，制定调查方案的质量管理措施；统一调查方法和调查问卷；负责调查员培训、现场调查技术指导及调查全过程的质量管理。调查点要有专人负责质量管理工作，按项目质量管理工作规范及方法，做好本调查点的质控工作。①统一质量管理方法：按照抽样、询问调查、体格测量、生物样品采集、实验室检测、数据管理等工作内容统一制定质量管理措施。②建立内外监督机制：项目技术执行组建立内部质量管理监督小组，并邀请有关专家组成外部质量管理监督小组，对项目实施过程进行外部监督及评价。③统一培训：所有调查人员必须参加项目组织的统一培训，考核合格后方可参与调查。

2. 抽样的质量管理 检查并确保抽样过程按照项目承担单位制定的统一方案的要求进行，并写出抽样过程的书面报告。调查实施过程中应每天检查以保证调查对象为应调查对象，统计应答率，并填写现场工作日志。

3. 询问调查的质量管理

（1）项目承担单位质量管理员要对询问调查进行抽查，发现问题及时总结并确定解决方法。

（2）调查点质量管理员要检查所有询问调查表是否有漏项、错项。如有，要及时纠正，并最后签字。

（3）调查员要掌握领会调查内容，认真调查，调查完成后要对调查问卷全面检查，查看有无漏项、书写错误、逻辑错误等。

4. 体格测量的质量管理

（1）各项体格测量指标要按照统一方法进行测量，所有测量员要统一培训，合格后方可参与调查。

（2）各调查点应使用统一的测量仪器，仪器使用前均须通过计量部门认证。

（3）现场调查质量管理员每天应检查测量员的工作过程并对每名测量员测定的各项指标结果进行复核。

5. 生物样品采集的质量管理

（1）各调查点应使用统一的采集生物样品的专用耗材。

（2）保证每名被调查对象的所有生物样品均有唯一的可识别编码。

（3）各种生物样品要按照统一的生物样品采集方案进行采集，所有实验室工作人员要统一培训，合格后方可参与生物样品采集。

（4）按照统一方法对采集的生物样品进行预处理。例如，采集的血液需及时完成分装或离心。

（5）不同的生物样品有专门的运输与保存条件。例如，血液、尿和粪便采用冷链运输，−80℃长期保存。

6. 实验室检测的质量管理

（1）实验室：在培训结束后，实验室必须利用项目承担单位质量管理组提供的盲样进行考核，考核合格者才可进行实验室检测工作。

（2）仪器维护与校准：所有仪器应有较好的灵敏度和精密度，操作人员应熟练掌握仪器使用及维护保养方法，建立定期维护和使用登记制度。

（3）质量控制血清：各项检测质量控制血清由项目承担单位委托的实验室统一准备并下发。

（4）试剂：实验室使用统一规定的试剂，对各种试剂按照要求正确保存和使用。

（5）质量管理评价：每批标本测定结束后，应按照待测质控血清的检测结果绘制质控图，并进行质量控制评价，如失控要及时解决。

第三节　统计分析策略

研究者利用横断面研究收集的数据，根据研究问题通过统计描述和分析得出研究结果。对收集到的数据资料，首先应仔细检查资料的完整性和准确性，填补缺项、漏项，对重复的予以删除，对错误的予以纠正，从而提高原始数据资料的可靠性和准确性。横断面研究中的统计分析主要包括调查对象的人口学特征描述、疾病（或健康状况）分布特征的分析、疾病（或健康状况）影响因素的分析等。根据不同的研究目的，可着重从以下几方面分析。

（1）按照明确规定的标准，对疾病（或某种健康状态）进行归类与核实，然后按照不同时间、空间及人群中的分布对疾病（或健康状况）进行统计描述。对于连续型变量的数据，根据变量的分布类型，可以计算均数和标准差或中位数和四分位数间距等指标，有时也可同时计算 95%置信区间。分类变量的数据资料可以计算患病率、构成比等。在结果分析时，为了便于不同地区间率的比较，常需要对样本率进行标准化处理。

（2）变量间的关联性。横断面研究可用于了解变量间的关联性，但选择何种变量为预测变量或结局变量取决于研究者的因果假设而非研究设计。对于固有变量，如年龄、性别、种族、受教育程度等，不会随着其他变量或时间而改变，所以通常作为预测变量。然而，其他变量则既可以做预测变量又可以做结局变量。例如，横断面研究显示，学龄儿童蔬菜和水果的摄入状况与抑郁症相关联。将蔬菜和水果的摄入或抑郁症作为预测变量还是结局变量取决于研究者的因果假设。利用单因素分析或多因素分析的方法来分析暴露因素与疾病（或健康状况）的关联时，可采用两种不同的思路：①以是否暴露于某因素作为分组依据进行分析；②以是否患病为分组依据进行分析。

（3）横断面研究提供的是患病率信息，即某一时点（或时期内）患某种疾病的人群在总人群中的比例。患病率对临床医生比较重要，也是临床流行病学研究的重点内容之一。因为他们必须估计门诊患者患某种疾病的可能性；患病率越高，疾病的"先验概率（在获得各种诊断试验结果之前的概率）"越大。此外，患病率对卫生政策的制定同样有着重要的意义，因为卫生决策者想要知道多少人患有某种疾病，从而为其分配合适的医疗资源，实现有限医疗资源的优化配置。在分析横断面研究数据时，可比较具有或不具有某种暴露的两组人群某疾病的患病率，从而得出结局与暴露的关联强度指标 *OR* 值。

（4）横断面研究有时也被用于描述曾经暴露于某因素的人数的比例、疾病的患病率。在这种情况下，确保暴露组与非暴露组的随访时间相同是非常重要的。例如，一项旨在研究儿童肥胖的比例是否与屏幕使用时间有关的横断面研究。通常，年龄大的孩子看电视、玩游戏、上网的机会多，肥胖的风险也大，因此在多因素分析中对年龄进行校正尤为重要。

第四节　研究设计评价

在横断面研究中，所有的调查内容大致在同一时间内完成，没有后续的随访。横断面研究设计非常适合描述变量及其分布特征。例如，我国于 1959 年开展了第一次全国营养调查，完成了 27 个省、自治区、直辖市 50 万人的膳食调查，9 万人的体格检查，2 万人的生化检查，还进行了大量食物的主要营养成分的分析和实验研究。这项横断面研究掌握了当年我国居民的基本膳食营养与健康状况，为当时政府制订粮食定量分配政策提供了依据，为粮食加工等提出了科学数据。随后我国还定期开展了多次横断面的全国营养调查（1982 年、1992 年、2002 年、2010~2013 年及 2015~2017 年），通过系列横断面研究了解我国居民营养与健康状况的变迁。

1. 横断面研究的优点

（1）暴露与结局在同一时间内获得，因此，横断面研究具有快速、经济的优点。

（2）横断面研究在资料收集完成之后，将样本按照是否患病或是否暴露来分组比较，即有来自同一群体自然形成的同期对照组，使结果具有可比性。

（3）横断面研究可以同时调查多种因素，是用于疾病病因探索的重要基础数据资料。

（4）横断面研究可作为队列研究或临床试验的基础，而不增加费用。人群基线的人口学和临床特征的研究结果有时会提示进一步的研究方向。

2. 横断面研究的局限性

（1）横断面研究是对特定时点或特定范围内的调查对象进行调查，收集的信息通常只能反映调查当时个体的疾病与暴露状况，因而基于横断面研究的数据通常难以确定先因后果的时序关系，无法建立因果关联。

（2）在横断面研究的进行过程中，如果调查对象中一些人正处于所研究疾病的潜伏期或者临床前期，则有可能会被误判为正常人，使研究结果发生偏倚，低估该研究群体的患病水平。

（3）横断面研究不适用于罕见疾病的研究，除非样本来自患病人群而非一般人群。这种疾病适合采用病例系列分析来描述疾病特点，而不是分析患者与健康人群之间的差异。

（4）由于横断面研究仅能测量疾病的患病率而非发病率，因此在对病因、预后或疾病自然史进行推断时应慎重。与疾病患病有关的因素可能是疾病发生的原因，但也可能仅与疾病病程或预后有关。

第五节　横断面研究实例

随着期望寿命的延长和生育率的下降，60 岁及以上老年人人口比例显著增加，老龄化已成为全球的普遍现象。痴呆是影响老年人健康和生活质量的重要疾病之一。阿尔茨海默病（Alzheimer's disease，AD）是老年性痴呆的一种主要类型，占全部痴呆病例的 1/2~2/3，除年龄和少数病例有明显遗传背景外，病因至今仍不清楚，常被认为是一种原发性退行性神经精神障碍性疾病。随着全球老龄化，AD 的发生与发展及其流行病学特征已成为研究关注的重点。

为了解大脑动脉粥样硬化和小动脉硬化性神经病理变化与 AD 和认知功能的关联性，有学者开展了一项横断面研究[Arvanitakis Z，2016. Lancet Neurol，15（9）：934-943]。

一、研 究 背 景

脑血管病与痴呆及认知功能的相关性研究的数据非常有限。本研究探索了老年人的两种常见脑血管病变与 AD 和认知功能的关联性。

二、研 究 设 计

研究人群：来自参加一项老龄化队列研究的方便样本。

调查对象的入选标准：65 岁及以上且每年参加临床检查并同意可以在去世后进行脑部解剖的男性和女性；患或未患 AD 均可进入研究；具有完整的神经病理检查数据资料。

样本量：1143 名调查对象。

调查内容：包括认知功能评估；根据临床资料诊断 AD；脑动脉粥样硬化和脑小动脉硬化的神经病理诊断。

统计分析：包括人口统计学特征、临床和神经病理特征的统计描述；脑血管的病理变化和年龄的相关性；利用多因素分析量化脑血管病理改变与 AD 和认知功能的关联性。

三、主要研究结果

研究结果：①调查对象的基本特征，见表 6-2。②脑血管病与 AD 的关联性，见表 6-3。③脑血管病与认知功能的关联性，见表 6-4。

表 6-2　调查对象的基本特征

基本特征	未患 AD（n=665）	患 AD（n=478）	全人群（n=1143）
人口学特征			
死亡年龄（岁）	87.7（83.0，91.8）	90.3（86.2，94.3）	88.8（84.4，93.0）
女性，n（%）	411（62）	326（68）	737（64）
受教育年限（年）	16（13，19）	16（13，18）	16（13，19）
临床特征			
Apo E ε 4，n（%）	123（19）	163（36）	286（26）
血管危险因子，n（%）	485（74）	314（68）	799（71）
MMSE 评分	28（26，29）	14（5，20）	25（16，28）
总体认知评分	-0.1（-0.5，0.2）	-1.8（-2.6，-1.3）	-0.7（-1.6，-0.01）
最后一次临床检查至死亡的时间间隔（月）	8.4（4.8，12.3）	9.8（5.0，16.8）	9.2（5.0，13.4）
神经病理特征			
血管特征			
动脉粥样硬化，n（%）	226（34）	219（46）	445（39）
小动脉硬化，n（%）	206（31）	195（41）	401（35）
脑梗死特征			
全梗死，n（%）	186（28）	207（43）	393（35）
微梗死，n（%）	168（25）	154（32）	322（28）
AD 病理特征			
总评分	0.4（0.1，0.8）	1.0（0.5，1.5）	0.6（0.1，1.1）

注：除标注外，表格中其他数据表示为中位数（P_{25}，P_{75}）

表 6-3　脑血管病与 AD 的关联性

预测因素	OR 值（95%置信区间）	p
AD 病理变化	4.40（3.45~5.61）	<0.0001
全梗死	1.63（1.21~2.20）	<0.0014
微梗死	1.31（0.96~1.78）	0.0840
动脉粥样硬化	1.33（1.11~1.58）	0.0020
小动脉硬化	1.20（1.04~1.40）	0.0160

注：采用 logistic 回归分析，模型校正了死亡时的年龄、性别、教育年限和 Lewy 小体病理改变

表 6-4　脑血管病与认知功能的关联性

认知功能	系数估计值（标准误），p	
	动脉粥样硬化	小动脉硬化
总体认知水平	-0.10（0.04），0.0096	-0.10（0.03），0.0015
情景记忆	-0.10（0.04），0.0170	-0.12（0.04），0.0009
语义记忆	-0.11（0.05），0.0180	-0.10（0.04），0.0130
工作记忆	-0.05（0.04），0.2100	-0.07（0.03），0.0450

续表

认知功能	系数估计值（标准误），p	
	动脉粥样硬化	小动脉硬化
知觉速度	−0.14（0.04），0.0008	−0.12（0.04），0.0012
视空间能力	−0.13（0.04），0.0080	−0.07（0.03），0.0520

注：采用线性回归分析，模型校正了死亡时的年龄、性别、教育年限、AD 病理变化、全梗死、微梗死和 Lewy 小体病理改变

研究结论：该研究发现脑动脉粥样硬化和小动脉硬化与 AD 相关，而且与多个认知功能较低的评分相关联，提示脑血管病可能是患 AD 的潜在危险因素。

（贾小芳）

第七章　病例对照研究

本章要点：

本章首先对病例对照研究进行了概述，接着详细阐述了病例对照研究的概念及设计要点、病例和对照的选择方法、样本量估算方法及问卷调查方法，然后介绍了病例对照研究的衍生类型及病例对照研究的评价方法，最后结合经典的病例对照研究实例进一步阐述病例对照研究的设计要点及评价准则。

第一节　概　　述

病例对照研究（case-control study）属于回顾性研究，是一种分析性流行病学研究方法，是在疾病发生之后去回溯调查对象是否暴露于某特定病因因素的观察性研究，由果及因，主要用于疾病的危险因素和病因学的探索性研究。

病例对照研究是以确诊患有所研究疾病的患者作为病例组，选择未患有所研究疾病的个体作为对照组，通过调查两组人群某个（或某些）研究因素的既往暴露情况，比较病例组与对照组暴露情况的差异，以判断该疾病与暴露因素的关联情况。所谓关联是指两个或多个变量间的一种依赖关系，可能是因果关系，也可能不是因果关系，具体需要根据因果关系判断标准加以衡量判断。

病例对照研究中的“病例”是一个泛指，是指具有某种特定结局的人群，如患有某种疾病、具有某些特征事件的人群，“对照”则是研究时不具有该结局的人群。暴露因素可以是接触过某病原体或化学物质，也可以是服用过某药物或是具有某地区、种族、职业、宗教信仰等特征，暴露因素也叫研究变量，可能是疾病的危险因素，也可能是疾病的保护因素。病例对照研究的设计原理如图 7-1 所示，可将结果整理成表 7-1 的四格表进行统计分析。

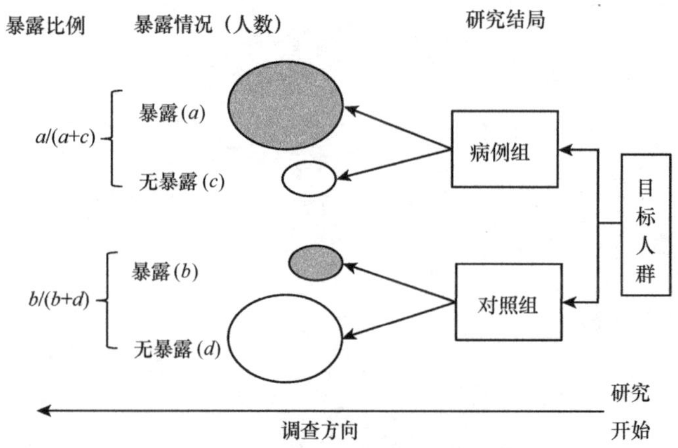

图 7-1　病例对照研究原理示意图

表 7-1 病例对照研究资料的四格表

	病例组	对照组	合计
暴露	a	b	$a+b$
非暴露	c	d	$c+d$
合计	$a+c$	$b+d$	n

第二节 研究设计要点

一、研究目的

1. 探索疾病的可疑危险因素 经典的病例对照研究主要用于病因推论，调查疾病的致病因素或可疑危险因素，为进一步的研究提供病因线索。例如，在鼻咽癌发病的危险因素研究中，调查研究对象的饮食因素、职业、吸烟情况、饮酒情况、家族史等既往情况，探索鼻咽癌发生的可能病因。

2. 药物不良反应的研究 药物上市后有可能会出现未知的或非预期的不良反应，当高度怀疑某种药物可能存在某些不良反应时，特别是发生率低的不良反应，可通过比较病例组和对照组中某种可能引起不良反应的药物的暴露率，从而判断该不良反应是否与药物相关。

3. 评价治疗效果和判断预后 根据研究对象的临床结局，如治愈和未治愈、有并发症和无并发症等，分成病例组和对照组，调查其既往接受某治疗措施的情况，通过比较不同结局的研究对象其既往接受某治疗措施的情况，从而推断既往治疗措施与结局之间的关联关系。

4. 评价防治措施的效果 当评价某疫苗预防某疾病的效果时，可根据研究对象是否患有该疾病分为病例组和对照组，调查和比较研究对象既往接种该疫苗情况，从而判断疫苗的预防效果。

二、研究对象

1. 病例来源 病例主要有两种来源，一是从医院中获得病例，这种研究称为以医院为基础的（hospital-based）病例对照研究，来源于某医院某时期内就诊或住院的患有研究疾病的全部病例。病例应由统一、公认的诊断标准确诊，例如，研究胃溃疡时，应以内窥镜检查的结果作为诊断胃溃疡的依据。使用医院来源病例，可节省费用，容易获得，患者的依从性好，信息较准确完整，但容易发生选择偏倚。二是从某特定人群（如社区）选择病例，这种研究称为以人群为基础的（population-based）病例对照研究，以符合某一规定的人群在某时期内的全部病例作为病例组，当病例数过多时可随机抽取一定数量的样本作为研究对象。其优点是选择偏倚比前一种来源的小，代表性较强，结论推及该人群的可信度较高，但实施难度较大。

2. 对照来源 对照应是未患有目标疾病但与病例人群具有可比性的人群。原则上，对照和病例应来源于同一人群，并且能代表产生病例的人群总体，如同一个社区、同一个医院、同一个单位等。在病例对照研究中，对照的选择十分关键，根据病例的定义可以确定病例的源人群（source population），对照是产生病例的源人群中未患该病的一个随机样本，反映的是源人群的暴露水平。在病例对照研究中，为保证研究的真实性，在选择对照时必须考虑对照的代表性、病例与对照的可比性及可能出现的选择偏倚等问题。如果病例组来自某一特定人群，则可以选择该人群的非病例（未患该种疾病的人）的一个随机样本作为对照，如果病例组来自某医院，则可从该医院中选择同时期就诊或住院的其他病例作为对照。根据研究需要，有时可设多组对照，可同时选择医院的患者和社区人群作为对照。

其他来源的对照包括病例的同胞、配偶、邻居、同事、朋友、同学等，不同来源的对照拟解决的问题不同。例如，兄弟姐妹对照可以控制早期成长环境的影响及遗传因素作用，配偶对照主要是考虑成年期环境的影响，邻居对照可控制社会经济地位这种难以确认和测量的混杂因素。

3. 研究对象的选择 病例与对照应来源于同一个总体（源人群），并尽可能代表一般人群。所选择的病例应尽可能代表总体中患有该病的患者，所选择的对照应尽可能代表总体中未患该病的个体。病例与对照在年龄、性别、种族、社会经济地位等方面的分布应类似于目标研究人群，以降低选择偏倚。首先，病例和对照应有统一的纳入和排除标准。所研究疾病的诊断必须准确可靠，尽量采用行业内公认的诊断标准。其次，病例组与对照组的调查项目相同，统一定义调查内容。最后，病例组尽量纳入新发病例。相对于现患病例，新发病例对于暴露因素的回忆相对比较清晰，提供的信息较为准确可靠，回忆偏倚较小。

三、样本量估计

在病例对照研究中，不同匹配方式下，样本量计算方法不同。在总样本量不变的情况下，病例组和对照组样本含量相等时检验功效最高。病例对照研究中，影响两组样本量的因素主要有以下几种：①病例组和对照组中研究因素的暴露水平（暴露率）。②暴露因素的 *OR* 值。③ I 类错误 α 的取值。④检验功效（$1-\beta$）的取值。⑤是否采用匹配设计。

例 7.1 为了研究吸烟与肺癌的关系，拟开展一项病例对照研究，已知人群中吸烟率约为 20%，预期吸烟者发生肺癌的 *OR* 值为 2.00，α 取 0.05（双侧），检验功效（$1-\beta$）为 0.90。研究采用不同的设计方法，样本量估算方法将不同。

1. 非匹配设计 如果采用非匹配设计，病例组样本量可采用式（7-1）计算得出，其计算公式为

$$n_{\text{case}}=\frac{\left(1+\dfrac{1}{r}\right)\times(z_\alpha+z_\beta)^2\times\bar{p}\times(1-\bar{p})}{(p_1-p_0)^2} \tag{7-1}$$

$$n_{\text{control}}=r\times n_{\text{case}} \tag{7-2}$$

$$\bar{p}=\frac{p_1+r\times p_0}{r+1} \tag{7-3}$$

式中，p_0 和 p_1 分别为对照组与暴露组的暴露比例。r 表示对照组与病例组样本数的比例（对照组例数是病例组的多少倍），如 r=2 表示对照组与病例组比例为 2∶1；当 r=1 时，表示两组例数相等。z_α 和 z_β 为标准正态分布中 α 和 β 对应的分位数界值（表 7-2）。如果已知对照组的暴露比例 p_0 和 *OR* 值，可采用式（7-4）计算出 p_1。

$$p_1=\frac{p_0\times OR}{OR\times p_0+(1-p_0)} \tag{7-4}$$

表 7-2　标准正态分布的分位数表

α 或 β	z_α/z_β（单侧）	z_α（双侧）	α 或 β	z_α/z_β（单侧）	z_α（双侧）
0.001	3.09	3.29	0.050	1.64	1.96
0.005	2.58	2.81	0.100	1.28	1.64
0.010	2.33	2.58	0.200	0.84	1.28
0.025	1.96	2.24	0.300	0.52	1.04

例 7.1 中，已知 p_0=20%，OR=2.00，α=0.05，1-β=0.90。如果采用非匹配设计，病例组和对照组样本量相等，则病例组样本量的计算为

$$p_1 = \frac{0.20 \times 2.00}{2.00 \times 0.20 + (1-0.20)} \approx 0.33$$

$$\overline{p} = \frac{0.33 + 1 \times 0.20}{1+1} \approx 0.27$$

$$n_{\text{case}} = \frac{(1.96+1.28)^2 \times 0.27 \times (1-0.27) \times (1+1)}{(0.33-0.20)^2} \approx 245$$

$$n_{\text{control}} = 1 \times 245 = 245$$

即病例组和对照组各需 245 人。

如果例 7.1 中，病例组与对照组的样本量按 1∶3 设计时，病例组和对照组样本量的计算过程如下。

$$\overline{p} = \frac{0.33 + 3 \times 0.20}{3+1} \approx 0.23$$

$$n_{\text{case}} = \frac{(1.96+1.28)^2 \times 0.23 \times (1-0.23) \times \left(1+\frac{1}{3}\right)}{(0.33-0.20)^2} \approx 147$$

即病例组样本量为 147 例，对照组样本量约为 441 例（3 × 147）。

2. 1∶1 匹配设计　在配对设计中，只有病例组和对照组暴露情况不一致的对子（表 7-1 中的格子 b 和 c）才有比较的意义。设 M 为不一致的对子数，则

$$M = \frac{[z_\alpha / 2 + z_\beta \times \sqrt{p(1-p)}]^2}{(p-0.5)^2} \tag{7-5}$$

式中，$p = \frac{OR}{1+OR}$。计算出 M 后，1∶1 匹配设计病例对照研究所需样本量可通过式（7-6）计算：

$$n_{\text{pairs}} = \frac{[z_\alpha / 2 + z_\beta \times \sqrt{p \times (1-p)}]^2}{(p-0.5)^2 \times [p_0 \times (1-p_1) + p_1 \times (1-p_0)]} \tag{7-6}$$

式中，p_0 和 p_1 分别为对照组与病例组的暴露比例。

例 7.1 的研究，如果采用 1∶1 匹配设计，样本量计算过程如下。

$$p = \frac{2.00}{1+2.00} \approx 0.67$$

$$M = \frac{[1.96/2 + 1.28 \times \sqrt{0.67 \times (1-0.67)}]^2}{(0.67-0.5)^2} \approx 87$$

$$n_{\text{pairs}}=\frac{87}{0.20\times(1-0.33)+0.33\times(1-0.20)}\approx 219$$

即采用 1∶1 匹配设计，共需要调查 219 对病例和对照。

3. 1∶*m* 匹配设计　在病例对照研究中，如果病例组和对照组采用 1∶*m* 匹配，则样本量计算过程如下。

$$n=\frac{[z_{\alpha}\sqrt{(1+1/r)\overline{p}(1-\overline{p})}+z_{\beta}\sqrt{p_1(1-p_1)/r+p_0(1-p_0)}]^2}{(p_1-p_0)^2} \tag{7-7}$$

$$n_{\text{control}}=r\times n_{\text{case}} \tag{7-8}$$

式中，p_0 和 p_1 分别为对照组与病例组的暴露比例。$\overline{p}$ 的计算见式（7-3）。例 7.1 的研究，如果采用 1∶3 的匹配设计，样本量计算过程如下。

$$\overline{p}=\frac{0.33+3\times0.20}{3+1}\approx 0.23$$

$$n_{\text{case}}=\frac{\left[1.96\times\sqrt{\left(1+\frac{1}{3}\right)\times0.23\times(1-0.23)}+1.28\times\sqrt{\frac{0.33\times(1-0.33)}{3}+0.20\times(1-0.20)}\right]^2}{(0.33-0.20)^2}\approx 146$$

$$n_{\text{control}}\approx 3\times 146=438$$

即病例组样本量为 146 例，对照组样本量为 438 例。

四、匹 配 方 法

在病例对照研究中，为提高统计功效，通常会采用匹配设计，即要求对照在某些因素或特征上与病例一致或相似，是一种限制研究因素以外的其他因素对结果干扰的手段。匹配的特征或变量必须是已知的混杂因子或者有充分的理由怀疑为混杂因子。病例对照研究中的匹配方式分为频数匹配（frequency matching）与个体匹配（individual matching）。

1. 频数匹配　匹配的因素在病例组和对照组中的分布是一致的，即病例组和对照组在某些特征或变量的构成比例一致，如病例组和对照组中男性的比例均为 70%、两组每个年龄段人数比例相同。

2. 个体匹配　以病例和对照个体为单位进行匹配，即给每一个病例选择一个或者多个对照，使对照在某些特征或因素（如年龄、性别等）方面与相匹配的病例相同或基本相同。病例与对照的比例，一般按 1∶*m* 的匹配方法，1∶1 匹配又称配对，也可以 1∶2，但一般不超过 1∶4（表 7-3）。匹配的因素不宜过多。匹配因素过多不仅影响结果的可靠性，造成人、财、物的浪费，而且容易出现过度匹配（over matching）。过度匹配是指在匹配设计中，假如匹配因素是重要的病因因素，疾病与其关系较所研究的危险因素更密切时，若按该因素匹配选择对照，则可能掩盖疾病与所研究危险因素的关系。

表 7-3　病例对照比例与效能的关系

病例对照比例	理论上可获得的信息（%）	净增信息量（%）	病例对照比例	理论上可获得的信息（%）	净增信息量（%）
1∶1	50	50	1∶4	80	5
1∶2	67	17	1∶5	83	3
1∶3	75	8			

病例对照研究中要慎重选择匹配因素，一旦某因素被匹配，将不能再分析该因素和疾病的关系，也不能分析它与其他因素的交互作用。把不必要的因素纳入匹配，企图使病例和对照尽量一致，不仅增加工作难度，而且降低研究效率。匹配设计中需注意以下几个要点：①只与可疑病因有关而与研究疾病无关的因素不能作为匹配因素。②研究因素和研究疾病病因链上的中间变量不应作为匹配因素。③匹配因素过多会增加选择对照的难度，实际中选择的匹配因素不能过多，否则难以寻找合适的对照。④选择匹配因素需综合考虑研究目的与专业知识，不能随意选择。⑤匹配设计可以增加研究效率，同时也增加研究复杂度和研究费用。⑥根据研究变量的性质、匹配的必要性与实际可行性进行匹配，离散变量可以完全匹配，连续变量可以分成若干类再匹配，如年龄按 5 岁一个年龄组进行分组匹配，分组的程度需慎重，防止过度匹配。

五、调查表的制定

调查表是在收集资料前根据研究目的和研究对象制定的，通过查阅病历、询问调查、电话调查等方式收集所需的信息。一份良好的调查表应包含但不限于以下几方面内容。①标题：简明扼要地说明调查主题的标题更易于引起被调查者的兴趣，降低被拒答的概率。②说明：在调查表的封面向被调查者说明调查的目的和意义，说明填表须知、调查时间及调查表中的其他事项，让被调查者充分知情，了解调查目的，同意并按要求完成调查。③人口学特征：被调查者的年龄、性别、民族、教育程度、职业等，病例对照研究中，调查这些因素的目的是检验病例和对照二者是否具有相似的组成和代表性。④调查表主要内容：根据研究目的制定，是调查表的核心部分。⑤调查人员登记：调查表最后附上调查员的姓名和调查日期，以及被调查者的联系方式等信息，以便进一步核查或追踪。

调查表的设置需注意以下几方面内容：①根据研究方案，将调查的问题具体化，每个项目的定义明确，避免笼统、抽象和不确切的问题，尽可能使用封闭式问题；封闭式问题在前，开放式问题在后。②结构合理、逻辑性强，使调查表的条理清晰，问题顺序符合被调查者的思维逻辑，提高调查的应答率。③问题应通俗易懂，避免使用专业术语，对敏感性问题采取一定的技巧调查。④控制调查表的长度，调查时间不宜超过 30min。⑤调查表的设置应便于资料的整理和统计分析。

六、常见偏倚及控制

病例对照研究是一种回顾性研究，比较容易产生偏倚。因此，需要在研究的设计、实施和统计分析的过程中，识别偏倚的来源及其产生原因，采用合适的方法最大限度地控制偏倚对研究结果的影响，以保证研究的有效性。病例对照研究中常见的偏倚有选择偏倚、信息偏倚和混杂偏倚。

1. 选择偏倚　是指入选到研究中的对象与没有入选的对象在某些特征上存在差异而引起的系统误差，即研究对象在某些特征上与目标人群之间相差较大，从而导致研究结果偏离真实情况。

（1）伯克森偏倚：是指利用医院病人作为研究对象时，由于就诊机会和入院率不同而导致的偏倚。影响就诊机会和入院率的因素有很多，如疾病的严重程度、患者的经济条件、医院的等级和技术水平等。

（2）奈曼偏倚：在病例对照研究中，选择的病例一般来源于现患病例或存活病例，而不包括死亡病例或病程短、症状轻的病例。现患病例对自身所患疾病常已有所认识，会主动改变可能危险因素的暴露情况，获得的因素可能与存活有关，与该病的发病未必相关。这种现患病例与新发病例之间的差别，可能导致某些特征或因素与所研究疾病的关系被歪曲。

（3）检出症候偏倚：是指由于某些与致病无关的症状或体征，使患者及早就医，从而提高了早期疾病的检出率，致使过高地估计暴露程度而产生的系统误差。例如，研究雌激素与子宫内膜癌关系的病例对照研究中，病例组的雌激素使用率高于对照组，从而推断雌激素使用与子宫内膜癌有关联的结论，实际上，是使用雌激素后易出现阴道出血而导致就诊机会增多，使得子宫内膜癌更易于早期发现，导致病例组使用雌激素比例较高。

2. 信息偏倚 又称观察偏倚，是在信息收集的过程中，由于测量暴露与结局的方法有缺陷，使得获取的资料存在系统误差，常见的有回忆偏倚和调查者偏倚。信息偏倚可来自研究对象，也可来自研究人员。

（1）回忆偏倚：病例对照研究是回顾性研究，在调查研究对象的既往暴露情况时，由于被调查对象回忆不完整或回忆失真，造成的系统误差。回忆偏倚的产生原因有以下几方面：①调查时间与事件发生的间隔时间长，研究对象记忆不清。②研究对象由于高龄、重病或死亡等各种原因不能直接应答，由其配偶、父母、子女等回答，所获得信息受替代应答人的记忆和对研究对象的了解程度的影响。③被调查对象对所调查的因素或事件关注程度不同，病例组对过去暴露经历会认真回忆并提供有关信息，若选取来自社区的一般人群作为对照组，因其对过去的暴露经历不予重视或易遗忘，容易产生回忆偏倚。

（2）调查偏倚：可能来源于调查工作人员，也可能来自于被调查者。调查偏倚是由于调查工作人员事先知道被调查者的患病情况，在收集资料时，会自觉或不自觉地采取各种方法深入询问或者收集有关的可疑影响因素，调查人员也有可能有意或无意地诱导被调查者回答以符合某假设的病因，人为地夸大或缩小了研究因素的作用，从而导致病例组和对照组出现系统误差。被调查对象中，病例组的被调查对象可能为了解他们的疾病，比对照组更可能提供阳性暴露，从而导致调查偏倚。

3. 混杂偏倚 是在研究某因素与某疾病的关联时，暴露因素与疾病发生的相关程度受到第三个因素（混杂因素）的歪曲或干扰，从而掩盖或夸大了研究因素与疾病之间的关联。混杂因素是指与研究因素和疾病均相关，不是研究因素与疾病因果链上的中间环节或中间步骤，在病例组和对照组人群中分布不均的因素。

4. 偏倚的控制 病例对照研究的偏倚应在研究设计阶段、实施阶段和统计分析阶段有针对性地进行控制。

（1）设计阶段：①科学严谨的设计，尽可能通过随机抽样的方法选择研究对象，避免因主观、任意选择研究对象造成的偏倚。②如果在医院选择病例时，可从多个医院选择病例，并可同时设置医院对照和社区对照。③尽可能选择新发病例，以降低回忆偏倚。④病例组中应同时收集早期、中期、晚期等不同疾病期的研究对象。⑤研究者应制定详细的收集资料方法，尽量采用客观的测量指标。⑥利用限制、匹配等方法控制混杂偏倚。

（2）实施阶段：①严格按照既定的标准纳入研究对象。②在实施过程中采取各种措施获取相关信息，利用客观的记录资料，并重视问卷的提问方式和调查技巧。③认真做好调查员培训，建立严格的质量管理方法。

（3）统计分析阶段：注意病例组与对照组的均衡性，并利用分层分析、多因素分析、倾向性评分等方法控制混杂因素对结果的影响。

七、病例对照研究的优缺点

（1）优点：①适用于罕见病的研究。研究罕见病时，采用病例对照研究所需要的样本量比前瞻性队列研究所需的病例数少。②省力、省时、省钱，容易组织实施。③不仅用于病因学的探讨，而且可广泛用于其他研究。④当病因不明时，可以同时研究多个因素与某种疾病的联系，筛选病因，探索多种可能危险因素。⑤多采用调查询问、查询病历记录形式收集数据，不干预研究对象行为，对研究对象无损害。

（2）缺点：①发生选择偏倚的可能性大，以医院患者为研究对象时尤为明显。②通过收集既往信息获取数据，存在回忆偏倚，暴露与疾病发生的时间先后顺序难以确定，无法证实因果关系。③无法获得暴露组和非暴露组某研究疾病的发病率。

第三节　统计分析策略

一、统 计 描 述

（1）一般特征描述：描述研究对象各种特征的构成，如性别、年龄、职业等因素的分布；频数匹配时，还应描述匹配因素的频数比例。

（2）组间均衡性检验：比较病例组和对照组的某些特征是否存在差异，目的是检验病例组与对照组在研究因素以外的其他基本特征的可比性。原则上，研究因素外的其他基本特征在两组间的分布均衡时，病例组和对照组的暴露差异才有意义，对于有统计学差异的其他非研究因素，在统计分析时需要考虑该因素可能对研究结果的影响。

二、关 联 强 度

病例对照研究的结果可整理成表 7-1 的四格表，表示疾病与暴露因素之间关联强度的指标为 *OR* 值，$OR=\dfrac{ad}{bc}$ 是病例组与对照组的暴露优势之间的比值，表示暴露组患某疾病的风险是非暴露组的多少倍。当发病率小于 5%时，*OR* 值近似于 *RR*。*OR* 取值介于 $0\sim\infty$，当 $OR>1$ 时，表示暴露因素与疾病呈正相关，*OR* 值越大，疾病的危险度增加；当 $OR<1$ 时，说明暴露因素与疾病呈负相关，*OR* 值越小，疾病的危险度减少；当 $OR=1$ 时，说明研究因素与该疾病之间无联系。

对于单因素组间比较，根据资料类型，选择对应的分析方法。连续型资料的组间比较可选择 t 检验或秩和检验；分类资料的组间比较可采用 χ^2 检验或费希尔精确概率测验（Fisher's exact probability test）。

例 7.2　为研究吸烟与肺癌的关系，开展了一项非匹配设计的病例对照研究，根据是否发生肺癌，分成病例组和对照组，结果整理为表 7-4 的四格表。

表 7-4 肺癌与吸烟关系的病例对照研究结果

	病例	对照	合计
吸烟	688	650	1338
不吸烟	21	59	80
合计	705	709	1418

病例组和对照组吸烟率差异的比较采用χ^2检验，χ^2=19.13，对应的 P<0.001，即肺癌组的吸烟率高于对照组，差异有统计学意义。吸烟与肺癌的关联强度 *OR*=2.97，表示吸烟者中肺癌的发生风险是非吸烟者的 2.97 倍。*OR* 值是该研究样本的一个点估计值，考虑到抽样误差，一般要计算 *OR* 值的 95%置信区间来估计总体 *OR* 值的范围。例 7.2 中 *OR* 值的 95%置信区间为 1.79~4.95。在论文中多采用“*OR*=2.97（95% *CI*：1.79~4.95）”的形式表述。

三、分层分析

病例对照研究中，测量某一因素是否为混杂因素或为了控制混杂因素的影响，可利用分层分析方法，比较分层调整前和分层调整后，暴露因素和疾病之间关联强度的差别程度。分层就是把研究样本按照某个因素的不同取值水平划分为若干层，分别分析各层内暴露因素与疾病的关联强度。需要注意的是，在样本含量不大的情况下，当需要控制多个混杂因素时，使用分层分析法会出现层数过多（如年龄分 5 组、性别分 2 组、则分成 10 层），每层的人数很少甚至可能出现某些层样本量为零的情况，这种情况下分层分析的效率很低，更多情况下需要采用多因素分析方法。

四、多因素分析

在疾病危险因素的分析中，危险因素和疾病的关系是相互影响的，采用 logistic 回归等多因素分析方法校正多个混杂因素对结果的影响，进一步筛选出可能的危险因素。病例对照研究主要包括匹配和非匹配两种设计方式，设计思路不同，采用的回归模型不同，其中匹配设计通常采用条件 logistic 回归，非匹配设计通常采用非条件 logistic 回归。

第四节 病例对照研究的衍生类型

一、巢式病例对照研究

巢式病例对照研究又称为嵌入式病例对照研究，是队列研究和病例对照研究相结合的一种研究设计类型，1973 年由曼特尔（Mantel）提出。它以队列研究为基础，将队列中随访至某个时间段内的全部病例作为病例组，选择队列中未发病的研究对象作为对照组。然后，采用传统病例对照研究的统计分析方法计算 *OR* 值，评价暴露与疾病的关系。“巢式”在此指病例与对照来自同一特定队列，犹如出自一巢之鸟之意。巢式病例对照研究主要有以下几个特点：①暴露是在发病之前搜集，暴露与疾病的时间先后顺序同队列研究，符合因果推断的要求。②暴露资料在发病前搜集，大幅降低了信息偏倚。③标本收集先于疾病的发生，故反映了发病前该标志物的状态，不受发病后治疗等因素对标志物状态的影响。

④所需样本量较队列研究小，可节省人力、物力，特别适合于分子流行病学研究。⑤可直接利用已建立的队列和相应标本库，无须长期随访，成本较低。⑥临床上研究疗效与预后，可利用收治的累积病例及入院初所收集的标本进行。⑦验证病因假设的能力强于传统的病例对照研究，在临床研究中具有巨大的应用潜力。巢式病例对照研究的不足之处在于新建研究队列和标本库均需要花费较大的人力、物力，不适合罕见疾病的研究；且与传统队列研究相比，巢式病例对照研究的研究把握度降低。有关巢式病例对照研究的相关内容将在第八章队列研究中详细介绍。

二、病例队列研究

病例队列研究由普伦蒂斯（Prentice）于 1986 年提出，是对巢式病例对照研究方法的进一步改进。巢式病例对照研究虽然结合了队列研究和病例对照研究的优点，但是，如果在队列研究的基础上开展多次巢式病例对照研究时，每次研究均需要选择对照，导致研究效率低下。况且在按照匹配条件选择对照时，选取的对照对全队列的代表性不强，有违病例对照研究的前提。因此，Prentice 提出在队列建立后，可以通过随机抽样的方法从队列中选取一个有代表性的子队列设置为对照。这样就解决了对照代表性不佳及重复选取对照的问题，如果病例组、对照组出现某些因素不可比的情况，可在统计分析阶段通过多因素分析等方法予以解决。病例队列研究的应用范围基本与病例对照研究和队列研究一致。在病例队列研究中，不同疾病的病例组共用一个对照，因此可以同时进行多种疾病的病因学研究。有关病例队列研究的相关内容将在第八章队列研究中详细介绍。

三、病例家庭对照研究

1. 病例父母对照研究（case-parental control study）　很多慢性病的发生都是基因与环境交互作用的结果，传统的病例对照研究在选择对照时未考虑到病例和对照存在的潜在遗传结构差异所造成的偏倚，导致发现的很多遗传易感位点都是无效位点。病例父母对照研究是以病例的父母双亲为对照，寻找与疾病发生相关的遗传标志或者与之相邻位点上存在连锁不平衡的等位基因，评估环境暴露与基因之间的交互作用。应用该设计时，所研究人群的遗传方式需服从孟德尔遗传定律[哈迪-温伯格平衡（Hardy-Weinberg equilibrium）]。与传统病例对照研究相比，病例父母对照研究有以下几个显著特点：①可减少由于不同人群遗传结构差异所造成的偏倚。②病例的父母亲比随机在人群或医院中选择的对照具有更高的参与率。③分析方法选用恰当时，病例父母对照研究设计可以更好地研究基因与基因间、基因与环境因素间的交互作用，而且所需的样本含量较小。④可以检验遗传因素的主效应及遗传与环境的交互作用，但是不能单独评价环境因素的作用。

2. 病例同胞对照研究（case-sibling control study）　是以患者及患者未发病的同胞作为研究对象，对其进行基因分型，通过比较同胞的等位基因或者基因，探索遗传因素是否与疾病发生相关联。病例同胞对照研究的优点包括以下几点：①与病例父母对照研究相比，同胞对照更容易获得。尤其是对于许多晚年发作的疾病，选择未发病的同胞比选择患者父母更容易。②选择患者的同胞作为对照，可以避免人群分层所导致的偏倚。③可以提高收集资料的质量。由于同一家系里有多个成员填写调查表，研究者可以交叉验证（cross-validation）患者和同胞所填调查表的某些信息是否一致。但是，由于同胞的基因来源于相同的亲代，因而患者和未发病的同胞之间等位基因频率的差别要小于随机人群中抽取的发病和未发病者之间的差别，因此其发现差异性遗传位点的能力小于传统病例对照研究。

四、病例-病例研究

临床上很多疾病都具有一定的异质性，可以分为不同的亚组，如按 ER、PR、HER2 的不同组合可以将乳腺癌分为 Luminal A 型、Luminal B 型、HER2 阳性型和三阴型。当未发病对照很难搜集时，可以采用不同亚组的病例作为对照，研究疾病的遗传、环境的交互作用。该类型的研究主要用于同一种疾病不同亚组间遗传和环境危险因素的探讨，也可以用于耐药性和遗传易感性方面的分析。病例-病例研究的主要特点包括：①在选择病例时，首选以人群为基础的新发病例，这样可减少因选择现患病例，导致欲研究的环境因素改变而造成的信息偏倚。例如，在研究咖啡摄入与胰腺癌关系时，现患胰腺癌患者可能会有意识减少咖啡摄入量。②基因型应与研究的暴露或环境因素独立或不影响环境因素的暴露水平。③因为不同环境因素之间互相独立的情况很少见，病例-病例研究不适合进行不同环境因素之间的交互作用分析。

病例-病例研究的主要优势在于无须专门选择对照组，避免了对照选择不当引起的偏倚和标本收集检测的诸多问题；就研究所需病例组样本数而言，少于传统病例对照研究；交互作用估计值精确度较高。其局限性主要在于仅能研究遗传因素、环境因素的交互作用，而不能分析遗传、环境因素的主效应或其单独效应。交互作用中也只能分析其相乘模型作用，而不能分析其相加模型协同作用。

五、病例交叉研究

与病例-病例研究类似，病例交叉研究（case-crossover study）也是用于对照较难选择时的一种可行的研究设计方法。病例交叉研究是通过比较患者发病风险期内及对照期内暴露因素暴露水平的差异，检验暴露与疾病的关系。由于采用患者自身对照，无须考虑年龄、性别、受教育水平及遗传因素的差异，可以避免众多已知与未知混杂因素的影响。在开展病例交叉研究前，需要根据研究目的及其事件可能的相关因素、临床经验、文献资料确定一个事件的发病风险期（hazard period），然后详细调查患者急性事件发病前风险期内的暴露状况（强度、持续时间等）作为对照，同样调查患者急性事件发生前一天、一周、一个月或者 1 年的暴露状况。最后，通过对比风险期内和急性事件发生前的暴露状况，检验暴露与疾病的关系。这种类型的设计主要用于某种或者某些危险因素短暂暴露触发急性临床事件，如脑梗死、脑出血、心肌梗死等疾病病因学的研究。

第五节　病例对照研究设计的评价

2004 年 9 月临床流行病学家、统计学专家联合部分杂志主编，制定了观察性研究的报告规范——加强流行病学中观察性研究报告质量（strengthening the reporting of observational studies in epidemiology，STROBE）（见本书第十四章），为规范性报告和评价观察性研究提供了依据。截至目前，STROBE 已经更新到第 4 版，在第 4 版 STROBE 中对于病例对照研究的设计评价进行了详细的描述。2007 年出版的 *critical appraisal of epidemiological studies and clinical trials* 也对病例对照研究的批判性评价提供了准则。综合上述两份材料，病例对照研究的评价需要从以下几点出发。

1. 提出的研究问题是否清晰及重要 可以从研究题目、前言、研究方法中判定研究是否有明确的研究假设，提出的问题是否解决该领域内的核心问题。一项好的病例对照研究是研究者多年临床和科研实践相结合，并在阅读大量文献的基础上提出来的临床问题，而不是既往研究的简单重复。

2. 研究设计是否合理？能否解决提出的研究问题 应根据提出的研究问题选择合适的研究设计类型，如果是广泛探索某种疾病的病因则适合采用成组设计的病例对照研究。如果研究目的是着重检验某种暴露与疾病的关系，则宜采用匹配的病例对照研究。采用匹配的病例对照研究时，需要阐明病例与对照的比例及匹配条件。

3. 样本量是否足以排除随机误差的影响 虽然病例对照研究非常适合罕见病的病因学研究，但是仍然需要一定的样本量来保证检验功效。在评价病例对照研究的样本量时，要着重评价样本量计算的依据，如样本量是随意选择还是基于以往的文献报道或前期预调查。在样本量计算时，是否提供了详细的计算参数及计算依据，如对照组和/或病例组的预估暴露率、*OR* 值、匹配类型、病例与对照的比例、Ⅰ类错误 α 和Ⅱ类错误 β 的取值等。

4. 病例和对照的定义是否明确，代表性如何 代表性是选择病例和对照的基本原则。选择的病例应尽可能代表所研究的同类患者。在病例对照研究中，病例和对照均要有明确的定义、统一的诊断标准。病例一般定义为患有某种疾病的个体，也可以是带有某种特征的人群。病例的诊断需要按照现有的金标准。例如，肿瘤的确诊一般需要有正规医疗机构出具的病理报告。

对照需要选择未患所研究疾病的个体，对照是否患有所研究的疾病最好也按照病例的诊断标准进行排除，对照也可以是患有其他不影响暴露水平的疾病的个体。

5. 病例与对照的可比性 病例对照研究中，对照不仅是未患有所研究疾病个体的简单集合，而是能代表病例来源的源人群暴露水平的一个无偏样本。以社区为基础的病例对照研究，在选择对照时最好选择病例的邻居或者同事为对照；而以医院为基础的病例对照研究，在选择对照时则应该按照暴露因素外的某些特征（如年龄、性别）进行匹配，以最大限度地降低选择偏倚的影响。

6. 暴露测量的准确性和可靠性 病例对照研究需要详细阐述暴露的测量方法、测量时间和测量内容。采用的暴露测量工具需要具有较好的信度和效度。例如，饮食相关因素的调查，多采用食物频数问卷（food frequency questionnaire）。如果可行，尽量采用客观指标测量暴露水平。例如，在调查吸烟暴露水平时，用血清中可替宁水平来代替问卷，可以更准确地反映烟草的暴露水平。同时，还需要评价病例和对照的暴露是否都采用同一种测量方法。

7. 是否明确定义了混杂因素及混杂因素的控制方法 一项设计良好的病例对照研究，在研究设计阶段就需要通过文献及现有知识确定可能的混杂因素，以便在问卷设计及资料搜集阶段对这些变量的信息进行针对性地搜集。在报告病例对照研究的结果时，还需要阐明混杂因素的具体控制方法。例如，在研究设计阶段采用匹配的方法进行控制，在数据分析阶段采用分层分析、多因素分析、倾向性评分等方法进行校正。

8. 是否采用了合理的统计分析方法 对统计分析部分，是否详细描述了所用的统计分析方法，如分层分析是按照哪个因素进行的分层；logistic 回归校正了哪些混杂因素及其混杂因素的分类等。此外，还需要考虑是否有更合适的统计方法，如是否需要考虑因素之间的交互作用。

9. 研究结果的外推性如何 要从研究对象的代表性角度出发，对研究结果的外推性进行评价，如研究对象选择时是否局限在具有某种特征的人群中（职业人群）、纳入和/或排除的研究对象是否存在系统差异。如果存在差异，则将研究结果外推至其他人群时需要格外谨慎。

第六节 病例对照研究实例

本节以发表在新英格兰医学杂志上的一项 1∶2 匹配的病例对照研究 *Increased risk of endometrial carcinoma among users of con-jugated estrogens*（Ziel HK，Finkle WD，1975. N Engl J Med，293：1167-1170）为例，简要介绍病例对照研究的设计和评价。

一、前　　言

1962~1973 年美国雌激素的销售量成倍增长，其中以普雷马林联合硫酸钠雌酮治疗绝经后综合征的方案应用最为广泛。然而，动物实验及少数人群研究显示，雌激素可能会显著增加子宫内膜癌的发生风险。在此背景下，为了进一步确证雌激素使用与子宫内膜癌的关系，研究者利用凯撒永久医疗中心（Kaiser Permanente Medical Center）（美国洛杉矶）肿瘤登记系统中登记的子宫内膜癌患者为病例组，以与病例参加同一保险计划的未患子宫内膜癌的健康人群作为对照，开展了一项 1∶2 匹配的病例对照研究。

二、研究设计

1. 研究对象 病例组：选择 1970 年 7 月 1 日~1974 年 12 月 31 日，美国洛杉矶 94 名购买凯撒基金会健康计划（Kaiser Foundation Health Plan），并在 Kaiser Permanente Medical Center 确诊为子宫内膜癌的所有患者作为病例组。子宫内膜癌的诊断以病理报告为准，并排除子宫肌瘤和绒毛膜癌。

对照组：从购买 Kaiser Foundation Health Plan 的会员清单中为病例组的每位患者选择两名对照。对照与病例的匹配条件包括年龄相差一岁以内、与病例居住在同一邮政编码区、购买医疗保险时间与病例相似、未行子宫切除术。

2. 病例记录审阅 由医疗记录专员调取 94 名病例及 188 名对照的病案记录，并首先审阅 188 名对照的病案记录，查阅是否有子宫切除，如果发现有子宫切除则选择另外一个与病例相匹配且子宫完整的对照代替。在搜集完所有病例和对照的病案记录后，医疗记录专员登记病例的诊断日期并将诊断前一年的日期定义为参考日期，并将参考日期后的病案信息进行覆盖。与病例类似，对照在相似时间段内的医疗信息也进行覆盖。病案提取专员在未知分组的情况下采用统一表格从病案记录中提取研究对象的雌激素使用信息。

三、主要结果

表 7-5 展示的是病例和对照的雌激素使用情况，与对照组相比，病例组使用雌激素治疗的优势是其 7.6 倍（*OR*=7.6，95% *CI*：4.3~13.4；*P*<0.001）。

表 7-5　雌激素使用与子宫内膜癌的关系 *n*（%）

分组	使用雌激素	不使用雌激素
子宫内膜癌	54（57）	40（43）
对照	29（15）	159（85）

表 7-6 展示的是雌激素使用时间与子宫内膜癌的关系。由表 7-6 可知，随着雌激素使用时间的延长，发生子宫内膜癌的风险显著上升。

表 7-6　雌激素使用时间与子宫内膜癌的关系

分组	雌激素使用时间（年）					
	不清楚	≥7	5.0~6.9	1.0~4.9	<1	未暴露
子宫内膜癌	14	14	9	14	3	40
对照	6	4	5	10	4	159
OR 值	9.3	13.9	7.2	5.6		
P	<0.01	<0.01	<0.01	<0.01		

（叶艳芳　谢传波）

第八章 队列研究

本章要点：

简单介绍队列研究的基本概念，阐述队列研究设计的要点，给出队列研究的统计分析策略与统计报告要点，总结队列研究的优缺点以及设计中需要注意的事项。

第一节 概 述

一、队列研究概念

队列研究（cohort study）是指将某一特定人群按是否暴露于某可疑因素或按不同暴露水平分组，追踪观察一段时间，比较各组发病率或死亡率的差异，以检验该暴露因素与研究疾病是否存在关联及关联强度的一种观察性研究方法。

队列研究具有 3 大要素：队列（cohort）、暴露及结局，这 3 大要素以时间为轴线构成了从“因”到“果”的时间先后顺序。队列是特定的研究人群，是具有某个（或某些）特质的、未发生研究疾病的一群人。根据研究对象是否接触过某种特定的物质或具备某种待研究的状态或特征（暴露），可以根据研究对象的自然暴露状态分成暴露组与非暴露组或者不同的暴露水平组，随访观察一段时间后，比较不同暴露组或各暴露水平下某种健康状态（或结局）的发生情况与差别，以推断暴露与结局之间可能存在的关联及关联强度。

二、研究设计特点

队列研究是一种分析性流行病学研究方法。不同于病例对照研究的“病-因”倒序，队列研究的“暴露”与“结局”存在时间上的先后顺序，便于进行因果推断。其中，前瞻性队列研究是观察性研究中证据级别最高的研究类型，通过前瞻性收集研究资料，信息可靠，能够极大地避免回忆带来的信息偏倚。队列研究中的分组是依据研究对象某特质/暴露因素的自然状态进行的，非人为施加，也不存在随机分配，是一种真实世界的状态，这也是队列研究区别于干预性研究的特征。前瞻性队列研究结果作为干预性研究的重要补充，在一定的条件下，可直接得出因果关联。

基于队列研究的设计特点，其研究目的可以是以下几种：①观察疾病的发生、进展、结局变化等全过程。②估计疾病的人群发病率与发病风险，寻找高危人群。③评价预防或干预措施在人群中的真实效果。④探索暴露与疾病的关联性，验证病因学假设，检验因果关联。

三、研究设计类型

依据研究对象进入队列及终止观察的时间，队列研究可分为前瞻性队列研究、历史性队列研究（historical/retrospective cohort study）和双向性队列研究（ambispective cohort study）。3 种队列研究方法示意见图 8-1。

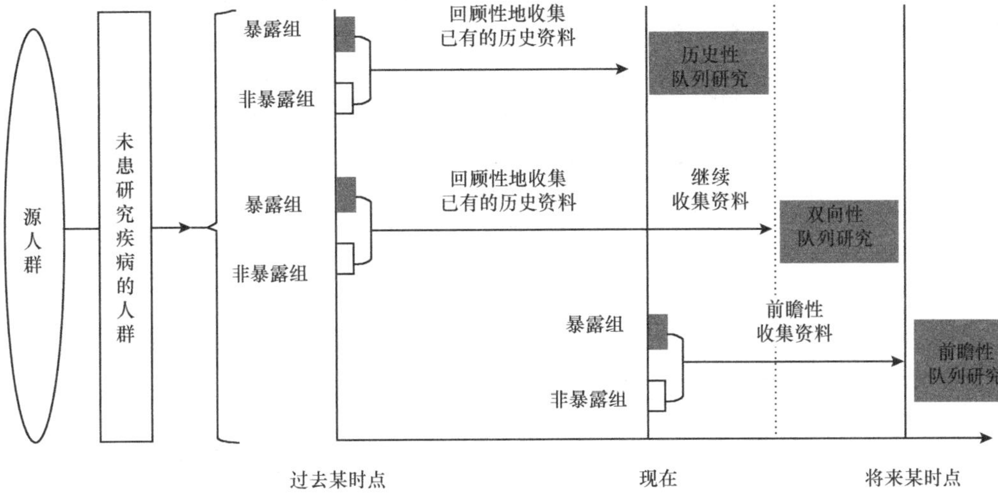

图 8-1 队列研究设计示意图

前瞻性队列研究是经典的队列研究设计类型，研究对象进入队列的时间是“现在”，依据研究对象当前的暴露状况进行分组。研究结局尚不明确，需要通过前瞻性随访观察一段时间获得。因此，前瞻性队列研究所需观察时间长，样本量大，花费高，质量管理难度大，执行困难；但在前瞻性队列研究中，由于研究者可以直接获取关于暴露与结局的第一手资料，偏倚较小，可以观察疾病的自然病程，结果可信。

历史性队列研究是指研究对象进入队列时，研究的结局已经出现，分组是依据研究对象过去某个时点的暴露状况/暴露水平进行的，暴露与结局信息均可从历史资料中获得，不需要前瞻性随访观察。因此，历史性队列研究具有省时、省力、出结果快的特点。但缺点也比较明显：研究数据信息未经过设计，可能会存在重要信息的缺失；研究目的、内容及指标测定方法完全受限于已有数据、信息及生物样品，导致结论的外推性和可靠性受限。

双向性队列研究是在历史性队列研究基础上，继续前瞻性随访观察研究对象一段时间，在一定程度上弥补了历史性队列研究的不足。

除上述 3 种常见的队列研究方法，目前还有巢式病例对照研究及病例队列研究等方法，这些研究方法是综合了病例对照研究与队列研究设计的优势形成的研究设计类型。

巢式病例对照研究是建立在一个已有的研究队列基础上，在随访获得的病例与非病例中分别随机抽取一部分研究对象（或选取所有的病例或非病例）作为研究的病例组与对照组，进而比较病例组与对照组中暴露频率差异的一种研究设计（图 8-2）。巢式病例对照研究的原始队列在其开始时或在随访期间，已经收集了研究者感兴趣的暴露信息和（或）生物样本。病例是在研究队列随访期间新确定的，具有统一的诊断标准，可比性较强；可充分利用原队列中收集的疾病发生之前的暴露和混杂信息，减少可能的回忆偏倚。另外，巢式病例对照研究是基于原队列的样本，旨在使用可以满足本次研究目的的样本，大大降低了对整个队列人群进行检测分析的成本。

与巢式病例对照研究类似，病例队列研究同样是基于一个已经存在的队列人群。目的是为了降低检测全队列样本所需的成本，提高研究效率；病例队列研究其实是从原队列非病例人群中按照特定的比例，随机抽取的一个样本。这个随机样本的个体数能满足该研究的需要。同时，考虑到病例数目较少，比较珍贵，为了有足够的病例数，将原队列随访期间发生的所有病例纳入研究（图 8-3）。

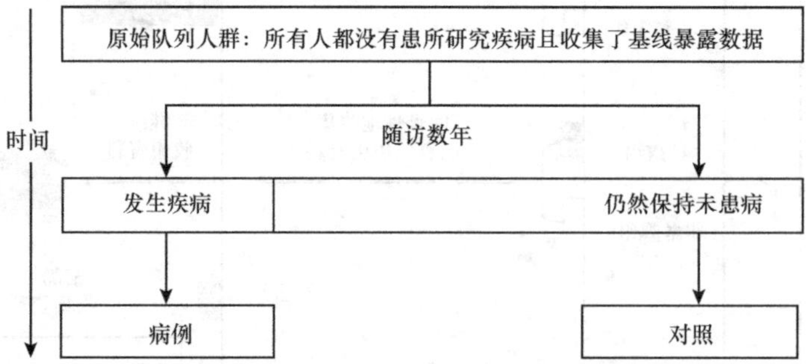

图 8-2 巢式病例对照研究示意图

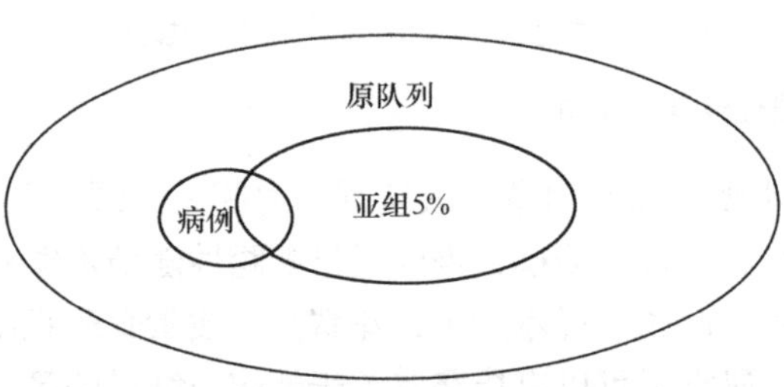

图 8-3 病例队列研究示意图

巢式病例对照研究可以获得 *OR* 值，而病例队列研究可以估计 *RR*；病例队列研究可以估计疾病的发病风险、发病率及率差。病例队列研究对统计分析方法的要求较高，使用针对一般数据的 Cox 回归模型进行估计会出现较大的偏差；巢式病例对照研究则可以根据设计类型选择相应的 logistic 回归或 Cox 回归模型等方法。

由于队列研究耗时长、花费多，所需样本量大，因此在实施队列研究前应该根据具体情况选择合适的研究设计类型。在选择设计类型时应权衡研究问题、研究目的、时间与基金资助情况等方面。总之，队列研究应能够明确暴露因素与结局的时间先后关系，有足够把握获得观察人群的暴露资料，并且大部分观察人群应能被长期随访。

第二节　研究设计要点

队列研究设计的要点包括建立研究假设，确定研究人群与研究对象，暴露、结局、混杂因素等研究变量的筛选与梳理，以及队列随访。

一、明确研究假设

研究假设是队列研究的关键，不仅决定了做什么，同时也决定了怎么做。由于队列研究耗时费力，为避免浪费资源与精力，队列研究假设的提出应非常谨慎，需要有一定的机制研究与人群研究的证据支持。在机制研究中发现但尚未证实的假设，或是在现况研究或病例对照研究中已经被观察到的关联性，都可以通过队列研究进一步验证。一个好的临床研究问题需具有以下特点：可测性、有前期研究的证据基础、有效性、实用性、创新性、符合伦理及医学相关性。

通过队列研究，可以观察人群自暴露于某危险因素后，疾病发生、发展、直到出现结局的全过程；评价某些预防和干预措施的效果；由因到果，检验暴露与疾病（或健康状态）

之间可能的因果关联。

二、人 群 选 择

队列研究的人群是一个特定的人群，这个人群首先是尚没有发生本次研究疾病的人群，并且该人群中的研究因素暴露比例不能太低。研究人群可以是一般人群、特殊暴露人群、职业人群或者有组织的人群。一般人群通常是通过随机抽样获得的有代表性的人群样本，基于这样的队列获得的结论的外推性比较好，但考虑到可操作性与调查对象的依从性，更多时候是通过便利抽样获得样本队列。一般人群队列中特殊暴露比例较低，在研究特殊暴露时需要特殊暴露人群，如选择某种特殊的职业暴露人群来研究职业暴露与疾病的关联。另外，可以考虑选择一些有组织的团体（如在校大学生、某地域注册护士等），这些团体虽然不能代表一般人群，但是该类人群特有的组织架构为有效的资料收集和后续随访提供了有力的保障。

队列研究可以选择来自同一队列中未暴露或者暴露水平较低的人群作为对照人群（内对照），也可以选择外部队列人群作为对照（外对照）。由于内对照人群与暴露人群均来自同一源人群，内对照与暴露人群的异质性小于外对照人群，便于比较。对于一些特殊暴露人群，很难获得同队列的内对照人群，可以选择外部对照人群。

队列研究的人群选择需考虑以下几个问题。

（1）队列研究的关键是随访，暴露组与非暴露组均需随访较长时间，如果失访比例过高，并且失访人群与随访人群之间在某些特征上存在显著的差异时，很有可能会出现选择偏倚。因此，最好选取研究期间不会离开居住地的人群，在整个随访期间便于研究人员获取相关信息的人群。

（2）人群的选择取决于研究目的。例如，研究目的为医护人员的工作压力与糖尿病之间的关联性，研究人群必须是医护人员，选取健康的医护人员作为研究对象；如果目的是探索一般人群的工作压力与糖尿病之间的关联性。研究人群为各行各业的、目前尚未患糖尿病的人员，医护人员仅是其中的一部分。

（3）选取研究人群时需考虑人群中的暴露比例及结局发生的比例，暴露比例太低或者结局发生的比例太低均不适合作为队列研究的人群。另外，人群的选择影响研究结论的外推性，应根据具体的研究目的与实际经费情况合理选择。

三、暴露及其测量

暴露因素在不同的研究中有不同的定义，可以是危险因素，也可以是保护因素；包括环境因素、遗传因素、饮食因素、食品药物因素、职业因素、治疗与预防措施、社会心理因素、生活方式、人体及其组织测量指标等。不同暴露因素的测量方法不同，主要有直接观察与测量、问卷调查及翻阅历史资料或档案记录信息。

采用直接观察的暴露比较少见，如性别、肤色、眼睛颜色等，需要给出统一的标准，以便于每个观察人员都能够做出一致的判断。而实际中，多数的暴露需要通过仪器设备及实验室检测获得，如身高、体重、血压、血糖等。直接测量的指标一般是连续型的数据，具有测量单位。在测量时，为保证测量值的准确性、精确性与一致性，需采用统一的测量仪器和标准化的操作流程，以降低测量误差，并通过重复测量减少随机误差的影响。

除直接观察与测量外，更多的情况下，暴露因素的测量来自问卷调查，其已成为临床研究中最常用、有效的暴露测量方法。调查问卷收集的暴露信息非常广泛，随着各种电子设备的普及，问卷调查在临床研究中更为便利，得到了广泛应用。依据调查方式的不同，主要分成面对面访谈与自填式问卷两种方式。无论是调查员与研究对象之间通过电话或面对面交流的方式进行调查，还是调查者事先把调查表发送或邮寄给调查对象，让其自己完成，都需要提前设计好统一的标准化问卷。特别是针对一些特殊的测量，如睡眠、心理健康状态、疼痛、饮食及运动水平，尽量采用业内通用的标准化测量量表，如测量睡眠质量可以考虑采用匹兹堡睡眠质量指数。由于量表具有语言、适用对象和调查环境限制，如果某量表第一次用于中国人群，首先需要进行量表的汉化及信效度评价，确保量表的可用性，保证测量结果的准确性和可靠性。调查问卷中的条目可采用选择、填空等形式，为保证各研究对象提供统一可比的信息，调查问卷中多采用选择性题目，获得的数据一般是分类变量，可以是二分类（如是否吸烟），也可以是多分类（如种族）；填空形式获得的一般是连续型变量，如年龄、孕周等，这些数据一般是研究对象可以轻松获取的；有时一些易于测量的数据也可以通过问卷来获取，如身高和体重，但是与测量获得的数据相比准确性会显著降低。另外，填空类型的问题转化为选择类型，收集的数据从连续型变量变为分类变量，收集的信息量会大幅下降。因此，可根据实际情况选择暴露的测量方法及条目的形式。

另外，也可以通过翻阅档案及历史记录来获取研究对象的暴露信息。随着医院电子化信息系统及数据库连接技术的发展，其在临床研究中的应用越来越广泛。需要强调的是，选择档案或历史记录作为暴露测量方式的前提是历史资料的收集方式、质量管理、完整性等重要内容有充分的保障，以确保数据的准确性。

同一种暴露通常会有多种不同的暴露测量指标，比如肥胖的测量指标有体重、体重指数、体脂成分、腰围等。选取暴露因素的测量指标时需考虑以下几个因素。①代表性：即测量指标是否能够准确、真实、持续地反映暴露或者研究变量在随访期内的水平、频率、强度、状态与变化情况，并且最好是公认的、规范化的暴露指标。②可测量性：即所选指标能够直接被观察或者能够被准确测量，针对上面提到的 3 种暴露测量方法，选择顺序一般是直接测量或观察、档案及历史记录、问卷调查。连续型的测量值是暴露测量的首选。③剂量和时间：需要明确测量值所代表的是个体的近期暴露、历史暴露还是累积暴露水平，合理地设定测量的时点和频率。④费用：是选择暴露测量的重要考虑因素，直接决定研究的可行性。

四、结局及结局指标的选择

队列研究的经典结局是疾病（disease）或者事件（event）的发生与否，如发病、复发或死亡，这类结局指标一般是二分类变量。另外一种常见的结局指标是一些能够指示人体健康或者疾病状态的生物标志物或者体检指标，这些指标可以是分类指标也可以是连续型指标，可以有一次测量，也可以有多次测量。结局指标的选择与暴露指标的选择同样重要，上面提到的几个问题同样需要考虑。一般选择能够被直接观察或客观测量的、公认的规范化的指标。不同于 RCT，队列研究可以研究多个结局指标与暴露之间的关联。

五、偏倚及其控制

偏倚是指研究过程中由于研究对象选择、资料收集、观察指标与测量方式不当等人为因素导致的研究结果偏离真实情况的现象。混杂不同于偏倚，偏倚是由于研究中产生的系统性误差，不能在分析阶段被纠正，也不能确定其影响的大小，可以通过严格的质量管理来降低甚至避免偏倚；混杂是任何观察研究都不可避免的，是由暴露和结局变量之外的第三个变量引起的，可导致错误的研究结论，但当混杂因素已知时，其影响的大小可以确定。

1. 选择偏倚 队列研究的选择偏倚主要见于一些拒绝参加研究的研究对象，这些研究对象可能具有某种倾向性，如工作忙、移民、疾病状态及自我的健康意识低等原因，导致研究结果在这部分人群中的推广性较低。选择偏倚很难避免，可通过随机选取研究对象等方式增加样本的代表性，必要时在统计分析阶段进行敏感性分析，以确定研究结果是否存在选择偏倚。

其中，失访偏倚是队列研究特有的一种选择偏倚。前瞻性队列研究中，需要随访研究对象一段较长时间，由于各种主客观原因导致研究对象未完成随访而处于信息缺失状态，无法纳入统计分析，进而影响研究结果的代表性和外推性。如果队列的失访率过高（如超过 20%），应分析失访的原因，下结论时更应慎重保守。

2. 信息偏倚 在各类型的研究中均可能存在信息偏倚，相对于横断面研究和病例对照研究，队列研究的前瞻性使得需要回顾性收集的信息量相对减少，回顾性的信息偏倚较低；但是由于仪器设备不准确、询问方式欠佳、检测技术不熟练、记录或摘抄错误、医护人员技术水平参差不齐等原因导致的信息偏倚依然存在，需要通过严格的资料收集和质量管理方法，必要时采用盲法收集资料，尽量选择客观的指标来降低信息偏倚。

3. 混杂偏倚 为了证实暴露与结局之间的关联性，除了需要明确暴露与结局指标，还需排除某些因素对暴露与结局关联的扭曲，这些影响称为混杂偏倚，来自混杂因素。混杂因素必须具备 3 个条件：①是所研究疾病的一个危险因素，并独立于暴露因素；②与暴露因素相关联；③不是暴露与疾病因果链条上的中间环节。前两个条件可以通过数据分析来验证，第三个条件只能通过专业知识与生物学机制予以确认（图 8-4）。潜在的混杂因素与暴露因素均需要在研究设计中考虑，并收集足够的混杂因素信息，以便于在统计分析过程中客观评价与合理校正。

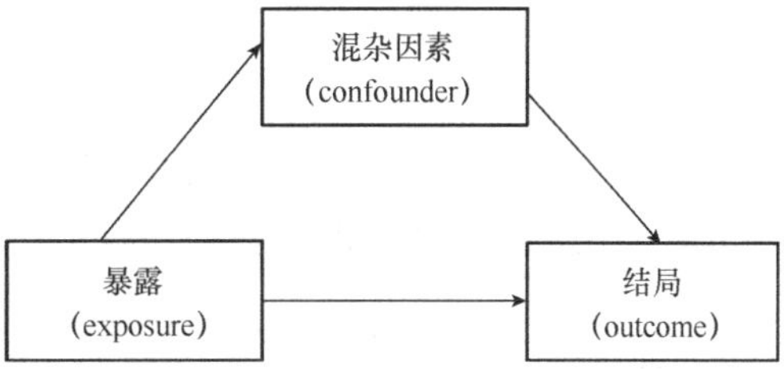

图 8-4 混杂效应示意图

在研究设计阶段，可以通过对研究对象进行限制、筛选比较组、进行混杂因素匹配等方法，保证混杂因素在暴露组和非暴露组分布均衡，进而来控制混杂效应。在统计分析阶段，通过直接标准化、倾向性评分匹配、分层分析和多因素分析等方法对混杂效应进行校正（具体会在下节中详细叙述）。混杂因素的合理校正与控制直接影响到研究结果的准确性，因此在研究设计阶段应仔细考虑，准确测量，谨慎控制，并在分析过程中进行合理的校正。

六、随　访

队列研究的结局需要通过前瞻性随访研究对象来确定，随访不仅要确定研究对象结局的发生情况，并最好同时记录结局发生的时间，以便于校正疾病发生时间早晚与暴露之间关联对结局的影响。随访的设定需考虑随访的对象、内容、方法、时间及频率。除特殊设定某一结局或指标的随访只针对队列的部分人群进行外，需要对全队列人群进行定期的随访观察。随访的方法与横断面调查一样，可以根据实际的情况选取面对面调查、电话或邮件随访或通过电子设备进行回访等。随访的内容可根据随访时间进行调整，但是研究结局指标是必须要重点随访的内容，随访时长、终点及频率主要依据结局指标确定。随访时间太短，未超过研究疾病或结局的潜伏期与诱导期，发生结局的个体数太少；随访时间越长，对人财物的要求越高，同时，失访的人数也可能会增多，随访时间可选用能观察到足够结局事件数所需的最短时间。对于随访时间较长的研究，需进行多次随访，随访间隔时间不宜过长，以免错过结局指标变化的关键时间点；同时也要避免频繁的随访增加人财物的耗费和研究的难度。

七、样本量估计

队列研究的样本量估计需要考虑的因素很多，主要包括研究设计类型（例如前瞻性队列研究、病例队列研究等）、研究目的（建模预测还是检验暴露与结局的关联性）、研究结局变量类型（分类变量还是连续型变量）、选择的统计分析方法（线性回归、logistic 回归，还是 Cox 回归）、假设检验为双侧检验还是单侧检验、统计学显著性水平 α 与检验功效（$1-\beta$）的设置及缺失数据比例等因素。由于内容限制，这里仅提供常见的研究结局类型的样本量估算方法，如有特殊需要可参考相关书籍。

1. 结局指标为二分类变量　计算 RR，样本量计算公式为

$$n=\frac{\left[z_{\alpha}\sqrt{\left(1+\frac{1}{m}\right)\overline{p}(1-\overline{p})}+z_{\beta}\sqrt{\frac{p_0(1-p_0)}{m}+p_1(1-p_1)}\right]^2}{(p_0-p_1)^2} \tag{8-1}$$

式中，p_0 为非暴露组人群的预估发病率；p_1 为暴露组的预估发病率；m 为非暴露组与暴露组人数的比例。一般情况，检验功效（$1-\beta$）取 0.80、0.85 或 0.90，α 取 0.05（双侧），$\overline{p}=\frac{p_1+mp_0}{m+1}$，$p_0$ 可以采用所研究疾病在人群中的患病率作为估计值。如果可能的话，建议选择一组或者多个 RR 探索性地评估研究的把握度。

队列研究更普遍使用的是 HR，对应的样本量计算为

$$n=\frac{(z_{\alpha/2}+z_{\beta})^2}{b^2p_1p_2d} \tag{8-2}$$

式中，p_1、p_2 分别为两个比较组的预估发病率；d 是结局事件在研究期间内的总体概率值，b 是 Cox 回归系数估计值，或者说 HR 的自然对数转换值。

2. 结局指标为连续型变量　对于连续型指标进行多因素回归分析，尤其是对于纵向数据，简单通过公式计算获得的样本量并不够准确，可通过各种软件提供的模拟方法来估算样本量或对检验功效进行评价，必要时可以咨询统计学专家，以确保样本量估算方法正确，

样本量合理。

另外，巢式病例对照研究的样本量可参照病例对照研究样本量估算方法，病例队列研究的样本量估计可查阅相关文献提供的样本量估计方法。

初步估计样本量之后还需要考虑失访率、多重比较和纳入统计模型的变量数，并在已估算的样本量基础上适当增加一定的样本量。

第三节 统计分析策略

统计分析建立在真实、准确、完整和可靠的数据基础上。在获得研究数据之后，首先要核查数据的完整性与准确性，如发现问题，先更正数据再进行分析。在制定统计分析方案时，首先对各研究变量进行梳理，按照数据类型进行归类（分类变量与连续型变量），并区分主要暴露指标、结局指标、混杂因素。统计分析方案一般按照确立分析数据集、统计描述、组间比较与多因素分析逐步深入。

一、确立分析数据集

确立分析数据集就是确定哪些研究对象的数据将纳入统计分析，尤其是对缺失数据及异常数据的处理。一般选用暴露、结局、重要的混杂因素都有测量值的个体构成分析数据集。虽然统计软件会自动删除存在缺失数据的研究对象，但是这些个体的剔除是否会引入选择偏倚，并最终造成对结果的有偏估计，这些仍然需要在分析中加以论证，有必要给出统一的缺失数据处理方法，并对缺失数据的原因进行记录，以便于后续分析探讨。必要时，可绘制研究对象入选流程图（图 8-5）。

二、统 计 描 述

统计描述的目的是通过一些简单的统计描述指标（如均数和标准差、构成比等）、统计图和统计表，初步描述研究人群各种指标的分布情况，包括暴露（暴露水平、强度、时间、次数、频率、途径、类型、方式及累积暴露量）、结局及混杂因素的分布特点。按照暴露水平将研究数据集分成不同的暴露组，根据变量类型选择合适的统计描述指标，分别计算各暴露组的结局指标和混杂因素的分布情况。此处仅针对队列研究中特有的结局及结局指标的描述性统计量进行说明，其他常用的统计描述指标可参阅本书第五章。

1. 人时数 是队列研究中特有的描述性统计指标，用来估计人群的实际风险时间，一般以年、月或天为单位。在队列研究中，一方面由于研究对象进入研究队列的时间不同，另一方面由于各种原因造成的失访等，随着时间的推移，队列中的人数逐渐减少，每个观察对象随访的时间不同，每个人对队列随访期内的贡献是不同的，若用总人数为单位计算率是不合理的。通过计算人时数来评价研究人群的贡献，可以计算出健康结局或疾病人时数比率，用以描述研究人群以多快的速度获得健康结局或疾病。例如，某研究队列中，某个体在队列中随访了 2 年，另一个体在队列中随访了 1 年，如果只计算人数的话，应该为 2 人，但这显然是不合理的。需要考虑随访时间，这两个研究对象贡献的人时数是 3 人年。

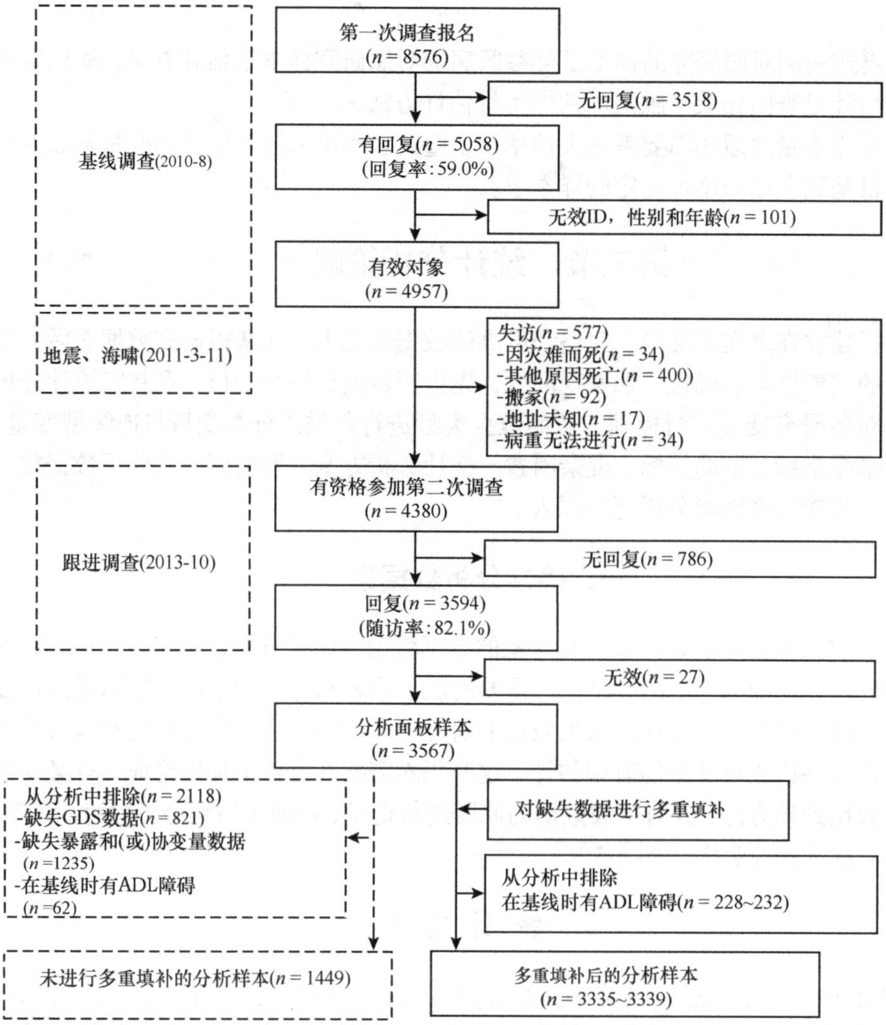

图 8-5 研究对象选择流程图范例

2. 分类变量

（1）累积发病率（cumulative incidence rate）：如果研究对象在队列中的观察时间基本一致（多见于固定队列），可以用随访期内终点事件的总例数作为分子，研究开始时队列的总人数（观察人数）作为分母，计算事件的发生率或危险度。如表 8-1 所示，暴露组的发病率可以通过暴露组发病人数 a 与暴露组总人数（$a+b$）之比来估计，即 $\frac{a}{a+b}$；同样，非暴露组的发病率为 $\frac{c}{c+d}$；总体的发病率为 $\frac{a+c}{N}$。以上计算的发病率是在特定的一段观察时间内疾病的发病风险，因此也称为累积发病率，依赖于随访时间的长短。可用于研究大型人群研究队列，并且比较稳定的队列。因此，在描述发病率时，需要提到是在随访多长时间内的发病率。

表 8-1 队列研究暴露与结局四格表

基线暴露情况	随访观察获得		合计	随访人年数
	发病	未发病		
暴露组	a	b	$a+b=n_{暴露}$	$n_{暴露}\times t$
非暴露组	c	d	$c+d=n_{非暴露}$	$n_{非暴露}\times t$
合计	$a+c$	$b+d$	$a+b+c+d=N$	$N\times t$

（2）发病密度（incidence density）：对于动态队列，研究对象进入队列的时间先后不一，研究结束时不同个体的随访时间长短不一，累积发病率的时间段不能确定，不能准确地评估疾病发生的风险，这种情况下可以通过计算发病密度来评价发病风险。不同于累积发病率，发病密度的分母是观察对象的人时（年）数，因此可以用来评估某段时期内，疾病的发病“速率”。计算公式如下：$\frac{a+c}{N\times t}$，$N\times t$ 表示随访人群的人时（年）数。同样，暴露组的发病密度为$\frac{a}{n_{暴露}\times t}$，非暴露组的发病密度为$\frac{c}{n_{非暴露}\times t}$。

SPSS 软件中，累积发病率可通过多种途径获得，其中可以将各暴露组及总体的发病风险同时计算出来的方法是 Analyze→Descriptive Statistics→Crosstabs，在 Row（s）中选定暴露因素，在 Column（s）中选定结局变量，Cell Display 选项中 Percentages→勾选 Row；然后选择 Continue→OK。进而在结果窗口中显示，在 Non-exposure 组中有 3 人发生疾病，累积发病率为 3/40=7.5%；在 Exposure 组中有 29 人发病，累积发病率为 29/40=72.5%；在总共 80 人中共 32 人发病，累积发病率为 32/80=40%；具体结果如表 8-2 所示。

由于疾病的发病率会随着年龄、性别、种族及随访时间而改变，如果要估计人群中某种疾病的发病率，用于估计发病率的人群必须能够代表目标人群，也就是说该人群的特点应该与目标人群类似，这样估计的发病率才能代表目标人群的实际发病情况。另外，计算发病率的分母一定是可能会发生该疾病的人群，换句话说，应该排除那些已经患病或者不可能会发生该疾病的人群。例如，在计算子宫内膜癌的发病率时，分母应该仅包含女性，并且应该排除已经患病的女性；如果估计子宫内膜癌术后的复发率（recurrence rate），那么分母应该是已经被确诊为子宫内膜癌并已接受手术治疗的女性患者。

表 8-2 SPSS 软件计算累计发病率的输出结果

			Disease		Total
			Non-disease	Disease	
Exposure	Non-exposure	Count	37	3	40
		% within Exposure	92.5%	7.5%	100.0%
	Exposure	Count	11	29	40
		% within Exposure	27.5%	72.5%	100.0%
Total		Count	48	32	80
		% within Exposure	60.0%	40.0%	100.0%

基于个别研究人群获得的发病风险估计，研究人群的年龄、性别、种族比例都各不相同，直接比较没有太大的意义，可以先定义一个标准人群，然后根据标准人群中的年龄、性别或者种族比例按照比较人群的发病率计算各年龄、性别及种族中的发病人数，进而计算标准化发病率，再进行比较。例如，最常见的标准化死亡率，计算公式为

$\widehat{\text{SMR}}=\sum_{i=1}^{I}w_i d_i / n_i$，$d_i$表示被标化组第 i 年龄组发病人数；n_i表示被标化组第 i 年龄组的累计人年数；w_i表示标准人群中第 i 年龄组人数所占的比例。当标准人群的各年龄组人口数已知时，可以通过上述公式计算标准化发病率。但是，更多的情况是仅已知标准人群的年龄组发病风险/死亡比例。这种情况下可以用标准化发病比率（standardized incidence ratio，SIR）/死亡比率（standardized mortality ratio，SMR）来代替，但 SIR/SMR 并不是发病率/死亡率，仅是一个比率。计算公式为$\widehat{\text{SMR}}=\sum_{i=1}^{I}d_i / \sum_{i=1}^{I}n_i\lambda_i$，其中 i=1，…，I 表示年龄分组；d_i表示被标化组第 i 年龄组死亡人数，参考人群的年龄别死亡率为 λ_i；n_i表示被标化组第 i 年龄组的累计人年数。

当上述数据已知的情况下，可以通过 SPSS 软件 Transform→Compute Variable→Numeric Expression 中输入计算公式与 Aggregate Function 结合操作获得；也可以通过 Excel 拉拽式计算，操作更加简单直接。

（3）描述暴露与结局关联强度的指标：包括 *OR*、*RR*、*HR*、归因危险度（attributable risk，AR）及归因危险度百分比、人群归因危险度以及人群归因危险度百分比等。表 8-3 给出了这些指标的计算公式和流行病学意义。

表 8-3　描述暴露与结局关联强度的统计量

统计指标	英文名称	计算公式	公式中字母含义	意义	SPSS 实现步骤简介
比值比	odds ratio，*OR*	$\frac{\pi_1}{1-\pi_1}\Big/\frac{\pi_0}{1-\pi_0}$	π_1，π_0：分别为暴露组与对照组的暴露比例	病例组的暴露与非暴露比是对照组的多少倍	通过 logistic 回归模型来计算
相对危险度	relative risk，*RR*	$\frac{\pi_1}{\pi_0}$	π_1：暴露组发病比例 π_0：非暴露组发病比例	暴露与非暴露或低暴露水平人群相比疾病发生风险增加了多少倍	Analyze→Descriptive Statistics→Crosstabs：Statistics→Risk
风险比	hazard ratio，*HR*	$\frac{HR_1}{HR_0}$	HR_1：暴露组发病风险 HR_0：非暴露组发病风险	在一定的随访时间内，暴露与非暴露或低暴露水平人群疾病发生风险比例	通过 Cox 回归模型来计算
归因危险度	attributable risk，*AR*	$\pi_1-\pi_0$	π_1：暴露组发病比例 π_0：非暴露组发病比例	暴露与非暴露或低暴露水平人群相比疾病发生风险增加了多少或者是暴露人群中疾病的发生有多大比例是由暴露导致的	根据公式计算
归因危险度百分比	*AR*%	$\frac{\pi_1-\pi_0}{\pi_1}$	π_1：暴露组发病比例 π_0：非暴露组发病比例	暴露人群中疾病的发生有百分之多少是由暴露导致的	根据公式计算
人群归因危险度	population attributable risk，*PAR*	$\pi_t-\pi_0$	π_t：全人群的发病率 π_0：非暴露人群的发病率	人群发病率中归因于暴露的部分是多少	根据公式计算
人群归因危险度百分比	*PAR*%	$\frac{\pi_t-\pi_0}{\pi_t}$	π_t：全人群的发病率 π_0：非暴露人群的发病率	人群发病率中归因于暴露的部分占全人群发病率的百分之多少	根据公式计算

3. 连续型结局变量　描述方案有以下几种：①直接计算连续型变量的均数与标准差（或者中位数和四分位数）等统计量。②将连续型结局指标转换为分类变量，分类的依据可以是

业内统一标准，例如，体重可采用体重指数（body mass index，BMI>28.0kg/m^2 划分为肥胖与非肥胖），也可以通过百分位数如 75%、90%分位数等进行分组，然后计算各组的统计描述指标。③如果结局指标多次测量，可以先计算每个研究对象结局指标的变化差值、差值与基线的比值，及其均数与变异度，然后再计算这些指标相应的统计量。SPSS 实现过程如下：

Analyze ⟶ Descriptive Statistics ⟶ { Descriptives / Explore / Compare Means ⟶ Means }

上述 3 个过程都可以实现对连续型变量的描述。也可以通过编写 Syntax 实现，依照个人喜好选择方法。

除了对研究结局的描述外，作为一个研究的总体，有必要对研究人群的暴露比例及暴露的平均水平进行相应的统计描述，具体描述方法可以参照分类变量与连续型变量的统计描述方法进行。

另外，除了使用一些统计指标进行统计描述外，统计图在统计描述过程中可以更加直观、简洁、美观地反映研究人群某些特征的分布情况。下面是一些统计图形的优秀案例，图 8-6 为直方图、图 8-7 为箱式图。

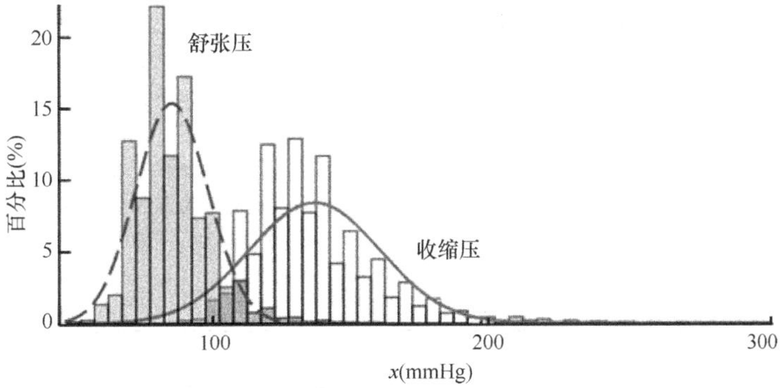

图 8-6　收缩压与舒张压分布直方图

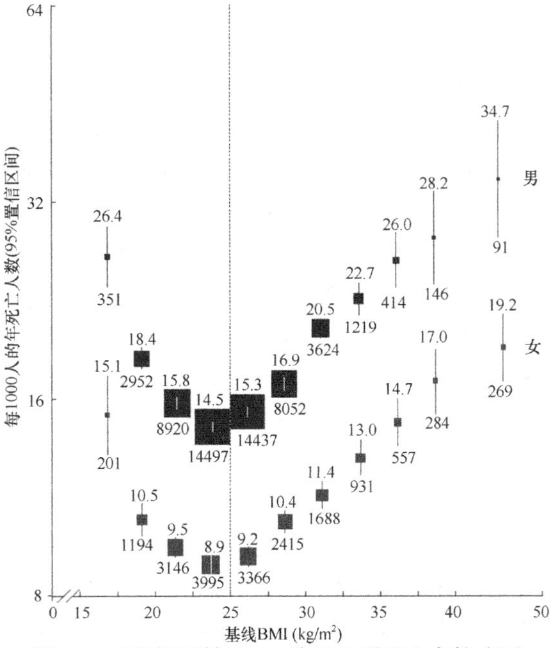

图 8-7　不同性别与 BMI 分组人群死亡率箱式图

三、组间比较与多因素分析

借助统计描述可以初步了解研究变量在人群的分布情况，对研究人群的特点做到心中有数。随后需要针对研究目的完成深入的分析比较，并得出相对稳定的研究结果。与统计描述类似，组间比较阶段同样需要根据不同的数据类型选择相应的统计分析。具体分析方法小结如表 8-4 所示，依据数据类型选择相应的统计分析方法与指标。

表 8-4　分析暴露与结局指标关联性的多因素分析方法

结局变量类型	可选模型	数据要求	统计量	统计量的解释	SPSS 实现
分类变量	logistic 回归模型	明确的结局指标，不考虑结局发生时间	$OR_{校正}$	暴露水平每增加一个单位或者暴露与非暴露相比，相应的结局 Y 发生的 OR 值增加 $OR_{校正}$倍	Analyze→Regression →logistic Regression
	Cox 回归模型	明确的结局指标及发生时间或巢式病例对照研究	$HR_{校正}$	在 T 时间的随访期内，暴露水平每增加一个单位或者暴露与非暴露相比，结局事件 X 发生率增加 $HR_{校正}$倍	Analyze→Survival→Cox Regression
连续型变量	线性回归模型	准确测定的研究指标（一次）	$\beta_{校正}$	暴露水平每增加一个单位或者暴露与非暴露相比，相应的结局指标 Y 水平增加 $\beta_{校正}$倍	Analyze→Regression →Linear Regression
	混合线性模型	重复测量的研究指标	$\beta_{校正}$	暴露水平每增加一个单位或者暴露与非暴露相比，相应的结局指标 Y 水平增加 $\beta_{校正}$倍	Analyze→Mixed Models→Linear Mixed Models : Specify Subjects and Repeated

统计分析存在三个层次的比较，单因素分析→多因素分析→深入分析。这三个层次的分析逐层深入，逐步阐述暴露与结局之间的关联性。单因素分析的目的是比较不同暴露组之间结局及混杂因素的分布情况，初步了解暴露与结局及混杂因素之间的关联性。可以根据不同的变量类型及变量的分布类型选择合适的单因素分析方法，如连续型变量在暴露与非暴露组的比较可以通过 t 检验进行；分类变量可以通过 χ^2 检验来比较。但是，队列研究属于观察性研究，存在较多的混杂因素，单因素分析的结果并不能作为最终的结论。需要对各种潜在的混杂因素进行校正，即通过多因素分析对统计分析结果的稳定性进行进一步的论证。多因素分析的关键在于模型变量的筛选，筛选变量遵循的唯一原则是包含所有需要控制的混杂因素，尽量减少不必要的变量。但实际情况中很难分辨混杂因素与非混杂因素，一般可以通过单因素分析结果（如 $P<0.10$）、查阅相关文献及机制研究的提示选择合理的控制变量。筛选变量没有一劳永逸的方法，单靠统计方法进行变量筛选有时并不可行，一个模型不能说明所有问题，并且多个模型的设定最好要有一定的梯度，可采用嵌套模型的分析方法。例如，在研究吸烟与死亡之间的关联性时，可以设定 3 个模型：①模型 1 中纳入的变量为性别、年龄和种族；②模型 2 在模型 1 的基础上增加教育水平、家庭收入、平时是否参加体育锻炼；③模型 3 在模型 2 的基础上再增加 BMI 及饮酒习惯。模型控制的变量由少到多，从而动态地阐明所研究关联的稳定性。以上模型变量的筛选并不适用于研究目的是建立预测模型的情况，仅限于研究暴露因素与结局之间关联性时使用。在完成多因素分析之后，可以再进行相应的探索性分析，如亚组分析、分层分析、敏感性分析等。

有关统计分析方法的选择，可参阅本书第五章的内容。

四、混杂与修饰效应的分析

本章第二节中对混杂和混杂因素的定义进行了阐述，在统计分析中如何辨别混杂效应（confounding effect）还是非常重要的。混杂效应可以分为正向混杂和负向混杂，正向混杂是指混杂后的关联性夸大了真实的关联性（关联性可正也可负），负向混杂是指混杂后的关联性低估了真实的关联性。

例 8.1 研究吸烟与随访 10 年后的全死因死亡的关联性。具体数据见表 8-5。

表 8-5 吸烟与全死因死亡的四格表

暴露	死亡	生存	合计
吸烟	30	205	235
不吸烟	100	2325	2425
合计	130	2530	2660

计算得吸烟人群相对于非吸烟人群全死因死亡的 *HR*=3.78。但是吸烟人群中有一部分人有饮酒的习惯。烟酒不分家，吸烟的人同时也会饮酒，饮酒会增加心血管疾病的风险，进而增加全死因死亡的风险，饮酒同时与暴露因素（吸烟）及结局（死亡）相关联；因此，饮酒可能是吸烟与死亡关联的潜在混杂因素。混杂因素的大小可以通过估计粗关联指标（crude *HR*）与校正混杂因素后的关联指标（adjusted *HR*），计算二者差异来量化。一般差异大于 10%时，可认为混杂因素存在。假设按照饮酒因素进行分层分析发现，饮酒人群中吸烟与死亡的 *HR*=2.86，不饮酒人群中吸烟与死亡的 *HR*=2.30，在校正了饮酒因素的影响后，吸烟人群相对于非吸烟人群全死因死亡的 *HR* 降为 2.70。可见，未校正饮酒的 *HR* 高于校正后的 *HR*，是正向混杂。

修饰效应（effect modification）是另外一种常见的效应。还是例 8.1，假设按照饮酒的状态进行分层后，饮酒人群中吸烟与死亡的 *HR* 为 5.86，不饮酒人群中吸烟与死亡的 *HR* 为 2.30，不同分层中二者的关联性差别相对比较大，但是在校正了饮酒因素之后，吸烟的死亡风险为 3.90。校正的 *HR* 与未进行校正的 *HR*（3.78）非常接近，如果没能正确识别效应修饰作用，可能会得到虚假的关联估计值，这个时候，需要通过分层分析来获得正确的特定层的关联估计值。在没有弄清楚特定分层结果之前，可能会错过理解风险因素和结果之间关系的生物学或心理社会特质的重要机会。

混杂效应与修饰效应的区别在于混杂效应是指粗关联估计值超出两个层特定估计值的范围（在以上示例中原始 *HR* 高于分层估计的两个 *HR*），可以通过多因素分析、Mantel-Haenszel 分析方法（简称 M-H 法）及匹配方法来校正混杂因素的影响。修饰效应的粗估计值更接近于校正的估计值，层特定的估计值差别较大，需要报告各层的估计值或交互效应。但效应修饰因素最好不要进行匹配，匹配后无法对修饰效应进行评估。混杂效应与修饰效应分析的步骤基本一致：①计算粗估计值；②按照可能的混杂因素或者效应修饰因素进行分层分析，并比较各层估计值与粗估计值；③计算校正的估计值。这些过程和步骤非常重要，并且不能通过任何统计软件一次性完成，需要人工的参与和指导才能完成并得到合理的解释。

五、巢式病例对照研究与病例队列研究数据分析

巢式病例对照研究的统计分析可以参照病例对照研究分析方法进行。为了提高比较效率，巢式病例对照研究一般会通过匹配的方式筛选对照组，因此可以参照匹配的病例对照研究分析方法。如果有随访病例发生的时间，也可以使用生存分析的方法进行分析，如 Kaplan-Meier 生存曲线、Log-rank 检验、Cox 回归模型等方法。

病例队列研究中，由于亚队列的选取是通过随机抽样获得的，每个抽中的个体在原队列中代表了多个个体，因此在统计分析时需要考虑权重的问题。除此之外，由于并非纳入所有病例，其中一部分未被随机抽取的病例在分析中的处理，成为分析难点。目前，常用的分析软件中并没有现成的过程可以直接实现病例队列研究的统计分析，需要查阅相关文献。

六、结果报告与解读

研究结果的报告与解读是统计分析中非常重要的部分，被认为是研究者能力的体现。在报告统计分析结果时需要在遵循观察性研究结果报告一般准则（如 STROBE 报告准则，见本书第十四章）的同时，统计结果的罗列顺序需要有一定的逻辑性，体现对研究问题的逐层深入，抽丝剥茧，并从多方面论证结果的可靠性与稳定性。

与之相呼应，如何将统计结果转化为易于解读的临床研究证据？可以从纵向和横向两个维度进行解读和评价。纵向解读：可以先从研究的 6 个要素 PICOST（研究对象、干预/措施、对照/比较、结局、研究设计、时间窗）分别进行报告和梳理，然后根据具体的分析变量（包括暴露、结局及混杂因素）逐一进行评论。横向解读：与其他的研究进行比较，比较时需要考虑不同研究存在的固有差异，如研究人群的特点及研究设计的差别；同时也可以从描述到分析比较，再进一步细化分析结果的解读。

第四节　队列研究设计的评价

一、队列研究的局限性

（1）不适于发病率很低或潜伏期较长的疾病的病因学研究。发病率过低，潜伏期过长的疾病，为了观察到足够的结局发生数，需要较大的样本量及较长的随访时间，对人力和经费的要求较高。

（2）易发生选择偏倚和信息偏倚。队列研究一般需要较长的随访时间，研究对象的依从性相对较难把控，容易在研究过程中发生失访及信息偏倚，因此需要系统的质量控制方案与实施手册，以降低各种偏倚。

（3）需要花费大量人力、物力、财力，研究时间较长。队列研究对组织和实施要求都比较高，在研究设计阶段需做好可行性分析，并做好相关的部署和把控，避免不必要的浪费。

（4）设计要求较高，资料的收集和分析难度较大。队列研究是一项长期工程，不仅持续时间长，而且收集的资料与样本内容涉及的变量维度也比较多，因此有必要将尽可能多的混杂因素及相关信息收集起来；随之而来的是分析难度远大于临床试验和其他观察性研究。

（5）随访过程中，一些已知变量的变化或未知变量的引入会增加分析难度、影响研究质量。

二、队列研究的优点

（1）队列研究可以直接获得暴露组和非暴露组的发病率、死亡率等指标。这些信息可以为进一步的研究提供重要的线索。

（2）队列研究需要对研究人群前瞻性随访较长时间，并且没有人为给予干预措施，可以观察疾病在研究人群中的自然发生发展过程。

（3）研究设计符合时间顺序，验证因果关系的能力强于横断面研究和病例对照研究。证据充足的情况下，队列研究的关联性可以作为因果关联。

（4）队列研究可以同时研究一种暴露与多种结局的关系。

（5）收集的资料完整可靠，回忆偏倚较小。

三、队列研究的注意事项

鉴于以上队列研究的设计和实施特点，队列研究需要投入大量人力、物力、财力及时间，在研究设计阶段应给出充分的科学可行性及实施可行性的论证，确保建立队列的必要性。同时，成本效益的评估也很重要。首先，研究设计阶段，研究人群的选择需要慎重，保证人群中的暴露及结局的发生率不能过低，同时需要保证队列与研究源人群在人群特征上的一致性。除了需要论证科学上的可行性之外，还需要考量实施可行性，各种资源的分配，在条件允许的范围内最优化设计。同时，队列研究是一种观察性研究，在设计时尽量纳入较多指标、可能的混杂因素及生物样本的采集，并给出合理的暴露与结局指标及相应的混杂因素的收集方案，以确保后期可以通过数据分析解释相应的混杂效应。其次，需要提供严谨的质量管理方案。除此之外，数据分析过程中，校正可能的混杂因素，合理地解释研究结果也非常重要。

第五节　队列研究实例

本节以上海市男性和女性健康队列研究[Liao LM，2016. Environmental Health Perspectives，124（1）：97-103]为例，简要阐述队列研究的基本内容。

一、研究背景与目的

职业铅暴露可能会增加各种癌症的发病风险，包括胃癌、肺癌、肾癌、脑癌和脑膜癌等。但是，目前的流行病学研究证据尚不一致。因此，通过中国上海的两个前瞻性队列研究探讨以上 5 种癌症与职业铅暴露之间的关联性。

二、研 究 设 计

基于已有的两项大规模以人群为基础的前瞻性队列研究：上海女性健康研究队列与上海男性健康研究队列。其中，上海女性健康研究队列于 1996 年开始，大约 75 000 名在上海生活的中国女性（年龄为 40~70 岁）被纳入该研究。上海男性健康研究队列共调查了 61 480 名来自上海的 8 个城市社区（2002~2006 年）、年龄为 40~74 岁的中国男性。剔除失访及基线时已经确诊患有癌症的个体，最终纳入本次研究的样本为男性 61 379（上海男性健康研究队列）、女性 73 363（上海女性健康研究队列）。

三、癌症的诊断

本研究的主要研究结局为上述 5 种肿瘤的发生情况。每 2~3 年进行一次随访，调查每个个体的癌症发生情况，并与上海癌症登记处和人口统计局进行年度记录匹配，已知永久迁出上海或连续三次随访均无法联系的个体被定义为失访个体。通过家访和医疗信息资料审查，再次确定所有癌症病例。随访的截止日期为 2009 年 12 月 31 日（上海女性健康研究队列）和 2010 年 12 月 31 日（上海男性健康研究队列）。

四、铅暴露量的估计

对于铅暴露水平的估计通过研究个体提供的终身工作历史，结合专家认定的铅暴露强度等级与测量结果，得出铅/烟尘暴露的年度工作/行业特定估算值。

五、统计分析策略

应用 Cox 比例风险回归模型，分别估计上海男性健康研究队列与上海女性健康研究队列两个队列的铅暴露和非暴露人群的 *HR* 和相应的 95%置信区间。由于数据来自两个独立队列，存在人群的异质性，不能直接进行原始数据的合并，需要分别分析，计算各自的统计指标后再通过 Meta 分析方法对结果进行合并。

六、主要研究结果

上海女性健康研究队列和上海男性健康研究队列人群的职业暴露比例分别为 8.9%和 6.9%。铅暴露与女性脑膜瘤的风险呈正相关（脑膜瘤发病人数：非暴露组 n=38 例；暴露组 n=9 例；*HR*=2.4；95% *CI*：1.1~5.0），尤其是在高于中位累积暴露者中（*HR*=3.1；95% *CI*：1.3~7.4）。然而，所有的 12 例男性脑膜瘤患者都没有暴露史。没有发现铅暴露水平与肾癌的关联性（肾癌发病人数：非暴露组 n=157 例，暴露组 n=17 例；*HR*=1.4；95% *CI*：0.9~2.3）及与脑癌的关联性（脑癌发病人数：非暴露组 n=67 例，暴露组 n=10 例；*HR*=1.8；95% *CI*：0.7~4.8）。

七、结　　论

虽然发病人数较少，但研究结果提示了铅暴露与女性和男性患多种癌症的风险之间的关联性。

（张　熙　李伟栋）

第九章 诊断试验

本章要点：

1. 诊断试验设计的要点，包括选择研究设计类型、确定金标准、选择受试者、估计样本量、资料整理与统计分析、结果报告等。

2. 诊断试验常用的评价指标，包括灵敏度与特异度、符合率、Youden 指数、似然比、预测值等。

3. 受试者工作特征曲线可以用来评价诊断试验的准确性，确定最佳诊断界值，比较多种诊断试验的诊断准确性等。

4. 了解提高诊断试验效率的策略。

临床实践中，任何有助于疾病诊断或鉴别诊断的方法均可以视为诊断试验（diagnostic test），如病史、临床症状、体格检查、实验室检验、影像学检查、病理活检等。随着医学技术的进步与发展，尤其是基因组学、蛋白质组学等技术的发展，新的诊断方法层出不穷。但是，每一种诊断方法的适用范围、诊断准确性、成本效益、依从性及在一系列诊断方法中的地位等都必须经过科学严谨的评价，以确定其是否具有临床应用价值。诊断试验需要科学的设计、足够的样本量、正确的资料处理及统计分析等，不仅要衡量漏诊（假阴性）和误诊（假阳性）造成的后果，而且要考虑成本效益等方面的资料。

第一节 诊断试验的设计

诊断试验的设计要点包括研究设计类型、选择金标准、选择受试者、估计样本量、同步试验与盲法观察、资料整理与统计分析、结果报告等。为了减少偏倚，诊断试验的整个过程应遵循“独立”和“盲法”原则。

一、设计类型

诊断试验的研究设计可以采用回顾性研究设计类型，如病例对照研究设计；也可以采用横断面研究设计或前瞻性研究设计（如队列研究）。

如果采用病例对照研究设计，病例组和对照组的受试者是分别选取的（图 9-1a），来自两个不同的总体（患者群体和非患者群体）。病例组的受试者从已经被金标准确诊患有所研究疾病的患者中选取，对照组的受试者从未患所研究疾病的人群中选取，然后比较两组的试验结果。需要强调的是，由于病例组和对照组的受试者分别从不同的总体中选取，样本的患病率不能代表所研究疾病的实际患病情况。用病例对照研究评价诊断试验的优点在于简便、快捷，所需人力、物力较少，尤其适用于患病率较低的疾病。但是，由于是搜集既往资料，数据质量往往难以控制。

如果采用横断面研究或前瞻性研究设计（图 9-1b），研究者首先从疑似患有某病的人群中随机选取一定数量的受试者（即纳入受试者时，研究者并不清楚其患病状态），然后分别采用诊断试验方法和金标准检测受试者，从而获得诊断试验结果与金标准诊断结果之间的关系。采用横断面研究设计或前瞻性研究设计的诊断试验，样本的患病率一定程度上可以代表所研究疾病的实际患病情况，取决于样本的代表性。但是，对于患病率较低的疾病的诊断试验，不适合采用横断面研究设计或前瞻性研究设计。

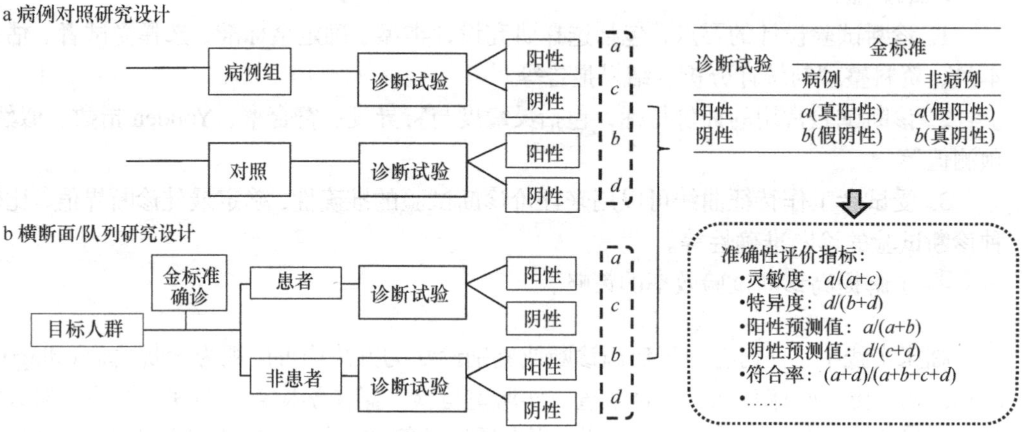

图 9-1　诊断试验研究设计示意图

二、选择金标准

评价一项诊断试验对疾病的诊断价值（或真实性），需要以金标准的诊断结果作为参照。诊断试验中的金标准是相对的，通常指医学界公认的当前最可靠、最准确的疾病诊断方法。金标准需要能够正确区分受试者患病与否。临床上常用的金标准包括实验室检测、组织病理活检、手术探查、影像学检查、病原体分离培养鉴定、尸检、指南推荐的疾病诊断方法、业内专家共识及通过长期随访得到的肯定诊断等。当以随访作为金标准确定患者的患病状态时，随访的时间不能太短，否则可能错误估计实际的疾病状态。多数情况下，诊断疾病的金标准是昂贵、有创或难于实施的，如冠状动脉造影是诊断冠心病的金标准；病理活检是确诊肿瘤的金标准。此外，对于目前尚无特异诊断方法的疾病，可采用临床专家共同制定的、公认的综合诊断标准，如诊断风湿热的 Jones 标准等。若金标准选择不妥，可能造成错误分类，影响对诊断试验的正确评价。

在诊断试验中，需要根据金标准的诊断结果，正确地将受试者分为“有病”和“无病”两组。此处，“有病”是指受试者被金标准确诊患有所研究的疾病；“无病”是指受试者被金标准排除患有所研究的疾病，并不一定指完全无病的正常人。

有时，金标准的获得是有风险的（如组织病理活检），对诊断试验阴性的受试者做病理活检是不符合伦理的。这种情况下，诊断试验阴性的受试者是否患病，就需要通过其他方法判定，如长期随访、与肿瘤登记系统链接等。

三、选择受试者

受试者应能够代表诊断试验可能应用的目标人群，既要考虑受试者的代表性，又要顾及诊断试验的鉴别诊断能力。用于评价诊断试验的受试者包括病例组和对照组。病例组由金标准确诊为患有所研究疾病的受试者组成；对照组由金标准排除患有所研究疾病的受试者组成。如果采用横断面或前瞻性研究设计，受试者应是目标群体的一个随机样本，进而采用金标准将受试者样本分为“患者”和“非患者”两组。

病例组应是病例总体的一个随机样本。需要强调的是，病例组应包括所研究疾病的各种临床类型，如不同疾病分期、分型、病程长短、病情严重程度、典型和非典型症状、有并发症和无并发症等，以使选择的病例具有足够的代表性，能真实反映所研究疾病的临床特征，使诊断试验的结果更具推广性和临床应用价值。

对照组除被金标准排除未患有所研究疾病外，其他可能影响诊断试验结果的因素应尽可能与病例组可比。对照组应选择未患有所研究疾病的其他病例，特别是需要与目标疾病进行鉴别诊断的患者，这样才能有效评价诊断试验的鉴别诊断价值。当然，必要时，可设立多个对照组。一般情况下，对照组不宜完全由志愿者、学生等完全健康的人组成，因为对照组只纳入正常人，无法对诊断试验的鉴别诊断能力进行客观评价。

例如，研究者设计血清 DKK1 诊断肝癌的诊断试验，病例组纳入的患者包括组织病理活检（即金标准）确诊的不同分期的肝癌患者；对照组不能全部选择健康志愿者，应纳入需要与肝癌进行鉴别诊断的慢性肝病患者，如慢性肝炎、肝硬化等。这种情况下，可设置 3 个对照组：慢性肝炎组、肝硬化组和健康志愿者组。

四、估计样本量

与其他临床研究一样，诊断试验设计时也需要估计样本量。诊断试验中，决定样本量大小的因素包括：①诊断试验预估的灵敏度（sensitivity，Sen）。②诊断试验预估的特异度（specificity，Spe）。③显著性检验水平 α，一般取 α=0.05（双侧）；α 的取值越小，所需要的样本量越大。④容许误差 δ，即灵敏度或特异度的允许波动范围，一般取 95%置信区间宽度的 1/2，常用的取值为 0.05~1.0；容许误差越小，所需要的样本量越大。根据诊断试验目的和具体的研究设计类型，需要采用对应的样本量计算公式。

1. 诊断试验与金标准比较的样本量估计　研究目的是评价新的诊断试验的诊断准确性。如果采用病例对照研究设计，可以根据诊断试验预估的灵敏度计算出病例组所需样本量，根据诊断试验预估的特异度计算出对照组所需样本量。如果采用横断面或前瞻性研究设计，可以依据计算出的病例组（或对照组）的样本量，结合所研究疾病在人群中的患病率调整已估计的非患者（或患者）的样本量。具体计算可以采用抽样调查中率的样本量计算公式。

$$\text{病例组样本量：}\ n_1 = \frac{z_{1-\alpha/2}^2 \text{Sen}(1-\text{Sen})}{\delta^2} \tag{9-1}$$

$$\text{对照组样本量：}\ n_2 = \frac{z_{1-\alpha/2}^2 \text{Spe}(1-\text{Spe})}{\delta^2} \tag{9-2}$$

式中，n_1 和 n_2 分别表示病例组和对照组的样本量；Sen、Spe 分别表示诊断试验预估的灵敏度和特异度；δ 为容许误差；$z_{1-\alpha/2}$ 为 I 类错误对应的双侧界值，一般 α 取双侧 0.05，对应界值 $z_{1-\alpha/2}$=1.96。

例 9.1　评价某诊断试验诊断鼻咽癌的准确性，根据预试验，该诊断试验的灵敏度约为 80%，特异度约为 60%，取 α=0.05（双侧），容许误差 δ=0.05，若设计病例对照的诊断试验，应检查多少人，才能达到统计学要求？

已知：Sen=0.8，Spe=0.6，δ=0.05，$z_{1-\alpha/2}$=1.96

代入式（9-1）计算得病例组样本量：$n_1=\dfrac{1.96\times0.8\times(1-0.8)}{0.05^2}\approx126$（例）

代入式（9-2）计算得对照组样本量：$n_2=\dfrac{1.96\times0.6\times(1-0.6)}{0.05^2}\approx189$（例）

因此，此诊断试验至少需要调查126例鼻咽癌患者和189例非鼻咽癌患者。

2. 两种诊断试验灵敏度（或特异度）比较的样本量估计　如果诊断试验的研究目的是比较两种诊断试验的灵敏度（或特异度）是否有统计学差异，可以采用两样本率比较的样本量计算公式。可采用配对设计或独立样本设计。

配对设计比较灵敏度，所需患者的样本量计算公式为

$$n_1=\left\{\frac{z_{\alpha/2}\sqrt{2\bar{p}}+z_\beta\sqrt{2(\text{Sen}_1-p)(\text{Sen}_2-p)/\bar{p}}}{\text{Sen}_1-\text{Sen}_2}\right\}^2 \tag{9-3}$$

式中，Sen_1和Sen_2分别为两种诊断试验预估的灵敏度，p为两诊断试验结果一致的阳性率；$\bar{p}=(\text{Sen}_1+\text{Sen}_2-2p)/2$。如果同时比较特异度，将式（9-3）中Sen用Spe代替，用两诊断试验结果一致的阴性率p代替一致的阳性率，计算公式为$\bar{p}=(\text{Spe}_1+\text{Spe}_2-2p)/2$，代入式（9-3）中估计所需非患者的样本量。

独力样本设计时，总患者的样本量需要分为两组，此时需要考虑患者在两组中的分配比例k_1和k_2（$k_1+k_2=1.0$）。总患者的样本量为

$$n_1=\left\{\frac{z_{\alpha/2}\sqrt{(k_1\text{Sen}_1+k_2\text{Sen}_2)(1-k_1\text{Sen}_1-k_2\text{Sen}_2)(1/k_1+1/k_2)}+z_\beta\sqrt{\text{Sen}_1(1-\text{Sen}_1)/k_1+\text{Sen}_2(1-\text{Sen}_2)/k_2}}{\text{Sen}_1-\text{Sen}_2}\right\}^2 \tag{9-4}$$

式中各符号含义同上。如果同时比较特异度，可以用相同的方法估计出非患者的样本量。如果采用前瞻性研究设计，还需要根据人群患病率对计算出的样本量进行调整。

五、同步试验与盲法观察

诊断试验中，除通过选择可靠的金标准及严格地选择受试者来避免选择偏倚外，诊断试验对疾病的诊断结果需要与金标准进行同步试验、盲法观察，以避免信息偏倚。所谓盲法，是指研究者应在事先不知道受试者疾病状态的情况下对诊断试验结果进行判断，从而避免主观因素（如心理因素）的影响。尤其对于影像学诊断试验，必须采用双盲的方法进行结果判断。

六、资料整理

经金标准证实的目标疾病患者和非患者，同步接受诊断试验的检测后，如果新诊断试验的结果为二分类变量，可将研究结果整理为表9-1的四格表，用于统计分析和诊断试验的评价。

表 9-1 诊断试验四格表

诊断试验	金标准诊断结果		合计
	有病	无病	
阳性	a（真阳性）	b（假阳性）	$a+b$
阴性	c（假阴性）	d（真阴性）	$c+d$
合计	$a+c$	$b+d$	$a+b+c+d$

表 9-1 中，金标准确诊“有病”的病例数为 $a+c$；金标准证实“无病”的受试者数为 $b+d$。诊断试验与金标准的比较结果包括以下 4 种情况。①真阳性：金标准确诊有病，诊断试验结果为阳性，即 a。②假阴性：金标准确诊有病，诊断试验结果为阴性，即 c。③真阴性：金标准证实无病，诊断试验结果为阴性，即 d。④假阳性：金标准证实无病，诊断试验结果为阳性，即 b。

第二节 诊断试验的评价及统计分析

通过比较诊断试验与金标准的诊断结果，可将研究的数据整理为表 9-1 的四格表，包括真阳性、真阴性、假阳性和假阴性 4 种情况。其中，真阳性和真阴性为诊断正确，假阳性和假阴性为诊断错误。需要综合评价诊断试验的真实性、可靠性和收益等 3 个方面。在实际应用中，还要考虑诊断试验的科学性、可行性及实用性。

一、真 实 性

真实性（Validity）又称准确性，是指测量值与真实值的接近程度。诊断试验的真实性包括受试者患病时对“有病”的识别能力和受试者未患病时对“有病”的排除能力，评价指标包括灵敏度、特异度、符合率、似然比、Youden 指数等。

1. 灵敏度和特异度 是评价一项诊断试验真实性的基本指标。

灵敏度是指新诊断方法将患者正确诊断为阳性的比例，也称为真阳性率（true positive rate）。灵敏度只与患者有关，反映了疾病存在时诊断试验检出疾病的能力。患者中，诊断试验结果为阴性者称为漏诊（false negative），漏诊率=1−Sen。灵敏度越高，漏诊率越低。灵敏度的计算公式为

$$\text{Sen} = \frac{a}{a+c} \times 100\% \tag{9-5}$$

特异度是指新诊断方法将非患者正确判断为阴性的比例，也称为真阴性（true negative rate）。特异度只与非患者有关，反映了疾病不存在时诊断试验排除疾病的能力。非患者中，诊断试验结果为阳性者称为误诊（false positive），误诊率=1−Spe。特异度越高，误诊率越低。特异度的计算公式为

$$\text{Spe} = \frac{d}{b+d} \times 100\% \tag{9-6}$$

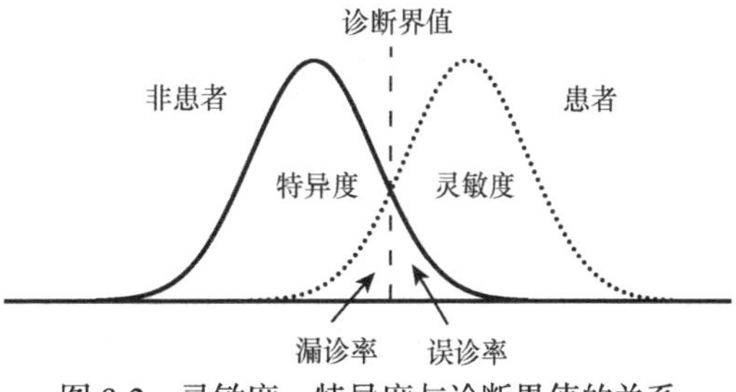

图 9-2 灵敏度、特异度与诊断界值的关系

灵敏度、特异度、漏诊率、误诊率之间的关系见图 9-2，图中间的垂线与横轴的

交点称为诊断界值（cut-off point），它是判断诊断试验结果为阳性或阴性的截断点。当诊断试验的测量值为定量或等级资料时，取不同的诊断界值，就对应不同的灵敏度和特异度。在图 9-2 中，如果左移诊断界值，灵敏度增加，漏诊率（假阴性）降低，但会增加误诊率（假阳性）；如果右移诊断界值，特异度增加，误诊率（假阳性）减低，但会增加漏诊率（假阴性）。

表 9-2 显示了不同诊断界值下灵敏度和特异度的变化关系。可以看出，随着诊断界值的升高，灵敏度越来越大，特异度越来越小；反之，随着诊断界值的降低，则表现出相反的变化趋势。

表 9-2　不同血糖浓度诊断界值下诊断糖尿病的灵敏度和特异度

血糖浓度（mg/100ml）	灵敏度（%）	特异度（%）	Youden 指数	血糖浓度（mg/100ml）	灵敏度（%）	特异度（%）	Youden 指数
80	100.0	1.2	0.012	140	74.3	91.2	0.655
90	98.6	7.3	0.059	150	64.3	96.1	0.604
100	97.1	25.3	0.224	160	55.7	98.6	0.543
110	92.9	48.4	0.413	170	52.9	99.6	0.525
120	88.6	68.2	0.568	180	50.0	99.8	0.498
130	81.4	82.4	0.638	190	44.3	99.8	0.441

从理论上讲，一项理想的诊断试验，其灵敏度和特异度均应为 100%，即漏诊率和误诊率均为 0。但遗憾的是，临床上这种情况难以达到。为此，在临床应用时，必须考虑是需要高灵敏度的诊断方法还是高特异度的诊断方法，充分权衡漏诊和误诊可能造成的后果。一般说来，如果漏诊将造成不良后果，而且检出后有效果确切的治疗方法时，考虑选择高灵敏度的诊断方法，尽可能保证所有的患者都被诊断出来。在患病率较低的初步筛查时，灵敏度不能太低。当然，高灵敏度的代价是可能使假阳性（误诊率）增多。如果误诊可能造成严重后果时，高特异度就显得尤为重要。采用什么诊断界值？应充分权衡诊断试验的效果、误诊与漏诊的后果、成本效益等多方面。如果灵敏度和特异度同等重要，可将诊断界值定在非患者的分布曲线与患者的分布曲线的交界处。

2. 符合率　是指诊断试验的真阳性与真阴性者占总例数的比例。符合率在一定程度上反映了诊断试验的效能。一般来说，灵敏度和特异性均高，符合率也高。但是，相同符合率的两个诊断试验，其灵敏度和特异度可以不同，临床意义也不一样，所以不能单从符合率来评价诊断试验的优劣。此外，符合率还受患病率的影响。符合率的计算公式为

$$\text{符合率}=\frac{a+d}{a+b+c+d}=\frac{\mathrm{Sen}(a+b)}{a+b+c+d}+\frac{\mathrm{Spe}(c+d)}{a+b+c+d} \tag{9-7}$$

3. 似然比　是将灵敏度和特异度结合起来的复合指标，似然比在计算时只涉及灵敏度与特异度，不受患病率的影响，是评价诊断试验较为稳定的综合性评价指标。似然比包括阳性似然比（positive likelihood ratio，+LR）和阴性似然比（negative likelihood ratio，−LR）。

阳性似然比（+LR）是诊断试验的真阳性率与假阳性率的比值，表示患者中诊断结果为阳性的概率是非患者中诊断结果为阳性的概率的多少倍，反映了诊断正确的可能程度。显然，+LR 越大，表示诊断试验结果为阳性时是真阳性的可能性越大，诊断价值越高。阳

性似然比表示为

$$+LR=\frac{Sen}{1-Spe} \quad (9\text{-}8)$$

阴性似然比（-LR）是诊断试验的假阴性率与真阴性率的比值，表示患者中诊断结果为阴性的概率是非患者中诊断结果为阴性的概率的多少倍，反映了诊断错误的可能程度。显然，-LR越小，表示诊断试验结果为阴性时是真阴性的可能性越大，诊断价值越高。阴性似然比表示为

$$-LR=\frac{1-Sen}{Spe} \quad (9\text{-}9)$$

4. Youden 指数（Youden index） 定义为真阳性率与假阳性率之差，表示为

$$J=Sen-(1-Spe) \quad (9\text{-}10)$$

Youden 指数介于-1~1，其值越接近于1，表明诊断准确度越高。

二、预 测 值

在临床实践中，临床医生更希望知道，当诊断试验的结果为阳性时，诊断受试者真正有病的把握有多大？阴性时，又有多大把握排除此病，这就是阳性预测值（positive predictive value，+PV）和阴性预测值（negative predictive value，-PV）。预测值是评价诊断试验实用性的指标。

阳性预测值是指诊断试验结果为阳性者中患者所占的比例，表示为

$$+PV=\frac{a}{a+b}\times 100\% \quad (9\text{-}11)$$

阴性预测值是指诊断试验结果为阴性者中非患者所占的比例，表示为

$$-PV=\frac{d}{c+d}\times 100\% \quad (9\text{-}12)$$

预测值反映了依据诊断试验结果判断受试者患病或不患病的可能性的大小，与灵敏度、特异度、疾病患病率有关。一般来说，灵敏度越高，阴性预测值越高；特异度越高，阳性预测值越高。

患病率（prevalence，p_0）是指调查人群中某一时点患病的比例。在诊断试验中，是指病例组占所有受试者的比例，即（$a+c$）/N。对于被评价的诊断试验，也称为验前概率（pre-test probability），阳性预测值和阴性预测值就是验后概率（post-test probability）。

如果是病例对照研究设计，样本中病例的比例远高于人群中该病的实际患病率，则不能用式（9-11）和式（9-12）计算阳性预测值和阴性预测值。这种情况下，需要根据贝叶斯（Bayes）条件概率理论，采用式（9-13）和式（9-14）分别计算阳性预测值和阴性预测值

$$+PV=\frac{p_0 Sen}{p_0 Sen+(1-p_0)(1-Spe)} \quad (9\text{-}13)$$

$$-PV=\frac{(1-p_0)Spe}{(1-p_0)Spe+p_0(1-Sen)} \quad (9\text{-}14)$$

从式（9-13）和式（9-14）可知，在灵敏度和特异度不变的情况下，诊断试验的阳性预测值随着患病率的升高而升高，而阴性预测值随着患病率的升高而降低，图9-3显示了

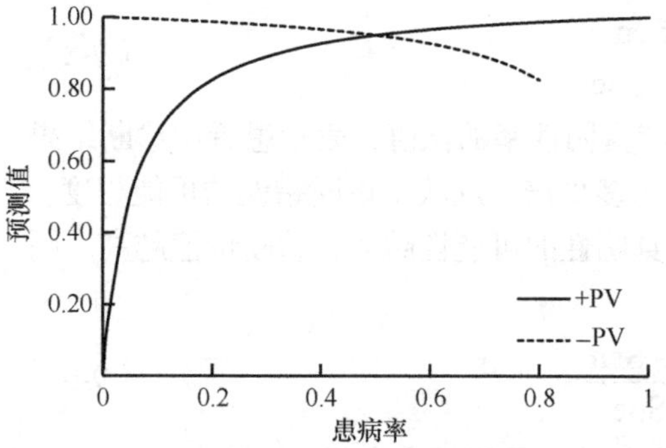

图 9-3 患病率与预测值关系

预测值随患病率变化的趋势。患病率对预测值的影响比灵敏度和特异度更重要，一般情况下，灵敏度和特异度变化较小，而不同的地区或医院，其患病率可能相差很大，同一个诊断方法在不同地区/医院的表现可能差别很大。因此，大医院应用效果很好的诊断方法，在基层医院或筛查现场的效果不一定理想。

例如，在一般男性人群、75 岁以上男性人群、有可疑前列腺结节者 3 种人群中利用前列腺酸性磷酸酶筛检前列腺癌，前列腺酸性磷酸酶诊断前列腺癌的灵敏度和特异度分别为 70%和 90%，表 9-3 显示了在不同患病率人群中，此诊断试验的预测值变化情况。

表 9-3 不同患病率人群下前列腺酸性磷酸酶筛检前列腺癌的预测值

人群	患病率（/10 万）	+PV（%）	-PV（%）
一般男性	3.50	0.02	100.00
75 岁以上男性	500.00	3.40	99.83
有可疑前列腺结节者	50 000.00	87.50	75.00

三、可 靠 性

可靠性（reliability）亦称可重复性（reproducibility），是指在相同条件下用同一种诊断试验在不同时间重复测量同一批受试者或相同条件下不同观察者用同一种诊断试验测量同一批受试者，其结果之间的一致程度。理想的诊断试验，应具有较高的可靠性。

1. 连续型指标 如果诊断试验的测量结果为连续型变量，可以采用皮尔逊（Pearson）相关系数、变异系数、组内相关系数（intra-class correlation coefficient，ICC）等指标评价诊断试验的可靠性。上述 3 个指标均可通过常用的统计分析软件（如 SPSS）计算得出。其中，ICC 是较常用的指标，ICC 取值范围为 0~1。一般认为，ICC < 0.4 表示一致性程度较差，ICC 为 0.4~0.75 表示一致性程度一般，ICC>0.75 表示一致性程度较高。

2. 分类指标或等级指标 如果诊断试验的测量结果为分类变量或等级变量，可以采用符合率或卡帕（Kappa）值评估诊断试验的可靠性。Kappa 值的计算公式为

$$\text{Kappa} = \frac{2(ad - bc)}{(a+b+c+d)(b+c)+2ad} \qquad (9\text{-}15)$$

Kappa 值反映了不同观察者测量同一组受试者或同一观察者不同时间测量同一组受试者的一致性程度。Kappa 值常用于评价两种诊断试验测量结果或同一诊断试验两次测量结果的一致性。Kappa 值不易受发病率的影响，相对稳定，其取值范围为-1~1。Fleiss 提出 3 级划分法：Kappa 值≥0.75，表示二者一致程度很好；Kappa 值为 0.4~0.75，表示二者一致程度中等；Kappa 值<0.4，表示二者一致程度较差。

例 9.2 A、B 两位医生分别独立阅读 100 张相同的胸部 X 线片诊断肺癌，结果见表 9-4。

表 9-4 两位医生依据胸部 X 线片诊断肺癌的结果

B 医生	A 医生		合 计
	肺癌	非肺癌	
肺癌	46（a）	10（b）	56
非肺癌	12（c）	32（d）	44
合 计	58	42	100

$$\text{Kappa}=\frac{2\times(46\times32-10\times12)}{(46+10+12+32)\times(10+12)+2\times46\times32}=0.85$$

表示两位医生依据 X 线胸片诊断肺癌的一致程度较高。

3. 影响诊断试验可靠性的因素 在实际工作中，诊断试验的可靠性受以下 3 方面因素的影响。

（1）受试者自身生物学差异：由于个体生物学变异，使得同一诊断试验重复测量同一批受试者，其测量结果可能会不一致，如人体的血糖、血压的测量结果会受测量时间、地点及受试者的情绪等因素影响。因此，诊断试验的操作需要标准化。

（2）测量误差：不同测量者（或同一测量者）对同一指标进行测量时，因测量者技术水平、操作能力等因素导致的结果不一致。

（3）试验因素：由于试验所使用的仪器设备、试剂质量、外部环境等试验条件的不稳定，可能引起测量结果的差异，如仪器设备电压不稳、实验室温度（湿度）不同、不同试剂批号等均可能引起测量结果间的不一致。

研究者应充分了解影响因素的来源，采用合适的方法，将这些因素的影响控制到最低限度。因此，实际应用中，需要对诊断试验的仪器、环境、试剂等条件有严格、标准的规定。

四、确定最佳诊断界值的方法

如果诊断试验的结果为连续型取值的变量，需要确定一个最佳诊断界值来区分患者与非患者。临床上确定诊断界值的方法包括正态分布法（如均数±1.96×标准差）、百分位数法（如 $P_{2.5}\sim P_{97.5}$）和受试者工作特征曲线（receiver operating characteristic curve，即 ROC 曲线）。其中，正态分布法和百分位数法常用来确定正常人群参考值范围。ROC 曲线是诊断试验中用来确定最佳诊断界值的常用方法。

当诊断试验的测量指标为连续型变量或等级变量时，可以根据不同的诊断界值（至少 5 个）计算出多个灵敏度和特异度，分别以“1-特异度”和“灵敏度”为横轴和纵轴，在直角坐标系中标出各点并连成曲线，即为 ROC 曲线。

例 9.3 某研究者欲利用功能磁共振成像参数鉴别高级别和低级别胶质瘤。收集了 42 例胶质瘤患者的功能磁共振参数细胞内弥散比例（intracellular volume fraction，ICVF）和弥散方向分布（orientation dispersion index，ODI），其中高级别胶质瘤患者 24 例，低级别胶质瘤患者 18 例，数据见表 9-5。利用 ICVF 和 ODI 指标鉴别高低级别胶质瘤绘制的 ROC 曲线见图 9-4。其中，（0，0）和（1，1）两点分别对应灵敏度为 0 而特异度为 1，灵敏度为 1 而特异度为 0 的两个截断点。

表 9-5 42 例胶质瘤患者功能磁共振参数

序号	年龄	性别	胶质瘤分级	ICVF	ODI
1	61	0	1	0.439	0.419
2	63	1	1	0.524	0.398
3	48	1	1	0.353	0.35
4	50	1	1	0.343	0.283
5	47	0	1	0.432	0.339
6	50	1	1	0.212	0.251
…	…	…	…	…	…
41	13	0	0	0.166	0.237
42	56	0	1	0.319	0.289

注：性别.0=男性，1=女性；胶质瘤分级.0=低级，1=高级

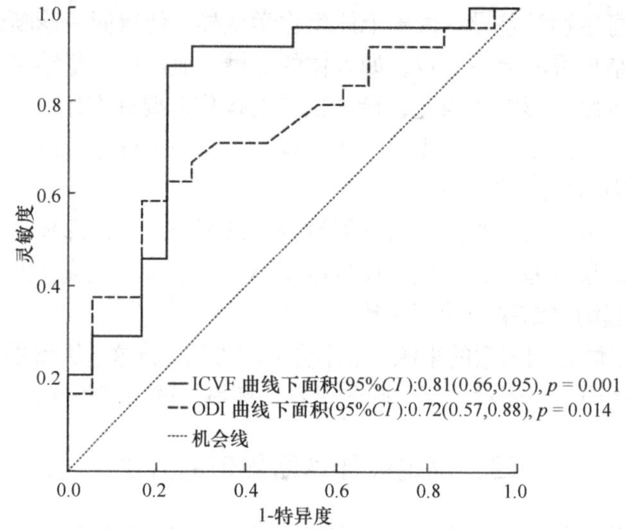

图 9-4 功能磁共振成像参数 ICVF 和 ODI 鉴别高级和低级胶质瘤的 ROC 曲线

ROC 曲线有以下几方面用处：①综合评价诊断试验的诊断价值，ROC 曲线下面积（area under the curve，AUC）是最常用的评价 ROC 曲线特性的参数，它综合反映了诊断试验的诊断价值。当 AUC=0.5 时，表明诊断试验没有诊断价值，AUC 越接近于 1，诊断价值越高。一般，AUC 为 0.5~0.7，表示诊断准确性较低；AUC 为 0.7~0.9，表示诊断准确性中等；AUC>0.90，表示诊断准确性较高。例 9.3 中，ICVF 鉴别高级别和低级别胶质瘤的 AUC=0.81，表明 ICVF 区分高级别和低级别胶质瘤的准确性较高。②确定最佳诊断界值（optimal cut-off point）：在 ROC 曲线上最接近左上角的一点，即为最佳诊断界值，此点对应的假阳性和假阴性之和最小。在实际工作中，对于连续型变量或等级变量，常选取 Youden 指数最大的点对应的观测值为最佳诊断界值。如图 9-5（a）和（b），分别显示了 ICVF 和 ODI 两个指标不同诊断界值对应的 Youden 指数，当 ICVF 指标取值为 0.306 时，Youden 指数最大（0.65），对应的灵敏度和特异度分别为 87.5%和 77.8%；同理，当 ODI 指标取值为 0.338 时，Youden 指数最大（0.417），对应的灵敏度和特异度分别为 58.3%和 77.8%。此外，也有研究采用“$[1-\text{Sen}]^2+[1-\text{Spe}]^2$”最小的点对应的观测值作为最佳诊断界值。③通过 AUC 的大小，直观比较两种或以上诊断试验的诊断价值，协助临床医生选择最佳的诊断方法。如图 9-5

所示，ICVF 指标的 AUC 为 0.81，大于 ODI 指标的 AUC，提示 ICVF 鉴别高低级别胶质瘤的诊断价值大于 ODI。比较两种诊断试验 AUC 的差异是否具有统计学意义，需要根据式（9-16）进行统计学检验。

$$Z=\frac{\left|AUC_1-AUC_2\right|}{\sqrt{SE_{AUC_1}^2+SE_{AUC_2}^2-2r\times SE_{AUC_1}^2\times SE_{AUC_2}^2}} \tag{9-16}$$

其中，AUC_1 和 AUC_2 为对应诊断试验 ROC 曲线下面积；SE_{AUC_1} 和 SE_{AUC_2} 对应诊断试验曲线下面积的标准误，r 为两个 AUC 间的相关系数，如果两个诊断试验是独立的，则 r=0。

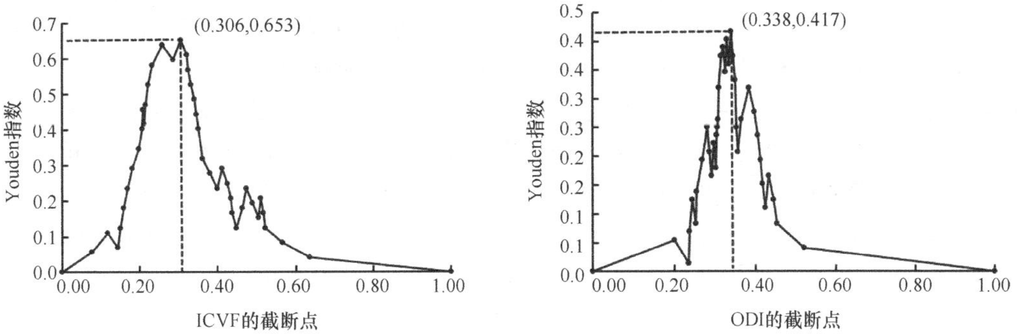

a. ICVF 指标 b. ODI 指标

图 9-5 ICVF 和 ODI 指标的诊断界值和 Youden 指数

第三节 诊断试验的临床应用

诊断试验在临床工作中应用非常广泛，可以用于诊断疾病、筛检高危人群、判断疾病严重程度、评估治疗效果、判断预后等多方面。如何用尽量短的时间、较低的成本、较小的创伤（或无创）获得尽量准确的临床诊断，是医生和患者所期望的。在诊断试验的临床应用中，可以考虑通过以下方法提高诊断试验效率。

一、选择患病率高的人群

如前所述，从阳性预测值和阴性预测值的公式可知，当灵敏度和特异度不变，阳性预测值随患病率升高而升高，假阳性率降低。阳性预测值（验后概率）越高，诊断疾病的把握也就越大。所以，在临床实践中，通过掌握病史、临床症状、一般实验室检查结果，综合分析后缩小可疑范围（提高患病率），提高阳性预测值，从而可以显著提高诊断试验的效率。

二、诊断试验的联合应用

有时，临床上用于诊断某疾病的诊断试验的灵敏度或特异度不理想，可通过将两个或多个诊断试验进行联合应用，以提高诊断的灵敏度或特异度。联合诊断的方法包括并联试验（parallel test）和串联试验（serial test）。

1. 并联试验 又称平行试验，是指同时做多个目的相同的诊断试验，其中任何一个诊断试验的结果为阳性即诊断为患者。当群体患病率一定时，并联试验可以提高诊断的灵敏度和阴性预测值，减少漏诊率；但会降低特异度和阳性预测值，增加误诊率。并联试验多用于灵敏度低，而漏诊可能导致严重后果的情况。并联试验也可用于人群的筛查试验，以便增加筛查的阳性率，降低漏诊率，做到早发现、早诊断和早治疗。

以两个诊断试验的并联试验为例，其灵敏度和特异度的计算公式分别为

灵敏度：$$Sen_{A+B}=Sen_A+[(1-Sen_A)\times Sen_B] \tag{9-17}$$

特异度：$$Spe_{A+B}=Spe_A\times Spe_B \tag{9-18}$$

2. 串联试验　又称系列试验，是指按一定顺序做多个诊断试验，只有当全部试验结果均为阳性时才确定为患者。因此，如果前一个试验为阴性结果时，则后面的试验就不必继续进行。当群体患病率一定时，串联试验可以提高诊断的特异度和阳性预测值，减少误诊率；但会降低灵敏度和阴性预测值，增加漏诊的风险。在临床上，为了提高诊断试验的特异度以确诊疾病，而没有一项特异度很高的试验，就可以考虑采用串联试验的方法。串联试验适应于以下几种情况：①不需要迅速做出诊断的情况，因为是否做后一个诊断试验取决于前一个试验的结果，费时较多。②当某些诊断试验昂贵或有危险时，可先进行简单、安全的诊断试验，当出现阳性结果时再做比较复杂或有一定危险性的诊断试验。如果这些条件差不多时，应首先使用特异性最高的试验，这样才可以使得接受后一种方法的人减少，提高诊断效益。

以两个诊断试验的串联试验为例，其灵敏度和特异度的计算公式分别为

灵敏度：$$Sen_{A+B}=Sen_A\times Sen_B \tag{9-19}$$

特异度：$$Spe_{A+B}=Spe_A+[(1-Spe_A)\times Spe_B] \tag{9-20}$$

表 9-6 显示了血糖和尿糖联合诊断糖尿病的试验结果。并联试验诊断糖尿病的灵敏度为 85.4%，特异度为 99.5%；串联试验诊断糖尿病的灵敏度为 58.8%，特异度为 99.7%。

表 9-6　血糖和尿糖联合诊断糖尿病的结果

诊断试验		糖尿病		并联试验	串联试验
尿糖	血糖	是	否		
+	−	14	10	+	−
−	+	33	11	+	−
+	+	117	21	+	+
−	−	35	7599	−	−

当然，实际应用中，可将并联和串联试验混合使用。例如，我国当前的结直肠癌的筛查试验，即采用了并联和串联混合应用的策略。首先，对目标受检者进行大便潜血试验和高危因素问卷调查，其中任何一项为阳性即判断为结直肠癌高危个体，并进一步采用肠镜进行确诊。

三、多因素回归模型综合诊断

临床上各种不同的诊断方法，涉及的诊断指标非常多，不仅有分类指标，还有连续型指标或等级指标。对于此种情况，联合试验就会受到限制。因为，要进行联合诊断，需要首先明确每种诊断方法的最佳诊断界值，然后进行并联或串联试验，这种方法没有充分考虑不同诊断方法中各指标不同取值的整合情况。

对于上述情况，可以考虑采用多因素分析方法构建综合诊断模型，提高诊断的准确性。

常用的多因素回归模型有判别分析、logistic 回归模型、Cox 回归模型、神经网络模型、贝叶斯回归模型等。例如，纳入多个诊断试验的诊断指标构建 logistic 回归模型，用回归系数反映每项诊断指标的贡献，进而依据 logistic 回归模型计算出每位受试者患病的概率，并利用此概率估计值绘制 ROC 曲线，从而评估综合诊断的能力，确定最佳诊断界值，计算灵敏度、特异度等评价指标。

四、似然比的临床应用

似然比是综合评价诊断试验的理想指标，它综合了灵敏度和特异度的临床意义。临床应用中，可以依据诊断试验结果的阳性或阴性，利用对应的似然比，计算出受试者患有目标疾病的概率（验后概率），以便受试者在诊断试验检测后，临床医生更确切地对受试者做出诊断。验后概率的具体计算步骤如下。

$$\text{验前比（pre-test odds）}=\frac{\text{验前概率}}{1-\text{验前概率}}$$

验后比（post-test odds）=验前比×似然比

$$\text{验后概率（post-test probability）}=\frac{\text{验后比}}{(1+\text{验后比})}$$

其中，验前概率是指患者接受诊断试验前患病的可能性，可由医生根据患者的病史、症状和体征等信息估计，有时也可用人群的患病率作为参考。根据诊断试验结果的阳性（或阴性），通过对应的+LR（或−LR），可计算出当前诊断试验结果下患者患病的验后概率。需要注意的是，如果诊断试验中设定的验前概率为所研究疾病的人群患病率，则验后概率与阳性预测值相等。

对于同样的诊断试验结果，由于不同的验前概率，不同患者的验后概率也会不同。例如，A、B 两位患者因呼吸急促就诊，经问诊及查体后，临床医生初步怀疑为肺动脉栓塞。患者 A：65 岁男性，肿瘤患者，卧床 4 天；患者 B：25 岁男性，1 周前行疝气手术，术后可正常活动。很明显，患者 A 的验前概率高于患者 B。为明确诊断，医生让两位患者接受 D-dimer 检测。已知，D-dimer 诊断肺动脉栓塞的+LR=4.85，−LR=0.35。如果两位患者 D-dimer 诊断试验的结果为阳性，通过计算，患者 A 患肺动脉栓塞的概率为 67%，患者 B 的概率仅为 5%；如果两位患者 D-dimer 诊断试验的结果为阴性，通过计算，患者 A 患肺动脉栓塞的概率为 13%，患者 B 仅为 0.35%。具体结果见表 9-7。

表 9-7　两位患者的验后概率

	患者 A	患者 B
验前概率 / 患病率	0.3	0.01
验前比	$\frac{0.3}{1-0.3}=0.43$	$\frac{0.1}{1-0.1}\approx 0.01$
当诊断试验为阳性时		
验后比	0.43×4.85=2.04	0.01×4.85=0.05
验后概率	$\frac{2.04}{1+2.04}=0.67$	$\frac{0.05}{1+0.05}=0.05$
当诊断试验为阴性时		
验后比	0.43×0.35=0.15	0.01×0.35=0.0035
验后概率	$\frac{0.15}{1+0.15}=0.13$	$\frac{0.0035}{1+0.0035}=0.0035$

第四节 诊断试验研究实例

本节以“血清 DKK1 诊断肝细胞癌的多中心临床研究”为例，简要阐述诊断试验的设计与结果报告。肝癌是世界范围内常见的恶性肿瘤，肝细胞癌占所有肝癌的 70%~80%。全球范围内，肝细胞癌的 5 年生存率仅为 3%~5%，主要原因之一是缺乏有效的早期诊断方法。目前，临床上诊断肝细胞癌的血清学标志物指标是甲胎蛋白(alpha-fetoprotein, AFP)，但是 AFP（诊断界值为 20ng/ml）诊断肝癌的灵敏度较低，仅为 25%~65%。此外，多数慢性肝病患者（如慢性肝炎、肝硬化）也会出现血清 AFP 升高的现象。因此，需要新的、可靠的生物标志物联合 AFP 来提高临床诊断的准确性。根据以往文献报道，血清 Dickkopf-1（DKK1）是潜在的肝癌诊断标志物。Shen QJ 等设计了一项大样本、多中心的横断面诊断试验（Shen QJ，2012. Lancet Oncology，13：817-826），评价 DKK1 联合 AFP 诊断肝癌的准确性。

一、研究设计概述

Shen QJ 等的研究中，诊断肝细胞癌的金标准为组织病理活检。所有受试者均测定了血清 AFP 和 DKK1 浓度。病例组选自 2008 年 12 月~2009 年 6 月在复旦大学附属中山医院肝癌研究所就诊、经组织病理学确诊的肝细胞癌患者，共计 424 例，包括 BCLC 分级 A 级及以下患者 285 例和 BCLC 分级 B 级及以上患者 139 例。对照组选自 2009 年 4 月~2009 年 7 月在苏州大学第一附属医院就诊的非肝癌患者，共计 407 例，包括慢性乙肝患者 98 例、慢性肝硬化患者 96 例、健康受试者 213 例。

二、统计分析及结果

研究者进行 ROC 曲线分析，将“$[1-\text{Sen}]^2+[1-\text{Spe}]^2$”值最小的点对应的 DKK1 值确定为诊断肝细胞癌的最佳诊断界值。此外，利用 DKK1 和 AFP 建立了 logistic 回归方程，利用回归方程的概率预测值进行 ROC 曲线分析，评价 DKK1 和 AFP 两个指标联合诊断肝细胞癌的诊断准确性，建立的回归方程为

$$\lg\left(\frac{p}{1-p}\right)=-6.152+5.517\times\text{DKK1}+6.867\times\text{AFP}$$

ROC 曲线显示，DKK1 诊断肝细胞癌的曲线下面积为 0.848（95% *CI*：0.820~0.875），最佳诊断界值为 2.153ng/ml，对应的灵敏度和特异度分别 69.1%和 90.6%；AFP 诊断肝细胞癌的曲线下面积为 0.830（95% *CI*：0.802~0.858），对应的灵敏度和特异度分别为 57.8%和 88.0%；AFP 联合 DKK1 诊断肝细胞癌的曲线下面积为 0.889（95% *CI*：0.866~0.913），对应的灵敏度和特异度分别提高到 73.3%和 93.4%，结果见表 9-8 和图 9-6。

表 9-8 DKK1、AFP 及两个指标联合诊断肝细胞癌的结果

	四格表				最佳诊断界值	Sen	Spe	+PV	−PV	+LR	−LR
	a	*b*	*c*	*d*							
DKK1	293	38	131	369	2.153	69.1	90.6	89.3	70.6	6.910	0.343
AFP	245	48	179	359	20.000	57.8	88.0	85.1	63.2	4.730	0.481
联合诊断	311	22	91	380	0.710	73.3	93.4	98.4	86.6	51.042	0.127

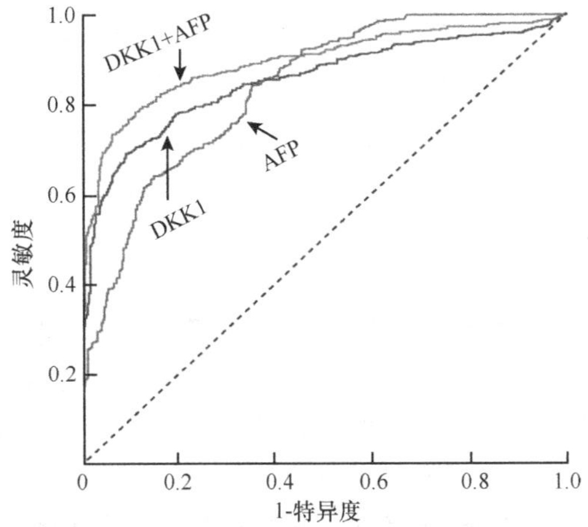

图 9-6 DKK1、AFP 及两个指标联合诊断肝细胞癌的 ROC 曲线

第五节 诊断试验的评价原则

一项诊断试验是否有临床应用价值，需要综合考虑其真实性、可靠性、可行性、成本效益等，同时还要考虑诊断试验结果对临床决策和预后结局的影响。针对一项诊断试验，可从下述几方面综合评价。

1. 金标准的选择是否合理 选择的金标准是否是目前公认的最可靠的疾病诊断方法？诊断试验的评价必须以金标准诊断结果作为参照，这是保证诊断试验结果真实可靠的关键。如果金标准选择不当，会导致错误分类，影响诊断试验准确性的评价。

2. 诊断试验是否与金标准进行了同步盲法对比 如果研究人员事先知道金标准的诊断结果，将会影响诊断试验结果的判断，反之亦然。因此，为尽量减少两类结果互相参照造成的偏倚，在判断诊断试验或金标准的结果时应尽量采用盲法，即判断诊断试验结果的人与进行金标准判断的人，应相互保持盲态，以增强结果判断的客观性。尤其对于影像、超声等涉及主观判断的诊断试验，更要采用盲法。此外，研究者应对有助于结果判断的其他临床信息保持盲态。例如，超声检查诊断阑尾炎的试验中，不应该让医生知道受试者的病史等信息；同样的，病理医生对受试者做出病理诊断时，也不应该知道超声检查的结果。

3. 受试者的代表性如何 病例组和对照组的代表性是决定诊断试验结果可信度的基础。理论上，病例组应包括各种临床类型的病例，如典型和不典型、不同疾病分期等。对照组应纳入与所研究疾病有鉴别诊断价值的其他疾病患者，不能刻意选择容易鉴别的人群（如志愿者、健康人群等），否则容易高估诊断试验的特异度。例如，本章第三节肝细胞癌诊断试验的实例中，病例组纳入了不同 BCLC 分级的肝癌患者；对照组分别纳入了慢性肝炎、肝硬化患者和健康志愿者，受试者的代表性较好。然而，较常见的问题是病例组入选标准过于严格，患者构成范围过窄；对照组未包含需要鉴别诊断的其他疾病患者，甚至全部纳入健康体检者作为对照，使病例组和对照组样本的代表性差。受试者来源不同（如不同级别的医院、门诊患者、住院患者、普查人群等），有可能会对诊断试验的评价产生一定影响。因为不同来源的人群，疾病的患病率不同，而患病率的不同将直接影响诊断试验预测值的估计。所以，在诊断试验的研究中，需要明确陈述受试者的定义、临床特征、诊断标准及招募方法等。

4. 样本量是否足够　与其他临床研究一样，对于诊断试验而言，需要有一定的样本量，才能保证受试者的代表性。需要考察是否给出了详细的样本量估算过程，样本量是否足够?

5. 诊断界值的确定是否合理及可靠　对于诊断试验指标为连续型指标或等级指标的情况，选择不同诊断界值，将会影响诊断试验的灵敏度和特异度。因此，在诊断试验评价中，诊断界值的确定非常重要，诊断界值过高会增加漏诊率，过低则会增加误诊率。目前，应用 ROC 曲线确定诊断界值是比较科学的方法。

6. 是否详尽描述了诊断试验的方法，重复性如何　诊断试验中是否清晰详尽地描述了诊断试验的操作步骤、使用仪器及试剂规格、注意事项、结果判断标准等内容。以便研究者需要时可以按标准操作程序，保证试验结果的可重复性。必要时，应对诊断试验的重复性进行验证。重复性好，则说明诊断试验的方法（如仪器性能、操作技术等）可靠。

7. 诊断试验是否为最优选择，与其他诊断试验联合应用的效果如何　新的诊断试验需要与其他诊断方法进行临床应用的比较，如准确性、成本效益、患者的依从性、不良反应等。对联合试验的评价，不仅要看联合试验的灵敏度、特异度、准确性，而且还要评价单项试验的灵敏度、特异度和准确性。只有了解单项试验的诊断价值，才能正确评价联合试验的诊断价值。

8. 诊断试验的实用性　除了正确评价诊断试验的优劣外，还要考虑新的诊断试验是否方便、易行，是否有创，费用如何，医生和患者能否接受，结果的判定是否容易，处理漏诊和误诊是否方便，是否会造成某些严重后果等临床实际情况。诊断试验的受试者是否与将要被应用的患者情况类似？检验后得到的验后概率是否有助于疾病的诊断与处理？这些都是需要考虑的内容。

（冯丽芬）

第十章　临 床 试 验

本章要点：

1. 临床试验的概念和分期。

2. 临床试验设计要点，包括研究目的及比较类型、研究设计类型、随机化分组与盲法、评价指标、样本量、数据管理、统计分析方案等。

3. 临床试验的分析数据集，如ITT/全分析集、符合方案集、安全性分析集。

4. 单臂试验、适应性设计（如成组序贯设计）等内容。

随着医学的发展，新的治疗药物和方法不断出现，这些新的药物和方法推广应用于临床之前，首先需要科学地评价它们的治疗效果、安全性及是否具有推广应用价值等。在评价某一药物或治疗措施是否安全有效时，规范的临床试验仍是当前最好的选择。药物临床试验是临床试验最常见的一种，本章以药物临床试验为主线，介绍临床试验设计与实施的相关内容。

第一节　概　　述

一、临床试验的定义

广义上，任何在人体（患者或健康志愿者）进行的、有计划的干预性医学研究均可称为临床试验（clinical trial），其主要目的是综合评价某种干预方法（或治疗措施）的效果和应用价值。干预方法（或治疗措施）可以是药物、医疗器械、新技术、新方法等。

药物临床试验属于临床试验的重要分支，是指任何在人体（患者或健康志愿者）进行的药物的系统性研究，以证实或揭示试验药物的临床医学、药理学及其他药效学作用、不良反应或试验药物的吸收、分布、代谢和排泄，目的是确定试验药物的疗效与安全性。

二、临床试验需要遵循的基本原则

1. 符合伦理规范　临床试验可能会给受试者带来潜在的风险，因此，临床试验必须遵循伦理道德准则，把保护受试者权益、保障受试者安全作为临床试验的首要原则。国际上先后制定了多个涉及人类受试者的伦理学准则，其中最重要也具有普遍指导意义的是《世界医学大会赫尔辛基宣言》和《涉及人类受试者生物医学研究的国际伦理准则》。伦理准则的核心是“公正、尊重人格、力求使受试者最大程度受益和尽可能避免伤害”。伦理委员会与知情同意书是保障受试者权益的主要措施。在开展临床试验之前，研究者首先需要申请并获得伦理委员会的批准；招募受试者时，必须让受试者充分知情并自愿参加，研究者和受试者（或其法定代表人）必须共同签署书面的知情同意书。

2. 符合法规要求　临床试验的组织与实施必须符合相关的法规和政策。国际上，临床试验主要参照ICH出版的系列指导文件。ICH出版的指导文件包括质量（quality）、安全

（safety）、疗效（efficacy）和多学科（multidisciplinary）4 个方面，获得世界范围内的广泛认可和使用。例如，ICH E6（R2）即 GCP，是临床试验全过程的标准规定，包括伦理委员会、研究者、申办方、临床试验方案及其修订、研究者手册等相关内容。2017 年 6 月，中国原国家食品药品监督管理总局成为 ICH 正式会员，意味着中国将逐步转化与实施临床试验相关的国际最高技术标准和指南。

此外，各国根据当地实际情况可能分别制定了适用于本国临床试验相关的法规。在中国，主要的法规/指导原则包括《中华人民共和国药品管理法》《中华人民共和国药品管理法实施条例》《药品注册管理办法》《药物临床试验质量管理规范》《药物临床试验的生物统计学指导原则》等。对于以药品上市注册为目的的临床试验，正式开始前，还必须得到国家药品监督管理部门的批准，获得"新药临床试验批件"，在有资质的药物临床试验机构开展。

3. 符合科学性原则　临床试验应该建立在前期非临床研究或以往临床研究的基础上，有充分的科学依据。为了保证研究结果真实、可靠、准确回答临床问题，在临床试验的设计、实施、数据管理与统计分析和结果报告的全过程中，必须遵循"随机、对照、重复、盲法、均衡"等合理的科学性原则，以便达到临床试验目的。临床试验方案必须清晰、准确，可操作性强。

三、临床试验分期与分类

根据研究所处的阶段，临床试验可分为Ⅰ期、Ⅱ期、Ⅲ期、Ⅳ期。需要强调，并不是所有的临床试验都需要从Ⅰ期开始做起。对于新药临床试验，在批准上市前，通常应当进行Ⅰ~Ⅲ期临床试验；Ⅳ期临床试验为上市后研究。下面以我国《药品注册管理办法》中临床试验分期为例予以说明。

1. Ⅰ期临床试验（phase Ⅰ clinical trial）　是初步的临床药理学及人体安全性评价试验。主要观察人体对新药的耐受程度和药物代谢动力学，确定最大耐受剂量（maximal tolerance dose，MTD）和剂量限制性毒性（dose-limited toxicity，DLT），也包括为Ⅱ期临床试验（phase Ⅱ clinical trial）制定给药剂量提供依据。受试者主要为健康志愿者或少部分患者（如肿瘤患者）。

目前，Ⅰ期临床试验中，用于探索药物最大耐受剂量的设计方法可分为以下两类：①传统设计方法，如"3+3"设计、成组增减设计、偏倚硬币设计、加速滴定设计等。②基于模型的设计，如连续重新评估法（continual reassessment method，CRM）、毒性概率区间法（toxicity probability intervals，TPI）、改良的毒性概率区间法（modified toxicity probability interval，mTPI）等。

2. Ⅱ期临床试验　是治疗作用的初步评价阶段，其目的是初步评价药物对目标适应证患者的治疗作用和安全性，也包括为Ⅲ期临床试验（phase Ⅲ clinical trial）设计和给药方案的确定提供依据。此阶段的研究设计可以根据研究目的，采用多种形式，可以是单臂试验，也可以是随机对照试验等方法。

3. Ⅲ期临床试验　为治疗作用的确证阶段，其目的是进一步验证药物对目标适应证患者的治疗作用和安全性，评价利益与风险关系，为药物注册申请的审查提供充分的证据。此阶段试验一般应为具有足够样本量的随机对照试验。试验组一般不少于 300 例。

4.Ⅳ期临床试验（phase Ⅳ clinical trial）　为新药上市后由申请人进行的应用研究阶段，其目的是考察药物广泛使用条件下的疗效和不良反应（注意罕见不良反应），评价在普通或者特殊人群中使用的利益与风险关系及改进给药剂量等。

此外，按研究目的分类，临床试验也可分为人体药理学研究（human pharmacology）、疗效探索临床试验（therapeutic exploratory）、疗效确证临床试验（therapeutic confirmatory）和临床应用（therapeutic use）。图 10-1 描述了研究类型和研究分期之间的关系。

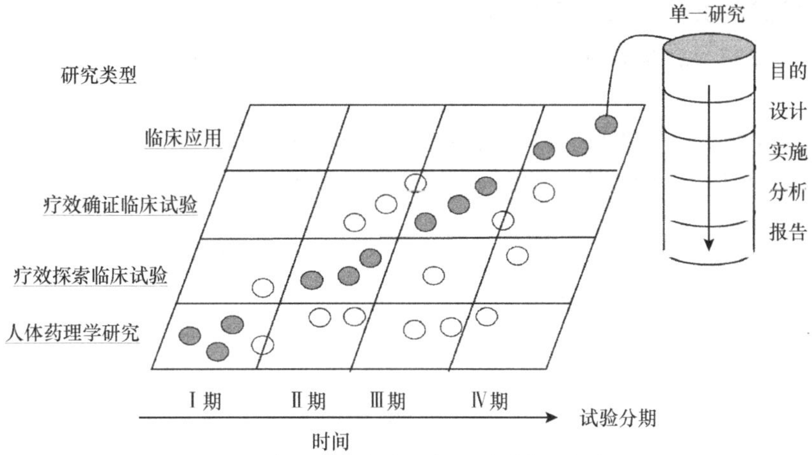

图 10-1　临床试验研究类型与试验分期之间的关系

实心圆代表某一分期中最常进行的研究类型；空心圆代表某些可能但较少进行的研究类型。每个圆圈代表一项研究。右上角的柱形图显示了单个研究的主要内容

第二节　临床试验方案

临床试验方案（protocol）是阐明试验目的、设计、方法学、统计学考虑和组织实施的文件。试验方案通常还应当包括临床试验的背景和理论基础。试验方案的好坏关系到整个临床试验的质量和成功与否。根据我国 GCP 和 ICH E6 的要求，一项临床试验的方案应包括以下项目。

1. **基本信息**　包括临床试验方案题目、版本号和日期；申办方、主要研究者等各方人员的基本信息；医疗机构信息等。方案的任何修改也需要标明修改版本号和日期。

2. 研究背景资料。

3. **试验目的**　详细描述试验的目的，包括主要研究目的和次要研究目的。

4. **试验设计**　包括明确主要研究终点和次要研究终点（如有）；随机分配方法与过程；盲法及其实施，盲底保存和紧急揭盲的程序，如果采用单盲（single-blinding）或开放试验需要说明理由和控制偏倚的措施；干预方法的描述；对照的选择及理由；预期的研究时长及试验安排（如随访等）；暂停/终止试验的标准等。

5. 临床和实验室检查的项目内容。

6. **受试者的选择和退出**　包括受试者的纳入标准、排除标准，明确受试者退出试验的标准和程序。

7. **受试者的治疗**　试验各组的详细治疗措施；合并用药与禁用药；评价受试者依从性的方法等。

8. 有效性评价 有效性评价指标的详细描述，包括定义、测量方法、测量时间、记录等。

9. 安全性评价 安全性指标的详细描述，包括定义、测量方法、测量时间、记录等；不良事件和伴随疾病的记录和报告程序；不良事件的随访方式与期限。

10. 统计学内容 样本量估计的详细描述；Ⅰ类错误 α 及其调整方法（如适用）；拟采用的统计分析方法和统计分析软件，若需要进行期中分析应说明理由、分析时间点及操作规程；缺失值、异常值的处理方法；统计分析数据集及定义等。

11. 源数据/源文件 保证了研究资料均可溯源。

12. 质量控制与质量保证 方案中应明确实施临床试验质量控制和质量保证的具体措施。

13. 伦理学考虑 描述与试验相关的伦理学问题的考虑。

14. 数据管理和记录保存 描述临床试验数据采集、管理、记录、保存等步骤；数据管理质量保障措施；数据管理系统等。

15. 财务和保险 在试验方案中说明试验相关的财务和保险问题。

16. 其他 如参考文献、研究者列表、附件材料等。

下面对试验方案中的主要项目进行介绍。

一、试 验 目 的

临床试验的目的主要是评价临床治疗性或预防性措施（如药品等）的疗效和安全性，从而探讨某一新药或新治疗措施与传统治疗（或安慰剂）比较，是否可以提高对疾病治疗或预防的效果，为临床诊疗决策提供循证医学证据。每一个临床试验都应有明确的试验目的，试验目的应尽量简单明确，根据需要可以分别设定主要研究目的和次要研究目的。

在临床试验方案中，对于主要研究目的，需要明确阐述统计检验的比较类型。临床试验有 3 种比较类型，包括优效性试验（superiority trial）、等效性试验（equivalence trial）和非劣效性试验（non-inferiority trial）。

1. 优效性试验 目的是检验试验组的疗效是否优于对照组。以安慰剂为对照的临床试验，应当采用优效性临床试验设计。优效性临床试验需要规定优效性界值 Δ，如果优效性界值 Δ 为某一具有临床意义的数值，则为临床优效性；如果设定优效性界值 $\Delta=0$，则为统计优效性。

2. 等效性试验 目的是确证两种（或多种）治疗方法在疗效上相当，即试验组的治疗效果既不比对照组差，也不比对照组好。等效性界值 Δ 是一个有临床意义的数值，应由临床专家和方法学专家共同讨论确定。仿制药的一致性评价通常采用生物等效性试验。

3. 非劣效性试验 目的是确证试验组的疗效如果在临床上低于对照组，其差异应该在临床可接受范围内，即试验组的疗效非劣于对照组。阳性对照的临床试验多采用非劣效性设计。采用非劣效性试验设计，试验组损失一定疗效的前提下，必须要在其他方面（如安全性、生活质量、治疗依从性、对患者的创伤等）比对照组具有明显优势。有时，为了更能说明临床问题，可同时针对主要疗效指标设计为非劣效性试验，针对安全性指标设计为优效性试验。非劣效界值 Δ 的确定是试验设计的关键，需要由临床专家和方法学专家根据既往研究或循证医学证据共同商定，并最终由主要研究者确认。

例 10.1 为了比较微创手术对比开放手术行根治性子宫切除术治疗早期宫颈癌的治

疗效果，研究者设计了一项Ⅲ期、多中心、随机对照临床试验。

主要研究目的：证实微创手术行根治性子宫切除术治疗早期宫颈癌的无病生存率非劣于开放手术方法。研究者采用非劣效性设计的依据是微创手术相对于开放手术，有术中出血量少、住院时间短、术后并发症发生率低等优势。

次要研究目的：比较两种手术方式的复发率、总生存率、安全性等指标。

二、设计类型

根据不同的研究目的，临床试验可以采用不同的设计类型，常用设计类型包括平行对照设计、析因设计、交叉设计、篮子设计（basket trial）、雨伞设计（umbrella trial），事件驱动设计（event-driven design）等。

1. 平行对照设计 是最常用的临床试验设计类型，是指将受试者随机（或非随机）分配进入试验的各组，接受不同的干预措施，进而比较和分析治疗组间的干预效果（图 10-2）。如果受试者是随机分配入试验组或对照组，则为随机对照试验；如果受试者是非随机分配入试验组或对照组，则为非随机对照临床试验（non-randomized controlled trial）。平行对照设计中，可为试验组设置一个或多个对照组，试验药也可设置多个剂量组。对照组可采用安慰剂或阳性对照。随机对照设计的优点是两组间的可比性强；已知或未知的混杂因素可以通过随机分配尽量均衡化；结果的可重复性、可靠性和说服力较强。缺点包括：需要投入的人力、物力和经费较大；研究期限较长，对于肿瘤相关的临床试验，为了获得生存结局，有时需要长达数年的随访；研究结果较局限，其外推性差；对伦理学的要求较高。

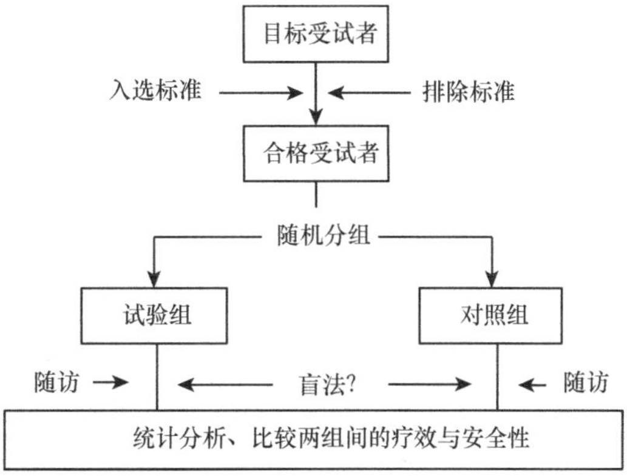

图 10-2 随机对照试验设计模式

2. 析因设计 是指通过研究因素不同水平的组合，对两个或多个研究因素同时进行评价。最简单的析因设计是 2×2 析因设计，即两个处理因素，每个处理因素有两个水平，两个因素的不同水平组合即有四个处理组，将符合条件的受试者随机分配到其中的一个处理组。

例如，研究药物剂量（如高剂量 6mg、低剂量 3mg）和给药方式（如口服、肌内注射）对治疗效果的影响，通过给药剂量和给药方式的不同组合，即得到析因设计的 4 种处理方式：6mg+口服、6mg+肌内注射、3mg+口服、3mg+肌内注射。

析因设计可以提供两个方面的信息：①各因素不同水平的效应；②因素之间的交互作用。在药物临床试验中，析因设计常用来探索两种药物不同剂量的最佳组合，但需要考虑两种药物高剂量组合可能带来的毒副反应。

3. 交叉设计 是将自身对照设计和平行对照设计综合应用的一种设计方法。最简单的交叉设计是 2×2 交叉设计（图 10-3），即 2 种处理 2 个试验阶段的交叉设计。将研究对象随机分入两个不同的试验顺序组，分入第一个试验顺序组的受试者先接受 A 治疗，后接受

B 治疗；分入第二个试验顺序组的受试者先接受 B 治疗，后接受 A 治疗。因此，每个受试者接受治疗的顺序可能是先 A 后 B（AB 顺序），也可能是先 B 后 A（BA 顺序）。2×2 交叉试验中，每个受试者先后经历了试验准备阶段、第一试验阶段、洗脱期和第二试验阶段，最后统一评价治疗措施的效果。

采用交叉试验设计时，需要充分避免延滞效应，即前一阶段的用药对后一阶段的延滞作用。因此，在每个试验阶段完成后，需要安排足够长的洗脱期（一般是药物的 5 个半衰期）或采用有效的洗脱手段，消除延滞效应。有时，2×2 交叉设计难以区分延滞效应与试验顺序-药物的交互作用，如果需要进一步分析和评价延滞效应，可考虑采用 2 种处理多个阶段的交叉设计，例如，2×4（ABBA/BAAB）交叉设计。

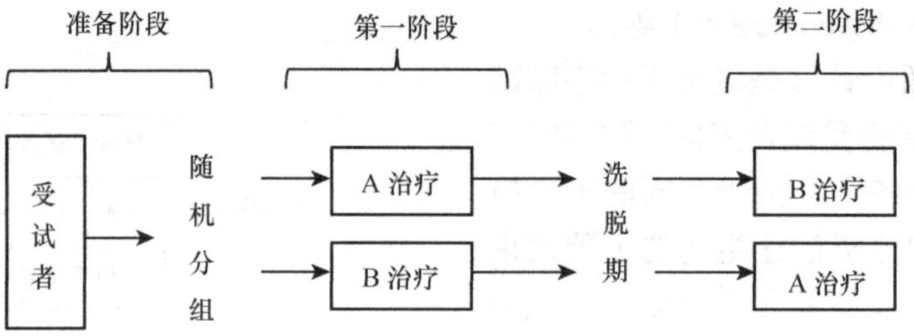

图 10-3　2×2 交叉设计示意图

交叉设计的特点和要求包括以下几点：①可以较好地控制个体间的差异，节约样本量。②能有效控制时间因素和个体差异对疗效的影响。③常用于生物等效性研究或临床上尚无特殊治疗而病情进展缓慢的慢性病的疗效评价试验。④不适用于有自愈倾向或病程较短的研究。⑤由于每个受试者接受了所有处理组的治疗，提供了多个处理效应，交叉设计的临床试验中应尽量避免受试者的失访。

4. 篮子设计　是指把具有相同靶基因的不同肿瘤患者放进一个“篮子”内进行研究，而针对这个基因靶点的药物就是一个“篮子”。篮子设计的本质是研究某种靶点明确的药物对具有相同靶基因的不同肿瘤的疗效。

例如，BRAF V600E 突变不仅是黑色素瘤的驱动基因，而且是其他多种恶性肿瘤的驱动基因。研究者因此设计了一项篮子设计试验，纳入 122 名具有 BRAF V600E 突变的不同肿瘤患者（包括肺癌、结直肠癌、甲状腺癌、胆管癌、卵巢癌、肉瘤等），研究口服激素酶抑制剂维罗非尼（主要用于治疗黑色素瘤）对 BRAF V600E 突变肿瘤患者的治疗效果。

5. 雨伞设计　是把具有不同驱动基因（如肺癌的 KRAS、EGFR、ALK 等）的同一种肿瘤患者，聚拢在同一把“雨伞”下研究。这把大伞就是将不同的靶点检测在同一时间内完成，然后根据不同的靶基因分配不同的精准靶向药物。雨伞设计的最大优势在于将非常“少见”的基因突变事件集中起来，变“少见”事件为“常见”事件，对于加速少见病的临床试验和针对个体的精准治疗有重要的意义。例如，美国国家癌症研究所（National Cancer Institute，NCI）发起的 MASTER 试验，就是典型的雨伞设计试验，针对鳞癌患者，按照不同的生物标志物分为 4 组，分别给予针对这 4 种生物标志物相应的药物治疗。

6. 事件驱动设计　在肿瘤临床试验中，多采用时间相关指标（如死亡、复发）作为研究终点，研究的检验功效依赖于观察到的终点事件数，肿瘤临床试验过程中观察到所有受试者都出现终点事件不可行。此种情况下，依据研究方案，在观察到规定数量的终点事件数后，即可进行统计分析，可以较快得出分析结果，此类设计即为事件驱动设计。

三、对 照 组

临床试验中设置对照的目的是为了有效控制非处理因素对试验结果的影响，使非处理因素在两组间处于均衡，从而减少偏倚，增加统计结果和临床推断的准确度和可信度。

1. 安慰剂对照 常用于随机双盲临床试验，可以排除疾病自然变化、受试者/研究者心理作用（安慰剂效应、霍桑效应）、诊断或评估中的主观因素、精神因素及其他非药物因素对试验结果的影响。安慰剂是一种伪药物，在外观、色泽、气味、剂型及用法和用药途径均与试验药物保持一致，但不含试验药物有效成分且无药理作用，将其用于临床试验的对照组人群，通过比较试验药物与安慰剂的治疗效果，来证实试验药物的有效性。

对安慰剂的使用应当非常谨慎。使用安慰剂对照必须符合伦理学原则，应确保使用安慰剂对照不会延误受试者的病情和治疗。只有当前所研究的疾病在临床上尚没有被证实的有效治疗措施时，使用安慰剂对照才是合适和被接受的。如果研究的疾病已经存在有效治疗，这时选择安慰剂对照是不符合伦理的。这种情况下可以采用加载设计，即试验组受试者接受“标准治疗+试验药物”，对照组受试者接受“标准治疗+安慰剂”。

此外，采用安慰剂对照，需要考虑如何保证受试者的依从性。由于采用安慰剂对照存在延误病情与治疗的可能，分入安慰剂组的受试者的依从性可能难以保证。在研究设计阶段需要予以考虑。

有时，试验药物与对照药物在外观、剂型、颜色、气味等方面存在明显差异，这种情况下需要采用双盲双模拟技术。例如，试验药物为片剂，对照药物为胶囊，对于这种情况，可以分别为试验药和对照药制备安慰剂，其中，试验组的受试者服用试验药物和对照药的安慰剂，对照组受试者服用对照药和试验药的安慰剂，从而达到双盲目的。利用双盲双模拟技术可以有效保证受试者和研究者对分组情况保持盲态。

2. 阳性对照 出于对受试者伦理的考虑，采用安慰剂对照常受到限制，在更多的情况下，临床试验常采用阳性对照。阳性对照是以临床上公认有效的药物、当前的标准治疗或常规方法作为对照。阳性对照药原有的用法和用量不得随意改动。临床试验的 3 种比较类型（优效性、等效性、非劣效性）均可能选择阳性对照，尤其非劣效性试验和等效性试验，阳性对照的选择需要慎重。

3. 多剂量平行对照 是将试验药物设计为几个不同的剂量水平，受试者被随机分配到其中一个剂量组，观察不同剂量的治疗效果。多剂量平行对照主要用于研究剂量和疗效（或不良反应）的关系。由于剂量反应关系一般呈 S 形曲线，选用的剂量最好是从曲线拐点两侧展开，因拐点处斜率较大，剂量的改变会使疗效和安全性反应更加灵敏，易于获得合适的结论。通过多个剂量级的比较，可以获得不同剂量级的疗效变化，确定最优剂量。

4. 历史对照 又称外部对照，是将试验结果与研究者本人或既往文献的研究结果进行对比。一般情况下，采用历史对照的受试者与试验组的受试者，在病例选择和试验条件等方面不具可比性，只适用于一些特殊目的或特殊情况。

5. 空白对照 是指对照组不施加任何处理措施。采用此对照的前提是对照组不接受处理不会影响预后。空白对照在临床试验中较少使用。

四、随机化分组

临床试验中的随机化分组是指参加临床试验的每一位受试者都有同等机会被分配入试

验组或对照组，避免研究者和受试者主观或客观上对分组的影响。随机化分组的目的是使各种已知和未知的影响因素（如年龄、性别、疾病严重程度、疾病分期等）在处理组间的分布尽量趋于相似，增加组间的可比性。随机化分组是临床试验的基本原则，也是疗效和安全性评价的统计学基础。当然，只有在一定样本量的情况下，随机化分组才有实际意义。

1. 简单随机化分组（simple randomization allocation） 也称完全随机化分组，对随机化分组序列不做任何限制和干预，在入组过程中按入选受试者的先后顺序，依据随机分配序列对受试者进行分组。简单随机化分组可以通过随机数字表或用计算机产生伪随机数进行受试者的随机化分配。此种方法简单易行，每一位受试者的分组事先都不可预测，但由于未对主要影响因素加以控制，可能会存在一段时间内多数受试者集中分配进同一组，出现各组受试者例数不等和分布不均匀的情况，从而限制了简单随机化分组在临床试验中的应用。例如，可能会出现在某一段时间内病情较轻（或较重）的受试者分配入试验组（或对照组）。简单随机化分组只有在研究结束时，两组的样本才相等，如果提前终止试验，可能会出现两组间受试者例数差别较大的情况。

2. 分层随机化分组（stratification randomization allocation） 是指在随机化分组过程中，先将受试者按某个或某几个已知的影响因素（如年龄、性别、疾病严重程度等）分为若干层，然后在每一层内采用简单随机化分组等方法完成受试者的分配。实际应用中，分层因素不宜过多，一般 2~3 个为宜。例如，试验药物对不同病情的患者可能存在不同的治疗效果，为了保证两组间病情严重程度的可比性，可以采用按病情严重程度分层的随机化分组方案，首先将患者按病情严重程度分为“轻、中、重”3 层，然后在每一层内进行简单随机化分组，最后将分入相同组的不同病情的受试者合并。

3. 区组随机化分组（block randomization allocation） 是事先规定区组长度，根据受试者进入研究的顺序，将受试者划分为多个长度相等的区组，然后在每一个区组内完成随机分组。在区组随机化分组方法中，区组的长度不易过短或过长，4、6、8 是常用的区组长度。例如，针对某高血压药物的临床研究，采用阳性药物平行对照设计，治疗组与对照组按 1∶1 入组，采用区组随机化分组。随机过程中，区组长度设为 6，根据受试者进入研究的顺序，每 6 例受试者中 3 例被随机分入试验组，3 例被随机分入对照组。通过区组随机化分组，可以尽量地保证两组受试者例数的均衡。

区组随机化分组是常用的随机化分组方法，特别是与分层随机化方法联合的分层区组随机化分组方法，不仅可以控制重要的影响因素对结果的影响，同时还能控制季节因素、流行趋势等因素对结果的影响。在多中心临床研究中，多采用按中心分层的区组随机化分组方法，各中心分配的样本量应为区组长度的倍数，从而实现按中心分层的区组随机化。需要说明的是，研究者和实施随机化分组的工作人员需要对区组长度处于盲态，以避免随机分组信息的可预见性。为了避免因知晓区组长度导致的受试者分组的可预见性，可以采用动态区组随机化分组方法，让区组长度也随机变动（如在 4、6、8 之间随机变动），降低随机化分组的可预见性。

4. 动态随机化（dynamic randomization allocation） 是指在临床试验的过程中每位受试者分到各组的概率不是固定不变的，而是根据一定的条件进行动态调整的方法，它能有效地保证各试验组间受试者例数和某些重要的非处理因素接近一致。动态随机化法分组的方法很多，包括瓮法、偏性掷币法、最小化法等，其中最小化法是常用的动态随机化方法。

5. 中央随机系统 是将计算机、网络技术和电信技术集成的随机化系统，负责随机化的统计师在后台事先设计好随机化分组参数，由系统生成随机分配表。试验实施过程中，研究者通过电话或网络访问服务器，输入受试者信息后由随机系统根据随机分配表给出分配结果。在多中心临床试验中，通过中央随机系统可以统一控制整个试验随机方案的执行，各中心竞争入组，不仅可以有效避免因各分中心试验进度不一导致的延期，缩短临床试验周期，同时也能保障整个试验中组间的均衡性。

6. 随机化分组信息的分配隐藏 分配隐藏（allocation concealment）是指在研究设计阶段隐藏分配序列，使研究人员和受试者等均不能预测受试者的具体分组情况，避免选择性入组受试者导致的偏倚。分配隐藏的方法有密封信封法（sequentially numbered，opaque sealed envelopes，SNOSE）或采用中央随机系统。不恰当的分配隐藏方法会高估治疗效果。

顺序编号的不透明随机信封法是指将随机分组信息依次装入事先准备的密封、不透光的信封内，然后根据受试者入组顺序，依次拆开对应的随机信封，获得该受试者的随机分组信息。顺序编号的不透明随机信封法成本低、易于实施，但也容易出错。最好由专人负责随机化分组方案的保存与实施。

在随机化分配的实施过程中需要注意：①应该在完成受试者筛选，确定符合纳入标准且不符合排除标准后，才能参加随机化分组。②受试者签署知情同意书后才能进行随机化分组。③多数临床试验是在患者接受完基础治疗后才给予试验治疗或对照治疗，这种情况下随机化分组的时间点需要审慎地考虑，最好在基础治疗后才进行随机化分组。如果在基础治疗前就进行随机化分组，可能会出现基础治疗后个别患者由于各种原因脱落，进而影响随机化分组的效果。

五、盲　　法

盲法是按试验方案的规定，不让参与试验的受试者、研究者或其他相关人员知晓受试者分组信息，从而避免他们对试验结果的人为干扰。盲法是临床试验中控制因“知晓随机化分组信息”而产生的偏倚的重要措施之一，目的是达到临床试验中的各方人员对随机化分组的不可预测性。随机化和盲法结合使用，可以有效避免受试者分组信息的可预测性，控制对受试者分组的选择偏倚。

根据设盲的程度，临床试验可分为双盲、单盲和开放（open-label）试验。

在双盲临床试验中，受试者、研究者（对受试者进行筛选的人员、终点评价人员、方案依从性评价人员）与临床试验有关的申办方人员均不知道受试者的分组情况。在单盲临床试验中，仅受试者或研究者一方不知道受试者的分组情况。在开放临床试验中，包括受试者和研究者在内的所有人员均有可能知道受试者的分组情况，主观因素引起的偏倚较大。

临床试验的设盲程度应综合考虑药物的应用领域、评价指标和可行性。如果条件许可，应采用双盲试验，尤其在试验的主要指标易受主观因素干扰时。当执行双盲的难度较大、可行性较差时，可考虑单盲试验，甚至开放试验。一般情况下，神经、精神类药物的临床试验采用量表评价效应、用于缓解症状（过敏性鼻炎、疼痛等）的药物或以“受试者自我评价”等主观指标为主要研究指标的临床试验、以安慰剂为对照的临床试验，均应采用双盲；在肿瘤相关的临床研究中，多以临床终点（如死亡）为主要评价指标，可以接受开放试验。采用单盲或开放试验均应制定相应的措施，控制已知的偏倚来源达到最小，如主要观察指标应尽可能客观，参与疗效与安全性评判的研究者在试验过程中尽量处于盲态。

六、受试者的选择

受试者的选择一方面要考虑科学性，入选的病例要满足临床研究的要求，能够较好地代表干预方法的目标人群，另一方面要符合伦理，除非专门设定，一般情况下要排除婴幼儿、儿童、学生、孕妇、哺乳期妇女、老年人等弱势人群。在研究方案中明确规定受试者的纳入标准（inclusive criteria）、排除标准（exclusive criteria）、试验过程中的退出标准（withdrawal criteria）等，并在研究过程中严格遵照执行，以确保最终结果的可比性。受试者选择标准的制定应符合专业要求，充分考虑可操作性、特异性、可行性及受试者的权益。

1. 纳入标准 是指进入临床试验的受试者必须完全满足的条件。在明确诊断标准的基础上，应根据研究目的和研究设计制定符合试验要求的纳入标准。制定纳入标准时，应考虑适应证范围及确定依据，选择公认的诊断标准，注意疾病的分期、既往治疗情况、体格检查评分、实验室检查及影像学检查等结果、对器官功能的要求、可能影响预后的年龄、性别等。除抗肿瘤药和计划生育等特殊药外，Ⅰ期临床试验多选择健康受试者。在其他期的试验中，最可能获益或出现预期结果的患者是合适的候选人。

2. 排除标准 是指候选受试者中由于某些原因不应该被纳入临床试验的判断标准。需要强调的是，排除标准并不是指纳入标准的对立面，例如，纳入标准中规定受试者年龄应为 18~75 岁，排除标准不应该再出现“年龄小于 18 岁或大于 75 岁”的条件。所谓排除标准，是指满足纳入标准的受试者中根据研究目的和实际情况需要排除的个体。一般情况下，有心肝肾等器质性病变者、高血压与糖尿病患者、婴幼儿、儿童、孕妇及老年人群应排除在外，不依从或可能退出者应排除。

在受试者筛选过程中，应当依据纳入标准和排除标准制定筛选登记表，只有在纳入标准中全部选择“是”，同时在排除标准中全部选择“否”的受试者才能进入临床试验。

3. 受试者的退出标准 是指已经进入临床试验的受试者在试验过程中应该中止或退出临床试验的条件。例如，在临床试验中，受试者出现重要器官功能异常、药物过敏反应、依从性差、病情加重或出现不良反应需要停止治疗或接受其他治疗者，应退出试验。需要说明的是，受试者可在任何时候以任何理由主动选择退出临床试验。受试者在临床试验结束前的任何时候撤回知情同意书，均可视为退出临床试验。

七、评 价 指 标

在临床试验设计阶段，需要根据研究目的，明确评价指标，评价指标包括有效性评价指标和安全性评价指标。

评价指标方面首先需要根据研究目的，严格定义与区分主要研究指标（primary outcome）和次要研究指标（secondary outcome），其次是根据主要指标的性质（定量或定性）和特征（一个或多个、单一指标或复合指标、临床获益或替代指标、客观/主观指标或全局评价指标等），制定研究的统计设计策略，以达到研究的预期目的。

主要研究指标应能直接反映主要研究目的，根据试验目的选择易于量化、客观性强、重复性高，并在相关研究领域已有公认标准的指标。例如，肿瘤临床试验中，主要研究指标多为生存时间，例如总生存时间（overall survival，OS）、无进展生存期（progression-free survival，PFS）等。主要研究指标不宜太多，一般情况下设置 1 个主要研究指标，用于评价试验方法的疗效。主要评价指标对应的具体定义、测量方法（若存在多种测量方法时，应该选择临床相关性强、重要性高、客观并切实可行的测量方法）、统计分析模型等，都必须在试验设计阶段充分考虑，并在试验方案中明确规定。主要指标在试验进行过程中一般不得修改，若需要进行修改则应在充分论证的基础上谨慎行事，并在揭盲前完成，不允许揭盲后对主要指标进行任何修改。

次要研究指标是与次要研究目的相关的效应指标或与试验主要目的相关的支持性指标。在试验方案中，也需要明确次要指标的定义，并对这些指标在解释试验结果时的作用及相对重要性加以说明。一个临床试验，可以设置多个次要研究指标，但不宜过多，足以达到试验目的即可。

八、样本量估计

样本量估计是临床试验设计中极为重要的环节，直接关系到研究结论的可靠性、可重复性及研究效率。样本量估计是一个成本效益的权衡过程，例数过少，检验功效不足，容易出现假阴性结果；例数过多则会造成人力、物力和财力的浪费，而且容易检验出一些无临床意义的统计学差异，不符合伦理学原则。临床试验中的样本量需要经过详细的参数设定和统计学计算，以保证统计分析具有足够的检验功效。

临床试验的样本量通常依据主要研究指标来确定，如有多个主要研究指标，一般需要分别对每个指标估计样本量，选取其中最大的样本量作为研究的样本量，此外还要考虑各主要指标的假设检验顺序及Ⅰ类错误 α 的调整方法。在确证性临床试验中，一般只设置一个主要研究指标，参数的确定主要依据文献或前期研究结果。样本量的估计根据不同的试验设计和研究目的来确定。

临床试验中样本含量的估计需要综合考虑研究设计类型、主要评价指标及类型、主要评价指标的组间差异（临床上认为有意义的预期值）、等效/优效/非劣效的界值、统计学参数（如Ⅰ类错误 α，Ⅱ类错误 β）等因素。采用合适的统计学公式估算出的样本量是满足统计学检验功效的最小样本量，还需要在此基础上增加一定数量的病例（一般不超过20%），从而避免因受试者脱落导致有效分析例数不足的情况。

样本量估计的具体计算方法、计算过程中用到的各参数的估计值及依据、采用的样本量计算软件及版本号等，均需要在临床试验方案中明确列出。

此外，我国《药品注册管理办法》对新药临床试验的最低病例数（试验组）进行了明确的规定，此类临床试验的样本量需要同时符合统计学要求和法规中的最低病例数要求。

九、临床和实验室检查

所有受试者都要定期进行随访，并根据随访计划进行规定的临床和实验室检查。检查项目的设置要与试验目的相关，数量不宜太多，特别是创伤性检查，还要考虑费用的问题。在选择检查项目时，应考虑以下几点。①关联性：与试验目的相一致。②普遍性：能观察所有受试者的变化。③真实性：能无偏倚地反映各种现象，而且灵敏。④依从性：受试者和医务人员乐于接受。

临床检查项目一般包括症状、体征，有时需要测量生存质量一类的软指标。不要忽略“软指标”，有时软指标比一些定量指标更重要。实验室检查指标在临床试验中是非常重要的，是疗效和安全性的评价指标，有时甚至是主要指标。

重视基线检查。基线检查反映了受试者接受干预之前的状态，基线检查的意义主要包括以下几点。①查清病情：分析干预前后的病情变化，也有助于阐明干预的反应原理。减少医疗纠纷。②评价可比性：即使是随机分组的临床试验，也不能完全保证组间的均衡，特别是当样本量较小时，因此，组间的可比性分析是必不可少的。③可以计算每例受试者干预前后的“差值”或“变化率”，然后对其进行组间比较，提高统计分析的效率。④有助于分层分析，帮助确定获益的特定人群。⑤便于历史对照研究。⑥可能检出一些不清楚的毒副反应。

试验方案中要明确定义并陈述各次随访的内容及具体安排，包括检查项目、时间等，最好是在 CRF 中列出流程图，并清晰定义各次随访应做的检查和测定。

十、不良反应的判断、记录及处理

试验中及试验后出现任何有害或非预期的不良反应，称为不良事件，它不一定与研究的干预措施有关，但均要记录，及时处理，严重者应向伦理委员会及有关部门反映，同时积极寻找原因。药物临床试验必须按法规要求进行记录，并准确记录不良事件的起止时间、程度及与药品的相关性等。有关不良反应的评价可参考《常见不良反应事件评价标准（CTCAE）》。

十一、质 量 管 理

统一各种标准、仪器、操作；制定各种 SOP 并严格遵照执行；主要参与人员进行培训，关键操作应进行一致性分析；对重要标签、数据、参数加强核对；控制或尽量减少各种偏倚、误差；配合与接受管理部门的检查、专家的稽查、申报单位的监查；定期的单位间协调与自我检查；必要时进行预试验。对确要修改的文字、数据等，不能涂改，只能在该处“划线”，说明原因，并签署修改者姓名、日期。

第三节　统计分析策略

基于临床试验样本观察到的数据，需要经过合适的统计分析方法进行统计学检验，比较组间基线、疗效、安全性等指标，来验证临床试验目的。可参考的指导原则有《药物临床试验质量管理规范》《药物临床试验的生物统计学指导原则》《化学药物和生物制品临床试验的生物统计学技术指导原则》《药物临床试验数据管理与统计分析的计划和报告指导原则》等。

一、统计分析数据集

临床试验过程中，难免会出现受试者退出、失访或不依从方案的情况，这些失访或依从性差的受试者是否应当纳入统计分析，是进行统计分析前首先需要考虑的问题，称为分析数据集。分析数据集需要在研究方案的统计部分明确定义，并在盲态审核时确认每位受试者所属的数据集。在定义分析数据集时，需要遵循两个基本原则：①尽可能减少偏倚；②控制Ⅰ类错误 α 的增加。临床试验的分析数据集包括：ITT（intention to treat principle）/全分析集（full analysis set，FAS）、符合方案集（per-protocol set，PPS）和安全性数据集（safety set，SS）。

1. ITT/全分析集 ITT是指主要分析应包括所有随机化后的受试者，并按其分到的组别进行随访、评价和分析，无论其是否依从研究方案计划完成研究过程。ITT可以保持随机化分组的完整性，避免由于破坏随机化而造成的偏倚，而随机化分组是RCT统计学检验的基础。

在实际实施过程中，会因为各种原因出现病例的脱落或失访，ITT的贯彻有一定的困难，更多情况下是采用全分析集。全分析集是指尽可能接近ITT的理想的受试者集。全分析集是从所有随机化的受试者中，以合理的方法剔除尽可能少的受试者后得到的数据集。剔除的受试者通常包括：①有重大方案违背，如违反主要的纳入或排除标准。②随机化后，受试者未曾用药。③随机化后，受试者无任何记录等情况。除上述情况，对于试验过程中退组或剔除的受试者，应当包含在全分析集中。对于未能观察到全部治疗过程的病例资料，可以用末次观察数据结转（last observation carry forward，LOCF）到试验最终结果等方法填补。

2. 符合方案集 也称为有效病例或可评价病例，它是全分析集的一个子集，包含的是严格按照方案进行试验的受试者，这些受试者对方案有更好的依从性。纳入符合方案集的受试者一般具备以下特征：①完成了事先设定的治疗最小量，在研究方案中需要明确规定达到方案规定的服用药物的百分之多少为治疗的最小量。②试验方案中规定的主要指标的数据均可获得。③未对方案有重大违背。受试者的剔除标准需要在方案中明确定义，如果符合方案集被剔除的受试者比例太大，则影响整个试验的有效性。由于符合方案集只纳入了依从性较好的受试者，与上市后的疗效比较，可能存在高估疗效的情况。

3. 安全性数据集 所有经随机化分组、至少接受过一次治疗且有安全性评价数据的受试者，均应纳入安全性数据集，用于安全性评价。

什么情况下应该把受试者排除出全分析集或符合方案集，需要在方案中明确定义。对于每一位从全分析集或符合方案集剔除的受试者，都应该在盲态审核时阐明理由，并在揭盲之前以文件形式说明。根据不同研究目的，采用的数据集不尽相同。在优效性临床试验中，为了避免高估疗效，应采用全分析集作为主要分析集，因为它包含了依从性差的受试者，结果相对较保守。在等效性或非劣效性临床试验中，用全分析集的分析结果不一定保守，在统计分析时需要同时用全分析集和符合方案集进行分析，两个数据集得出的结论一致，可以增加试验结果的可信度。否则，应充分讨论并合理解释导致不一致的原因。

二、统计分析方法

统计分析建立在真实、准确、完整和可靠的数据基础上，应根据研究目的、设计类型、数据结构、观察指标类型等内容选择国内外公认的统计分析方法，此部分应详细地描述可能用到的统计分析方法及其统计学考虑（如 α 的设定、单侧或双侧、优效/等效/非劣效检验等），并说明采用的统计分析软件及版本号。

临床试验的统计分析内容一般包括：①人口学资料、基线资料、受试者组间分布情况、主要和次要指标等的统计描述。②主要指标和次要指标组间差异的比较。③协变量及多因素校正的方法，主要指标分析模型中是否纳入协变量、纳入哪些协变量及其理由需要事先明确说明。④安全性指标的分析方法，包括各种不良反应/事件、严重不良反应/事件的发生率，实验室检测指标由正常变为异常的发生率等，组间比较多采用 χ^2 检验、Fisher精确概率等方法。⑤其他分析的说明，如中心效应、亚组分析、敏感性分析等。对非事先规定的缺失数据填补、亚组分析、不同数据集分析、不同协变量调整等，可进行敏感性分析，考察上述因素对试验结果的影响。⑥缺失值/离群值的处理方法等。⑦期中分析，如果要进行期中分析，需要在研究方案中明确阐述期中分析次数、分析时间点、α 调整方法、提前终止试验标准、具体实施[如独立数据监查委员会（independent data monitoring committee，IDMC）]等内容。不建议进行非计划的期中分析。⑧依从性分析，包括研究时间、药物暴露时间、药物使用量、方案偏离发生率、合并用药/治疗等组间比较。有关统计分析方法选择的详细内容可参阅本书第五章。

第四节　多中心临床试验

多中心临床试验是指由一位或几位主要研究者总负责，多个医疗机构合作，多位研究者共同参与，按照同一研究方案同时进行的临床试验。

多中心临床试验的优点包括：①可以加快入组速度，在较短时间内招募到足够数量的受试者，缩短临床试验周期。②受试者来自不同医疗机构，样本更具代表性，可以增加研究结果的可靠性和推广性。③可以更加真实地反映干预措施的效果和少见的不良反应。④更多的医疗机构和研究者参与研究，集思广益、扬长避短，有利于提高临床试验设计、开展和结果解读的水平。对于多中心临床试验，需要考虑以下几个问题。

1. 多中心临床试验的组织实施与质量管理　多中心临床试验的管理比单中心试验复杂，影响因素也比较多，对试验实施标准化要求较高，需要研究单位之间充分沟通、协调与合作。试验前要对人员统一培训，试验过程要有良好的质量管理措施。当主要指标易受主观因素影响时，需进行统一培训并进行一致性评价。当主要指标在各中心实验室的检验结果有较大差异或参考值范围不同时，应采取相应的措施进行校正或标化处理以保证其可比性，如采用中心实验室检验等。如果预期多中心间检验结果有较大差异，应在临床试验方案中预先规定可能采用的差异性检验及校正方法。

2. 样本分配及随机化问题　多中心临床试验中，各分中心试验组和对照组病例数的比例应与总样本的比例大致相同。在多中心临床试验中，可按中心分层进行随机化分组；当中心数较多且每个中心的病例数较少时，可不按中心分层。样本分配方面，目前多采用竞争入组的方式，即由组长单位（或采用中央随机系统）完成各中心入组受试者的随机化分配，以保证整个临床试验的进度。

3. 中心效应问题　多中心临床试验中，由于不同中心在受试者基线特征、临床实践、试验条件、方案实施等方面可能存在差异，导致不同中心间的效应不尽相同，这种中心之间的效应差异称为中心效应（center effect）。理论上，严格实施的临床试验是不允许有中心效应的。所以，在疗效评价时，通常要考虑中心效应，描述各中心不同组别的疗效。此外，还需要检验中心与处理组别的交互作用，分析中心间处理效应的异质性，如果不存在交互效应，估计处理效应的统计模型中不应包含中心与组别（即中心×组别）的交互作用项；反之，则说明各中心处理效应存在异质性，需要在统计模型中纳入中心与组别的交互作用项，并审慎地解释中心效应对试验统计学结论的影响。中心效应的差异常见以下 3 种情况：①无中心效应，即各中心试验组效应和对照组效应同质，此时各中心间的结局是一致的；②有中心效应，但中心与处理组间不存在交互作用，即各中心试验组与对照组结局之差是同质的；③有中心效应，且中心与处理组间存在交互作用，此时，各中心试验组与对照组的结局之差是异质的。中心与处理的交互作用分为定量交互作用（各中心试验组与对照组结局之差的方向一致）和定性交互作用（至少一个中心的处理组与对照组的结局之差与其他中心方向不一致）。分析主效应时，对于第①种情况，模型中应不包括中心效应；对于第②种情况，模型中可包括中心项，但不包括中心与处理的交互项，以提高检验效能；对于第③种情况，若存在定量交互效应，需要采用合适的统计学方法来估计处理效应，结果解释时须谨慎，可从试验的管理、受试者基线特征、临床实践等方面找原因；当存在定性的交互作用时，需找到合理的解释并重新做临床试验。当中心数较多或每个中心样本数较少，可不用考虑中心效应的影响。常用于分析中心效应的方法有 Breslow-Day 检验、Cochrane-mantel-Haynes（CMH）χ^2 统计方法、logistic 回归分析等。采用何种方法分析中心效应需事先在研究方案中阐明。

第五节　临床试验实例

本节以“术前放化疗并手术与单纯手术治疗局部晚期食管鳞癌的多中心随机对照临床试验[NEOCRTEC5010：Yang H，2018. JCO，36（27）：2796-2803]”为例简述临床试验设计、实施及结果报告的主要内容。

一、研究背景及目的

中国是食管癌高发国家，其中以食管鳞癌为主。对于局部晚期食管癌患者，单纯手术后 5 年生存率仅为 25%。最近的研究证据显示，术前放化疗可以改善患者的预后。但是关于新辅助放化疗联合手术对比单纯手术的 RCT，多集中在西方发达国家（以食管-胃交界腺癌为主）。术前放化疗是否可以改善食管鳞癌患者的预后仍不清楚。因此，研究者设计了一项大样本、Ⅲ期、随机对照临床试验，在局部晚期食管鳞癌患者中，评价术前放化疗改善患者预后的效果。

二、研究设计概述

这是一项Ⅲ期、多中心、随机对照、开放临床试验。

（1）主要纳入标准：①18~70 岁；②病理确诊、临床分期ⅡB~Ⅲ期（6 版 AJCC）、可手术切除的食管鳞癌；③血常规、肝肾功能正常；Karnofsky（KPS）评分≥90。

（2）排除标准：①其他恶性肿瘤史；②因合并症不可手术；③孕妇或哺乳期妇女等。

（3）退出标准：①治疗期间出现远处转移；②并发症导致无法评估临床结局；③不可接受毒性；④术前放化疗后不能手术；⑤患者主动退出试验等。

本试验采用了分层区组随机化分组方法，区组长度 20，将受试者按 1∶1 比例随机地分入术前放化疗联合手术治疗组或单纯手术组。随机分配序列由计算机生成，分配隐藏采用了随机信封法。由于两种干预方式差别较大，主要研究指标是客观指标（总生存时间），研究者没有采用盲法。

主要研究指标为总生存，定义为从随机分组日期至死亡或最后随访日期的时间间隔。次要研究指标包括无病生存期（disease-free survival，DFS）、安全性指标、切缘阴性（R0）切除率和病理缓解率等。放化疗毒性的评估采用 CACAE 3.0 版本。

样本量计算方面，研究者基于课题组Ⅱ期研究结果，设定放化疗联合手术治疗组的中位生存期（median survival time，MST）为 56 个月，单纯手术组的中位生存期为 39 个月，双侧 α=0.05，检验功效取 0.8，试验组与对照组采用 1∶1 入组，计划病例入组时间 7 年，最后一例受试者入组后再随访 2 年。计划进行两次期中分析，采用 O'Brien-Fleming 法调整检验水准 α。考虑 10%的脱落率。基于指数分布计算，总样本为 430 例（每组 215 例）。

统计分析方面，主要研究指标总生存时间的分析采用意向性治疗人群；术后并发症的统计分析采用符合方案人群。生存率的估计采用 Kaplan-Meier 法，组间比较采用 log-rank 检验。R0 切除率、并发症发生率等分类资料的比较采用 χ^2 检验（或 Fisher 精确概率法）。采用 Cox 回归模型分析治疗方式、年龄、性别、肿瘤部位、临床分期等因素对生存结局的影响。

三、主要研究结果

下面仅显示 NEOCRTEC5010 研究的主要结果，有关此研究详细的统计分析结果请查阅文献。

1. 受试者流程图 图 10-4 详细描述了受试者从筛选到随访过程中的详细情况，并明确规定了受试者归属的数据集。

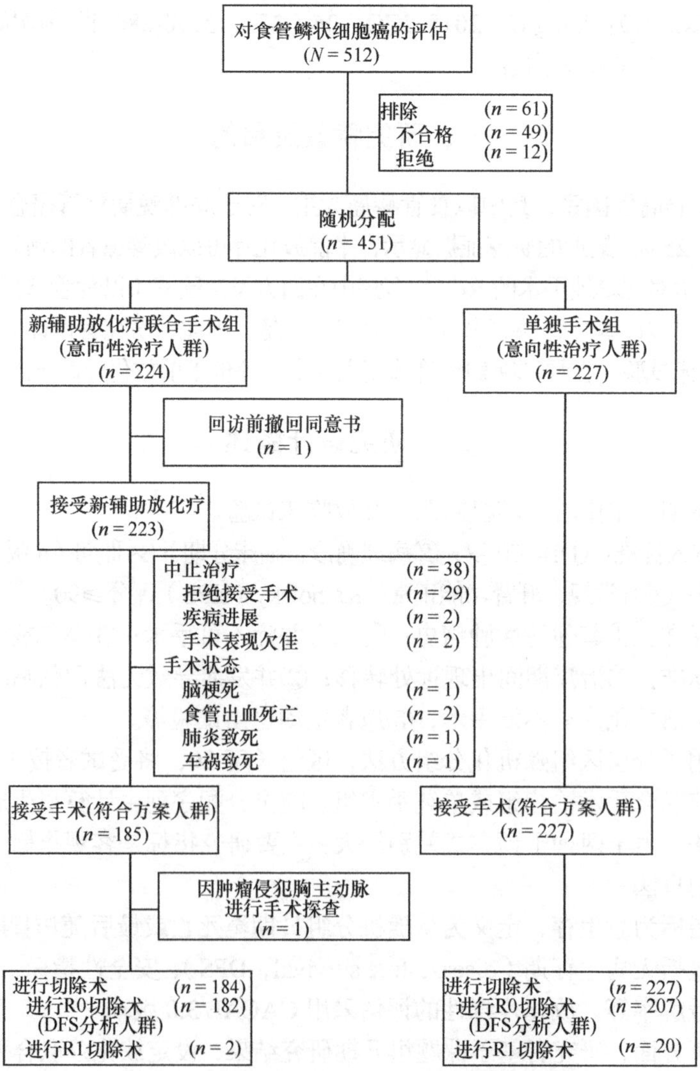

图 10-4 NEOCRTEC5010 研究受试者流程图

2. 疗效评价 术前放化疗联合手术治疗组的病理完全缓解率（complete response rate，CRR）、中位生存期和无病生存期均优于单纯手术组。两组生存分析结果见图 10-5。

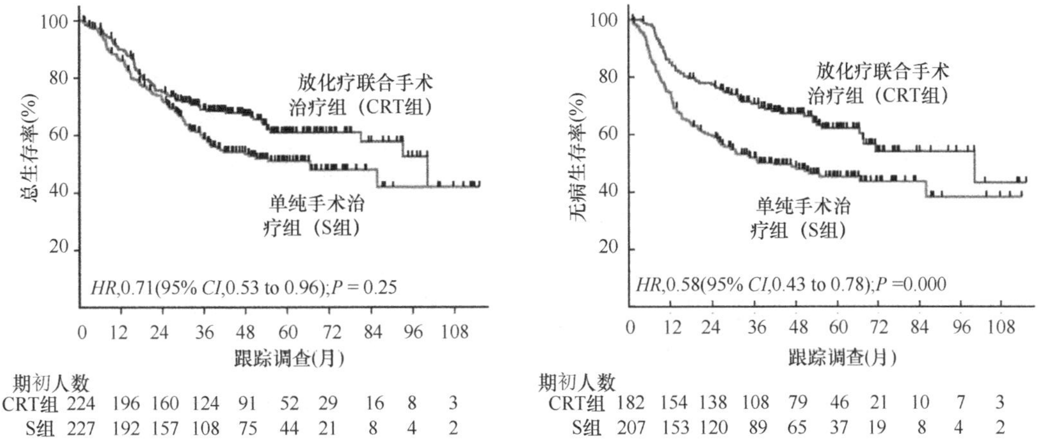

图 10-5 术前放化疗联合手术对比单纯手术组的生存曲线

第六节 其他试验设计方法介绍

一、单臂临床试验

单臂临床试验（single-arm clinical trial），即仅有一个研究组，没有为试验组设立专门的对照组。单臂临床试验实际是以历史数据作为对照组（外部对照）。在肿瘤药物的Ⅱ期临床试验中多采用单臂设计，多以客观缓解率（objective response rate，ORR）等作为主要研究指标，不宜采用无进展生存时间、总生存时间等需要长期随访才能获得的指标作为主要研究指标。

假设检验为 H_0：$p \leqslant p_0$；H_1：$p \geqslant p_1$，p 为实际的试验药有效率，p_0 为对照药有效率，p_1 为预期的试验药有效率，$p_1 > p_0$。通常还需要指定Ⅰ类错误 α 和Ⅱ类错误 β。单臂临床试验的设计主要包括单阶段设计、二阶段设计和三阶段设计。

1. 单阶段设计 是肿瘤Ⅱ期临床试验中最简单的一种设计方法。其设计思路：进入研究的 N 例受试者中，如果有效例数不超过 r 例，则试验终止。其中，N 为样本量，r 为事先设计的临界值。

2. 二阶段设计 是肿瘤Ⅱ期临床研究中应用比较广泛的一种设计，其中以 Simon 二阶段设计（Simon's two-stage design）应用最为广泛。Simon 二阶段设计的基本原理见图 10-6：研究分为两个阶段，第一阶段先纳入 n_1 例受试者，如果有效例数小于或等于 r_1（称为临界值），则终止研究；否则，进入第二阶段，再纳入 n_2 例受试者，如果两个阶段总的 $N=n_1+n_2$ 例受试者中，总有效例数（包括第一阶段的有效例数）小于或等于 r（称为临界值），则说明试验药物无效；否则试验药物可进入下一期临床试验。根据样本量计算的准则，Simon 二阶段设计分为最优化（optimum）设计和极小极大（minimax）设计。采用 Simon 二阶段设计的样本量计算，需要给出 α、β、p_0 和 p_1。其中，p_0 为不良有效率，如果试验方法的有效率处于不良水平，则说明试验方法无效；p_1 为试验方法的期望有效率，如果试验方法的有效率处于期望水平，则可以认为试验方法有效。p_0 和 p_1 的具体取值由研究者根据预试验或前期研究结果确定。根据 α、β、p_0 和 p_1 的具体取值，通过样本量计算软件（如 PASS）即可计算得到具体的 n_1、r_1、N、r。

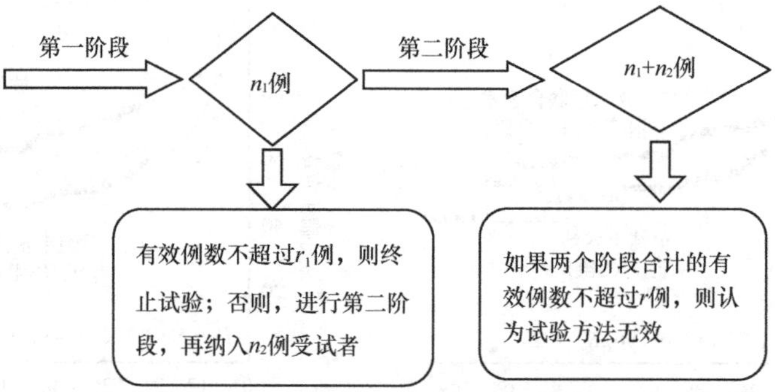

图 10-6　Simon 二阶段设计示意图

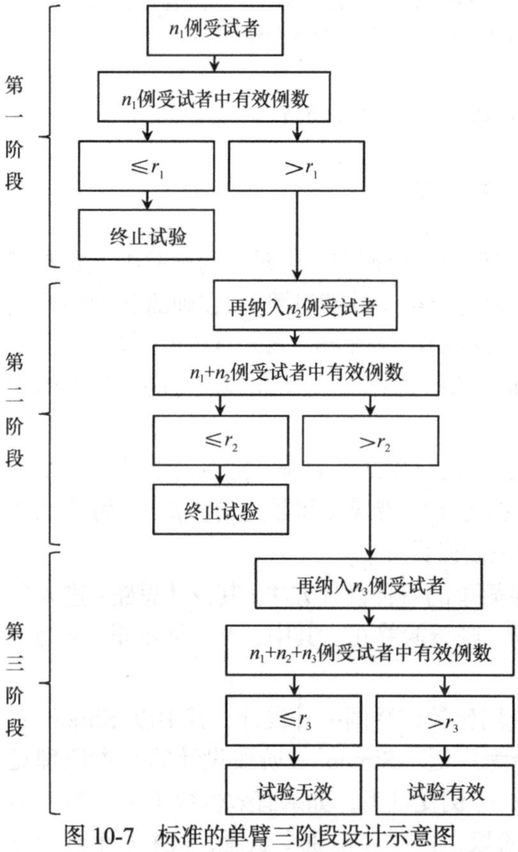

图 10-7　标准的单臂三阶段设计示意图

例 10.2　欲评价某联合治疗方法对某种肿瘤的疗效和安全性。根据以往研究，预期联合治疗的有效率可达 60%（p_1），若有效率低于 30%（p_0），则认为联合治疗无效。采用 Simon 二阶段最优化设计，α=0.05，β=0.20，经过样本量计算，第一阶段需要治疗 8 例受试者，如果有效例数不超过 3 例，则需要终止试验；否则，继续进行第二阶段，再纳入 16 例受试者至总样本为 24 例，若两个阶段的总有效例数超过 10 例，则有 80%的可能说明联合治疗有效。

3. 三阶段设计　是二阶段的扩展。记 n_1、n_2、n_3 分别为第一、二、三阶段的样本量，N 为总样本量：$N=n_1+n_2+n_3$；每个阶段相应的临界值分别为 r_1、r_2、r_3。三阶段设计的基本思路见图 10-7：第一阶段入组 n_1 例受试者，如果有效例数不超过 r_1 例，则终止研究；否则，进入第二阶段，再入组 n_2 例受试者，如果在 n_1+n_2 例受试者中，有效例数不超过 r_2 例（包含第一阶段的 r_1 例），则终止研究；否则，进入第三阶段，再入组 n_3 例受试者，如果在 N（$=n_1+n_2+n_3$）例受试者中，总有效例数不超过 r_3 例，则终止研究。否则，说明试验药物有效。

二、适应性设计

适应性设计是指预先在研究方案中计划，利用累积到的试验数据，在不影响试验的完整性和合理性的前提下，在试验过程中对试验设计的一个或多个方面进行修改的一种试验设计。适应性设计可以体现在研究设计的多个环节，主要的适应性设计类型包括：①成组序贯设计（group sequential design）。②样本量再估计（sample size re-estimation design）。③富集设计（enrichment design）。④适应性无缝设计（adaptive seamless design）。⑤适应性剂量探索（adaptive dose-finding design）等。

（一）成组序贯设计

成组序贯设计是把整个试验分成若干个连贯的阶段，每完成一个阶段，即对主要指标（包括有效性和/或安全性）进行分析，一旦可以做出结论即停止试验，否则继续进行。如果到最后一个阶段仍不拒绝无效假设，则视作差异无统计学意义而结束试验。成组序贯设计如图 10-8 所示。

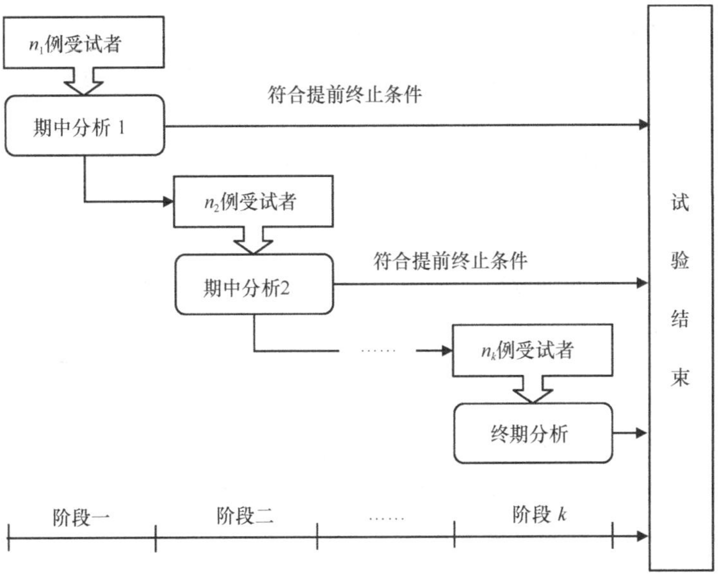

图 10-8 成组序贯设计示意图

1. 提前终止试验的标准 在成组序贯设计中，当有充分证据回答主要研究问题时，试验即可提前终止。提前终止试验的标准包括：①试验有效提前终止，平均而言需要的受试者数可能较少，节省时间，缩短临床试验周期。②试验无效而提前终止，可以避免更多的受试者暴露于无效治疗下，更符合伦理。③严重毒副反应而提前终止。

2. 成组序贯设计的适用范围 成组序贯设计常用于有期中分析的临床试验。适用于下列 3 种情况：①怀疑试验药物有较高的不良反应发生率，采用成组序贯设计可以较早终止试验。②试验药疗效较差，采用成组序贯设计可以因无效较早终止试验。③试验药与对照药的疗效相差较大，但病例稀少或临床观察时间过长。成组序贯设计一般用于创新药物的临床试验，而不用于仿制药的临床试验。

3. 成组序贯设计的要点 在成组序贯设计中，研究者需要事先考虑期中分析的时间点、期中分析次数、控制 I 类错误 α 的方法、样本量估计、IDMC 等内容。

成组序贯设计中有以下两种时间点划分方法。①日历时间：以试验持续时间的进度决定何时进行期中分析。②信息时间：以观察到的样本量占总样本量的比例作为已观察到的信息量来决定何时进行期中分析。按日历时间确定期中分析时间点，有时会遇到试验未能够按照预计的入组速度入组受试者，会导致在预定的期中分析时间点无法累积足够的信息量，在这种情况下进行的期中分析是没有实际意义的，也会影响期中分析统计检验的正确性。所以，临床试验的期中分析中，多采用信息时间定义期中分析的时间点，特别是对生存分析资料。第一次期中分析不宜太早，通常在获得约 50% 信息量（收集完成 50%样本）时进行。期中分析次数不宜太多，就减少样本量而言，1～2 次期中分析的效果最佳。

成组序贯设计中，多次期中分析会增大 I 类错误 α 的概率，因而，为了使总体的 I 类错误水平维持在 α（如 0.05）水平，必须对每一次期中分析的检验水平进行调整，这种调整后的显著性水平称为名义检验水平，多用 α'表示。常用的 α 调整方法包括 O'Brien-Fleming 法、Pocock 法、Haybittle-Peto 法、Lan-DeMets 法等，其中，O'Brien-Fleming 法是成组序贯设计中常用的 α 调整方法。

成组序贯设计的样本量估计不同于传统的平行对照设计。决定成组序贯设计样本量的因素除了 I 类错误 α、II 类错误 β、组间疗效差异等常规参数外，还需要考虑期中分析次数、检验水平 α 的调整方法等。

4. 正确应用成组序贯设计　成组序贯设计的盲底要求一次产生，分批揭盲；期中分析的次数、时间点及 α 调整方法必须在试验方案中明确规定，在试验实施过程中严格按照方案执行，不可随意进行计划外的期中分析，以确保整个试验的科学性和完整性；成立独立的数据监查委员会，执行期中分析；采用 EDC 提高临床试验数据利用的即时性和数据质量，保证成组序贯设计期中分析的及时执行。

IDMC，也称为数据和安全监查委员会、监查委员会或数据监查委员会，由具备相关知识和经验的一组专业人员组成，依据研究方案对试验中累积的数据进行分析评价。IDMC 的主要职责包括：①保证受试者安全和利益。②确保试验的完整性和可信性。③及时、准确地将研究结果反馈到临床试验相关领域。IDMC 多用于以延长生存期或减少重大健康结局风险（如心血管事件或肿瘤复发）为目的的大规模多中心临床试验，大多数临床研究不要求或不需要使用 IDMC。是否进行期中分析及是否成立 IDMC 等需要在临床试验方案中明确规定。另外，在试验设计阶段制定恰当的 IDMC 标准操作规程，以确保期中分析的科学合理。

成组序贯设计，需要注意以下几点：①不能随意进行计划外的期中分析，也不能随意更改既定方案。②制定详细的 IDMC 章程并严格遵照执行。③IDMC 成员必须是独立于临床试验的第三者，与临床试验各方无利益关系/冲突，来自于多个相关领域（如医学专家、统计学专家、伦理学专家、受试者代表等）。④期中分析结果的保密性，仅 IDMC 成员和独立的统计分析人员能接触到非盲态的数据。独立统计师与数据管理方之间的数据传递及与 IDMC 成员之间的公开报告和非公开报告的传递都应该采取必要的保密措施。

（二）样本量再估计

如果在研究设计阶段对组间疗效差异的估计值有相当大的不确定性，可以在方案设计中考虑进行样本量再估计，利用累积试验数据估计的处理组间效应差别调整试验方案中初始的样本量，使临床试验能够获得所需的检验功效（图 10-9）。

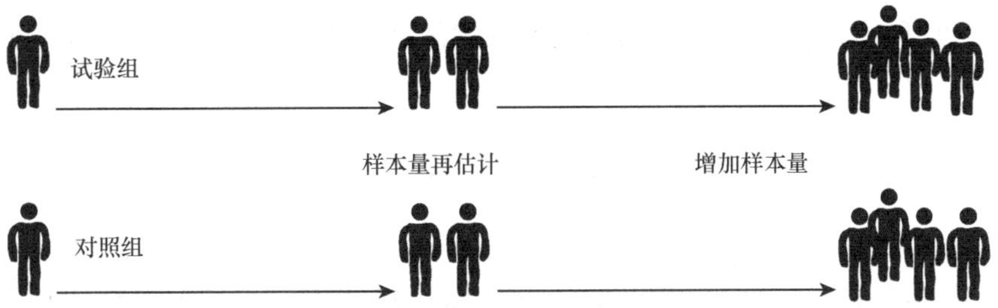

图 10-9 适应性样本量再估计示意图

（三）适应性无缝设计

传统的Ⅱ期、Ⅲ期临床试验是两个相对独立的研究阶段，Ⅱ/Ⅲ期无缝设计是将传统Ⅱ期和Ⅲ期两个独立的临床试验视为一个整体，整合为一个试验的两个阶段，第一阶段将Ⅱ期临床试验结束时的分析作为期中分析，据此进行第二阶段Ⅲ期临床试验。无缝设计可以缩短临床试验周期，在保证一定的检验功效前提下，用相对较小的样本量达到两期的试验目的。此外，还有Ⅰ/Ⅱ期无缝设计，将Ⅰ期和Ⅱ期两个临床试验视为一个整体，原理类似于Ⅱ/Ⅲ期无缝设计。

例如，INHANCE 研究是一个典型的Ⅱ/Ⅲ期无缝设计临床试验，见图 10-10，旨在确诊吸入性茚达特罗治疗慢性阻塞性肺病的疗效。研究的第一阶段为剂量探索阶段，770 例受试者随机分入茚达特罗 75μg 组、茚达特罗 150μg 组、茚达特罗 300μg 组、茚达特罗 600μg 组、福莫特罗 12μg 组、噻托溴铵 18μg 组或安慰剂组，治疗两周后依据期中分析结果，茚达特罗选择了 150μg 组和 300μg 组，与噻托溴铵 18μg 组和安慰剂组，继续进行第二阶段的试验，再入组 285 例受试者，最终根据两个阶段的受试者数据进行统计分析，比较茚达特罗 150μg 组和 300μg 组相对于噻托溴铵 18μg 组或安慰剂组的疗效。

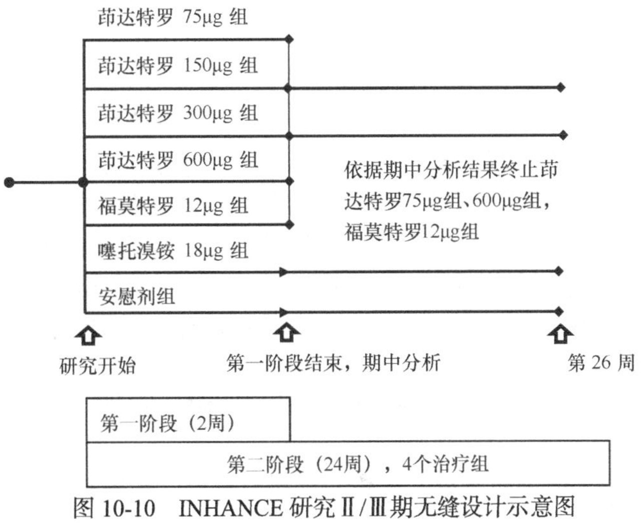

图 10-10 INHANCE 研究Ⅱ/Ⅲ期无缝设计示意图

（四）适应性剂量探索

适应性剂量探索主要在临床试验早期阶段用于确定试验药物的最大耐受剂量和剂量限制性毒性。常用的适应性剂量探索方法有 CRM 和 mTPI。CRM 和 mTPI 都是基于模型的贝叶斯自适应设计。相对于传统的基于规则的“3+3”设计，CRM 和 mTPI 估计最大耐受剂量的精度高，而且可以将受试者分配到最优剂量下进行试验的比例也高，可以更好地保护受试者。

三、阶 梯 设 计

阶梯设计（stepped-wedge design）是一种特殊的群组随机对照设计，常用于疫苗接种、疾病筛查、健康教育等“利大于弊”的干预措施的效果评价。阶梯设计的基本原理是根据研究目的将受试者分为若干个小组，并对其进行随机编号；按照时间先后顺序将干预过程划分为不同的阶段。研究开始后，按照事先确定的随机编号顺序给予对应小组干预，已纳入的小组将在研究过程中持续接受干预，而未纳入的小组则保持“等待干预”状态，直至轮到其接受干预，如此反复至所有小组均接受干预。以图 10-11 为例，将整个试验人群按照干预次数分为 4 个小组，并根据干预时间划分 5 个时间段，这 5 个时间段的长度应大致相等。通过随机数字表或抽签等方式确定 4 个小组的随机编号为 2、1、4、3。第一个时间段内 4 个小组均不接收干预；第二个时间段内纳入编号 2 的小组接受干预，以此类推，直至第 5 个时间段结束时，所有小组均接受了干预。

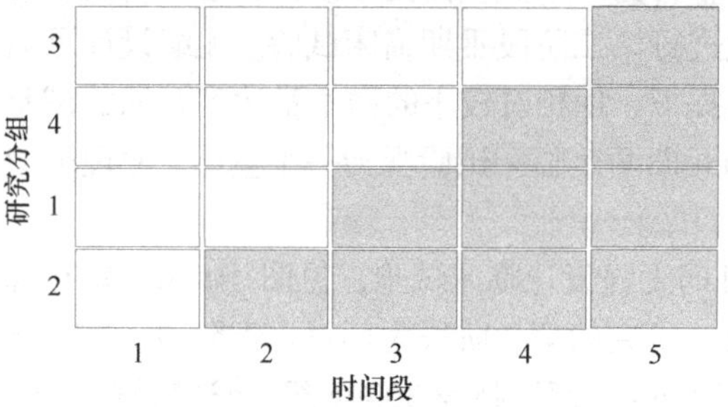

图 10-11 阶梯设计试验原理图

灰色方格表示正在接受干预；白色格子表示尚未接受干预

阶梯设计中各组的干预状态都经历了从“等待干预”到“接受干预”的单向转换，可以最大限度地使受试者接受较为有利的处理，同时保持了试验研究中随机和对照原则，更符合伦理学原则。当研究者想在一定范围内全面推行某项干预措施，同时又想评价该干预措施的效果时，阶梯设计方法非常适用。但是，与传统的 RCT 相比，阶梯设计所要求的试验周期更长，统计分析也更复杂。阶梯设计中，需要考虑阶段数、阶段长度、样本量、随机化与盲法、组织实施等诸多因素。此外，阶梯设计无法做到双盲，只能对结局评价者设盲；可能存在幸存者偏倚和阶梯设计效应（即样本量相同的情况下，相比平行对照设计，阶梯设计获得的统计功效偏小，没有足够的把握发现可能存在的差异，犯Ⅱ类错误的概率增加）。除此之外，阶梯设计还存在治疗效应延迟问题，即实施干预后的效果在其后一个或多个时间段随访中才能被检测出来，会导致不同时间点测量的数据偏小，低估干预效果。因此，研究者在采用阶梯设计方案时，必须进行严格的计划、实施和统计分析。

第七节 临床试验的评价原则

1. 是否采取了真正的随机分组？是否对随机分组做了隐匿处理 方案和结果报告中均应该简明扼要地说明具体的随机化分组方法，不可以用“随机化”几个字简单代之。随机分组不应该受到人为因素的干扰。真正的随机化有赖于分配隐藏，分配隐藏可以避免研究者等人员由于预先知道受试者的分组情况而选择性入组病例的情况，保持真正的随机化分组。如果不采用分配隐藏，研究者可能会根据随机分组方法推测受试者可能的入组情况，导致选择偏倚、测量偏倚的发生，影响研究结果的真实性。

2. 是否采用盲法进行干预和观测 盲法干预和观测是避免测量偏倚的重要手段。采用何种盲法及如何执行盲法，要依据具体情况确定。非盲法的研究很难避免测量偏倚的干扰。

3. 诊断标准是否准确，纳入和排除标准是否合适 疾病的正确诊断可以避免纳入不符合要求的患者，是保证研究质量的重要基础。根据纳入和排除标准，可以估计研究结果的代表性和外推性。如果受试者的纳入和排除标准过于局限，会影响研究结果的推广和临床应用价值。

4. 样本量的估算是否合理，样本大小是否合适 临床试验的样本量需要经过详细的统计学计算，受两组疗效差异的影响较大。在样本量估算过程中，两组预期疗效差异的设定必须符合临床实际情况和前期研究结果，切不可为了减少样本量，设置过大的组间差异。样本量过小，Ⅱ类错误就会偏大，导致检验功效低下，出现假阴性结果。但也不可走另一个极端：过分保守地估计两组的疗效差异，导致样本量过大，这样的话，一方面会增大研究的难度，另一方面过大的样本量容易得出一些临床意义较小的阳性结果，无实际的临床应用价值。

5. 改善受试者依从性及其处理措施是否具体和可行 受试者随访的完整性对于结果的真实性非常重要。受试者的脱失率超过 20%将会影响研究质量。过多的脱失会引入偏倚，失访的受试者可能是因为以下原因：①治疗的不良反应，不愿意接受治疗。②症状得到缓解，不愿意继续治疗或随访。③在随访期间死亡。④不愿意接受某些检查等情况。

6. 除干预措施外，两组的治疗是否相同 除了研究设定的干预措施外，其他的治疗和检查在两组之间应该是相同的。如果试验组额外接受了其他治疗，就会夸大干预措施的效果，引入干扰（co-intervention）；如果对照组额外地接受了试验组的治疗，就会夸大对照治疗的效果，引入沾染（contamination）。

7. 统计分析方法的选择和应用是否合理 由于受试者的依从性问题不可避免会出现失访、脱落、窜组等情况。为了定量化地判断受试者脱失对研究结果真实性的影响，需要重视 ITT 分析，其结果与采用符合方案集分析的结果一致，可增加研究结果的可信度。

8. 是否报告了全部的临床试验结果 评估疗效使用的指标是体现一项临床试验实际价值的重要参考依据。对治疗效果的评价首选终点指标，典型的终点指标包括总生存、心肌梗死、伤残等。与替代指标相比，临床医生和患者更关心终点指标的效果，终点指标也更具客观性和可靠性。

研究结果中除了报告疗效相关结果，安全性指标的报告也非常重要。在描述不良事件时，需要包括不良事件的名称、发生频率、程度、时间、与治疗的关系等。

此外，在结果适用性方面，还要考虑研究中的患者是否与自己的患者情况相似；在自己的医疗实践中，这种治疗措施是否可行；治疗的收益与风险对自己的患者是否可取等方面。

（李济宾　洪明晃）

第十一章　预后研究与预测建模

本章要点：

1. 疾病预后研究常用的设计方法及其优缺点。
2. 预后研究常用的评价指标及其适用条件。
3. 预后研究的设计要点：研究结局、预后因素、随访。
4. 预后预测建模的基本流程、预测模型评价指标。
5. 预后研究的评价原则。

在临床工作中，疾病的预后（prognosis）是患者及其家属最为关心的问题之一，医生也会被经常问到有关疾病预后的问题，如该疾病治疗后复发的可能性多大、可以存活多久、会出现什么样的并发症等。准确的预后信息能够有效帮助患者和医生做出最佳的临床决策。如果患者发生不良事件的概率很低，则相对于潜在的风险、负担和花费，通过有效治疗预防不良事件的绝对获益将非常小；但是对于高风险患者，同样的治疗将会提供较大的临床获益。例如，狼疮性肾炎，如果WHO病理分型为Ⅳ型，提示肾脏预后比较差，需要积极治疗；狼疮性肾炎肾功能不全者，如果超声影像学显示肾脏缩小，提示肾功能恢复的概率甚微，保守治疗为主。医生进行治疗决策时，还需要知道哪些因素会影响疾病的预后，临床治疗可以通过干预这些因素，以改善疾病的预后，如高血压会影响狼疮性肾炎的远期预后，提示在治疗狼疮性肾炎时，如果合并有高血压，需要注意控制血压。因此，为了避免完全凭临床经验判断预后的局限性，科学开展预后研究非常有必要，预后研究是临床决策的重要依据之一。

第一节　预后研究及评价指标

一、预后研究相关概念

预后是指疾病发生后可能出现的各种结局（如痊愈、复发、恶化、致残、死亡等），既包括疾病的自然转归，也包括医疗干预下的各种结局，图 11-1 是疾病预后示意图。预后研究是指对疾病发展过程中出现各种可能结局的概率预测及其影响因素的研究，对“结局”发生概率的估计常通过治愈率、缓解率（response rate）、复发率、生存率等表示；对疾病预后因素的研究，常通过多因素回归模型进行研究。通过预后研究，可以了解以下几方面：①疾病的发展趋势、病程和结局，帮助临床医生做出合适的治疗决策。②估计疾病的生存率，如鼻咽癌的 5 年生存率等。③寻找影响疾病预后的各种因素，有助于开展早期干预，改善疾病的预后。④通过疾病预后研究，正确评价治疗或干预措施的效果。

疾病自然史是指在不进行任何医学干预或治疗措施的情况下，疾病从发生、发展到出现结局的整个过程。疾病的自然史包括生物学发病期（biological onset）、亚临床期（subclinical stage）、临床期（clinical stage）和结局。研究疾病的自然史对病因和预后研究、早期诊断和预防、判断治疗效果等非常重要。

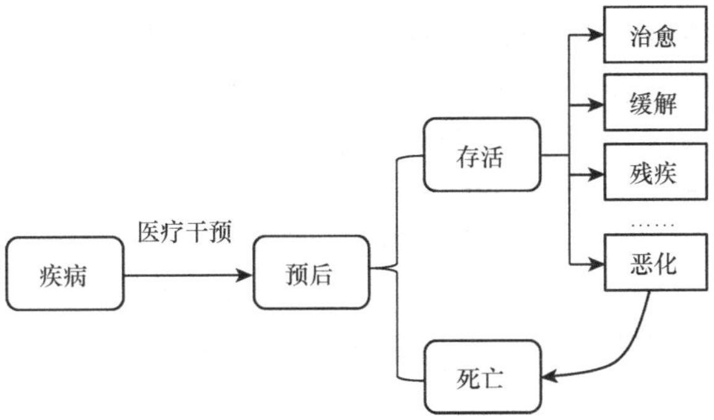

图 11-1　疾病预后示意图

临床病程是指首次出现症状和体征到出现最后结局所经历的全过程。临床医生可采取医疗干预措施来改变疾病的病程。病程的概念不同于疾病自然史，病程会由于受到医疗行为干预而发生改变，从而使预后发生改变。

凡是影响疾病预后的因素均可称为预后因素（prognosis factor），若患者具有这些影响因素，其病程发展过程中出现某种结局的概率就可能发生改变。疾病预后因素的研究，实际上是一种因果关系的推导。预后因素的研究有助于临床医生有针对性地早期进行医学干预，如疾病筛查、早期诊断、积极治疗，并通过改变影响患者健康的不良行为习惯等，进而改善患者疾病的预后。预后因素和危险因素（risk factor）不同，危险因素是指作用于健康人，会增加患病风险的因素；预后因素是在已经患病的患者中影响疾病转归的因素。

在同一种疾病中，危险因素和预后因素可以是相同的，也可能有很大区别。影响疾病预后的因素是复杂多样的，一般包括：①患者本身的身体素质，如年龄、性别、营养状况、免疫功能等。②疾病本身的特点，如疾病性质、病程、临床类型、病变程度等。③患者的病情，病情轻重与预后密切相关，病情重者，预后较差。④早期诊断与及时治疗，如恶性肿瘤，若能早期诊断，通过及时治疗，常能获得较好的预后。⑤社会与家庭因素，如医疗保险制度、家庭经济水平、心理因素等都会影响患者疾病的预后。

二、预后指标

反映疾病预后的指标较多，但各指标的侧重点不同，实际应用中，应根据疾病性质和研究目的选择合适的预后指标。

1. 病死率　是指一定时期内，患有某病的人群中死于该病的患者所占的比例，计算表达式为

$$\text{病死率（\%）}=\frac{\text{某时期内死于该病的患者人数}}{\text{同时期内患某病的患者总人数}}\times 100\% \qquad (11\text{-}1)$$

对于病程短且易于引起死亡的疾病，如急性传染病、急性中毒、心脑血管疾病的急性期等，常用病死率表示预后。

2. 治愈率　是指某病治愈的患者人数占接受治疗患者的比例，计算表达式为

$$\text{治愈率（\%）}=\frac{\text{某病治愈的患者人数}}{\text{患该病接受治疗的总患者人数}}\times 100\% \qquad (11\text{-}2)$$

对于病程短而不易引起死亡的疾病，常用治愈率表示预后。

3. 缓解率与复发率　对于慢性非传染性疾病等病程长且死亡率低的疾病，临床常表现为缓解、复发、好转、恶化等，预后指标即为上述结局的发生概率。

缓解率是指接受某种治疗后，进入临床消失期的病例数占总治疗例数的比例。缓解率可分为完全缓解率（complete response rate，CRR）、部分缓解率（partial response rate，PRR）。完全缓解率和部分缓解率合称为客观缓解率（object response rate，ORR），或总缓解率（overall response rate）。临床上，有许多疾病属于“难以治愈性疾病”，多用缓解率表示预后，如白血病化疗、红斑狼疮的治疗等，只能计算和比较缓解率，计算表达式为

$$\text{缓解率（\%）} = \frac{\text{治疗后进入临床消失期的病例数}}{\text{某病接受治疗的总患者人数}} \times 100\% \qquad （11\text{-}3）$$

复发率是指疾病经过缓解或痊愈后又重复发作的患者数占患者总人数的比例，计算表达式为

$$\text{复发率（\%）} = \frac{\text{复发的患者数}}{\text{接受观察的患者总数}} \times 100\% \qquad （11\text{-}4）$$

4. 生存率（survival rate）　是指患者从某一观察起点开始，经历一段时间（t_k）后仍存活的病例数占总观察病例数的百分比。生存率有总生存率（overall survival rate）、无病生存率（disease-free survival rate）、无复发生存率（recurrence-free survival rate）等。对于长病程致死性的疾病，常见于各种肿瘤，一般用生存率表示预后。

疾病预后研究中，有时还会计算生存时间。由于生存时间多是偏态分布，常用中位生存期描述生存时间的平均水平。中位生存期又称半数生存期，表示被观察对象从随访开始至恰有 50%的个体仍存活的时间。中位生存期越长，表示疾病的预后越好；反之，中位生存期越短，提示预后越差。当然，根据不同的终点指标，可有中位生存期、无病生存期、无复发生存期等。

在生存分析中，生存率的估计方法有直接法和间接法。如果资料中无删失数据，可采用直接法计算生存率，其计算公式为

$$S(t_k) = P(T > t_k) = \frac{t_k\text{时刻仍存活的例数}}{\text{观察总例数}} \times 100\% \qquad （11\text{-}5）$$

如果存在删失数据，需要采用间接法估计生存率，常用的方法包括 Kaplan-Meier 法和寿命表法。生存曲线是以时间 t 为横轴，以对应的生存率为纵轴，表示时间与生存率的曲线。生存曲线是左连续的阶梯形曲线，如图 11-2，显示了绝经前和绝经后两组乳腺癌患者治疗后的无复发生存曲线。

随访观察的时间单位越小，精密度越高，即生存时间用“日”比“月”为佳。需要注意的是，采用间接法计算出的生存率是按照概率法计算出来的某时期生存率的估计值。这种估计值的可信程度将受到观察病例数的影响，随着随访时间的延长，随访病例数呈单调递减趋势，生存曲线左侧的观察例数始终比右侧多，曲线左侧的估计值较右侧可靠。

三、生存率的组间比较

比较不同疾病类型、不同病情分级、不同治疗方法对疾病预后的影响，一方面可以

通过生存曲线图进行直观比较，如图 11-2 中，直观可见两条生存曲线差异程度明显，绝经患者的生存曲线位于非绝经患者的下方，表明绝经后患者在随访期间复发的概率较高，无复发生存率偏低。但两组患者的无复发生存率的差别是否有统计学意义，还需要通过专门的组间比较来回答。常用的专门用于生存曲线比较的方法有 log-rank 检验和 Breslow 检验。log-rank 检验相对重视远期效应，而 Breslow 检验相对重视近期效应。在实际应用中，要根据对近期效应和远期效应的重视程度来选择生存曲线的比较方法。在采用 log-rank 检验和 Breslow 检验进行两组或多组生存曲线比较时需要注意以下几方面。

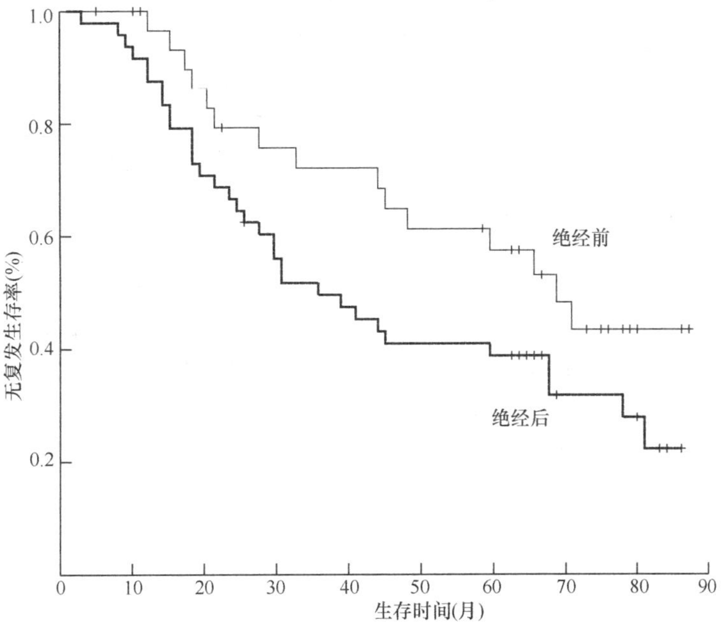

图 11-2 Kaplan-Meier 生存曲线

（1）log-rank 检验和 Breslow 检验属于单因素分析方法，应用条件是除比较因素外，影响生存率的其他混杂因素组间均衡可比，否则应采用 Cox 回归模型等多因素分析方法校正混杂因素的影响；或将生存时间分段，各段分别进行生存分析。

（2）组间比较发现差异有统计学意义时，可以通过目测生存曲线、中位生存期、*HR* 等多个方面来考虑效果的好坏。

（3）log-rank 检验用于两条（或多条）生存曲线的比较，若比较两条生存曲线某时间点处的生存率是否有统计学差异，如 2 年生存率或 3 年生存率，需按式（11-6）计算

$$Z=\frac{S_1(t)-S_2(t)}{\sqrt{SE^2_{[S_1(t)]}+SE^2_{[S_2(t)]}}} \tag{11-6}$$

若比较多个时间点处生存率的差异，应根据 Bonferroni 法校正检验水平，即 $\alpha'=\alpha/k$，其中 k 为两两比较的次数，以保证总的 I 类错误不超过事先规定的 α 水平（一般为双侧 0.05）。

第二节　预后研究的方法

一、预后研究设计

疾病预后研究包括预后因素的研究和预后效果的评价，根据研究目的及可行性，可选择横断面研究、病例对照研究、历史性队列研究、前瞻性队列研究等。预后研究的最佳设计方法是队列研究设计，包括历史性队列研究和前瞻性队列研究，其中以前瞻性队列研究为佳。尤其对于一些慢性疾病及预后不佳的疾病（如恶性肿瘤等），常需要较长时间的追踪随访才能观察到终点事件（如死亡、复发等）。

病例对照研究也可用于分析疾病的预后，特别是对于一些罕见疾病，用前瞻性方法很难观察到足够数量的终点事件，病例对照研究是可行的研究设计。但是，病例对照研究容易产生各种偏倚，其结果的真实性低于前瞻性队列研究和临床试验。而且只能提供不同特征患者预后的相对差别（如 *OR* 值），不能提供病死率和生存率的信息。

此外，对于不同治疗方法的治疗效果及预后评定，还可采用 RCT，通过比较试验治疗与对照治疗，来评价新的治疗方法能否使患者获得更好的预后。例如，一项 RCT 将 18~70 岁局部晚期食管鳞癌患者随机分入两组，一组接受辅助放化疗联合手术治疗，另一组接受单纯手术治疗，经过长达 10 年的随访，比较两组患者的总生存率。由于 RCT 通过随机分组的方法尽可能地均衡了两组间治疗因素以外的其他预后因素（如疾病分期等）的差异，在控制混杂因素的影响方面优于队列研究，因此，RCT 是评价患者接受不同治疗方案下预后的最可靠的研究设计。当然，RCT 的基线资料也可以用于比较不同特征的患者在不同治疗下的预后和转归。但是，RCT 中，高度选择的受试者、高度标准化的治疗方案、严格控制的治疗环境，使得 RCT 与临床实践之间存在较大的鸿沟，RCT 中显示的预后很难体现在一般患者中，进而限制了其结果的外推性。

本节以队列研究为例阐明预后研究设计的基本要素。队列研究属于观察性研究范畴，在预后研究中，研究对象是患有某病但尚未出现终点事件（如疾病复发、死亡等）的一组患者，研究者从某一时间点（如疾病确诊时间、接受治疗时间）开始，对这些患者进行追踪随访，并收集与预后有关的信息，确定研究结局发生的数量、时间及影响因素，进而阐明疾病的发展和转归。运用队列研究进行疾病预后及预后因素研究时，需要明确研究结局、预后因素和随访时间。

1. 研究结局　即随访的终点事件（endpoint event），如痊愈、缓解、复发、疾病进展、死亡等。最客观的预后结局是死亡。如果研究结局的判定容易受主观因素的影响，需要采用盲法设计。研究结局要有明确的定义和判断标准，并在方案中详细阐述，研究执行过程中不允许改动。预后研究并非都以“死亡”作为结局，根据研究目的和疾病特点，可以采用“康复”“复发”“转移”等指标作为研究结局。

在规定的随访期内，由于各种原因，某些受试者的研究结局会出现删失的情况，造成删失的原因包括：①研究结局尚未发生，但是研究项目需按计划结束。②由于患者未继续就诊、拒绝访问或因患者搬离原住址等原因造成失访，在随访期内未能观察到研究结局。③患者因死于其他原因等被迫终止观察。不论何种原因造成删失，删失个体的生存时间的计算均为规定的起点（如疾病确诊时间）至删失点所经历的时间。

2. 预后因素　也称暴露因素，是预后研究的主要内容。影响疾病预后的因素很多，不同的疾病不尽相同，应结合专业知识，尽可能将各种可能影响疾病预后的因素全部纳入研究，这样预后因素的分析才不会遗漏。影响预后的因素可以概括为以下 5 方面：①患者的基本特征，如性别、年龄、种族、职业、受教育程度、精神状况等。②疾病本身的特征，如疾病的性质、病程、临床类型、严重程度、实验室检查和其他辅助检查结果等。不同疾病预后差异很大，即使同一种疾病，也可能因病程等不同而有很大差异。③诊疗时间、措施和水平。④患者对治疗的依从性。⑤社会与环境因素，如医疗保险制度、家庭经济水平等。上述因素都可能影响疾病的预后。

3. 随访　预后研究中，患者的随访非常重要。随访工作应组织严密，尽量使所有研究对象都能被随访到，如失访率超过起始队列人数的 10%，应引起注意；如果失访率超过 20%，则研究结果可能没有参考价值，因为失访患者会使疾病预后的信息丢失，从而影响预后结果的可靠程度。实际的临床研究中，可通过以下多种途径和措施降低研究队列的失访率：①研究开始时，充分知情同意，加强对患者及家属关于随访意义的宣教，提高随访的依从性。②严格规划并确定随访时间点，所有随访在规划的随访期内完成。③建立健全随访管理制度，专人负责随访，发现问题及时讨论解决。④借助 QQ、微信等现代化的信息手段，定期提醒患者按时参加随访。⑤适当激励，对按要求参加随访的患者，可在就医、医疗检查上提供一定的协助，条件允许的情况下，给予适当的交通等经济补偿。

随访期限的长短和频次视疾病病程而定，原则上要有足够长的随访时间，以便使大部分可能会出现终点事件的患者能够达到研究终点。对于病程较短的疾病，随访间隔时间需要短一些，随访频次需要密一点；对于病程较长的疾病，随访间隔时间可以适当长一些，随访频次可以稍微宽松一点。图 11-3 是队列研究中研究起点、随访及终点事件的记录示意图。

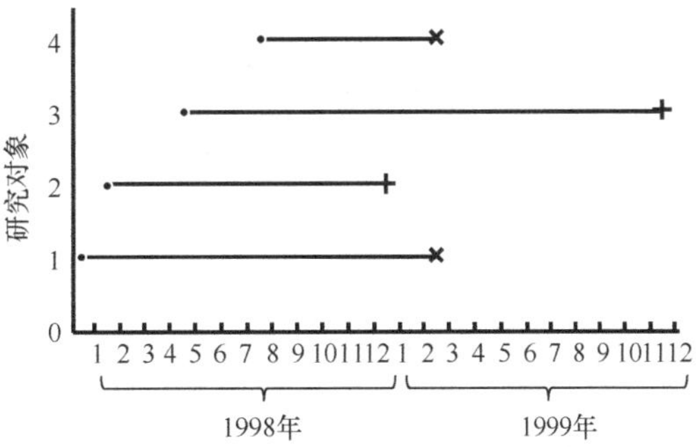

图 11-3　队列研究入组与随访示意图

“+”表示仍存活；“×”表示出现研究规定的终点事件

二、预后研究常见偏倚

（1）就诊偏倚：由于各医院收治患者的病情、病程、临床类型可能不同，将来自不同医院（如三级甲等医院、基层社区医院等）的患者集合成研究队列进行随访时，由于上述因素的差异对预后的影响即可能出现就诊偏倚。

（2）失访偏倚：失访是指在研究过程中由于种种原因，研究者失去了对研究对象的随访，无法获知其预后结局的情况。失访是前瞻性研究中常见的问题，失访的人数过多势必会影响结论的真实性。失访偏倚的根本原因在于失访患者的某些特征（如病情）可能与预后有关，进而造成对预后的影响。一项完整的预后研究不仅要报告失访率，还需要报告造成失访的原因，并比较失访患者与随访患者在预后因素方面的差异。

（3）零时不当偏倚：病程是影响疾病预后的重要因素。在理想的状态下，预后研究的患者进入研究队列时应处于该疾病发展的同一起始阶段，这样可以有效排除不同病程对于预后的影响。如果预后研究中纳入了不同病程阶段的患者，由于病程不同导致的预后差异即为零时不当偏倚。

（4）迁移偏倚：研究对象从一个队列迁移到另一个队列造成的偏倚。

（5）测量偏倚：预后指标或结局指标测量过程中出现的偏倚。

预后研究中，为了有效控制混杂因素对研究结局的影响，在研究设计阶段，可以采用随机化、匹配、限制（患者纳入和排除标准）等方法，使混杂因素的分布在两组间趋于均衡；统计分析阶段，可以通过标准化、分层分析、多因素分析等方法校正混杂因素对预后结局的影响。

第三节　预后预测建模

利用大数据构建精准的疾病预后预测模型（prognostic prediction model），指导临床治疗和干预，是个体化医学时代研究的热点。预后预测模型的本质是利用已知的影响疾病预后的因素构建多因素统计模型，对疾病将来可能发生的结局（或生存结局）做出准确的个体化预测预报，如该疾病会出现哪些可能的不良结局、各种结局发生的可能性有多大、这些结局会在多长时间内发生，以便临床上可以早期进行医学干预，改善疾病的预后。临床医学研究中，预测建模的基本流程见图 11-4。

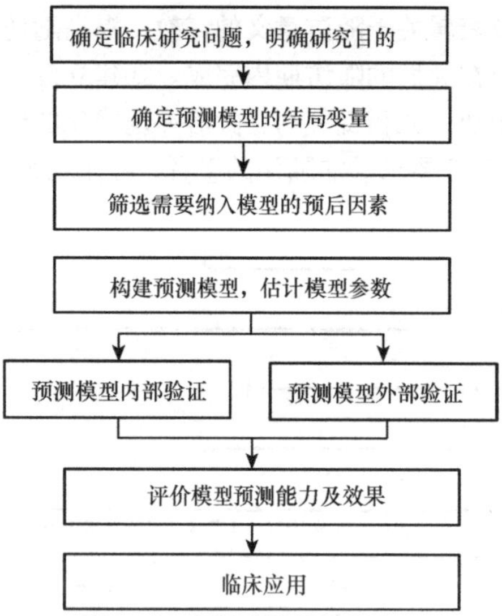

图 11-4　预测建模的基本流程

一、筛选潜在预后因素

在建立多因素回归预测模型前，首先需要筛选纳入模型的预后因素，以减少纳入多因素回归模型的预后因素，提高建模效率。实际应用当中，可以从以下几方面进行预后因素的筛选。

（1）既往研究已经证实或专业知识判断：已知的确定与疾病预后显著相关的因素，即使在自己的研究中未达到统计学筛选标准，也应该纳入多因素模型。

（2）根据单因素分析结果筛选可能的预后因素：将单因素分析中 $P<0.1$（有时也会采用 $P<0.2$ 或 $P<0.05$）的因素纳入多因素模型。

此外，还要考虑样本量大小，决定最终纳入模型的预后因素个数。如果样本量足够大，统计功效足够，可以借助 SPSS 等统计软件提供的变量筛选方法辅助筛选纳入预测模型的变量。但是，如果样本量较小的话，完全依靠统计软件筛选变量是不合适的。

二、构建多因素预测模型

logistic 回归模型和 Cox 回归模型是常用的预后预测建模的多因素分析方法。两种方法的主要区别在于 logistic 回归模型不考虑结局出现的时间因素。例如，进入重症监护病房的患者，我们关心的是患者能否活下来，如果以死亡为结局，我们很难说 10 天后死亡者的预后比 2 天后死亡者好，这种研究通常不需要考虑时间；Cox 回归模型同时考虑了研究结局和出现研究结局所经历的时间，例如，以死亡为研究结局，1 年死亡者是阳性结局，10 年死亡者也是阳性结局，但存活 1 年与存活 10 年显然是不同的预后，需要考虑时间因素。

预测模型可以采用列线图的形式呈现。列线图是基于建立的预测模型，根据各预后因素对结局的贡献大小，给各预后因素的每个取值水平赋予不同的分数，根据某个体各因素的取值水平计算出一个总评分，通过列线图将总评分与预测概率（如生存率）对应起来，从而根据多个预后因素直观地获得患者生存预后的概率。列线图将复杂的预后预测模型转化为直观的、可视化的图形，避免了复杂的公式转换，可显著提高预测模型的临床实用性。图 11-5 是基于年龄、性别、BMI、T 分期、N 分期、血浆 EB 病毒（Epstein-Barr virus，EBV）DNA、超敏 C 反应蛋白（hypersensitive C-reactive protein，hs-CRP）、乳酸脱氢酶（lactate dehydrogenase，LDH）、血红蛋白（hemoglobin，HGB）构建的鼻咽癌无复发生存预后预测模型的列线图，根据患者各因素的取值水平，在列线图上画竖线即可得到各因素对应的得分，将各因素得分相加得到总得分，根据总得分即可快速获得患者的 3 年、5 年无复发生存率。假设一位鼻咽癌患者“45 岁、男性、BMI 为 20.0kg/m^2、T 分期为Ⅱ期、N 分期为Ⅰ期、EBV DNA 为 15 000copy/ml、hs-CRP 为 2.5g/ml、LDH 为 250μ/L、HGB 为 120g/L”，根据上述因素的取值，可计算出此患者的总得分 =10+30+25+38+22.5+57.5+7.5+27.5+16=209，从列线图中可知，总得分 209 对应的 3 年、5 年无复发生存率分别在 78% 和 72%左右。

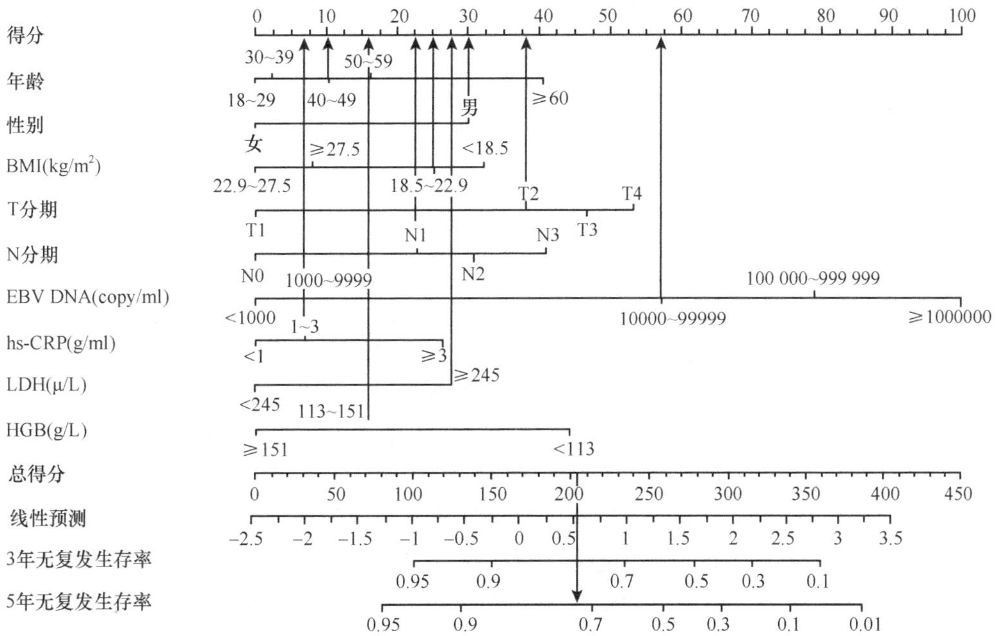

图 11-5　列线图示意图

在实际应用中，可以利用 R 软件中的 rms 程序包或 SAS 等软件绘制列线图，R 软件使用较为简单，SAS 软件的制作方法在其帮助文档中也有介绍。

三、预测模型的验证

制作列线图之前，首先需要对预测模型的预测效果进行验证，只有当预测模型的预测效果得到验证之后，方可对模型制作列线图，切不可盲目建立某个指标的列线图。预测模型的验证过程有内部验证（internal validation）和外部验证（external validation）。

1. 内部验证 是利用建模的数据验证模型的预测效果，其目的是检验模型的内部真实性，避免过度拟合偏倚。常利用数据分割（data-splitting）、交叉验证（cross-validation）和重抽样技术（bootstrapping）等方法，利用建模数据集进行模型预测效果的内部验证。

数据分割是将建模数据集随机地等分或非等分为两个数据集，一个数据集用于建立模型；另一个数据集用于验证模型。数据分割方法是最简单的模型内部验证方法。

交叉验证方法是将研究样本随机分为多个子数据集，然后分别使用上述数据进行建模和验证。交叉验证的基本步骤：每次利用建模数据集中一定数量的样本建立预测模型，用剩余样本对建立的模型进行验证，重复上述过程，直到所有样本被模型预测一次为止。根据预留的样本数，有留一法（leave-one-out，LOO）交叉验证和留多法（leave-many-out，LMO）交叉验证。例如，对于一个 n=1000 的样本，随机选取其中的 950 例用于建立模型，剩余的 50 例用于验证模型，重复 400 次。

重抽样技术是预测模型内部验证常用的方法，其基本思想是在研究样本人群中进行有放回的重复抽样（如重复抽样 2000 次、5000 次等），每次抽样样本数相同，利用重复抽样产生的样本评价预测模型的准确性。

2. 外部验证 是使用另一组独立的研究数据（外部数据），验证预测模型的预测准确性。对于预测模型的评价，多中心、大样本的外部验证是非常必要的，可以进一步评价预测模型的实际应用效果。

四、预测模型的评价

理想的预测模型能够准确地预测患者未来是否会出现结局事件，但临床实践中基本不可能实现。对于建立的预测模型，可以从区分度（discrimination）、符合度（calibration）、临床获益（clinical benefits）3 方面评价其预测准确性和临床实用性。

1. 区分度 是指预测模型正确预测患者不同预后结局事件（如复发与否、生存与死亡等）的能力。对于二分类结局指标，常采用 AUC 或 C-index 反映预测模型的区分能力。C-index 全称为 concordance index，也常写作 Harrell's C-index、C-statistic 等，是判断预测模型区分能力的重要指标，可用于评价各种模型预测结果的准确性。C-index 取值范围在 0.5~1.0，越接近于 1.0 表示区分能力越好，通常，C-index<0.6，表示区分能力较差；0.6~0.75，表示有一定的区分能力；>0.75，表示区分能力较好。AUC 主要反映二分类 logistic 回归模型的预测能力，针对二分类 logistic 回归模型的 C-index 等价于 AUC。

此外，还有重分类改善指标（net reclassification improvement，NRI）和综合判别改善指标（integrated discrimination improvement，IDI），这两个指标常用于对已有预测模型改进的效果评价。

2. 符合度 是指结局事件实际发生概率和预测概率的一致性。通常的做法是按一定的规则（如四分位数、五分位数、十分位数等），根据预测概率将患者分为若干个亚组，然后分别计算每组患者中结局事件的平均预测概率和实际发生概率，以预测概率为横轴，实际发生概率为纵轴在直角坐标系作图得到校准点，最后将校准点连接起来即得到校正曲线（calibration plot）。理论上，校准曲线越接近于45°对角线，说明预测模型的预测能力越好。此外，还可以通过 Hosmer-Lemeshow goodness-of-fit 检验（HL χ^2）定量评价预测模型的符合度。

3. 临床获益　是指基于预测模型的临床决策多大程度上改善了患者的预后。净收益（net benefit）反映了预测模型的临床获益情况，其计算公式为

$$净收益=\frac{真阳性数}{n}-\frac{假阳性数}{n}\times\left(\frac{p_t}{1-p_t}\right) \quad (11\text{-}7)$$

式中，p_t为决策阈值（threshold probability），即进行临床干预的预测概率界值，如果预测概率大于等于决策阈值则进行临床干预，如果预测概率小于决策阈值则不进行临床干预。决策阈值的确定需要充分权衡阳性个体接受必要临床干预的获益和阴性个体接受不必要临床干预的危害。

例 11.1　某研究者[Andrew J. Vickers and Elena B. Elkin. Med Decis Making，2006；26（6）：565-574]利用 902 例前列腺癌切除术患者的肿瘤分期（stage）、分级（grade）和 PSA 建立了前列腺癌患者精囊浸润的预测模型，将决策阈值定为 10%，即精囊浸润的预测概率≥10%，提示发生精囊浸润的风险较高，需要手术切除精囊。数据见表 11-1。

表 11-1　决策阈值为 10%时预测模型的预测结果与实际情况比较的四格表

		精囊浸润		合计
		阳性	阴性	
预测概率	≥10%	65	225	290
	<10%	22	590	612
合计		87	815	902

10%决策阈值下，净获益$=\frac{65}{902}-\frac{225}{902}\times\left(\frac{0.1}{1-0.1}\right)=0.0443$。理论上，净收益的取值介于$-\infty$~疾病的发病率。净收益越高，模型的预测效果越好。另外，考虑以下两种极端情况：①在 10%的发病率下，所有患者均被认为是精囊浸润患者并接受治疗，此种情况下的临床净收益$=\frac{87}{902}-\frac{815}{902}\times\left(\frac{0.1}{1-0.1}\right)=-0.0039$；②所有患者均被认为不是精囊浸润患者，不给予治疗，此种情况下的临床净收益为 0。

p_t可以取不同的值，以此为横轴，对应的净收益为纵轴，利用统计软件即可绘制出决策曲线。通过决策曲线分析（decision curve analysis，DCA）可以反映不同决策阈值下预测模型的净收益情况，帮助临床医生做出最佳决策。

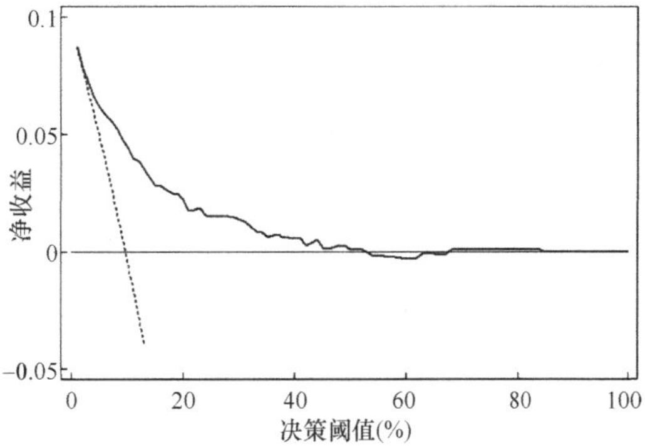

图 11-6　前列腺癌精囊浸润预测模型的决策曲线

图 11-6 是前列腺癌患者精囊浸润预测

模型的决策曲线图，其中实线代表不同决策阈值下预测模型的临床净收益，虚线是假设所有患者均为精囊浸润患者并接受手术切除的临床净收益，水平实线是假设所有患者均不是精囊浸润患者且未接受治疗。从图中可以看出，当决策阈值 p_t<2%时，预测模型的净收益并不优于假设所有患者均接受治疗的情况，此时预测模型没有临床价值；当 p_t>50%时，模型的净收益不优于假设所有患者均不接受治疗的情况；然而在大部分决策阈值内，2%~50%，预测模型都有较大的净收益，医生可以根据模型的预测结果进行决策。

五、预后预测建模中的样本量问题

预测模型需要建立在大样本数据基础上，通常需要通过代表性较好的前瞻性队列收集。与 RCT 等研究设计不同，预测建模通常涉及多个因素，样本量计算的方法较少，也相对复杂。目前，预测建模相关的研究中，确定样本量的方法主要有以下几种方法。

1. 经验准则（rule of thumb） 是指根据预计纳入模型的变量个数确定预测模型所需要的最小样本量，常要求 $\frac{\text{样本中阳性事件数}}{\text{拟纳入模型的变量个数}} \geqslant 10$，即 events per variable criterion（EPV）≥10，进一步依据阳性事件在研究人群中的比例计算所需样本量。也有学者建议，EPV 需要≥15。需要强调以下几点：①此处的变量个数是指参与变量筛选的所有变量数，并非最终纳入模型的变量数。②对于多分类变量，如果设置了哑变量，变量数应为哑变量的个数。虽然，统计学界对于 EPV≥10 的经验准则仍存在争议，但是，由于这种方法容易操作，仍然是预后预测模型研究中常用的确定样本量的方法。

2. 样本量估计 对于 logistic 或 Cox 回归模型，可以通过式（11-8）确定最小样本量

$$n = \frac{p}{(S_{\mathrm{VH}} - 1)\ln\left(1 - \frac{R^2_{\mathrm{SC\_adj}}}{S_{\mathrm{VH}}}\right)} \qquad (11\text{-}8)$$

式中，p 为预计纳入模型的变量个数；S_{VH} 为缩减系数（shrinkage factor），一般取≥0.9；$R^2_{\mathrm{SC\_adj}}$ 为预测模型外部验证的 Cox-Snell generalized R^2 的估计值，可以来自于既往类似的多因素模型，如果既往研究没有报告 Cox-Snell generalized R^2，也可通过 likelihood ratio、C-index 计算获得，具体的计算方法，读者可查阅相关书籍。一般，$R^2_{\mathrm{SC\_adj}}$ 的取值小于 0.3。

例 11.2 基于以往报道，研究者筛选出了 25 个可能影响静脉血栓栓塞复发的预后因素，希望利用这 25 个预后因素建立静脉栓塞治疗后复发风险的预测模型。既往已有研究基于年龄、性别、首次栓塞位置、D-二聚体（D-dimer）、D-二聚体检测到接受治疗之间的时间（通常在 30 天左右）建立的静脉栓塞治疗后复发风险的预测模型，但是，此模型的符合度不理想。试问需要多少样本量才能建立预测效果较好的模型？

基于文献报道，$R^2_{\mathrm{SC\_adj}}$ 取 0.051，已知 p=25，S_{VH} 取 0.9，代入式（11-8）计算

$$n=\frac{p}{(S_{\mathrm{VH}}-1)\ln\left(1-\frac{R^2_{\mathrm{SC\_adj}}}{S_{\mathrm{VH}}}\right)}=\frac{25}{(0.9-1)\ln\left(1-\frac{0.051}{0.9}\right)}=4285.5$$

基于 25 个潜在预后因素，如果要建立预测效果较好的模型，约需要 4286 例样本。

第四节　预后研究实例

本节以“房颤患者口服抗凝血剂后大出血事件预测模型的研究（Ziad Hijazi，2016. Lancet，387：2301-2311）”为例，简要阐述预后研究与预测建模的研究设计及结果呈现。

一、研究背景与目的

房颤是脑卒中和动脉栓塞的危险因素。口服抗凝血剂可显著减低血栓栓塞的发生概率，但会增加出血风险。因此，临床医生需要充分权衡房颤患者通过口服抗凝血剂降低脑卒中发生概率的获益和增加大出血风险的危害。目前，已有 HAS-BLED 和 ORBIT 等预测模型用于评估房颤患者口服抗凝血剂后的出血风险。研究者认为，新的生物标志物[如 GDF-15、肌钙蛋白（cTn-hs）、肾小球透过率（eGFR）、血红蛋白、D-dimer、C 反应蛋白、白介素 6 等]可能会提高房颤患者出血风险的预测效果，希望通过联合临床因素和生物标志物建立房颤患者口服抗凝血剂后出血风险的预测模型，并比较其与现有预测模型 HAS-BLED、ORBIT 的预测效果和临床获益。

二、研究设计概述

建模队列来自 ARISTOTLE 临床试验的 14537 例口服抗凝血剂的房颤患者，中位随访时间 1.7 年。主要安全性终点为大出血事件。模型的内部验证采用 300 次重抽样法。外部验证采用来自 RE-LY 临床试验的 8486 例口服抗凝血剂的房颤患者。采用 Cox 回归模型分析，最终的预测模型以列线图的形式呈现。

模型效果评价方面：采用 C-index 评价区分度；采用 1 年大出血事件实际发生概率和模型预测概率的校准曲线评价符合度。预测模型的临床获益采用决策曲线分析。

三、主要研究结果

研究者最终筛选出年龄、既往出血史、GDF-15、肌钙蛋白、血红蛋白等 5 个因素构建了最终的 Cox 回归模型，称为 ABC-bleeding 模型。图 11-7 是预测模型对应的列线图。ABC-bleeding 模型的 C-index=0.68，高于 HAS-BLED 模型（C-index=0.61）和 ORBIT 模型（C-index=0.61）。验证队列进一步确证了 ABC-bleeding 预测模型的预测效果。

研究者进一步采用决策曲线分析，比较了 ABC-bleeding、HAS-BLED、ORBIT 3 个模型的临床净收益，见图 11-8。ABC-bleeding 模型的临床净收益显著高于 HAS-BLED 模型和 ORBIT 模型。

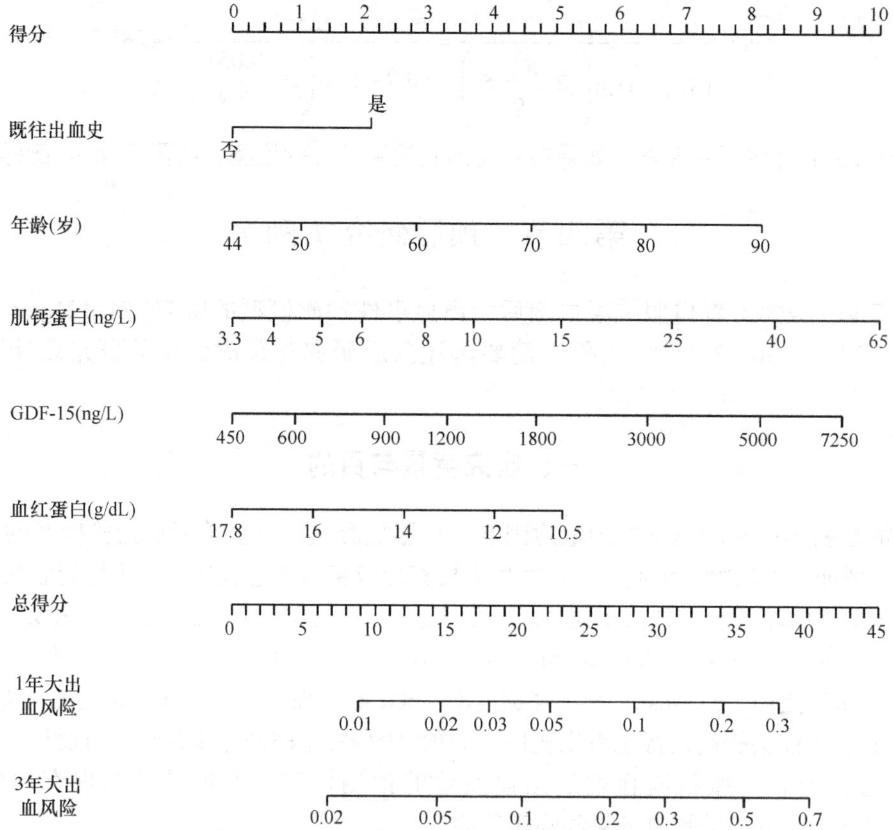

图 11-7 基于生物标志物的预测模型的列线图

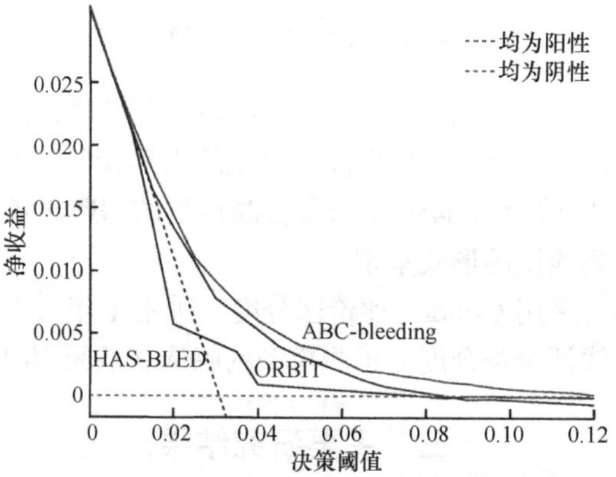

图 11-8 ABC-bleeding、HAS-BLED、ORBIT 3 个模型的决策曲线

第五节 预后研究的评价原则

1. 研究对象是否处于疾病病程的同一阶段 观察时间起点不同，疾病的结局可能不一样，要获得客观真实的研究结果，必须指明患者进入研究的时间，研究开始的时间并不一定是疾病发病的时间，但是进入研究的患者必须处于疾病发展过程的同一时间点，如口腔肿瘤手术后第一天，牙周疾病的第一次就诊，颞颌关节疾病确诊的日期等。

2. 研究对象代表性如何，是否详细叙述了研究对象的来源 在预后研究中，除了必须详细介绍疾病的诊断标准、研究对象的纳入标准和排除标准外，还必须叙述研究对象的来源，因为所纳入的患者是整个患者群体中的一个样本，它必须有较好的代表性，患者来源不同，疾病预后也不一样。要注意样本来源的 4 种偏倚。①就诊偏倚：专科医院或三级医院往往收治的是危重或疑难患者，即使这些医院的医疗设备、技术力量均较好，但患者的预后可能比基层医院差，此时如果选择这类医院的患者为研究对象，就容易发生这类偏倚。②倾向性偏倚：一般专科医院的医师更关心专科患者，而对非专科的普通患者则关心较少，在诊断、治疗过程中不够仔细，常可发生此类偏倚。③转诊偏倚：一般基层医院根据医疗条件，需要将重症、难治患者转至上级医院诊治，致使上级医院或省市级医院的危重患者较多。④诊断条件偏倚：能早期诊断、及时治疗的疾病，一般预后较好，而能否早期诊断和治疗疾病，与当地的医疗条件有关，相同的疾病在医疗条件差的乡村医院与条件好的三级医院，其预后不同。

3. 随访时间是否足够长，失访情况如何 疾病预后结局的发生常需要一段较长的时间，因此，只有随访时间足够长，才能保证观察到足够多的结局事件。随访时间的长短和频次需要结合疾病本身的病情特点和临床预后结局指标的属性决定。如果随访时间不够长，只有小部分患者出现结局事件，往往很难代表所研究疾病实际的预后。例如，早期鼻咽癌放化疗后的 5 年生存率接近 90%，关于鼻咽癌预后的研究，采用鼻咽癌相关的死亡作为结局指标，如果只进行 1 年的随访观察，就可能严重低估死亡率。

随访的完整性直接影响研究结果的真实性，要尽量随访全部的研究对象，如果失访比例较大，数据不完整，就会导致错误的结论。一般认为，失访率在 5%以下，对研究结果的影响不大，结果基本可靠；如果失访率超过 20%，则严重影响结果的真实性，结论不可靠。所以，一般情况下，需要将失访率控制在 20%以内。

4. 预后指标的定义是否明确，是否采用了盲法，测量有无偏倚 预后研究对结局事件应有明确的定义。观察者之间对结果判断需要有统一的评判标准。尽量使用客观的、重复性较好的指标进行结果判断，如死亡、复发、住院等。对于主观性较大的预后指标，如疼痛评分、生存质量等，应采用盲法判断疾病预后的结局，以避免产生主观偏倚。

5. 是否校正了影响预后的其他重要因素 预后研究中可能存在各种混杂因素，从而影响预后研究结论的真实性。因此，对研究者认为重要的某个预后因素进行研究时，应充分校正其他可能的混杂因素的影响。解决的方法有分层分析法、多因素回归分析（如 Cox 回归、logistic 回归等）、标准化等。

6. 预后研究的结果报告是否完整 描述预后结局的指标包括以下几项：①某时点的结局事件发生率，如 3 年无复发生存率、5 年总生存率等。②中位生存期，表示观察对象从开始随访到 50%患者仍存活的时间，例如，肝癌患者的中位生存期为 8 个月，即表示有 50%的肝癌患者，存活时间超过 8 个月。③生存曲线，描述不同随访时间内患者生存概率的曲线，可以了解疾病预后的全貌。完整地报告预后研究结果应同时报告某时点结局事件的发生率、中位生存期及生存曲线，并同时报告结局事件发生概率的 95%置信区间。

此外，对于预后研究的结果报告，应严格遵循个体预后与诊断多因素预测研究报告准则，即 TRIPOD 准则，全称为 transparent reporting of a multivariable prediction model for individual prognosis or diagnosis。TRIPOD 准则共包含 22 条，旨在改善预后研究结果报告的规范性和透明性。有关 TRIPOD 准则的详细介绍可参阅本书第十四章。

7. 研究结果的临床实用性 除了评价预后研究的真实性和科学性，还需要对预后研究结果的实用性和临床意义做出客观评价。研究结果是否有助于治疗方案的选择？是否有助于对患者及其家属做出合理解释？都是需考虑的内容。

（李济宾 冯丽芬 洪明晃）

第十二章　真实世界研究

本章要点：

1. 真实世界研究的基本概念及指导文件。
2. 真实世界研究的数据来源和研究方法。
3. 真实世界研究的应用和进展。

第一节　概　　述

一、基 本 概 念

美国食品药品监督管理局（FDA）定义，真实世界数据是指研究数据来自真实医疗环境，反映实际诊疗过程和真实条件下的患者健康状况，其试验实施特点与传统临床试验中样本人群高度选择、干预和对照措施严格控制、随访与实际存在差异等各方面形成鲜明对比。真实世界研究的数据来源非常广泛，既可以是以特定研究目的开展的观察性研究数据，或基于真实医疗条件开展的干预性研究的研究类数据，也可以是非研究数据。

真实世界证据是源于在特定研究背景下对真实世界数据进行的汇总分析，获得能够证明医药产品（或干预措施）安全性和有效性方面的证据，用于指导临床和医疗决策。将真实世界数据转变为真实世界证据，需要开展真实世界研究。真实世界研究可分为真实世界的干预性研究和真实世界的观察性研究。真实世界的干预性研究主要是实效性随机对照试验（pragmatic randomized controlled trial，pRCT）。真实世界的观察性研究包括横断面研究、病例对照研究、队列研究等。需要强调的是，无论是前瞻性还是回顾性收集的真实世界数据，均需要良好的研究设计和统计分析策略，才能转化为真实世界证据。

真实世界研究又称为比较效果研究（comparative effectiveness research，CER），而传统的解释性随机对照试验（explanatory randomized controlled trial，eRCT）则属于效力（efficacy）研究。真实世界研究并不能完全取代传统的 RCT，而是提供一种新的补充证据。表 12-1 列出了真实世界研究与传统 RCT 的主要区别。

表 12-1　真实世界研究与传统 RCT 的区别

	真实世界研究	传统 RCT
研究时间	较长	相对较短
研究对象	无特殊要求	限制条件严格，排除特殊人群
设计方案	观察性为主	干预性
纳入/排除标准	宽泛	严格
样本量	大样本，尽量覆盖广泛患者	有限样本
病情	复杂	简单
随机分配	不一定要用	研究的前提
用药情况	复杂，根据患者病情及意愿选择	严格控制和限制合并用药

续表

	真实世界研究	传统 RCT
干预情况	不干预，只观察和记录	干预
盲法、安慰剂	不适用	适用
结局测量	有广泛临床意义的指标	以特定症状或特征为评价指标
混杂因素	只对已知的混杂因素进行调整	对已知、未知的混杂因素进行控制
制约	成本、编码错误和数据丢失	结论适用范围小、外推受限

传统 eRCT 关注的是干预措施本身的治疗效能，是评价临床干预措施的金标准。但 eRCT 纳入人群的特征与真实人群存在差异，需要真实世界研究进一步阐明干预措施的真实效益和综合效应，以应对临床个性化治疗。一般来说，真实世界研究在传统 RCT 证明干预措施有效的情况下进行。同时，由于偏倚的存在，真实世界研究的内部真实性和因果关系也需要 RCT 给予支持。因此，真实世界研究与 RCT 是互补与承启关系。

二、真实世界研究理念的历史沿革

1966 年 Williamson T R 等学者提出真实世界研究的理念，旨在对药物疗效进行系统测试；1993 年 Kaplan 教授在其“雷米普利治疗高血压”的研究中正式应用这一方法后逐渐受到医学界关注。

1996 年，WHO 在《迎接 21 世纪的挑战》中指出，21 世纪的医学将从疾病医学向健康医学发展，从群体治疗向个体治疗发展，提出治疗的对象更多地应该将视角从“疾病”转移到“患者”上来。2007 年美国国会将真实世界研究作为医疗卫生改革的主导方向，2009 年美国政府批准《复苏与再投资法案》投入 11 亿美元进行真实世界研究。2016 年（美国国家科学院）医学研究所（Institute of Medicine）提出将真实世界研究的方法学研究和数据平台研究列为最优先资助的类型；同期美国国会公布《21 世纪治愈法案》，正式批准利用“真实世界证据”取代传统临床试验进行扩大适应证的提议；2016 年美国 FDA 在新英格兰医学杂志阐述“Real-world evidence-what is it and what can it tell us”，将真实世界研究的理念推广至全球。

真实世界研究最早应用于药品上市后的再评价。有“效力”的措施能否在现实世界中发挥作用取决于患者的依从性、医生的技术水平、干预措施的费用、对人体是否带来创伤、副作用或不良反应等因素。由于医疗费用过高，国家、地区、不同医疗机构之间水平的差异，研究与实践脱节，真实世界与理想结局存在差距，真实世界研究才逐渐引起研究者的重视。

三、真实世界研究相关指导文件

真实世界研究的发展并非一蹴而就，从提出概念到如今逐渐成为循证医学热门研究方向，相关文件、书籍为研究者指明了真实世界研究的方向和本质，现就一部分关键文件进行汇总呈现，见表 12-2。

表 12-2　国内外真实世界研究相关文件汇总

时间	文件	颁布机构
2015-6	规范药物流行病学研究指南（Good pharmacoepidemiology practice，GPP）	国际药物流行病学学会（International Society for Pharmacoepidemiology，ISPE）
2016-12	21 世纪治疗法案	美国国会
2017-8	使用真实世界证据支持医疗器械注册审批指南	美国 FDA
2017-9	真实世界证据工作报告	国际药物经济学会（International Society for Pharmacoeconomics and Outcomes Research，ISPOR）
2018-12	真实世界证据方案框架	美国 FDA
2017-12	中国临床医学真实世界研究施行规范	中国临床医学真实世界研究施行规范专家委员会
2018-8	真实世界研究指南	中国胸部肿瘤研究协作组
2019-7	真实世界研究技术规范	中国真实世界数据与研究联盟（China REal world data and studies Alliance, ChinaREAL）
2020-1	真实世界证据支持药物研发与审评的指导原则（试行）	中国国家药品监督管理局

第二节　真实世界研究的设计与数据来源

一、pRCT

pRCT 是测量干预效果（effectiveness）的试验，是指在最大可能模拟常规条件或实际临床情况下，分析干预措施效果的一种 RCT。其本质还是采用随机、对照的方式，比较不同干预措施的治疗结果（包括实际效果、安全性、成本等）的研究。传统 RCT 在严格遵循随机、对照、盲法 3 大设计原则的基础上，通过严谨的试验设计评价干预措施的效果，试验过程中严格把控偏倚、较高的内部真实性使得传统 RCT 的结果具有较高的可靠性和可重复性。然而传统 RCT 严格的限制条件（极高的内部真实性）往往使得结果脱离临床实际，外推性较差，当将试验结果运用到实际情况时，常无法收到满意的回馈。pRCT 的兴起正是为了使试验更多地符合现实情况，增加传统 RCT 试验结果的外推性和普适性。与传统 RCT 相比，pRCT 更能体现临床实际情况下干预措施的效果。

1. pRCT 的典型特征

（1）pRCT 的试验设计环境更偏向于真实医疗环境。pRCT 强调模拟真实医疗环境，强调试验的实施更贴近临床实践方案，鼓励受试者与研究者充分沟通，将随机试验过程中产生的非控制变量因素也纳入到结果的考虑中，在质量把控范围内允许观测其他变量对试验结果的影响，因此，具有很强的外部真实性和外推性。例如，选择中医药治疗时，相同疾病不同证型的患者处方用药不尽相同，而传统 RCT 在确定研究疾病后大多选择单一干预手段进行效力评价，过程中对不符合预先设定标准的变量情况会采取剔除处理，力求最终结果呈现出较强的一致性。对试验过程中出现的偏倚，则需要通过阶段性偏倚报告分析其是否会对结果的真实性产生影响。pRCT 设计则要求相对真实的环境，允许试验中做出改变，并将其也纳入到结果的考虑。还是以中医药为例，pRCT 由于大多立足于临床真实场景，试验过程中患者如果对某种中药的使用不满意，研究者可以根据患者的意愿、主观感受等实际情况适当改变受试者用药。

（2）pRCT 纳入标准相对宽松，能最大限度地将疾病不同亚型的受试者纳入试验，更好地模拟现实情况，使 pRCT 成为真实世界数据的重要来源之一。例如，如果采用传统 RCT 对某一方剂效果进行试验观察，受试者的纳入标准是确定的，然而现实情况下，同一方剂会在不同的情况下被中医师频繁使用，这些不同情况可以是特定证型、特定疾病阶段等，常还有类似疾病的证型或古籍记载的推荐适用人群等因素，严格遵照传统 RCT 会导致结果的适用范围小于现实情况下该处方的适用范围，pRCT 相对宽松的纳入标准在一定程度上能够解决此问题。

（3）pRCT 允许采用复杂干预措施评价整体疗效。在治疗过程中允许研究者在干预措施的基础上，根据自己的知识结构、临床经验、结合受试者的病情特点有所选择和调整，追求最大程度的外部真实性，以使结果具有较高外推性。中医学对疾病的诊断和干预措施的选择取决于望、闻、问、切的四诊手段，在此基础上通过中医独特的“阴阳辨证”“脏腑辨证”“经络辨证”“经验辨证”等其他诊断体系，因人、因地、因时制定最终治疗原则，属于复杂干预，在这种情况下制定的 RCT 一开始就具有 pRCT 特点。

（4）允许观测多结局指标。pRCT 评价的结局是与患者日常生活相关的整体健康收益的结局，评价干预措施的远期疗效、功能变化、生活质量及终点事件等，有助于最大限度模拟真实医疗环境。

（5）pRCT 研究时间通常较长，并以试验性方法为主，类试验为辅。pRCT 一般设计较长的临床观察和随访时间，对健康结局有较好的评价；并根据不同的研究目的选择设计方案。可应用 pRCT 进行药物上市后的安全性、利用情况、不良反应及医政管理方面的研究。主要是在特定的时间范围内对一定范围人群中的药物及相关事件的关系进行研究，分析某人群药物使用后不良反应的发生情况，从而反映出该药物不良反应发生率及其特征信息。

2. pRCT 与 eRCT 的区别　pRCT 与 eRCT 同属干预性研究，二者在诸多方面存在差异，明确二者的差异有利于在真实世界研究中判断所开展的 RCT 试验是 pRCT 还是 eRCT，二者区别见表 12-3。

表 12-3　pRCT 与 eRCT 典型特征比较

典型特征	pRCT	eRCT
环境设计	真实临床环境	试验环境
评价对象	评价/比较效果	评价效能
适用状态	更适合慢性状态	更适合急性状态
对照措施	非安慰剂对照	安慰剂对照
试验方法	患者非盲以观察最大的联合效果	单盲或双盲以减少偏倚
特异性控制	目的是加大非特异性效果	目的是为了使非特异性的效果均衡
干预程度	日常治疗，复杂干预措施	标准化治疗，简单干预措施
人员要求	医师对日常卫生保健较熟练	医师对标准方案很熟练
随访期长短	多为长期随访	常为短期随访
内部真实性	具有较低的内部真实性	具有较高的内部真实性
外部真实性	较高的外部真实性	较低的外部真实性
对实践影响	对实践的影响较大	对实践的影响小
是否具同质性	患者具有非同质性	患者具有同质性
样本量	可能需要大的样本量	样本量可能较小
使用频率	一般少用	一般多用

从试验设计来看，eRCT 在研究过程中需要采用严格的随机、盲法、对照，对受试者有严格的纳入、排除和退出标准，通过这些措施，可以有效控制已知和未知的混杂因素对结果的影响。但也存在以下几方面的局限性：①影响结果的外推性。在 eRCT 中，如果因为依从性问题排除过多受试者，所得结果也仅适用于类似 RCT 中符合要求的患者。②影响结果的可靠性。例如，在一项 eRCT 研究中，具有 CABG 指征及 PCI 禁忌证的患者，由于不能随机地分配到各组，而无法进入 eRCT（如左主干狭窄或严重的心血管弥漫性三支病变），而通过表 12-3 对比可以发现 pRCT 恰好弥补了 eRCT 的不足，其样本纳入标准更为宽泛的特点有利于观察复杂情况下联合干预措施的效果。③结论适用期短，eRCT 的最终结果一旦出现就标志着试验的结束，对现实情况下患者的后续情况不再纳入分析考虑。这 3 方面的弊端使得 eRCT 不适合电子时代下的大数据追踪试验，而 pRCT 则更能适应未来趋势。诚然 pRCT 也存在内部真实性较低、多数试验结果不可重复等不足，因此需要对 pRCT 尽可能地纳入更多的数据和对数据进行详细记录及分析，从而弥补这些不足。

二、注册登记研究

注册登记研究的数据可以包含传统 RCT 或者其他非干预性研究的数据，这类数据的分类更多是按照获取来源划分的，在真实世界研究概念运用之前，相当一部分的非干预性研究数据未被纳入结果分析和政策制定，常以独立的、不具代表性的特征作为传统 RCT 补充材料出现，将广泛的注册登记研究作为真实世界数据的来源，能够扩大样本量，使研究结果更具有普适性。

病例注册登记研究在国外开展的较早，最早的注册登记主要运用于流行病学调查，如对传染病、重大疾病、罕见病的发病率或死亡率进行调查研究，或者对此类疾病进行观察性随访等，主要具有疾病监测功能，而非临床研究目的。注册登记研究最早的尝试始于 1905 年在丹麦开展的关于癌症的注册登记，医生被要求报道所有接诊的癌症患者，至 1942 年丹麦逐渐建立全国范围内的癌症注册登记。之后，欧洲国家逐渐建立起关于癌症的注册登记。1965 年，全球癌症登记注册研究建立，用以研究全球癌症的发病率、发病类型等。

随着对传统 RCT 应用难度和局限的认识，以及真实世界研究的兴起，病例注册登记研究越来越引起临床科研人员的关注。此外，随着大数据和网络平台的发展，病例注册登记研究已经由最初的基于低质量文档的文本信息转变为电子数据存储，为大数据管理，统计分析及跨地区、跨领域、多中心病例注册登记的开展提供了便利条件。病例注册登记研究作为观察性研究数据的重要来源，广泛应用于医疗产品登记、卫生服务登记、疾病或者患者健康状况登记领域，为医疗决策提供了高质量的循证医学证据，在数据收集和管理方面具有不可替代的作用。目前，随着网络技术的发展，越来越多的大数据中心得以相互联系并且构建统一的数据登记、提取、筛选网站或机构，成为注册登记获取数据的可靠来源。近年来，随着医疗卫生循证决策的需求持续增加，干预措施在真实临床条件下效果的评价逐渐得到重视，真实世界的临床研究备受医疗人员、卫生领域研究人员、医疗决策者的关注，逐渐成为目前临床研究的热点。

三、观察性研究

真实世界的观察性研究包括横断面研究、病例对照研究和队列研究。具体的研究设计类似于传统的横断面研究、病例对照研究和队列研究的设计。具体的设计方法可参阅本书对应章节。真实世界观察性研究的优势主要体现在样本来源的丰富性、收集变量的多样性和研究结果的外推性。

真实世界的病例对照研究，除了具有传统病例对照研究的优点外，还具有以下几方面特性：①对照组样本量更大。②研究结果综合因素更多、更细致。③撬动更多资源，能从病例对照中获得更多结论。相比传统的病例对照研究，真实世界的病例对照研究更加强调对观察对象的全面性认知。真实世界的队列研究因其因果时序合理性，其检验病因假说的能力进一步加强，同时可获取更多关于疾病自然史的信息，这使得研究结果更为饱满、更加全面。

四、传统 RCT 数据补充

传统 RCT 具有极高的内部真实性，偏倚控制也极其严格，然而越来越多的研究者发现，“理想状态”下发现的结论难以满足现实需求。因此，在传统 RCT 数据之外所要求的与试验相关的信息便可作为补充数据出现进而弥补传统 RCT 的不足，使得传统 RCT 更加丰满，更加具有适用性。

1. 患者满意度调查　传统 RCT 从试验设计、数据收集到统计分析基本完全取决于研究人员，研究对象在这个过程中只扮演了“数据来源”的角色，至于接受干预措施之后研究对象是否满意、是否有意愿接受新一轮干预等问题在传统 RCT 中常被忽略，导致试验结果难以推广到一般人群，通过收集患者满意度数据，并将之作为传统 RCT 的补充能够在一定程度上增强 RCT 结果的外推性。

2. 患者自我评估　传统 RCT 较少考虑患者自身感受，这样的现象常使得功能性疾病的 RCT 在系统评价中因结局指标的呈现及解释不足被评为低分，而器质性病变 RCT 虽然指标精确却常忽视患者感受。通过患者自我评估，能很好地解决传统 RCT 结局评价“重数字轻感受”的缺点。例如，中医药干预手段起效与否常以患者自身感受为评价标准而没有具体数字化结局指标，因此以往涉及中医药的传统 RCT 常会在结局评价环节被诟病，补充患者自评结局可以较好地解决这类问题。

3. 卫生经济学指标　传统 RCT 得出效力结论后无法在某些现实场景下推行，原因之一在于没有考虑地域性的卫生经济学相关指标。例如，发达国家在得出一个 RCT 结论之后常很难在贫困地区推广，因为其设计环境以自身为模拟而忽视了贫困地区落后的卫生经济条件，因此在传统 RCT 基础上纳入拟推广地区的卫生经济学指标能增强传统 RCT 的普适性。

上述 3 种方式仅是传统 RCT 数据补充收集的常见来源，需要明确的是传统 RCT 的补充收集重在强调对以往 eRCT 没有纳入的数据来源进行考虑，一旦明确这个本质，传统 RCT 的数据补充收集就能有更多选择，相信随着方法学的进步和其他数据来源可及性的增加，传统 RCT 将会有更多的数据补充和收集来源。

五、公开数据库

1. 行政数据　国家各级行政单位医疗数据、医疗保险数据等作为患者提交数据的“最前线”机构，是真实世界研究中数据采集的重要来源。当试验要求数据来源较大时常会出现一部分行政数据无法获得的情况，其原因常是行政数据服务对象与试验机构存在错位导致的。当遇到这种情况时，如果没有对缺失数据进行补全，对应缺失数据的区域人群会存在信息的空缺，导致试验结果有可能无法适用于这部分人群。

2. 健康调查 通过现代医疗企业、健康、医疗软件所获取的信息常是患者身体健康情况最真实的一手资料，健康调查所获得的数据常是患者填写的真实信息，而且这类数据对被调查者的信息收集更为全面。

3. 电子健康记录 又称为电子健康档案（electronic health record，EHR），是电子化的个人健康记录，如病历、心电图、医疗影像等。在真实世界研究中，需要对电子健康记录与电子病历（electronic medical record，EMR）这两个名词进行细微区分，因为二者在医学资讯学与病历相关的组织中仍有差异。病历一般代表个人的健康记录与报告文件，更精确地说，是记录个人健康资讯的纸张图表或文件夹。电子病历为患者病历的电子化文件，其性质更偏向临床关心的问题，主要记录患者疾病相关的各种数据，虽然常带有患者其他身体状况的记录，但仍以疾病状态下的身体信息为记录主体。电子健康记录整合了患者不同来源的健康资讯，其中也包括患者所有的电子病历。电子健康记录常会对患者的整个疾病史全程记录，特别是疾病过程中和康复后的追踪性记录，病患的医疗照护者可在不同地点来存取患者的医疗数据。随着电子健康监测仪器的广泛应用和人工智能（artificial intelligence，AI）领域对大数据的分析收集，电子健康记录和其以图表形式反映的统计性数据将会在真实世界研究中占有越来越重要的地位。

4. 医疗保险索赔数据 各级各类机构医疗索赔数据、医疗事故数据等作为详细记录患者的医疗意外、既往病史的重要信息，是真实世界研究中数据来源的重要部分，虽然是以医疗保险索赔的案例被记录，但其详细程度不亚于医疗行政数据，甚至在提供患者既往病史、过敏史等方面更具权威性。

5. 卫生统计年鉴 各类卫生统计年鉴、期刊、指南常详细地记录某特定地域的人群健康信息，具有高度概括性和统计意义，同时卫生统计年鉴常会对一定时期内的特异疾病或者流行性高危疾病做详细的单独报道，是区域性、群体性的真实世界研究的重要数据来源。

6. 中医药年度数据 在我国，中医历史悠久，接受度广、数据量大且适用情况极为广泛，因此随着未来中医药领域与世界的接轨和自身研究的不断尝试与完善，“中医药数据”将会是我国开展真实世界研究相较于其他国家的一项重要数据来源。

广泛地搜索公开数据库，发现、尝试新的公开数据库，将尽可能多的数据纳入真实世界研究，可以使得研究结果更加贴近真实环境，使决策更具有普适性。

第三节 真实世界研究方法

本节重点介绍真实世界研究设计的 PRECIS-2（pragmatic-explanatory continuum indicator summary）评价工具及主要的数据分析方法。

一、PRECIS-2 评价工具

1. PRECIS-2 的开发与原理 一项临床试验是偏向解释性还是于实用性，对研究者、临床医生、决策者、患者和社会产生的影响明显不同。在这种情况下，试验设计是否符合研究者预期目的，对诸多利益相关者均至关重要。

PRECIS 模型的提出就是为了帮助研究者了解试验设计是否符合预期试验目的，判断一项临床试验的实用性或解释性的程度（图 12-1）。研究者对 PRECIS 模型各维度进行评分来绘制 PRECIS 模型图，以帮助研究者直观地了解试验设计，更好地反映试验的实际临床特征，并提示研究者需要从哪些方面改进。

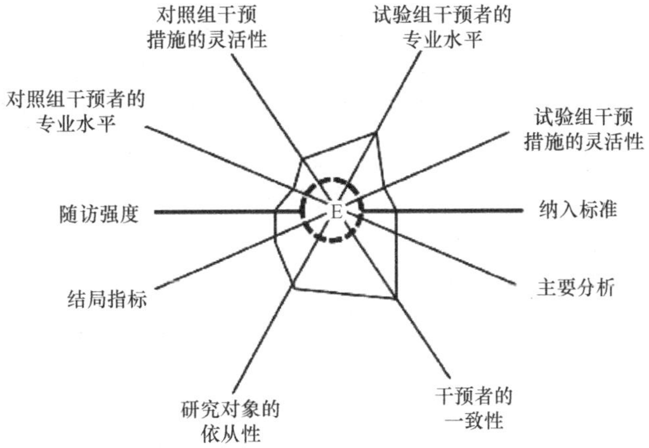

图 12-1　初始 PRECIS 的轮状模型示意图

PRECIS-2 工具是在 PRECIS 初始版本基础上发展和改进的。PRECIS-2 工具删除了原来与对照措施有关的 2 个维度“对照组干预者的专业水平”和“对照组干预措施的灵活性”，以及“试验组干预者的专业水平”，保留了原来的轮状模型图，重新整合为 9 个维度并对图的各维度增加了简短的说明（图 12-2）。PRECIS-2 的 9 个维度分别为纳入标准（eligibility criteria）、招募（recruitment）、场景（setting）、组织（organization）、灵活性（flexibility）实施干预、依从性（adherence）、随访（follow-up）、主要结局（primary outcome）、主要分析（primary analysis）。统一在 PRECIS-2 轮状模型图按 1~5 分对每个维度进行评分，各维度得分越低则解释性越强（very explanatory），相反，得分越高则实用性越强（very pragmatic）。PRECIS-2 的每个维度都是为了帮助试验设计者思考研究设计的目的是否与预期效果一致，以促使各方达成共识。

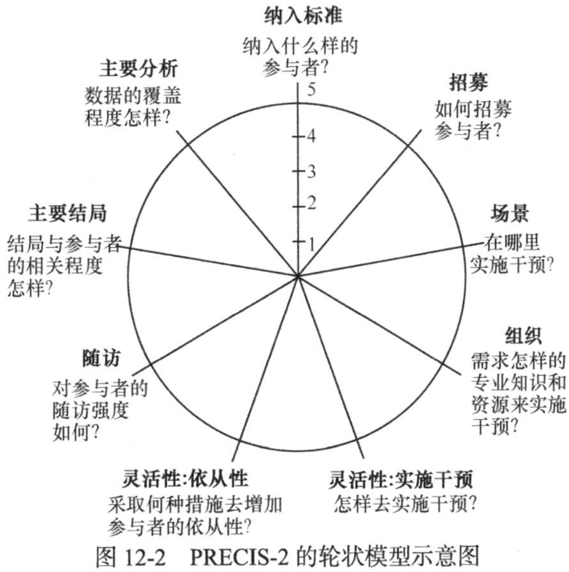

图 12-2　PRECIS-2 的轮状模型示意图

2. PRECIS-2 的实施 PRECIS-2 不是为了设计出一个实用性或解释性的研究，而是为了让研究团队能够充分思考试验设计是否与预期目标一致。PRECIS-2 着重关注临床研究设计的确定，以明确临床试验结果的适用性，即临床试验结果在特定场景下应用的能力。为了使 PRECIS-2 工具能应用于特定干预和干预实施的现场中，设计者为 PRECIS-2 制定了 4 个实施步骤。如果试验预期目标和预期设计之间存在不一致，则各步骤将迭代返回。

（1）步骤 1：采用什么样的设计方法？明确 RCT 设计的意图。例如，是想采用一个解释性方法来回答干预是否在理想条件下有效？还是采用一个实用性方法来回答干预是否在真实条件下有效？两种方法均有其各自的适用范围。现实的情况是，许多临床试验，研究者常想当然地将 RCT 设计为解释性的，而非深思熟虑做出决策。因此，临床试验设计者首先需要清楚他们想侧重于哪方面。

（2）步骤 2：根据 PRECIS-2 每个维度确定试验设计。在了解 PRECIS-2 每个维度的详细信息，同时考虑实际情况，从而明确在某个维度的选择是实用性还是解释性。对每个维度评分前，需明确“参与者”的定义。参与者既可以是患者或其他自愿接受干预的个体，又可以是干预的提供者，或者二者均包括在内。例如，在一个继续教育干预试验中，参与者可以是从事健康专业的学员或受过培训的教师，那么试验可随机分为教师组和学员组。在整群随机对照试验中，如果随机分组是在两个不同的层次上（如组织和个人参与）进行的，那么每个维度得分可能需要单独分开考虑。在步骤 2 中确定试验设计时，记录 PRECIS-2 轮状模型各维度是偏向解释性还是倾向于实用性。每个维度评价可以参考以下 5 个等级：①解释性非常强；②解释性很强；③解释性一般；④实用性很强；⑤实用性非常强。

（3）步骤 3：在 PRECIS-2 轮状模型上，对步骤 2 中的每个维度进行 1~5 分评分，如果不清楚试验设计在某个特定维度是解释性还是实用性，那么可以在 PRECIS-2 轮状模型上对其先不评分，表明这一维度存在一定的不确定性，需要进行集体讨论。同时，如果评分的变异较大，也需要进一步探讨，并缩小评分范围，按 1~4 分进行，以增加评分的一致性。

（4）步骤 4：回顾 PRECIS-2 轮状模型中各维度的选择依据和理由（步骤 2），以确定试验设计与最初目标是否一致，并回到步骤 2 进行修正，当最终各维度的评分结果与试验设计预期结论所阐述的事实极其接近的时候，停止对各维度的讨论和重修饰，最终完成轮状图的绘制。

PRECIS-2 工具的官网（http：//www.precis-2.org/）上提供了具体实践操作指南和 PRECIS-2 各维度评分的 4 个试验案例分析：印度提高农村孕产妇和新生儿健康的随机试验；英国关于哮喘控制的药物初级干预试验；音乐治疗学龄前儿童自闭症的国际试验及冠状动脉造影的国际外科试验。这 4 个试验虽然都没有明确运用 PRECIS-2 工具进行试验前的评价，但是设计过程本身体现着 PRECIS-2 工具的核心思想，因而被官网引用作为研究人员可参照的例子。以印度试验为例，健康调查员在设计 RCT 时制定了一个参与式学习和行动的循环评价系统，该系统分 4 个步骤对“纳入标准”“干预措施”“主要结局指标”等参数进行试验前的预判断，在评价结果与试验预期目标一致的情况下开始正式的调查和随访，在对试验前准备过程的阐述中，印度的健康调查人员明确强调该预评价循环系统的目的在于使试验能够更多地关照到各方利益相关者的需求，该思想便是 PRECIS 的核心。通过以上 4 个试验案例分析，研究者可以详细了解每个维度上实用性和解释性的不同之处。

一项关于不同家庭疗养系统对患者健康影响的随机分配试验，动态分析运用了

PRECIS-2 工具进行分析，研究人员运用 PRECIS-2 对事先制定好的研究计划中的“组织”、“灵活性：实施干预”和“灵活性：依从性”进行评分后，再将该研究计划付诸实践，并在实践过程中随时根据结果对 PRECIS-2 的其他几项进行动态评分，结果显示，动态评分之后的整体 PRECIS-2 结构显示试验更偏向“解释性”而非原来的“实用性”。评价试验最终结论显示在一项随机分配试验中，如果在试验开始前没有对整体设计进行详细评价和讨论的话，试验结果常与设计初衷相去甚远，试验的“实用性”常降低而“解释性”则相对升高，所导致的直接结果就是试验最终结论和真实世界存在巨大差异，实践性、外推性大幅降低。

二、数据可视化方法

1. 数据可视化在真实世界研究的意义　数据的复杂性是真实世界研究领域面临的重大挑战。例如，肿瘤研究的真实世界数据中，同一个患者在不同阶段分别接受不同的治疗，随访的时间间隔也不同，生存相关结局指标多样，致使数据处理与分析难度增大。所需处理的数据量大，数据呈现高维、多源、多态的特点，其次是数据呈现获取的动态性、数据内容的噪声和互相矛盾、数据关系的异构与异质性等。数据可视化是一种简单而形象的数据展示方式，其综合运用计算机图形学、图像、人机交互等技术，将采集或模拟的数据映射为可识别的图形、图像、视频或动画，并允许用户对数据进行交互分析。现代的主流观点将数据可视化看成传统的科学可视化和信息可视化的泛称，即处理对象可以是任意数据类型、任意数据特性及异构异质数据的组合。

数据可视化将不可见现象转换为可见的图形符号，并从中发现规律和获取知识。针对复杂和高维的数据，已有的统计分析或数据挖掘方法常是对数据的简化和抽象，隐藏了数据集的真实结构。而数据可视化则可还原乃至增强数据中的全局结构和具体细节。数据可视化一般遵循以下特点：①真实性，指可视化结果是否正确地反映数据的本质。数据可视化之真是其实用性的基石。例如，在医学研究领域，数据可视化可以通过可视化不同形态的医学影像、生化检验、电生理信号、既往病史等，帮助医生了解病情发展、病灶区域，甚至拟定治疗方案。②易感知，指可视化结果是否有利于公众认识数据背后所蕴含的现象和规律。可视化的终极目标在于帮助医学研究者理解数据背后蕴含的初步规律及变化趋势，为后面聚焦于某个角度的分析提供基础。③艺术性，指可视化结果的形式与内容是否和谐统一，是否有艺术美感，是否有创新和发展。

2. 数据可视化与真实世界研究　可按照 PICOS 原则对真实世界研究的要素进行可视化展示，为后面聚焦于某个角度的深入分析提供前期基础。P 指研究对象，通过对不同组研究对象的人口学特征、疾病史、诊疗过程等不同要素的可视化展示，从图形分布上直观了解不同组别人群的可比性。I 指干预措施，真实世界研究的数据中，同一研究对象在不同时间点接受过不同的治疗方案，以可视化的方式展示人群在不同阶段接受的不同治疗措施，并给出不同阶段不同治疗方式的比例变化情况，估算出每阶段人群的各治疗方式所占的比例，选择比例较高的治疗方式进行深入的后期统计，从而抓住研究重点，检验主要研究假设。C 指对照或合并用药，参照 intervention 的处理方法，展示每阶段人群的对照治疗方式或合并用药的分布情况，比较不同组别的可比性或为后面深入分析提供聚焦的角度。O 指结局，真实世界研究中存在不同的结局指标，如肿瘤的生存结局有总生存时间、无进展生存期、疾病控制率（disease control rate，DCR）、客观缓解率、总缓解率、疾病进展（progression disease，PD）及相应的生存时间等多个指标，在可视化展示上可同时对不同指标在各组的分布情况进行展示，直观比较各组的生存结局差异。

三、倾向性评分

倾向性评分法（propensity score method，PSM），是一个可在缺乏随机化分配处理的情况下增加组间可比性的统计方法。2000 年之后，这一方法日益受到人们的关注。国际上越来越多的研究者将倾向性评分法应用到流行病学、健康服务研究、经济学及社会科学等领域。

1. 倾向性评分法的基本原理 倾向性评分法适合于所有非随机化分组的研究。利用倾向评分降低混杂偏倚影响的方法主要包括倾向评分配比、倾向评分分层、倾向评分回归调整和倾向评分加权。各种方法对于倾向评分的计算是相同的，只是在如何使用倾向性评分进行偏倚调整方面有所不同。

2. 倾向性评分法的特点和优势 倾向性评分法的精髓在于将众多可观察到的变量整合成为一个变量——倾向评分值（propensity score，PS），由于相同或相近的倾向评分个体的其他变量在分布上具有相同的特征，故试验组和对照组可以根据倾向评分进行匹配，从而平衡两组样本的某些基线特征，最大程度减少偏差和混杂变量对结局的影响，以便对试验组和对照组进行更合理的比较。

观察性研究中控制混杂偏倚的方法包括研究设计阶段进行匹配、数据分析阶段按照混杂因素分层分析或采用多因素模型进行调整等。但这些方法的局限性在于同时调整的变量数不能太多。倾向性评分法能够将多个混杂变量综合为一个变量即倾向评分值，通过平衡对比组的倾向评分有效地均衡混杂变量的分布，从而达到控制混杂偏倚的目的。倾向性评分法是控制混杂偏倚的一种有效的方法，当结局极其罕见以至于难以或不能实施 RCT 时，可为临床试验建立假设或提供足够证据。

四、其他分析方法

利用网状 Meta 分析直接或间接比较不同干预措施的效果，筛选最优治疗措施。利用医学信息学的决策树、关联规则、支持向量机、人工神经网络等各种机器学习方法，分析疾病治疗的影响因素。通过数据挖掘总结一定的诊断或预后的判断规则，建立决策模型，进一步提高疾病风险评估和治疗效果预测的准确性。通过采用多学科交叉的研究方法，如数据挖掘、定量综合、建模等分析个体因素、环境因素、基因与预后的关系，为认识治疗的效果及相关影响因素提供基础。

第四节　真实世界研究的应用

真实世界研究的最终目的是产生真实世界研究证据，真实世界研究证据可以应用于范围极为广阔的其他研究。本节列举 3 项真实世界研究，帮助读者更好地理解真实世界研究。

David Pickham 等设计的包括开放、实效性 RCT 等多种方法结合的试验（Pickhama D，2018. Int J Nurs Stud，80：12-19），研究可佩戴式传感器在预防急性病患者伤害压力的护理传递中的作用（LS-HAPI study）。试验地点选取加利福尼亚州一个大型学术医学中心的两个重症监护病房。受试者筛选于 2015 年 9 月~2016 年 1 月（n=1564）接收的患者。对符合条件的 1312 人进行了随机分组。在整个试验的设计中患者能根据两种情况接受干预措施，一种是根据患者意愿，根据传统转向提示和常规标准操作实施干预，另一种则是在患者进行传感器佩戴后，根据传感器即时分析的最佳值为患者选择最合适的干预措施，而非简单地对比干预措施与安慰剂，设计更偏向真实医疗环境，因为就上述干预手段而言，现实生活中医生常给患者既定的标准治疗方式或者患者会根据自身的认知来选择治疗方式，如果仅用安慰剂或既定的某一标准作为对照组的干预措施对比试验组，就会使试验结果的外推性不高或在对现实情况下的患者进行疗法推广时降低医生的可选择度，因此采用 pRCT 作为试验设计方案，以弥补上述不足。

关于心血管的真实世界研究（CVD-REAL）[Kosiborod M，2017. circulation，136（3）：249-259]，比较了葡萄糖钠联合转运体 2 抑制剂（SGLT-2i）与其他降糖药物对于Ⅱ型糖尿病患者发生心血管死亡和因心力衰竭住院的影响。研究证据显示，用葡萄糖钠联合转运体 2 抑制剂（SGLT-2i）恩培氟嗪治疗有动脉粥样硬化性心血管疾病的Ⅱ型糖尿病患者，能有效减少因心血管事件和因心力衰竭而产生的住院率。其数据来源于美国、挪威、丹麦、瑞典、德国和英国的医疗索赔、初级保健、医院记录和国家登记册收集数据。可见，在观察性研究设计中获得的真实世界证据同样非常有价值，研究结果可以为后续的临床试验提供假说，同时为干预性研究（包括 RCT）结论的普适性提供依据。

第五节　真实世界研究进展

一、真实世界研究在国内外的发展

2016 年 12 月美国颁布《21 世纪治疗法案》，要求 FDA 在医疗产品审批和监管程序中纳入真实世界证据。此后，FDA 陆续发表声明、颁布指南，阐述真实世界证据的定义和特点，规范真实世界证据的产生和应用，并将充分发挥真实世界证据在审批监管决策中的作用，视作其首要战略目标。2018 年 12 月 6 日，FDA 宣布《真实世界证据方案框架》，为实现真实世界证据支持药品审批决策的目标提供了一个相对清晰的路线图。

真实世界证据可作为前期探索性研究结果，助力传统临床研究的开展，进而间接促进药品审批上市。除了间接作用外，真实世界证据还可直接影响 FDA 对药品的监管决策过程，主要体现在以下两个方面。①安全性评价：长期以来，FDA 通过开展上市后研究来监测和评价药物安全性。2007 年《FDA 修正案》要求 FDA 建立上市后风险识别和分析数据库。在此基础上，2008 年 FDA 正式启动“前哨行动”，并开始建立全国范围内的药品安全性监测电子系统。该系统通过在数据库中主动检索和整合相关信息，实现了对医疗产品上市后安全性的实时动态监测。2018 年 8 月，该系统已与全美 18 家机构建立合作关系（名单详见 https：//www.sentinelinitiative.org/collaborators），涵盖上亿患者信息。目前，FDA 正在考虑能否利用这一系统，在药品批准上市前开展真实世界研究，指导药品安全性决策。②疗效评价：目前，FDA 仅在肿瘤和罕见病等少数领域，利用真实世界证据来促进药品有效性决策。大部分支持药品上市的最终证据仍来自传统临床试验，尤其是 RCT。以博纳吐单抗（blinatumomab）为例，一项单臂临床研究纳入了 185 例接受该药治疗的复发性/难治性 B-ALL 患者，并从美国和欧洲 13 家研究中心和医疗机构超过 2000 份的患者档案中选取 694 例患者作为历史对照，比较两组患者完全缓解率和完全缓解持续时间的差异。基于这项研究产生的真实世界证据，FDA 加速批准了该药的上市，但同时也要求申办方开展传统 RCT 来进一步证实药品的有效性和安全性。

虽然，真实世界研究在我国仍处在起步阶段，但中国权威机构已启动了多个重要的项目，如中国医院药物警戒系统（China hospital pharmacovigilance system，CHPS）、中国卫生政策与技术评估研究网络等。最近，中国循证医学中心发起成立中国真实世界数据与研究联盟（ChinaREAL），联合了来自于全国的方法学专家、临床医生、期刊编辑及政策制定者等，旨在生产适用于中国的高质量循证医学证据，并努力将证据转化为实践和政策。相信在各方努力下，真实世界证据将进一步推动我国循证医疗实践和政策决策发展。

二、真实世界研究在中医药领域的应用

目前，学者们虽然对中医药领域效果比较研究的大体方向已有一定认识，但尚未形成此领域系统性、指导性的方法学策略。中华医药文明源远流长，其内在的价值核心是“以人为本”，临床上反对脱离患者实际情况而进行论治，全面把握“人的状态”，然后进行“辨证施治”。真实世界研究的最终目标是为政策制定者提供最贴近现实的证据，以使卫生决策更符合实际医疗环境从而具有更广泛的适用性，较之传统临床试验更多的信息渠道对证据进行整合，最终落脚点还是在个人，二者殊途同归。总体来说，真实世界研究在中医药领域机遇与挑战并存，其机遇为真实世界的效果比较研究方法为中医药的发展提供了新的研究视野和研究工具。真实世界研究在数据的处理上与中医传统记录和思辨方式存在一定相似性，二者的结合有望为中医药领域医疗卫生决策的制定提供更真实可靠的证据支持。其挑战主要在于如何形成结构化、规范化的中医药数据平台；现有中医药数据共享平台的构建缺乏指导性、激励性的合作模式；中医药特色结局评价指标设置、偏倚因素控制、数据分析等方面均没有国内外认可的共识及规范，以及缺乏有效的真实世界研究与中医药数据结合的方法。目前，国内外已出现了一些较有影响力的真实世界研究，其研究疾病、对象选取及研究方法不尽相同，需要对这些研究进行系统整理，总结相关的经验与不足。随着研究的深入和研究方法的发展，中医药领域真实世界研究将为中医药卫生决策的制定发挥重要的作用。

（陆丽明　段玉婷　陈　泽）

第十三章　系统综述与 Meta 分析

本章要点：

系统综述及 Meta 分析是一种系统地、定量地总结和整合现有文献的研究方法，广泛应用于病因、诊断、干预、预后、流行病学调查等各临床医学领域。本章将对系统综述及 Meta 分析的原理进行概述，对经典干预性研究系统综述及 Meta 分析的研究方法进行详细介绍，并通过一项有关非甾体抗炎药物消化道副作用预防措施效果评价的研究实例对各方法学步骤进行阐述。本章还将对其他常见类型 Meta 分析，如诊断性 Meta 分析、单组率 Meta 分析、个体病例数据 Meta 分析、网状 Meta 分析等，进行简要介绍，侧重于它们在实施过程中与经典干预性 Meta 分析的方法学差别。本章旨在为希望进行系统综述及 Meta 分析的研究者提供全面的方法学指引。

第一节　系统综述与 Meta 分析概述

一、系统综述及 Meta 分析产生背景

临床流行病学从 20 世纪起得到了长足发展，一系列不同研究方法，如队列研究、RCT、诊断试验等被相继提出，并被广泛用于解决不同临床问题。对于同一临床问题，通常会有多项原始临床研究，各原始研究的方法学迥异，质量不一，研究结论时常存在不一致，给临床实践造成较大困扰。这种背景下催生了对同类研究进行系统性总结的需求。20 世纪后半叶出现的系统综述及 Meta 分析较好地解决了这一问题，并很快应用到临床各领域，成为循证医学研究的基本方法之一。时至今日，系统综述及 Meta 分析的应用范围已经扩大到教育学、心理学、行为学、社会科学等领域。

二、系统综述及 Meta 分析定义

系统综述是一种系统地总结和整合现有文献的研究方法，其本质是综述，目的是总结、提炼和整合文献，“系统”特指收集原始文献的全面性、操作方法的可靠性和统一性，以及利用 Meta 分析定量地整合结果。Meta 分析是系统综述中用来定量地合并多个研究的结果以获得能够代表这些研究的平均结果的统计方法。

综述历来是总结和传播医学研究结果最重要的途径。传统综述多是由杂志社邀请的有关领域的权威专家撰写，是了解有关问题背景的重要文献。但传统综述有着明显局限，包括以下几方面：①受作者的个人专业偏见影响较大。②文献检索不系统全面。③研究选择缺乏统一、透明的标准，结果可重复性差。④结果缺乏定量的综合数据分析，只有定性的描述。相对而言，系统综述通过系统的、统一的方法针对某一临床问题，对原始研究进行严格的筛选评价，条件合适时通过 Meta 分析方法合并原始研究结果，可获得更加精确的、定量的研究结果。系统综述是对某一临床问题现有证据的总结，代表了当前最佳的临床证据。

三、系统综述及 Meta 分析的分类

系统综述可从不同角度进行分类。了解系统综述的分类，对选题及制定合理的研究方案有重要意义。

（1）按是否进行定量合并分析，系统综述可分为定量系统综述和定性系统综述。是否进行定量合并分析通常只有在完成数据提取后，根据数据的具体情况才能确定。定量系统综述通过 Meta 分析合并多个原始研究的结果，可增加研究样本量，提高效应估计精度，获得统一的研究结果。定性系统综述通常受原始数据不足及研究间异质性过大等因素的限制，不能进行合并分析。定性系统综述需要对原始研究结果进行描述，结论依赖于对多个研究结果的高度总结。

对于定量系统综述，依据数据来源可将 Meta 分析进一步分为整合资料 Meta 分析（aggregated Meta-analysis）和个体病例 Meta 分析（individual patient data Meta-analysis，IPD Meta-analysis）。整合资料 Meta 分析的数据为所纳入原始研究报告结果中的集合数据，如试验组或对照组的事件发生数及总人数等。个体病例 Meta 分析则需要收集每一个纳入研究的个体病例数据，基于个体病例数据进行合并分析。个体病例 Meta 分析的数据收集过程难度较大，但由于能够获得更为丰富详细的资料，可进行深入的分析，有着整合资料 Meta 分析无法比拟的优势。

（2）国际 Cochrane 协作组织是推动系统综述发展的重要力量，Cochrane 图书馆（Cochrane library）是 Cochrane 协作组织的代表产物，专门收录系统综述文献。依据研究结果是否发表于 Cochrane 图书馆，可将系统综述分为 Cochrane 系统综述和其他系统综述。Cochrane 系统综述由 Cochrane 协作组统筹规划完成，通常首先由作者向相应的 Cochrane 专业组，如 Cochrane 心脏研究组（Cochrane Heart Group），提出申请并注册系统综述标题。Cochrane 专业组专家会对拟注册标题的科学性及重要性进行评估。然后，系统综述作者在 Cochrane 专业组指导下完成系统综述计划书，并发表于 Cochrane 图书馆。最后，依据研究计划书完成 Cochrane 系统综述并最终发表于 Cochrane 图书馆。其他系统综述对发表研究计划书没有绝对要求。研究实施过程中，没有 Cochrane 协作组提供专业技术支持，研究结果通常是发表于各种医学期刊。

（3）系统综述作为一种基本的医学研究工具，可用于解决各类临床问题。依据拟解决的具体临床问题，系统综述可分为干预性研究系统综述、诊断性研究系统综述、病因学研究系统综述及其他系统综述。干预性研究系统综述是最为经典的综述类型，纳入的文献类型通常为 RCT，偶尔也会纳入观察性研究。条件允许时，可通过 Meta 分析合并获得干预措施的效应估计值，如 *RR*、*MD*、*HR* 等。诊断性研究系统综述纳入针对某一疾病的诊断性试验，可通过 Meta 分析合并灵敏度、特异度、阳性预测值、阴性预测值、AUC 等指标。病因学研究系统综述通常纳入队列研究、病例对照研究等观察性研究，主要关注疾病风险因素，可通过 Meta 分析获得 *OR* 值、*RR* 等。其他类型的系统综述包括单组率的系统综述，主要关注流行病现况描述、发病率等。

第二节　系统综述与 Meta 分析的实施步骤

不同类型的系统综述的整体实施方法有较大共性，主要包括提出研究问题及制定研究计划、文献检索、研究筛选、数据提取、质量评价、数据分析、结果报告及系统综述更新

等步骤（图 13-1）。但各类系统综述在具体实施过程中又有明显差别。本节以系统综述最常见的类型，即基于 RCT 的干预性研究系统综述和 Meta 分析为例，对系统综述的基本研究方法进行介绍。

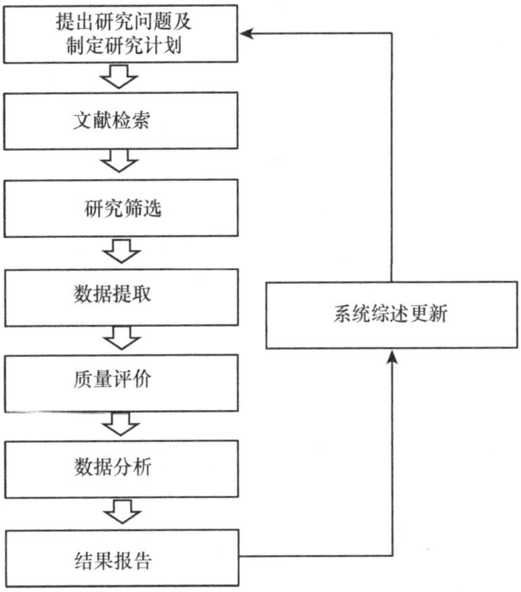

图 13-1　系统综述研究流程图

例 13.1　合用小剂量阿司匹林对选择性 COX-2 抑制剂消化道收益的影响。患者女，60 岁，1 年前因急性冠脉综合征行扩冠治疗后长期口服低剂量阿司匹林抗血小板治疗，既往无消化道溃疡及其他慢性病史。3 个月前出现掌指关节、近端指尖关节晨僵、肿痛伴有乏力、干咳等不适，实验室检查结果提示 C 反应蛋白（C reactive protein，CRP）升高、血沉增快，自身抗体提示类风湿因子（rheumatoid factor，RF）阳性、抗环瓜氨酸肽抗体（anticyclic citrullinated peptide antibody）阳性，双手 X 线片提示有掌指关节间隙狭窄，考虑患者合并类风湿性关节炎。为控制病情，缓解关节炎症，主管医生考虑加用非甾体抗炎药（nonsteroidal anti-inflammatory drugs，NSAIDs）抑制环加氧酶（cyclo-oxygenase，COX），减少前列腺素合成从而达到消炎止痛的作用。

NSAIDs 品种繁多，有传统的水杨酸类、吲哚衍生物、丙酸衍生物等，也有新型的昔布类药物。前者抑制生理性前列腺素的合成，削弱对胃肠黏膜的保护作用，而昔布类药物可以选择性地抑制 COX-2 生成，胃肠道反应可相应减少。由于患者目前已在服用低剂量阿司匹林，本身有一定的消化道出血风险，昔布类药物可能较优。但有报告提示阿司匹林可能会影响昔布类药物的消化道收益。该患者的主管医生查阅相关文献发现，有多项临床试验探索了低剂量阿司匹林对昔布类药物消化道收益的影响，但单独每项研究的样本量较小，证据不足。该主管医生考虑用系统综述及 Meta 分析的方法对该问题进行探讨，指导临床实践。

一、提出研究问题及制定研究计划

临床实践是产生好的研究问题的沃土，临床研究的本质目的是通过改变临床实践提高对患者的救治水平，促进健康。通常，一个好的临床研究问题具有以下几个特征：①研究问题本身非常重要，与临床实践直接相关。②现阶段对于该问题存在争议，缺乏权威结论。③可行性良好，已有的资源可以对该问题进行较好地解答。系统综述及 Meta 分析也不例外，其研究立题过程中同样需要对研究问题的重要性、可行性及科学性进行评估。

例 13.1 中的临床问题为对需要 NSAIDs 控制炎症但同时合并使用小剂量阿司匹林进行心血管事件预防的患者，使用选择性 COX-2 抑制剂是否可以减少消化道副作用。NSAIDs 是全世界使用最广泛的三大抗炎药物之一，广泛用于骨关节炎、风湿性关节炎等疾病。消化道副作用，如出血、肠穿孔等，是 NSAIDs 最为常见的并发症。长期使用 NSAIDs 的患者中，内镜下溃疡发生率为 15%~30%，出血等严重并发症发生率为 2%~4%。仅在美国，每年因NSAIDs引起的死亡为7000~16 500例。选择性COX-2抑制剂是一种新型的NSAIDs药物，研究显示其消化道副作用明显低于传统NSAIDs药物。但有研究提示：如果患者同时服用阿司匹林，选择性COX-2抑制剂的消化道收益会降低。在现实生活中，许多患者需要同时服用小剂量阿司匹林及NSAIDs来进行心血管事件预防并缓解炎症症状。例如，一项来自英国的电话调查显示，约有48.1%的选择性COX-2抑制剂使用者同时使用小剂量阿司匹林。对于这部分患者是否需要使用COX-2抑制剂是一个非常重要的临床用药问题。通过查阅以往文献发现，该问题尚没有一个权威的答案。同时也发现以往发表的多项RCT报告了阿司匹林使用情况，但任何单项研究，由于受样本量的限制，不能对该问题进行充分的回答。通过系统综述及Meta分析对该问题进行解答具有较高的可行性。回顾近期文献也未发现类似系统综述研究。

依据以上分析，对该临床问题总结如下：对于需要长期使用NSAIDs控制炎症反应并同时使用小剂量阿司匹林进行心血管事件预防的患者，COX-2抑制剂是否比传统NSAIDs的消化道副作用更低（溃疡并发症、症状性溃疡、内镜下溃疡）？为回答该问题，拟用系统综述的研究方法，合并原始研究的集合数据，分析选择性COX-2抑制剂对比传统NSAIDs的消化道副作用的差别及小剂量阿司匹林的潜在效应修饰作用。该问题也可以通过个体病例Meta分析进行研究，但受资源的限制，实施难度较大，通过集合数据进行Meta分析的可行性更高。由于研究筛选及数据提取需要通过双人独立实施并交叉核对来减少错误，本研究至少需要两名研究员来具体实施。该研究的具体步骤见图13-1，下面对各步骤进行详细说明。

二、文 献 检 索

文献检索需要建立在详细的纳入和排除标准之上，具体的纳入和排除标准可通过PICOS分解获得，即研究对象、干预措施、对比、结局、研究设计。本例中依据研究问题可将纳入和排除标准归纳为如下几点。

（1）研究设计：RCT。

（2）研究对象：各种需要长期服用NSAIDs类药物的患者，如骨关节炎等。

（3）干预措施：选择性COX-2抑制剂，包括塞莱昔布、依托昔布、帕瑞昔布、罗非昔布、伐地昔布及罗美昔布。

（4）对比：传统非选择性NSAIDs，包括萘普生、双氯芬酸、吡罗昔康、替诺昔康、布洛芬、依托度酸、萘丁美酮、氟比洛芬、酮洛芬、噻洛芬酸、吡罗昔康、舒林酸、托美丁、吲哚美辛、洛索洛芬、二氟尼柳、甲氯芬赖酸及尼美舒利。

（5）结局：主要结局为溃疡并发症，包括出血、肠穿孔及肠梗阻；次要结局包括症状性溃疡及内镜下溃疡。

（6）由于本研究关注阿司匹林的效应修饰作用，故仅纳入报告了阿司匹林亚组分析结果的研究。

制定了原始研究的纳入和排除标准之后就可以有针对性地制定文献检索策略，进行文献检索。系统综述中文献检索的总体原则是要多途径、多渠道、最大限度地收集所有已发表和未发表的相关研究。但也要平衡工作量，一味地追求低漏检率可能导致纳入太多无关研究，增加需要筛选研究的数量。为了在筛检的全面性及工作量之间达到平衡，在检索文献时要尽可能利用PICOS对检索策略进行限制，限制的关键词越特异越有利于检索。

系统综述原始研究文献的基本来源主要包括以下几项：①电子文献数据库[如 MEDLINE（medical literature analysis and retrieval system on line），EMBASE（excerpta medical database）]。②近期相关会议的摘要。③手工检索主要相关专业期刊。④临床试验注册库。⑤相关临床指南、系统综述及合格的原始研究的参考文献。⑥咨询相关领域的专家。系统综述作者应该尽可能完整地检索上述资源，搜寻所有合格研究，这对于减少发表偏倚尤为重要。

电子文献数据库检索是系统综述文献检索快速而全面的途径，也是多数系统综述寻找原始文献的主要途径。系统综述常用的电子数据库包括以下几种：①MEDLINE。②EMBASE。③Cochrane 临床试验中心注册库（cochrane central register of controlled trial，CENTRAL）。④其他国家和地区的文献库，如中国生物医学文献服务系统等。⑤特定专题文献库，如艾滋病相关的 AIDSLINE 文献数据库。⑥引文索引文献库，如科学引文索引（science citation index，SCI）。⑦学位论文文献库，如 Index to Theses in Great Britain and Ireland。⑧灰色文献库，如灰色文献系统（system for information on grey literature）。在这些数据库中，MEDLINE、EMBASE 及 CENTRAL 是干预性系统综述最常检索的 3 个数据库。一般来说，不同数据库的检索方法、检索语言、限定方式常存在差异，但大多数数据库都是依据既定的纳入和排除标准，通过使用逻辑关系词（主要包括 and、or 及 not）组织特定的检索词，形成完整检索策略后进行检索。医学文献检索是医学情报学的一个分支，有系统完善的研究方法。本文受篇幅所限，仅以 MEDLINE 数据库为例介绍电子数据库检索。想深入了解其他数据库检索的读者可阅读相关著作，如兰州大学杨克虎教授主编的《生物医学信息检索与利用》等。

MEDLINE 由美国国立医学图书馆于 1996 年创立，是当前国际上最权威的生物医学文献库。MEDLINE 收录了世界上 70 多个国家和地区出版的 5600 多种生命科学期刊，尤其是生物医学期刊文献，共有超过 1900 万条记录。MEDLINE 可通过 MeSH 主题词、关键词、篇名、作者、刊名、文献出版年、出版国等进行检索。

制定 MEDLINE 检索策略过程中，首先需要针对纳入和排除标准找出最为关键的检索词，以及可能的同位词、缩写词等。例 13.1 的关键词主要包括 NSAIDs、COX-2 抑制剂、结局指标（ulcer、hemorrhage 等）及 RCT。这几个部分之间的逻辑关系为“且”（通常用 and 表示），即一篇合格的文献需同时包括上述各列举部分。对于各组成部分，如 NSAIDs，其内部可能包括多种不同表达方式，各种具体的 NSAIDs 药物名称（如 naproxen 与 diclofenac），NSAIDs 的不同表达方式（如 anti-inflammatory agents、non-steroidal 及 nsaid）。这些检索词之间的逻辑关系为“或”（通常由 or 表示），即一篇文献包含任何一个子项都认为符合纳入标准。

基于上述分析制定如下检索策略（表 13-1）。该策略中（1）~（23）条列举了结局的各种可能出现形式，并在第（24）条中通过“or”连接。类似地，第（25）~（32），（33）~（35）分别对干预和对照进行了限定。第（36）~（46）是 RCT 的一个高敏感检索策略。最后通过第（47）条把前面 4 个组成部分用逻辑关系“and”进行组合，该条目的输出结果即为本研究 MEDLINE 检索的最终结果。利用该策略在 Ovid 平台检索 MEDLINE（截至 2016 年 4 月），共检索到 103 条文献。

表 13-1　MEDLINE（Ovid）检索策略

结局指标
（1）exp peptic ulcer/
（2）exp peptic ulcer hemorrhage/
（3）（pep$ adj5 ulcer$）.tw.
（4）（stomach adj5 ulcer$）.tw.
（5）（duoden$ adj5 ulcer$）.tw.
（6）（gastr$ adj5 ulcer$）.tw.
（7）exp gastritis/
（8）gastritis.tw.
（9）gastropathy.tw.
（10）（bleed$ adj5 ulcer$）.tw.
（11）（rebleed$ adj5 ulcer$）.tw.
（12）（gastrointestinal adj5 bleed$）.tw.
（13）（gastrointestinal adj5 rebleed$）.tw.
（14）（gastrointestinal adj5 hemorrhag$）.tw.
（15）（gastrointestinal adj5 haemorrhag$）.tw.
（16）（ulcer adj5 hemorrhag$）.tw.
（17）（ulcer adj5 haemorrhag$）.tw.
（18）（mucos$ adj5 injur$）.tw.
（19）exp pyloric stenosis/
（20）（pylor$ adj3 stenosis）.tw. or（obstruct$）.tw.
（21）（gastrointestinal adj3 perforat$）.tw.
（22）（gi adj3 perforat$）.tw.
（23）（ulcer$ adj3 perforat$）.tw.
（24）1 or 2 or 3 or 4 or 5 or 6 or 7 or 8 or 9 or 10 or 11 or 12 or 13 or 14 or 15 or 16 or 17 or 18 or 19 or 20 or 21 or 22 or 23
干预措施
（25）exp Anti-inflammatory agents，non-steroidal/
（26）nsaid$.tw.
（27）nonsteroidal $ anti-inflammatory $.tw.
（28）non-steroidal $ anti-inflammatory $.tw.
（29）nonsteroidal $ antiinflammatory $.tw.
（30）non-steroidal $ anti inflammatory $.tw.
（31）（naproxen or diclofenac or piroxicam or tenoxicam or Ibuprofen or etodolac or nabumetone or flurbiprofen or ketoprofen or tiaprofenic or pisoxica or piroxen or sulindac or tolmetin or indomethacin or loxoprofen or diflunisal or meloxicam or nimesulide）.tw.
（32）25 or 26 or 27 or 28 or 29 or 30 or 31
对照
（33）exp cyclooxygenase 2 Inhibitors/
（34）（celecoxib or etoricoxib or lumiracoxib or rofecoxib or valdecoxib or parecoxib）.tw.
（35）33 or 34
研究设计：随机对照
（36）randomized controlled trial.pt.
（37）controlled clinical trial.pt.
（38）randomized.ab.
（39）placebo.ab.
（40）drug therapy.fs.
（41）randomly.ab.
（42）trial.ab.
（43）groups.ab.
（44）36 or 37 or 38 or 39 or 40 or 41 or 42 or 43
（45）exp animals/ not humans.sh.
（46）44 not 45
最终组合
（47）24 and 32 and 35 and 46

为了保证检索的全面性及检索结果总量之间的平衡，制定电子数据库检索策略通常是

一个反复修改与迭代、不断优化的过程。系统综述作者在确定研究问题过程中通常会找到一定数目的合格文献。此时可用已经确认的合格文献反过来验证检索策略的合理性，检视制定的检索策略所找出的结果能否将所确定的文献全部或大部分都找到。若能，则说明检索策略适合，可进一步添加限制条件，降低总检索结果条目。否则，需要检查检索策略，看是否遗漏重要关键词。反复调整，直至最优。

除了电子文献数据库检索以外，手工检索专业期刊、会议文献及相关临床指南、系统综述及合格的原始研究的参考文献也是检索的重要组成部分，其主要目的是补充电子文献数据库检索系统的不足并发现电子文献数据库没有收录的研究。不同于电子检索，手工检索通常没有完整的检索平台，且没有统一标准的检索方法，主要依靠系统综述作者的专业背景知识综合实施。一般来说，手工检索与研究问题高度相关的来源即可。

系统综述通常也要求检索临床试验注册库，检索此类资源除了发现更多合格研究以外，还有助于确定当前进行该项系统综述的时机。如果发现一个或多个重要的临床试验即将完成或刚刚完成，研究者最好等到这些研究结果发表之后再进行综述研究，这样才不至于漏掉最新最重要的研究证据。许多临床试验也会把研究结果展示在临床试验注册平台，可为系统综述提供有用数据。

例 13.1 中，除了检索 MEDLINE、EMBASE、CENTRAL 3 大电子数据库，作者还检索了 ClinicalTrials.gov 及 WHO ICTRP 上在研的临床试验，并手工检索了确定可纳入研究及该主题综述类文章的参考文献进行补充。最终检索到 692 条潜在合格文献，其中 536 条来自电子数据库检索，56 条来自于其他类型检索（图 13-2）。

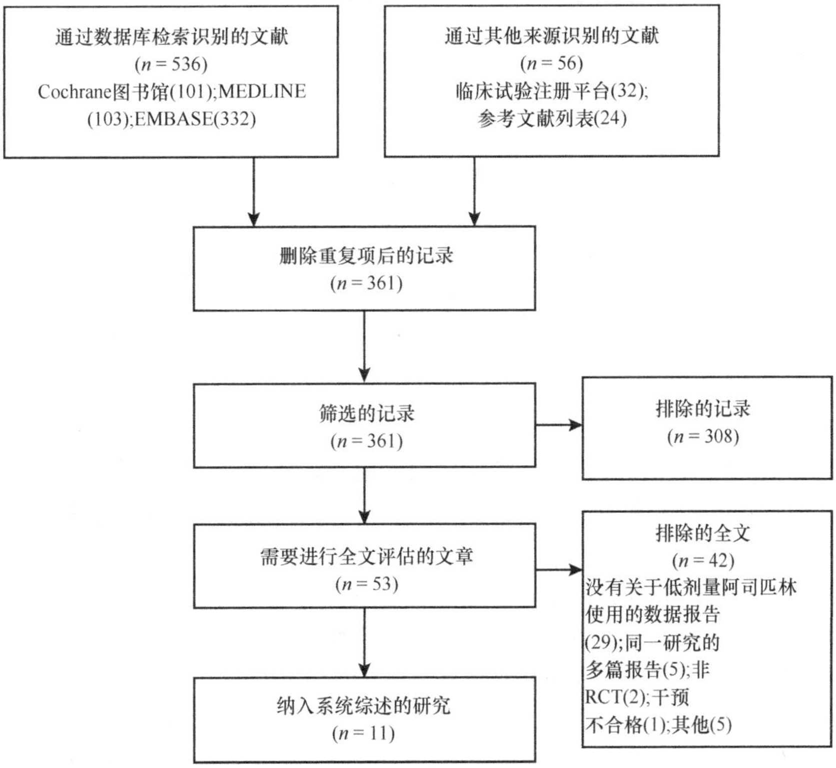

图 13-2　文献检索及研究筛选流程图

三、研究筛选

研究筛选是从检索获得的潜在合格文献中，按纳入和排除标准挑选出合格文献的过程。研究筛选的第一步通常是排除重复文献。由于不同文献库重复收录的文献很多，去除重复文献可大大减少下一步筛选的工作量。去重的工作可通过不同的方法实施。首先，文献管理软件（如 EndNote）通常有“查找重复”的功能，可将导入的文献中重复部分找出并排除。其次，系统综述作者也可以在某些集成检索平台中进行去重。比如，Ovid 检索平台提供了统一的对 MEDLINE、EMBASE、Cochrane 图书馆等多个文献库的检索，对于不同数据库结果可进行分析，查找出重复文献，并按作者定义的优先顺序在重复的记录中仅保留一条记录。

去重之后，系统综述作者必须对收集到的文献按题目、摘要、全文的顺序阅读，判断其是否符合纳入标准而不符合排除标准。为了保证系统综述制作过程的客观性和可重复性，并减少筛选文献中的主观偏差，文献筛选需要严格按照预先制定的纳入和排除标准，并由双人平行独立筛选。不同研究者对合格性判断不一致时，可由双方讨论决定或咨询年资更高的研究者确定。双人独立筛选并交叉核对可以保证文献筛选的正确率。此外，对于每一步中排除的文献的理由应该做详细记录，保证结果出现争议时有据可循，并尽量降低主观选择偏倚对结果的影响。系统综述论文撰写也要求用研究筛选流程图对结果进行报告，此阶段所进行的记录也是制作流程图的依据。

例 13.1 的系统综述中，作者通过多途径的检索，共获得 592 条潜在合格文献。通过文献管理软件排除 231 条重复记录，阅读文章题目及摘要后排除 308 条记录。进一步阅读全文排除 42 条记录，最终纳入 11 项合格的 RCT（图 13-2）。

四、数据提取

系统综述的研究对象是某一主题的原始研究，数据提取则是从合格研究中提取必要信息的过程。与其他流行病学研究一样，系统综述的数据收集应依据研究目的展开，仅提取与研究目的有关的数据。数据提取无须特殊软件、设备等，主要依靠研究者阅读研究报告来实施。数据提取的质量主要依赖于原始研究报告的准确和完整程度，以及研究者阅读文献的仔细程度。为保证系统综述数据提取的质量，研究者需遵循以下几项原则。

（1）准确定义要提取的各变量。

（2）制作数据提取表，并提供详细的数据提取和表格填写说明。由于制作数据提取表的过程中，通常难以将所有的原始研究数据报告情况都考虑完全，数据提取表要有一定灵活性，设置一些开放性数据填写栏。

（3）双人独立提取数据，出现不一致时，由双方讨论解决或咨询第三名研究者意见。

（4）原始数据报告不完善时，需要与原始研究作者取得联系获取相关信息。

系统综述提取的内容主要由研究目的决定，通常来说，需要包括以下几大类。

（1）原始研究文献本身相关信息，包括作者、发表时间、国家及文章题目等。

（2）原始研究纳入人群的基本特征信息，对干预性研究来说，通常需要按组别来提取，以确定原始研究内部的可比性。所提取的内容通常包括年龄、性别构成、种族、干预措施细节、基线疾病严重程度、病程、疾病亚型及其他相关信息。此部分信息是进行亚组分析的关键信息。

（3）原始研究的方法学相关信息，对干预性系统综述而言，包括随机分组方法、分配隐藏、盲法实施情况、失访情况及其应对措施、其他方法学信息。此部分提取内容可参考本节第五部分中方法学质量评价。

（4）用于进行定量分析的数据，此部分内容是进行 Meta 分析的关键信息，提取内容通常与结局变量的类型相关。例如，对于二分类变量，通常需要提取各组的事件发生数及总人数；对连续型变量，通常需要提取各组的平均数及标准差；生存分析数据需要提取组间比较效应量 *HR* 及其标准差。若原始研究只报告了组间比较的数据，如均数差及均数标准误（standard error of mean，*SE*），也可以利用此类数据通过倒方差（inverse variance method，I-V 法）进行合并。当抽样误差没有直接报告时，可利用置信区间、*P* 值、标准差、图形或原始四格表数据等信息进行估计。

数据提取经常会遇到一个 RCT 有一个安慰剂/对照组及两个或多个干预组，且这些干预组都适合纳入同一个 Meta 分析。此时若将对照组数据用两次或者多次，则人为扩大了样本量。对于这种情况的一种处理办法是将治疗组合并，将合并后的数据纳入 Meta 分析。另一种处理方法则是把对照组的人数分为 2 个或多个组，分别与各干预组比较，然后把每个比较当作独立的研究纳入 Meta 分析。针对不同类型的变量进行拆分或者合并组别的方法有一定差别，具体方法参见 Cochrane 综述手册。

依据前述内容，例 13.1 的系统综述所提取的信息条目，见表 13-2。

表 13-2　例 13.1 系统综述数据提取信息条目

（1）原始研究文献本身相关信息
➢ 文章第一作者、发表年限、研究名称及实施国家或地区。
（2）研究人群的基本特征信息
➢ 干预及对照药物、剂量、治疗时间、年龄、性别构成、消化性溃疡病史、幽门螺杆菌感染率及阿司匹林使用人数。
（3）原始研究的方法学相关信息
➢ 随机方法、分配隐藏方法、盲法实施情况、失访情况及处理方法、选择性报告情况及其他偏倚来源。
（4）用于定量分析的数据
➢ 溃疡并发症、症状性溃疡及内镜下溃疡。各指标按患者是否使用小剂量阿司匹林分别提取，提取各结局指标的事件数及总人数。

五、质 量 评 价

内部真实性（internal validity）是指一项研究的结果或结论反映真实情况的程度，是一项研究结果能否作为决策依据的基础。观察到的结果和真实值之间的差异叫作偏倚。一项研究偏倚越大，内部真实性就越低。偏倚的大小主要取决于该研究的方法学质量（methodological quality）。系统综述是二次研究，所纳入的原始研究的质量是系统综述最终研究结果真实性的决定性因素。因此，评价原始研究的质量及其对最终结果的影响，是系统综述最为重要的内容之一。

研究设计是决定一项研究结果的首要因素。例如，RCT 的研究结果一般优于队列研究，而队列研究的研究结果又通常优于病例对照研究、横断面研究、病例报告等。具体的研究设计又有特定的方法学影响因素，例如，RCT 的研究质量受随机分配、盲法、样本量等影响，队列研究及病例对照研究常受混杂因素控制的影响。因为这些差异的存在，系统综述需要针对纳入研究的研究类型使用不同的质量评价工具进行评价。干预性研究系统综述纳入的研究主要是 RCT。对于 RCT，常用的质量评价工具有 Jadad 评分法（Jadad score）和 Cochrane 偏倚风险评估工具（Cochrane collaboration's tool for assessing risk of bias）。目前，观察性研究尚没有公认的质量评价标准，最常用的标准是 NOS 标准（Newcastle-Ottawa scale）。以下介绍干预性研究系统综述常用的质量评价工具——Cochrane 偏倚风险评估工具。

Cochrane 偏倚风险评估工具从选择偏倚、实施偏倚（performance bias）、检测偏倚（detection bias）、退出偏倚（attrition bias）、报告偏倚和其他偏倚 6 个方面对 RCT 的方法学质量进行评估。评价者依据每种偏倚控制方法实施情况把偏倚大小评价为“低风险”“高风险”“风险不明”3 个等级。评价者的评价依据主要来自目前的研究报告，有时需要综合有关该研究的其他报告、研究方案或者与作者联系后进行判断。Cochrane 偏倚风险评估工具的具体评价方法见表 13-3。

表 13-3　Cochrane 偏倚风险评估工具

1. 选择偏倚——随机序列生成	
判断依据：用适当的细节描述生成随机分配序列的方法，以判断是否能产生可比的比较组	
低风险	研究者描述了合理的随机分配序列产生方法，如随机数字表法、计算机产生随机序列、抛硬币、洗牌、掷色子、抽签、最小化法等，最小化可以不按随机方法实施，但等同于随机
高风险	（1）研究者在序列产生过程中描述了非充分随机的方法。通常，该描述包括一些系统的、非随机的方法，主要有以下几种：①根据生日的奇数或偶数产生分配序列。②依据由入院日期（或天数）产生。③由住院或就诊号码产生等 （2）其他非随机方法，较上述几种系统方法少见，通常包括主观判断或其他一些非随机分组方法，主要有如下几种：①根据临床医师的判断分配。②根据患者意愿分配。③基于实验室结果或一系列检查结果分配。④根据干预措施的有效性分配
风险不明	随机分配序列产生的信息不详，难以判断是“低风险”还是“高风险”
2. 选择偏倚——分配方案的隐藏	
判断依据：用适当的细节描述如何隐藏分配序列，以判断负责纳入/征募患者的研究人员和受试者是否预先知道或可以猜测受试者会被分配到哪一组	
低风险	因为采用以下几种措施隐藏随机分配方案，受试者及研究人员不能预知分组情况：①中心分配（包括电话、基于网络和药房控制随机分配）。②使用连续编号的外形相同的药物容器。③使用连续、不透光的密封信封
高风险	由于受以下几种方法影响，受试者或研究人员可能会预知分配情况而导致选择偏倚。①使用开放性随机分配表（如随机数字列表）。②用于分组的信封缺乏恰当的保护（即信封不是密封的，或者不是连续编号）。③交替或轮流分配。④出生日期。⑤病例号。⑥其他明确不能隐藏的分组方法
风险不明	无充分信息判断是“低风险”或“高风险”。通常是没有分配隐藏的方法或者描述不充分不能给出明确的判断。例如，描述了使用信封分配，但不确定是否按连续编号，是否透明，是否密封等
3. 实施偏倚——对研究对象和工作人员的盲法	
判断依据：描述用于使研究对象和工作人员无法获知研究对象接受了何种干预的所有措施，提供关于盲法是否有效的任何信息	
低风险	存在以下任意一项：①无盲法或盲法不完善，但系统综述员判断结局指标不会受到未施盲法的影响。②对受试者和主要研究人员实施盲法，且盲法不会被破坏
高风险	存在以下任意一项：①未采用盲法或盲法不完善，结果判断或测量会受到影响。②对受试者和主要研究人员实施盲法，但该盲法可能被破坏
风险不明	存在以下任意一项：①无充分信息判断为“高风险”或“低风险”。②研究中没有报告该结局指标
4. 检测偏倚——对结局评估者的盲法	
判断依据：描述用于使结局评估者无法获知研究对象接受了何种干预的所有措施，提供关于盲法是否有效的任何信息	

续表

低风险	存在以下任意一项：①未对结局指标测量者实施盲法，但系统综述员判断结局测量不会受到未施盲法的影响。②对结局指标测量者实施盲法，且盲法没有被破坏
高风险	存在以下任意一项：①未采用盲法，结果判断或测量会受到影响。②对结局测量者实施了盲法，但盲法可能被破坏
风险不明	存在以下任意一项：①无充分信息判断为“高风险”或“低风险”。②研究中没有报告该结局指标
5. 失访偏倚——结局数据不完整	
判断依据：对于每个主要结局，需要描述其结局数据是否完整及分析时是否剔除了失访的研究对象。是否报告了各组失访和剔除的情况，如果报告了，人数有多少，原因是什么，以及是否使用了意向性分析原则纳入了这些被原始研究剔除的研究对象	
低风险	存在以下任意一项：①无缺失数据。②缺失数据不太可能影响结果的真实性（如生存分析的删失值）。③组间缺失的人数和原因相似。④对二分类数据，缺失数据的比例与观察到的事件相比，不足以严重影响干预措施效应值。⑤对于连续型变量数据，缺失数据的效应值（均数差或标准化均数差）不足以产生有临床意义的影响。⑥采用恰当的方法处理了缺失数据
高风险	存在以下任意一项：①组间缺失的人数和原因不平衡。②对于二分类数据，缺失数据的比例与观察到的事件风险相比，足以严重影响干预措施效应值。③对于连续型变量数据，缺失数据的效应值（均数差值或标准化均数差值）足以产生有临床意义的影响。④采用按实际接受的干预分析，改变随机分配的干预措施的人数较多。⑤处理缺失数据的方法不恰当
风险不明	存在以下任意一项：①信息不全，难以判断为“高风险”或者“低风险”（如随机分组人数或缺失原因未报告）。②未研究该结局指标
6. 报告偏倚——选择性报告	
判断依据：说明如何考察有无选择性报告，以及考察的结果	
低风险	存在以下任意一项：①有研究计划书，且系统综述均按预定的方式报告了所有预定的结局指标。②无研究计划书，但发表的研究报告中所有期望的结局（包括了预定的结局）均已报告，包括那些预先设定的（有说服力的说明较少见）
高风险	存在以下任意一项：①未报告所有预先指定的主要结局指标。②报告的一个或多个主要结局指标采用未预先指定的测量方法、数据分析方法或数据子集（如子量表）。③报告的一个或多个主要结局指标未预先设定（除非证实目前的报告方法是合理的，如没有预计到的不良反应）。④系统综述关心的一个或多个结局指标报告不完善，以至于不能纳入 Meta 分析。⑤未报告重要的结局指标
风险不明	信息不全，难以判断选择性报告风险的高低。可能大部分的研究会被判断为这种类别
7. 其他偏倚——其他可能造成偏倚的方面，最好预先说明	
判断依据：说明任何其他的可能偏倚	
低风险	研究无其他偏倚来源
高风险	至少有一个重要的偏倚风险，主要有以下几种：①存在与特殊研究设计有关的潜在偏倚。②声明有造假行为。③一些其他问题
风险不明	可能存在偏倚风险，也可能是其他。主要有如下几种：①没有充分的信息判断是否存在重要偏倚风险。②无充分理由或证据证明某一问题可以导致偏倚

六、数 据 分 析

系统综述的数据分析与具体研究问题相关，一篇系统综述通常包括一个或多个分析单元。干预性研究的系统综述的分析单元通常由干预、对照、结局及研究人群等确定。例 13.1 的系统综述中关注 COX-2 抑制剂对比传统 NSAIDs 在 3 个结局指标及 2 个亚组的结果，因此其数据分析包括 6 个分析单元（表 13-4）。其中，不同人群的分析可在一个总的分析中通过亚组分析的方式获得各自效应量。其他类型系统综述的分析单元可能不同，如诊断性研究的系统综述通常由待评估诊断方法、效应指标（灵敏度、特异度等）及所关注研究人群决定；单组率的系统综述由关注的事件与所关注研究人群决定。系统综述必须以分析单元为基本单位，进行数据整理、分析与合并。

表 13-4 系统综述数据分析单元示例

分析单元	人群（是否使用小剂量阿司匹林预防心血管事件）	干预	对比	结局指标
1	是	COX-2 抑制剂	传统 NSAIDs	溃疡并发症
2	是	COX-2 抑制剂	传统 NSAIDs	症状性溃疡
3	是	COX-2 抑制剂	传统 NSAIDs	内镜下溃疡
4	否	COX-2 抑制剂	传统 NSAIDs	溃疡并发症
5	否	COX-2 抑制剂	传统 NSAIDs	症状性溃疡
6	否	COX-2 抑制剂	传统 NSAIDs	内镜下溃疡

效应指标是 Meta 分析中的一个重要概念，是 Meta 分析可合并的原始研究的结果的统称，如率比、发病率、诊断的灵敏度等。效应指标的选择取决于研究目的及数据类型。以评估干预效果的 RCT 为例，如果结局是二分类变量，效应的大小可用 *RR*、率比、率差、需治人数等多种形式表达。表 13-5 汇总了 Meta 分析常用的效应指标。

表 13-5 系统综述常用的效应指标

研究类型	数据类型	常用效应指标
干预、预后、病因研究	二分类变量	率比、*OR* 值、率差、相对危险降低百分数
	连续变量	均数差、标准化均数差
	生存资料	*HR*、生存率比
诊断性试验	二分类变量	灵敏度、特异度、阳/阴性预测值、AUC
	分级变量	诊断似然比
现况调查	二分类变量	现患率、发生率、生存率
	连续型变量	平均数

可进行 Meta 分析的软件很多，包括专业的 Meta 分析软件（如 Review manager、Comprehensive Meta-analysis 和 Meta-Disc）和一般性统计学软件（如 SAS、R 和 Stata 等）。专业 Meta 分析软件一般使用便捷；一般性统计软件进行 Meta 分析常更全面灵活，但对统计专业知识要求更高。表 13-6 对 Meta 分析常用软件功能进行了简要总结。

表 13-6 Meta 分析主要统计软件

可分析内容	Review manager	Comprehensive Meta-analysis	Meta-Disc	Stata	R
干预、病因、预后组间比较 Meta 分析	√	√	×	√	√
诊断试验 Meta 分析	√	×	√	√	√
单组率的 Meta 分析	√	√	√	√	√
Meta 回归分析	×	√	×	√	√
网状 Meta 分析	×	×	×	√	√
个体病例数据 Meta 分析	×	×	×	√	√

1. 合并效应量 Meta 分析是定量合并原始研究结果的方法，它需要原始研究的效应估计值和计算权重所需要的信息。Meta 分析合并的结果是原始研究效应值的加权均数，反映了原始研究背后的真实效应。如果把 Meta 分析分解为两个步骤：第一步就是估计原始研究的效应和权重，第二步则是利用第一步的信息计算效应值的加权均数。Meta 分析有 3

种加权方法，即倒方差法、Mantel-Haenszel 法（M-H 法）和 Peto 法。倒方差法根据效应值方差的大小进行加权，该加权平均法可以用于任何结果或效应指标，是 Meta 分析使用最广泛的方法。M-H 法多用于基于二分类变量的效应指标，包括比值比、率比和率差；Peto 法只可用于基于二分类变量的 Peto *OR* 值及生存数据中 *HR* 的合并。Meta 分析选择加权平均法时，首先应考虑 M-H 法；在合并生存数据的瞬时发生率比或事件数出现零时，可考虑 Peto 法；在其他情况下，如合并的指标为灵敏度、均数差、率、相关系数、回归系数等，可选用的只有倒方差法。

此外，依据假设条件不同，Meta 分析可分为固定效应模型（fixed-effect model）和随机效应模型（random-effect model）。前面提及的效应合并方法均为固定效应模型，该模型要求合并的研究具有同一个真实值，结果不存在异质性，结果之间的差别仅是由于抽样误差引起的，且围绕真实值随机波动，加权平均结果可以很好地反映真实值。随机效应模型假设合并研究的真实值是不同的，它们来自不同的总体，结果存在异质性，结果之间的差别由抽样误差和真实差别两个因素引起，且围绕真实平均结果随机波动。一般来讲，固定效应模型适用于同质性研究结果的合并，随机效应模型适用于异质性研究结果的合并。有学者建议所有 Meta 分析均用随机效应模型分析，因为随机效应模型结果更为保守，在统计学异质性较小的情况下，随机效应模型与固定效应模型的结果差别很小。尽管随机效应模型适用于异质性研究结果的合并，并不能简单采用随机效应模型处理所有存在异质性的原始数据。

2. 检验异质性　对于同一问题，不同研究的结果间或多或少存在差异。这些差异可能由以下 3 种不同的因素引起：随机因素、临床因素（受试者、干预措施、对照治疗、结局指标及干预环境等方面）和方法学因素（研究设计类型、偏倚控制及统计分析等方面）。无论临床因素和方法学因素的差异是否存在，随机因素引起的差异总是存在的。在 Meta 分析里，一般把源于临床因素和方法学因素这些非随机因素造成的变异称为异质性，并分别称为临床异质性和方法学异质性。如果没有异质性存在，则说明不同研究间研究结果的差异主要由随机因素引起，这时我们会说研究结果同质。

系统综述中用于测量一组研究结果异质性大小并估计其完全源于随机因素的可能性的显著性检验称为异质性检验。异质性检验常用方法有 Q 检验及 I^2 统计检验。

Q 检验是异质性检验的定性检验方法，即在一定检验水准下（α 通常设为 0.10）确定是否存在异质性。Q 检验时，当 $P \leqslant 0.10$ 时，几乎可以肯定异质性的存在，但未必能找到异质性的原因；当 $P>0.10$ 时，因为 Q 检验效率比较低，不能排除真实异质性存在的可能性。I^2 统计检验是异质性检验的定量检验方法，I^2 是非随机因素引起的异质性占实际总变异的百分数。I^2 越大，表示非随机因素引起的异质性越大，即存在临床异质性和方法学异质性的可能性越大。I^2 统计量大于 25%、50%或 75%时，分别表示有低度异质性、中度异质性或高度异质性。通常情况下，I^2 的检验效力或灵敏度高于 Q 检验。

当异质性检验提示纳入 Meta 分析的原始研究间存在异质性时，通常可以从以下几方面进行处理：①核查数据准确性，纠正数据错误。②更换效应结局指标，例如，对二分类变量来说，*OR* 值和率比相对于率差的同质性通常更好。③探讨异质性来源，用亚组分析或回归分析进行针对性处理。④采用随机效应模型合并数据。⑤异质性过大，且研究间在 PICOS 上存在重要差异，且无法用亚组分析或回归分析解释异质性的原因时，应放弃 Meta 分析，采取描述性分析。

3. 探讨异质性来源 Meta 分析探讨异质性来源与传统流行病学研究中分析交互作用或效应修饰作用类似，方法主要包括亚组分析（或分层分析）和回归分析。亚组分析是指按照研究的某个特征，如设计类型、患者特征等因素，将研究分成不同的组别，在各亚组内分别进行 Meta 分析，估计合并的总体效应值，并比较不同组别的合并结果是否存在差异。系统综述里的回归分析叫作 Meta 回归（Meta regression），是基于集合数据的加权回归分析方法。因变量是研究效应的点估计，如 *OR* 的对数值；自变量是用来解释异质性的因素，如每个研究纳入人群的平均年龄；权重变量为 Meta 分析中给予每个研究的权重。

需要注意的是，亚组分析或回归分析所发现的交互作用需要谨慎解释，须参考分析计划及研究外的证据，且存在一定的生物学基础才能做出正确的判断。此外，Meta 分析研究者应在制定研究方案时就提出最可能引起异质性的一个或几个因素，然后针对性地分析，尽可能避免无计划、无目的、针对所有可能因素的事后比较（post hoc comparison），避免导致假阳性结果。

亚组分析或 Meta 回归分析的因素一般是基于原始研究特征形成的亚组，如研究对象平均年龄或男性比例。有时，也可以依据原始研究内部报告的亚组分析的结果进行分析。通常把根据研究整体特征进行分组的亚组分析称为非配对比较或间接比较，把基于原始研究内部亚组来进行的亚组分析称为配对比较或直接比较，把基于混合数据的亚组分析称为混合亚组分析。一般而言，配对比较或直接比较结果可信程度更高。

4. 分析发表偏倚 选择偏倚是系统综述中最重要的偏倚形式，发表偏倚是系统综述特有的选择偏倚，主要是由于小样本阴性研究结果发表的机会小于大样本或阳性结果的研究，从而造成合并结果高估真实情况。系统综述对发表偏倚的控制主要依赖于研究实施阶段，与研究者和有关机构联系，全面搜集未发表的研究。在数据分析阶段，可通过漏斗图（funnel plot）等方法评估发表偏倚，并可借助剪补法（trim and filling method）对合并的结果进行调整，并分析发表偏倚对合并结果的影响。

漏斗图是 Meta 分析中以研究结果作为横坐标，以样本量或效应指标对应的标准误或其倒数作为纵坐标，绘制而成的散点图。如果这些研究来自同一个总体，代表的是同一个真实值，且没有发表偏倚存在，理论上这些研究结果的散点会形成一个对称的倒置漏斗形状的图形。当发表偏倚存在时，即部分或全部小样本阴性结果的研究没有发表，漏斗图底部显示治疗无效的一侧会变得稀疏或完全缺失，使整个图形失去对称性，不对称性越明显，发表偏倚的可能性就越大，Meta 分析高估真实结果的程度就会越大。对漏斗图的对称性的主观判断通常是不可靠的，尤其是在发表偏倚较小的时候。Begg 秩相关性检验和 Eggers 回归分析提供了检验漏斗图对称性的定量的统计学方法。一般来讲，出于对漏斗图对称性判断的需要，绘制漏斗图需要足够的研究数目，有人建议至少需要 10 个独立研究。研究数目过少，由机遇造成的漏斗图不对称性的可能性会增大。

5. 敏感性分析 在进行 Meta 分析时，研究者通常不确定某些因素（个别特殊原始研究、研究质量、合并方法等）对结果的影响。此时，可对主要 Meta 分析单元作相应改动，改变个别研究的合格性和/或个别研究的数据的赋值，重新进行 Meta 分析，并与原分析结果比较，评估原 Meta 分析结果的稳定性和可靠性，这种分析即为敏感性分析。敏感性分析没有固定的方法或原则，需要依据具体研究问题实施，常见的敏感性分析包括以下几种：①研究类型和研究质量，如排除低质量或观察性研究。②排除某些特殊研究对象，如儿童、老年人等。③干预措施，如排除极高/极低治疗剂量的研究。④结果的定义和测量，如排除随访时间短于某个时间点的研究。⑤统计模型，如使用不同的权重方法。⑥逐项排除单项原始研究。

对拟进行的敏感性分析必须有足够的理由怀疑其对结果影响的不确定性，而且改变定义、方法和/或程序的结果涉及研究不宜太多，否则即使结果发生变化也不能否定原始研究结果的可靠性。另外，根据研究结果进行的敏感性分析属于事后比较，有很大的主观性，下结论应慎重。同时也需要注意避免事后人为排除某些研究从而获得符合作者所期望的统计结果。

七、系统综述结果报告

与其他流行病学研究一样，撰写系统综述的研究报告也需要遵循统一的报告规范，以保证系统综述的科学性、规范性和透明性。目前，系统综述及 Meta 分析的结果报告主要依据 PRISMA 规范。PRISMA 由一个 27 条的报告条目清单和一个文献筛选流程图组成，从论文标题、摘要、背景、方法、结果、讨论及基金方面对需要报告的内容做了详细规定。有关 PRISMA 规范的具体介绍见本书第十四章。读者也可从相关网站（http：//www.prisma-statement.org/）获取英文版的 PRISMA 规范及其解读文件深入了解。

针对不同类型系统综述，PRISMA 还推出了相应的扩展版本，例如，针对个体病例数据 Meta 分析，推出了个体病例数据系统综述 Meta 分析的 PRISMA（PRISMA for individual patient data systematic reviews，PRISMA-IPD）；针对诊断试验 Meta 分析，推出了诊断测试准确性的 PRISMA 扩展版本（PRISMA extension for diagnostic test accuracy，PRISMA-DTA）；针对网状 Meta 分析，推出了用于网状 Meta 分析的 PRISMA（PRISMA for network Meta-analyses，PRISMA-NMA）等。系统综述作者依据具体情况加以使用。

第三节 Meta 分析实例

本节以例 13.1 为例简要阐述 Meta 分析的过程和步骤。例 13.1 中，结局指标为二分类变量，效应量可选择 *OR*、*RR*、*RD*。同时考虑到相对效应指标同质性更优且原始研究均为前瞻性研究，考虑采用 *RR* 为最终效应指标。为了使结果更加保守，防止假阳性结果，所有分析均采用随机效应模型。合并分析中异质性检验同时采用 Q 检验和 I^2 检验。由于本研究关注小剂量阿司匹林对 COX-2 抑制剂消化道副作用的影响，数据分析中依据研究人群是否同时使用阿司匹林进行亚组分析，分组依据为原始研究内部所报告的亚组分析结果。由于纳入 Meta 分析的研究数目较少，原文没有通过漏斗图分析发表偏倚（为展示发表偏倚评估，本节实例仍然展示了相应漏斗图）。为验证主要结果的稳定性，作者采取了排除样本量低于 400 的研究及存在较高风险偏倚的原始研究进行敏感性分析。以下将通过 Cochrane 系统综述软件 RevMan 5 对该研究的主要结局指标（溃疡并发症）的数据分析步骤进行展示（Yuan JQ,2016. Aliment Pharmacol Ther，44：785-795）。

一、建立数据分析文档

数据分析文档是 RevMan 5 以系统综述为单位储存原始数据、质量评价、数据分析、撰写综述的基本单元。本节仅涉及其数据分析功能。RevMan 5 提供了干预措施的系统综述、诊断试验准确性评价的系统综述（diagnostic test accuracy review）、方法学的系统综述（methodology review）和系统综述的综述（overview of review）4 类文档。例 13.1 属于干预措施的系统综述。

运行 RevMan 5。点击菜单栏“文件”（File）下的“新建”（New）或者点击工具栏上的“ ”图标，会出现“新综述向导”（New review wizard）对话框，点击“下一步”（Next）；在“综述类型”（Types of review）对话框里选择“干预措施的系统综述”（Intervention review），点击“下一步”（Next）；在“标题”（Title）对话框选择第四栏并录入标题“the gastrointestinal benefits of COX-2 selective inhibitors with concomitant use of low-dose aspirin”，点击“下一步”（Next）；在“研究阶段”（Stage）对话框中，选择“完整综述”（Full review），点击“完成”（Finish）。综述文档建成后，软件主界面将会显示出“大纲板块”（Outline pane）、“内容板块”（Content pane）、“菜单栏”（Menu bar）和“工具栏”（Tool bar）等主要板块，见图 13-3。

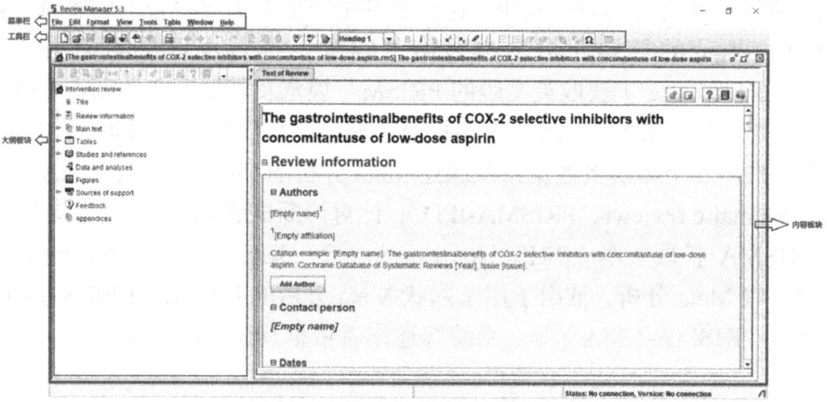

图 13-3　RevMan 5 的主界面

二、添加纳入研究

建立好系统综述文档后，需要添加纳入的合格研究，才能进行下一步的数据录入和统计分析。点击大纲面板中“研究及参考文献”（Studies and references）旁的钥匙图标“○-”，在下拉任务栏下点击“研究的参考文献”（References to studies）；右键点击下拉任务栏下的“纳入研究”（Included studies），点击弹出对话框的“添加研究”（Add study），会出现“新研究向导”（New study wizard）对话框；点击“下一步”（Next），依次输入“研究编号”（Study ID）、“数据来源”（Data source）、“发表年份”（Year）和“标识”（Identifier，一般是 PMID 号），点击“下一步”（Next）；下一界面中点击“同一分析中添加新研究”（Add another study in the same section），继续添加下一个研究。依次添加完成所有 11 个纳入的研究。

三、建立比较和结局

本例中的比较组合为 COX-2 对比传统 NSAIDs，结局指标为溃疡并发症，具体操作步骤如下。

在“大纲面板”（Outline pane）右键点击“数据及分析”（Data and analysis），选择弹出工具栏里的“添加新比较组合”（Add comparison），会出现一个“新对比向导”（New comparison wizard）的对话框。

在新对话框的“名称”（Name）中输入两个比较组合的名字代号，即“COX-2 抑制剂对比传统 NSAIDs”，然后点击“完成”（Finish）。

大纲版面中点击刚添加的对比，选择“添加结局”（Add an outcome），然后点击“继续”（Continue），会出现“新结局向导”（New Outcome Wizard）对话框；在新对话框里“数据类型”（Data type）下选择相应的数据类型，本例中结局指标“溃疡并发症”为二分类变量，故选择“二分类变量”（Dichotomous），然后点击“下一步”（Next）；在新弹出的对话框“名称”（Name）中输入“溃疡并发症”；在“第一组标识”（Group label 1）内输入“COX-2 抑制剂”，在“第二组标识”（Group label 2）输入“非选择性 NSAIDs”。点击“下一步”（Next），选择权重合并方法为“Mantel-Haenszel”，分析模型为“随机效应模型”（Random effect），效应指标为 Risk Ratio。点击“下一步”（Next），进入亚组分析细节选项，该选项中默认选项符合本例要求，不需要特殊设置。点击“下一步”（Next），进入森林图设置选项，在 Left graph label 中输入“支持 COX-2 抑制剂”，Right graph label 中输入“支持传统 NSAIDs”，点击“完成”（Finish）。此时，对比“COX-2 抑制剂对比传统 NSAIDs”选项下生成“溃疡并发症”项。

四、添加亚组及研究

结局指标添加后可以直接添加原始研究或添加亚组分析后再添加原始研究。本节实例中希望研究阿司匹林的交互作用，故先添加亚组。右键点击上一步生成的“溃疡并发症”，选择“添加亚组”（Add subgroup），会出现“新亚组向导”（New subgroup wizard）对话框。在“名称”（Name）中输入添加亚组的名称，本例中输入“同时使用低剂量阿司匹林：是”，即本亚组只纳入同时使用阿司匹林的人群。点击“完成”（Finish）。重复该步骤添加“同时使用低剂量阿司匹林：否”亚组。至此，亚组添加完毕。

亚组添加完毕后需从纳入研究中添加研究至分析单元进行 Meta 分析。在大纲版面内点击上一步生成的“同时使用低剂量阿司匹林：是”亚组，选择“添加数据”（Add study data），会出现“新研究数据向导”（New study data wizard）对话框。对话框左侧栏中会有纳入研究列表，从中选择包含该亚组数据的研究，即 Goldstein 2001、Laine 2007、Schnitzer 2004、Silverstein 2000 及 Singh 2006。重复上述步骤完成“同时使用低剂量阿司匹林：否”亚组中的研究添加。至此，完成亚组及研究添加，双击大纲版面中的“溃疡并发症”，内容版面中可显示该 Meta 分析的数据框架。

五、输入数据

内容版面中此时已经显示出 Meta 分析的数据框架，但尚未输入数据。待输入的数据包括每个纳入研究对应亚组的各比较组的溃疡并发症发生数目及总人数。每输入一项研究数据，内容面板右侧就会自动计算对应的效应指标。依次输入所有数据，完成该分析单元的分析。此时 RevMan 的界面如图 13-4。

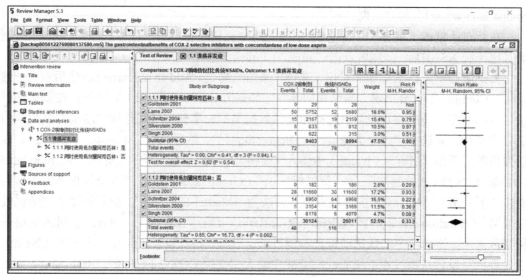

图 13-4　RevMan 5 Meta 分析数据界面

六、结 果 输 出

完成数据输入后，即可查看 Meta 分析结果。RevMan 提供两种图，综合显示 Meta 分析结果。第一种为森林图，显示单个研究的效应量、亚组合并效应量、总合并效应量、亚组及所有研究的异质性检验及亚组之间效应的差别。森林图可方便地通过点击内容版面右上方“ ”显示，图 13-5 是本例的森林图。

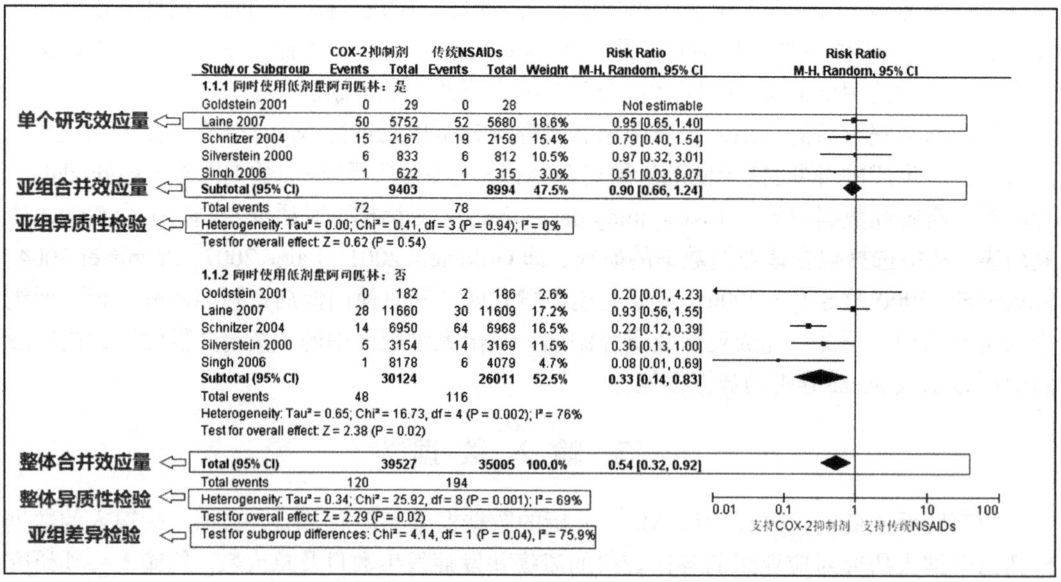

图 13-5　COX-2 抑制剂对比传统 NSAIDs 溃疡并发症发生风险森林图

图 13-5 中，每个研究所在的行显示了该研究的原始数据及组间差异 RR，如图中第一亚组中 Laine 2007 研究中 *RR* 为 0.95，95% *CI* 为[0.65，1.40]，说明该研究没有发现足够证据说明 COX-2 抑制剂优于传统 NSAIDs。“Subtotal”行显示该亚组合并结果，如第一个亚组合并 *RR* 为 0.9，95% *CI* 为[0.66，1.24]，说明在使用小剂量阿司匹林的亚组中没有足

够证据说明 COX-2 抑制剂优于传统 NSAIDs。该亚组“Heterogeneity”行显示该亚组 Meta 分析异质性检验结果，其中 Q 检验 P=0.94，I^2=0%，说明不存在异质性。森林图下方“Total”行为整体合并结果，本例中合并 *RR* 为 0.54，95% *CI* 为[0.32，0.92]。随后“Heterogeneity”行显示了整体异质性检验结果。森林图最后一列为亚组差异检验，本例中 P=0.04，说明亚组效应之间存在统计学差异。

RevMan 生成的第二种图为漏斗图，可通过点击分析版面右上方“ ”生成。本例的漏斗图见图 13-6。

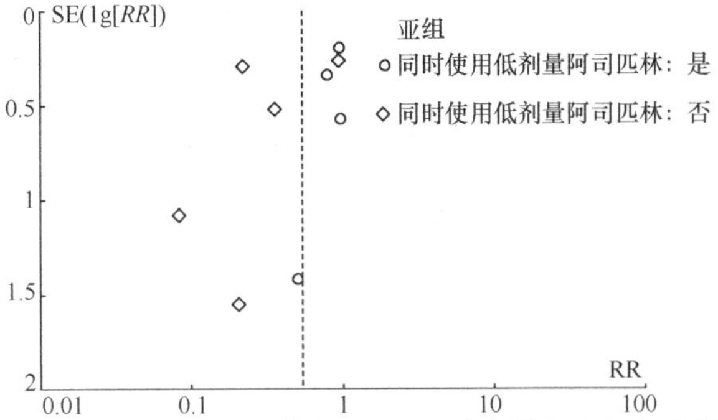

图 13-6　COX-2 抑制剂对比传统 NSAIDs 溃疡并发症发生风险漏斗图

该图横坐标为各原始研究效应值 *RR*，纵坐标为 lg*RR* 的标准误，研究按不同亚组分别用方块跟圆圈表示，中轴线为整体合并效应量。本研究中由于研究数目太少，不足以依据漏斗图对发表偏倚风险作出判断。RevMan 暂不支持对漏斗图的对称性进行统计检验。

七、敏感性分析

按研究计划，作者分别排除样本量低于 400 的研究和存在较高风险偏倚的原始研究后进行了敏感性分析。RevMan 中，可在内容版块中勾选或者排除对应研究进行敏感性分析。排除一项样本量小于 400 的研究（Goldstein 2001）后使用阿司匹林亚组的合并 *RR* 为 0.90，95% *CI* 为[0.66，1.24]，不同时使用阿司匹林组的合并 *RR* 为 0.34，95% *CI* 为[0.13，0.91]，整体合并 *RR* 为 0.56，95% *CI* 为[0.33，0.95]，亚组之间比较 P=0.06，与主要分析结果类似。排除风险偏倚较大的原始研究进行敏感性分析结果类似。

第四节　其他类型系统综述与 Meta 分析

除干预性研究 Meta 分析外，常见的 Meta 分析还包括诊断试验 Meta 分析、单组率 Meta 分析、个体病例 Meta 分析及网状 Meta 分析等。这些类型的 Meta 分析在研究方法上与干预性研究 Meta 分析基本一致。受篇幅所限，以下对这几类 Meta 分析仅进行简要介绍，重点关注与干预性研究 Meta 分析研究方法的不同。有兴趣的读者可阅读相关文献书籍深入了解。

一、诊断试验 Meta 分析

诊断性试验系统综述是一种全面评价诊断试验准确性和重要性的研究方法，其目的是评价诊断试验对目标疾病诊断的准确性。基于当前发表的原始诊断性试验的系统综述是评价某项诊断试验临床价值的最佳证据。

诊断试验系统综述的基本步骤与干预性研究系统综述类似，主要的差异包括以下几点：①纳入与排除标准中研究类型为诊断试验。②检索策略中通常包括专门限制检索诊断试验的部分。③质量评价部分主要关注的偏倚包括金标准设置是否合理、信息偏倚、研究对象选择偏倚、结果判读偏倚等。通常采用 QUADAS（quality assessment of diagnostic accuracy studies）标准进行评价。④所提取用于定量分析的原始数据主要是诊断试验四格表数据（真阳性数、真阴性数、假阳性数、假阴性数）。⑤Meta 分析合并指标主要为灵敏度、特异度、阳/阴性似然比、阳/阴性预测值、SROC 曲线等。⑥结果依据 PRISMA-DTA 报告。

二、单组率 Meta 分析

单组率 Meta 分析主要用于对各种率及比的合并，其应用范围广，具体包括以下几点：①流行病学调查中描述疾病的分布，如特定人群某一疾病的发病率、患病率、死亡率等。②描述疾病本身的某些亚型、症状体征比例。③反映某项干预措施本身的效果或副作用，如治愈率、好转率等。④诊断试验的部分效应指标，如灵敏度、特异度等本质上也是率的合并。

单组率 Meta 分析纳入系统综述的研究类型依具体研究目的而定。例如，研究目的为描述某种疾病分布时，通常主要纳入横断面调查；描述某项干预措施的治疗效果时，可纳入队列研究及 RCT 等。纳入的研究类型决定了研究策略。单组率 Meta 分析的质量评价尚无统一标准，由于其研究目的多种多样，偏倚来源也各不相同，预计未来也难以形成统一的质量评价标准。通常的做法是依据研究目的分析主要偏倚来源，并进行针对性的分析概括。单组率 Meta 分析可依据倒方差法合并效应值，大多数 Meta 分析软件均可方便实现率的合并（表 13-6）。目前，单组率 Meta 分析结果报告尚无统一报告标准。

三、个体病例 Meta 分析

常规 Meta 分析以原始研究为分析单位，研究数据为集合数据。通过与试验研究者建立联系和合作，由试验研究者提供试验方案和最新的个体数据，集中收集、检查和分析，最终合并试验结果，得到干预措施效果的估计值，这种方法称为个体病例数据的 Meta 分析（individual patient data Meta-analysis，IPD Meta 分析）。由于原始数据准确完整、能够进行更为复杂的分析，个体病例 Meta 分析被认为是医疗干预措施效果系统综述的金标准。

与常规 Meta 分析相比，个体病例 Meta 分析有着以下几个显著不同的研究方法：①个体病例 Meta 分析的实施通常需要知名且经验丰富的临床医生及试验研究者组成国际性协作组织，对研究进行统筹实施。②个体病例 Meta 分析不仅收集原始研究的集合数据资料，而且通过与原始研究的作者联系获得个体病例数据的相关资料进行分析。③个体病例 Meta 分析常通过两阶段分析法或单阶段分析法对数据进行合并，其中两阶段分析法的第二阶段合并过程与常规 Meta 分析相同。④个体病例 Meta 分析可进行更为深入复杂的分析，如以个体为单位的回归分析、亚组分析、检验交互作用或混杂因素等。⑤个体病例 Meta 分析的结果通常由秘书组和所有试验研究者共同解释以保证研究结果的协作性及全面性，结果依据 PRISMA-IPD 报告，通常以协作组的名义统一发表。

四、网状 Meta 分析

网状 Meta 分析（network Meta-analysis）是近年来兴起的一种新型的数据合并分析方法，可以定量合并和比较同一疾病多项干预措施的原始研究数据。各项干预措施之间存在直接比较时，可合并直接比较效应量；干预措施之间没有直接比较但中间存在共同比较干预措施时，网状 Meta 分析可计算间接比较效应量；直接比较与间接比较同时存在时，网状 Meta 分析可以合并二者。对于存在多项干预措施的情况，网状 Meta 分析可以综合计算各干预措施的效应排序。由于网状 Meta 分析不仅能够回答某项具体干预措施有效性或安全性的问题，还能回答多项干预措施的相对有效性及安全性的问题，对临床实践有着重要的应用价值。网状 Meta 分析获得的间接比较结果对于未来临床研究方向的指引，也有着重要意义。

网状 Meta 分析的制作方法相对传统 Meta 分析更为复杂，主要区别包括以下几点：①纳入与排除标准中对于干预措施及对照措施的限定相对更为模糊，纳入哪些干预措施的比较决定了能否进行合并分析、结果的可靠性及最终的临床应用价值。通常要求具体研究范围适中，而且主要干预措施可通过网络联系起来。②统计分析更为复杂。目前发表的大部分此类研究都是基于贝叶斯方法的网状 Meta 分析模型实现。分析模型建立在直接比较的同质性、间接比较的相似性及合并直接间接比较时的一致性假设之上。依据假设条件满足情况，需要选择不同模型进行分析。③传统 Meta 分析软件，如 RevMan 等尚不能进行网状 Meta 分析。R、STATA 等一般的统计分析软件可进行网状 Meta 分析，但具体应用尚有很多局限。绝大部分网状 Meta 分析都是通过 WinBUGS 软件实施。④结果的证据质量评价需要考虑直接与间接比较的属性问题，主要依据 GRADE 系统专门针对网状 Meta 分析的评价标准实施。

第五节 Meta 分析软件及其他资源

1. **Cochrane 干预措施系统综述手册** 是干预性研究系统综述最权威的工具，提供系统综述各研究步骤详细说明。最新版本为 5.1 版，分刊印版和网络版。网络版可通过浏览 handbook-5-1.cochrane.org/ 阅读，中文翻译版见 https：//training.cochrane.org/zh-hans/cochrane-干预措施系统综述手册-中文翻译版。

2. **系统评价的国际化前瞻性注册数据库**（international prospective register of systematic reviews，PROSPERO） 为了保证系统综述研究质量，避免重复研究，越来越多系统综述要求提前进行注册。系统综述研究注册网站 PROSPERO 提供系统综述课题及研究计划书免费注册服务。细节见官方网站 https：//www.crd.york.ac.uk/prospero/。

3. **PRISMA** 系统综述及 Meta 分析报告规范，详见 http：//www.prisma-statement.org/。

4. **AMSTAR** 系统综述及 Meta 分析研究类型质量评价，详见 https：//amstar.ca/Amstar_Checklist.php。

5. **GRADE** 系统综述证据质量评估工具。提供了结构化、透明化的证据评价框架，详见 http：//www.gradeworkinggroup.org/。

（袁金秋）

第十四章　研究论文撰写与结果报告准则

本章要点：

本章主要介绍了研究论文的标题页主要内容、摘要报告格式、投稿信、临床研究结果报告一般准则（SPIRIT、CONSORT、TREND、STROBE、STARD、TRIPOD、PRISMA），以及论文投稿与发表的基本知识。读者通过学习本章的临床研究结果报告一般准则，可以预先了解在制定的研究设计框架下，研究方案、论文摘要和论文主体部分应该包含的要点，尤其是统计方法、样本量估算和结果报告的关键内容，从而提高临床研究质量与结果报告规范性。

第一节　标题页与摘要

一、标题页的主要内容

学术期刊一般要求论文标题及作者信息等内容应单独作为标题页（title page），一般包括标题、作者署名、通信作者联系方式、页眉短标题、基金说明等内容。

1. 标题　研究论文的标题是用最精炼、最准确的文字对文章的主要内容和核心思想的概括表达。首先，论文的标题需要围绕研究因素、研究对象和研究结局的三部分或至少两部分来设计。例如，Upright versus lying down position in second stage of labour in nulliparous women with low dose epidural：BUMPES randomized controlled trial（BMJ，2017；18：359），包括了研究因素"upright versus lying down position"，研究对象"second stage of labour in nulliparous women with low dose epidural"，以及研究设计"randomized controlled trial"。该标题还包含了临床试验题目简写 BUMPES。通常，研究者会给临床试验起一个简要名字来代表该研究。其次，论文的标题需要概括整个文章的主要内容，但如果表达错误、冗余，也会影响审稿人和读者对研究内容的理解，不利于正确评价。研究者在撰写论文的标题时应避免文题不符、含义笼统、题目过大、用词不规范等问题。

需要特别指出，临床研究报告准则均要求标题中提示研究设计类型。例如，CONSORT准则（consolidated standards of reporting trials）要求论文的标题中应包含"随机对照试验"的字眼，上文中的"randomized controlled trial"即为研究设计类型。观察性研究报告准则STROBE 也建议在标题中明确设计类型。例如，Risk of hepatocellular carcinoma in patients treated with entecavir vs tenofovir for chronic hepatitis B：A Korean nationwide cohort study [Choi J，2019. JAMA oncology，5（1）：30-36]中的"cohort study（队列研究）"即为研究设计类型。诊断准确性研究报告准则 STARD 要求标题或摘要中描述出至少一种诊断准确性研究的计算方法，如使用灵敏度和特异度等关键词。在标题中写明设计类型，一方面有利于读者一目了然地了解研究设计类型，另一方面也便于在进行该领域的系统综述和 Meta分析时，研究者通过题目和摘要即可检索到该研究。

2. 作者署名　有资格列入文章作者的人员必须在以下某个/某几个方面做出贡献：构

思整个研究或提出假设、设计研究方案、实施研究、撰写研究报告或对报告内容做出重大修改，排名顺序按实际贡献大小。也有研究者指出署名作者必须具备 3 个条件：参与课题的选题和设计或资料的分析和解释者；起草或修改论文中关键性理论或其他主要内容者；能对编辑部的修改意见进行修改，在学术界进行答辩，并最终同意该文发表者。对研究做出一般性帮助（如提供资料或经费）、进行管理者不应作为作者身份出现，仅列入致谢。

作者署名应为真实姓名、不宜用笔名，提供工作单位、通信地址、电话和电子邮箱等联系方式。国内作者外文署名用汉语拼音，写全名，不能用缩写，名在前、姓在后，如 You-you Tu。如果作者中有多人做出了同等贡献，尤其是第一作者，可以加注解符号予以备注。如果同一作者来自不同科研单位，一般在名字右上角进行标注，如 1、2、3 等，标记 1 的为第一完成单位。统计师通常列入作者署名，如果统计师对临床研究设计和方法部分贡献较大，在研究论文署名中也可以成为第一作者或主要作者。

3. 通信作者 在一篇文章中通常会指定联系人，名字右上角用“*”等符号标注，又称为通信作者（corresponding author）。通常，研究思路的提出者和/或主要研究者可以成为通信作者。在投稿时，通信作者将与期刊编辑通过邮件等方式处理稿件的审阅意见。在稿件发表后，通信作者负责与读者交流。根据实际情况，一篇文章可以标注多个通信作者，称为并列通信作者。

4. 页眉短标题（running head/title） 是标题的缩略形式，显示在每个页面的顶部，它使读者通过浏览页眉来判断他们正在看的是哪一篇论文。有的期刊需要提供短标题，并规定了字数限制，通常为 50~60 个字符，且包含空格。如果实际题目已经非常短，可以使用实际题目；如果实际标题不短，需使用缩减版本。为了实现简洁，短标题通常包括缩写（标题一般不建议使用缩写），冠词（如 a、an）可以省略，以节省字符，而冗长的措辞，包括填充短语，应尽量减少。

例如，Dendritic cell immune receptor is a new target for anti-AIDS drug development: identification of DCIR/HIV-1 inhibitors（含空格 117 个字符，不含空格 103 个字符）的短标题为 inhibitors of DCIR limit HIV-1 infection（含空格 40 个字符，不含空格 35 个字符）。短标题是标题长度的 1/3，使用了缩写，省略了冠词，并将重点放在核心概念的内容上（即抑制剂对 HIV-1 感染的限制，而不是靶标的新颖性、药物开发中的应用或鉴定过程）。

5. 基金说明 如果研究项目受到某项或者多项基金资助，需写明具体基金名称和基金号。有的英文期刊提供我国常见基金名称的英文表达，可供作者选择。例如，The study was supported by National Natural Science Foundation of China（no.：XXXX）. The funding sources had no role in the design and conduct of the study collection，management，analysis，and interpretation of the data；preparation，review，or approval of the manuscript；and decision to submit the manuscript for publication.

二、摘要和关键词

1. 摘要（abstract） 是正文前附加的短文，是对论文内容的高度概括和浓缩，包含论文的主要信息。通常，摘要应单独占一页。期刊对摘要字数有严格要求，目的是言简意赅，多在 300 字左右，具体的字数限制可查阅相应期刊的投稿指南。摘要多采用第三人称写作，一般在论文主体部分写完后，才撰写摘要。摘要中不用图表、公式、化学结构式、参考文献及非通用的符号、术语缩略词等，要用规范专业术语命名，且在摘要中不做讨论。

临床研究摘要有以下几种类型。①提示性摘要：常用于文献综述、述评、病例报告等医学论文摘要的写作，主要起提示作用，重点介绍主题范围、目的等，一般不需要写具体数据、方法、结果和结论，控制在200字以内。②结构式摘要：常用于研究论文，包括目的、方法、结果、结论4个部分。此处主要讲述结构式摘要的基本要求。

针对不同的临床研究已有相应的临床研究报告准则。例如，CONSORT在其扩展声明中提出了针对临床试验在期刊或会议论文中摘要的报告准则清单（2008年），见表14-1。其中，摘要的方法部分应阐明研究对象、干预方式、研究目的、研究结局、随机化分组方式、盲法，这些都是RCT的关键内容。

表14-1 随机对照研究摘要报告条目

条目	说明
题目	明确研究是随机的
作者	写明通信作者联系方式
试验设计	描述试验设计类型（如平行设计、整群设计、非劣效性设计等）
方法	
研究对象	写明研究对象的纳入和排除标准、数据来源
干预方式	描述每组的干预方式
研究目的	明确研究目的或研究假设
研究终点	清楚定义主要研究终点
随机	描述受试者如何进行随机分配
盲法	受试者、照顾者、终点事件评估者是否对试验分组信息处于盲态
结果	
样本量	写明随机后每组样本量
招募	写明试验状态
分析样本量	写明分析时每组样本量
终点	对于主要终点，写明每组的结果及估计的效应值和精度
安全性	描述严重不良事件或副作用
结论	对研究结果的概括性解释
研究注册	写明注册号及注册机构名称
基金	写明资金来源与编号

针对诊断准确性研究报告的摘要部分（STARD for abstracts，2017年），虽然也要求按照结构性摘要报告，但方法部分强调数据收集方式（前瞻性或回顾性研究）、研究对象纳入标准及数据收集的场所、招募研究对象的方式（连续纳入、随机选择还是方便抽样）、诊断试验和金标准等内容的描述，见表14-2。

表14-2 诊断准确性研究摘要报告准则

条目	编号	说明
背景与目的	1	可以判断为诊断准确性试验，至少使用一个准确性指标（如灵敏度、特异度、预测值或AUC）
	2	诊断准确性研究目的

续表

条　目	编号	说　　明
方法	3	数据收集：前瞻性或回顾性研究
	4	研究对象纳入标准及数据收集的场所
	5	招募研究对象是连续纳入、随机选择还是方便抽样
	6	描述待评价诊断试验和参考标准（金标准）
结果	7	纳入分析的研究对象中患和不患目标疾病的人数
	8	待评价诊断试验准确性指标的点估计值及精度（如 95%置信区间）
讨论	9	研究结果的总结与解释
	10	对临床实践的意义，包括待评价诊断试验的预期用途
注册	11	注册号码和注册机构名称

如果没有针对某一设计类型的摘要报告准则，可参阅对应的临床研究报告一般准则，其中也明确规定了标题和摘要报告要点，见表 14-3。可以看到，大多数摘要都要求采用结构化格式报告，包括“背景与目的、方法、结果、结论/讨论”模块。

表 14-3　临床研究报告一般准则对标题和摘要的报告要求

临床研究报告一般准则*	标题和摘要报告内容
CONSORT	研究对象如何分配到各试验组（如随机分配或随机化）；如果是整群随机试验，还需说明分配是以整群为单位进行的；如果是非劣效性或等效性试验，则需明确试验是非劣效性或等效性试验
TREND	研究对象如何分配到各试验组、摘要结构化、研究对象或抽样的相关信息
STROBE	在题目或摘要中根据设计类型写明“队列研究”“病例对照研究”或“横断面研究”。摘要应当是全文的一个内容丰富、结构化的摘要，包括了清单里的重要项目
SPIRIT	题目应描述该研究的设计、人群、干预措施，如果适用，也要列出题目的缩写（只针对题目）
STARD	把文章标记为诊断准确性（推荐使用 MeSH 主题词“灵敏度与特异度”）
TRIPOD	题目应明确本研究为开发和/或验证多变量预测模型、目标人群、要预测的结局 摘要应提供研究目的、研究设计、设置、参与者、样本量、预测因素、结局、统计分析、结果和结论
PRISMA	题目应明确本研究报告是系统综述、Meta 分析，还是两者 摘要应提供结构式摘要，包括背景、目的、资料来源、纳入研究的标准、研究对象和干预措施、研究评价和综合的方法、结果、局限性、结论和主要发现、系统综述的注册号

*报告准则具体解释见本章第二节

2. 关键词（key words）　是论文中最能反映主题信息的特征词汇、词组或短语。一篇论文的关键词数量为 3~8 个，视期刊的要求而定。选择关键词的常见问题包括不能反映论文主题；不是名词或名词性词组；排序不当；标注太少或太多；中英文不一致等。关键词可以单独一页，也可以写在摘要后面。我国医学期刊大多采用由美国国立医学图书馆编辑出版发行的《医学索引》（Index Medicus，简称 IM）所列的主题词表（MeSH）作为关键词，目的是通过选择主题词与副主题词来提高论文的检准率和检全率。副主题词与主题词一起使用可以更完整地描述研究主题特定方面的内容。作者可以通过网页 https://meshb.nlm.nih.gov/search 检索相关领域词汇的 MeSH 主题词。例如，检索 breast cancer，得到主题词为 breast neoplasms。

三、投　稿　信

当作者准备将论文投稿时，应给期刊编辑部写一封信放在稿件前面，该信为投稿信（cover letter）。投稿信一般包括以下内容：本研究或发现的意义、对需要说明的问题加以说明、对研究成果可能引起的利益冲突或法律纠纷问题加以说明、通信作者的签名、其他需要说明的问题、推荐审稿人及联系方式、通信作者的详细地址和联系方式（包括电话、传真、E-mail）等。投稿信一般不用写太长，但要把论文的精髓和意义写出来，编辑可能不会仔细阅读全文，但一般会先通过阅读投稿信对研究形成初步印象。下面是某研究的一份投稿信，供读者参考。

Dear [Name of Editor-in-Chief],

We would like to submit a manuscript entitled "*[Title]*" for consideration of publication in *[Name of the Journal]*. All co-authors have confirmed and agreed with the content of the manuscript, and there is no conflict of interest to report. We certify that the submission is original work and is not under review at any other journals.

[Brief introduction of the study and illustrate the importance of the research].

I sincerely hope that you find this original research article interesting and worthy of publication in *[Name of the Journal]*, and I agree transfer of exclusive copyright to your Journal.

Yours sincerely,
Signature of the correspondence author
Name of corresponding author,
Institute of corresponding author.
Corresponding address
Office phone number
Fax number
E-mail address

第二节　结果报告一般准则

与一般文学写作不同，医学学术论文有特定的写作格式。但是，从许多关于临床研究结果报告规范性方面的系统综述中发现，无论是摘要还是报告正文均存在许多不规范的地方，造成读者无法快速准确地获取研究的主要信息，也使得后续进行系统综述和 Meta 分析的研究者无法提取有效的信息，因此，由统计学专家、流行病学专家、其他方法学专家、研究者和编辑等组成的国际性合作小组共同起草，经过多年精心系统工作，提出了一系列针对不同研究设计类型的报告准则，目的是改进临床研究报告的质量，提升临床研究水平。这些报告准则不仅能够让已经完成的研究从报告的角度按照清单逐条核查，还能够对即将开展的研究产生一定的规范效应。如果在研究设计时就能考虑到研究报告所要求的内容，将大大提升研究设计的质量。许多期刊鼓励作者在提交研究论文时，遵循报告准则的检查清单和流程图，以促进稿件的同行评议过程，提高稿件接受率。

提高卫生研究的质量和透明度（Enhancing the QUAlity and Transparency Of health Research，EQUATOR）网站（http：//www.equator-network.org/）是一个可检索临床研究报告准则的数据库，并与研究报告有关的其他资源链接。EQUATOR 网站旨在通过促进透明和准确的报告，以及更广泛地使用强有力的报告准则，提高卫生研究文献的可靠性和价值。我们将对其中比较常见的报告准则及其他研究设计类型对应的较权威的报告准则进行详细介绍，并在附录Ⅳ中展示相应中文翻译版本。

一、结果报告一般准则的分类

表 14-4 按照研究设计类型列出了目前比较常见的报告准则及其版本。

表 14-4　临床研究报告一般准则

研究设计类型	报告准则	全　称	最新版
临床试验（方案）	SPIRIT	Standard protocol items：recommendations for interventional trials	2013
随机对照试验	CONSORT	Consolidation standards of reporting trials	2010
非随机对照试验	TREND	Transparent reporting of evaluation with nonrandomized designs	2004
观察性研究	STROBE	Strengthening the reporting of observational studies in epidemiology	2007
诊断准确性研究	STARD	Standards for reporting of diagnostic accuracy	2015
预后研究与预测模型	TRIPOD	Transparent reporting of a multivariable prediction model for individual prognosis or diagnosis initiative	2015
系统综述和 Meta 分析	PRISMA	Preferred reporting items for systematic review and Meta-analysis	2009

二、结果报告一般准则中的统计学要求

1. 临床试验（方案）撰写准则　临床研究方案详细记录了研究目的、试验注册、伦理审查、实施步骤、数据收集与统计分析方案等内容，是临床研究设计、实施、报告和评价的基础。SPIRIT 准则是撰写干预性临床研究（包括 RCT）方案的规范与指引。SPIRIT（2013 版）声明中包含 33 个条目，注重研究方案中需要报告的内容，而不是研究方案的格式。在 SPIRIT 声明的官网（http：//www.spirit-statement.org/）上有对 SPIRIT（2013 版）声明的详细阐述与举例，表 14-5 列出了 SPIRIT（2013）版声明中与统计学相关的内容和条目。

表 14-5　SPIRIT（2013 版）声明中统计学相关的条目

内　容	条目	描　述
引言		
试验设计	8	试验设计的描述，包括试验设计类型（如平行组设计、交叉设计、析因设计及单组设计），样本分配比例及研究框架（如优效性、等效性、非劣效性、探索性）
方法		
结局指标	12	主要、次要和其他结局指标，包括反映结局指标的特定测量变量（如收缩压）、个体水平的分析变量（如与基线相比的改变量、最终值、生存时间等），统计描述方式（如均数、比例）及对哪个时间点的测量值进行数据分析
样本量	14	估算达到研究目的所需的受试者数量，说明样本量计算的过程，包括任何临床假设和统计假设
干预措施的分配方法（针对对照试验）		
分配序列产生	16a	产生分配序列的方法（如计算机产生随机数字）及用于分层的所有因素。为了减少随机序列的可预测性，任何预设的限定细则（如区组随机化中的区组长度）应保存在单独的文档中并保证试验招募者或干预措施分配者均无法获得这些数据
数据收集、管理和分析方法		
数据管理	19	录入、编码、保密及储存数据的方案，包括任何质量控制的措施（如双重录入、数值逻辑检查）。如果研究方案中不包含数据管理的具体内容，应指明可以找到其内容的方法和途径
统计方法	20a	分析主要和次要结局指标的统计方法。如果研究方案中不包含统计分析方案具体设计，应指明可以找到其内容的方法和途径
	20b	附加分析的方法，如亚组分析和校正分析
	20c	对统计分析人群的定义（根据受试者是否依从研究方案），处理缺失数据的方法（如多重填补）等

条目 8 中的“试验设计”不仅指临床试验设计类型（如平行对照设计、析因设计等），也指概念性的试验设计框架（如优效性、非劣效性或等效性研究），还包括试验设计的细节（如随机化的单位、各组样本量的分配比例等）。最常见的临床研究设计是 1：1 平行对照、双臂、优效性临床试验。本书第十章具体介绍了常用的临床试验设计方案，作者应在研究方案中清晰地描述临床试验设计的细节。例如，早期帕金森病患者服用盐酸普拉克索（Pramipexde in patients with Parkinson’s disease，PROUD）试验为一项随机、对照、双盲（观察者、外科医生和患者）、多中心、优效性临床试验。该试验有两个平行组，主要结局指标为手术后 30 天伤口感染率。采用区组随机化分组方案，将受试者按 1：1 的比例分配入试验组或对照组（Heger U，2011. Trials，12：245）。如果采用不太常见的试验设计，鼓励作者解释选择该设计方案的原因，因为这类设计常意味着需要更大的样本量或更复杂的统计分析和解释。

条目 14 是样本量估计的相关要求。参与研究的受试者数量是临床研究设计、经费预算和可行性的关键内容，需要通过详细的样本量计算来确定研究所需的最小样本量。若预估的效应或差异真实存在，研究有足够的样本量才能以较大的功效检测到具有统计学意义的效应或差异。临床试验应严谨地规划样本量，并清晰地报告确定样本量的过程。作者应在研究方案中写明以下要素：①样本量计算所依据的主要结局指标。②试验组和对照组结局指标的预估值（如阳性事件发生率、均数和标准差），研究者应尽量说明各分组指标估计值的合理依据，如列出参考文献等。③计算样本量的统计学方法。④显著性水平 α。⑤检验功效（$1-\beta$）。⑥各组间样本量的分配比例，如试验组与对照组按 1：1 的比例分配入组。⑦每组需要的样本量（包括未考虑脱失率、考虑脱失率的样本量）。

条目 20a 是关于统计方法部分的描述。研究方案中应明确说明每个计划实施的统计分析，对统计方法清晰、明确、完整、公开的表述有助于统计分析的实施、结果重现和严格评价，也应说明预先设定的统计方法在后续研究分析中是否有变化。统计分析方法的选择会影响主要研究结论。因此，在研究方案中应预先确定主要结局指标的分析方法（包括组间比较的方法）（条目 20b 和 20c），准确地定义纳入分析的受试者（条目 20c）及缺失数据的处理方法（条目 20c）。对于次要结局指标与探索性结局指标也需要预先设定统计分析策略。此外，在研究方案中需要说明使用的显著性水平（即 α 的取值水平）、结局指标的效应量（如 *HR*）和置信区间水平（如 95%置信区间）。

大多数临床试验都在一定程度上面临多重比较的问题。如果对多个研究组、多个结局指标之间进行了多重比较或者进行了期中分析，会出现 I 类错误 α 膨胀的问题，而且存在选择性报告部分结果的可能性。因此，临床试验需要在研究方案中提前规划好将进行哪些组间比较并说明校正总体显著性水平 α 的方法，如果有主次之分，还需要说明哪次组间比较是最主要的结果。

最后，针对不同的试验设计（如整群随机设计、析因设计、交叉设计等），研究方案中还应包括该研究设计特定的分析方法的阐述，如在整群随机化临床试验的研究方案中需要说明对整群因素的统计学考虑与分析计划。

2. RCT 报告准则　CONSORT 由临床试验学者、方法学家和生物医学编辑组成的国际小组制定的 RCT 报告准则。CONSORT 主要针对 RCT 的报告，也有多个 CONSORT 拓展版适用于整群随机试验、非劣效性临床试验等。CONSORT 旨在改善临床试验报告的完整性与透明性，为医疗与公共卫生决策提供更好的证据支持。PubMed 中 50%以上的医学期刊在稿约中要求投稿的 RCT 文章必须符合 CONSORT 准则。目前，最新修订的 CONSORT（2010 版）包括 25 个条目清单和一张受试者流程图。CONSORT 具体介绍了论文撰写时在标题与摘要、引言、方法、结果、讨论和补充信息中需要详细报告的内容。CONSORT 准则的官网（www.consort-statement.org）上有对清单中 25 个条目逐一的解释和说明，表 14-6 仅列出了 CONSORT 准则中方法和结果部分中与统计学相关的条目。

表 14-6　CONSORT 2010 中统计学相关的部分条目

内　容	条目	描　述
方法		
试验设计	3a	描述试验设计（如平行对照设计、析因设计），包括受试者分配入各组的比例
样本量	7a	如何确定样本量
	7b	必要时，解释期中分析和试验中止原则
随机化		
随机序列产生	8a	产生随机分配序列的方法
	8b	随机分配的方法，包括任何限定条件（如怎样分区组和各区组样本多少）
统计学方法	12a	用于比较各组主要和次要结局指标的统计学方法
	12b	附加分析的方法，如亚组分析和校正分析
结果		
基线资料	15	用一张表格列出每一组受试者的基线数据，包括人口学资料和临床特征
纳入分析的例数	16	各组纳入每一种分析的受试者数目（分母），以及分析是否按照最初的分组分析（意向性分析）
结局和估计值	17a	各组主要和次要结局指标的结果，效应估计值及其精确度（如 95%置信区间）
	17b	对于二分类结局指标，建议同时提供绝对效应值和相对效应值
辅助分析	18	报告任何其他的分析（如亚组分析和校正分析）结果，指出哪些是预先设定的分析，哪些是新尝试的分析

条目 8a 随机序列的产生：产生随机分配序列的方法。采用正确的随机分配序列将受试者随机地分配入试验各组是临床试验中控制混杂和偏倚的重要方法，作者应该提供充分的信息让读者可以评价生成随机分配序列的方法，以及分组过程中产生偏倚的可能性、分配隐藏方法。如果缺乏进一步说明，读者仅从“随机分配”“随机化”“随机”等词语中无法做出准确的判断。在文献中“随机”经常被不恰当地用来描述一些使用了非随机的、具有确定性的分配方法，如交替分配、按出生日期分配等。正确的随机分配应该是不可预测的，如根据随机数字表或者计算机随机数字生成器得到的随机序列分配受试者。

条目 17b 结局和估计值：对于二分类结局指标，建议同时提供相对效应值和绝对效应值。因为相对效应和绝对效应从不同方面反映处理因素的效应和影响。相对效应值包括 *HR*、*OR*，绝对效应值包括 *AR* 等。绝对效应值的外推性不如相对效应值好，因为绝对效应值的计算依赖对照组的基础风险，但不同人群中对照组的基础风险不同。如果在结果中仅呈现 *RR*，医生和非专业人士很有可能高估处理因素的效应。若研究的疾病是常见病，*RR* 就算很小（接近 1），在公共卫生领域也可能有十分重要的意义；若研究的疾病是罕见病，较大的 *RR* 对于高风险组的人而言有重要的提示作用，但是对于公共卫生的意义不是那么大。因此，在研究中同时报告相对效应值和绝对效应值能帮助读者更加全面地判断处理因素的效应。

条目 18 辅助分析：报告任何其他的分析（如亚组分析和校正分析）结果，指出哪些是预先设定的分析，哪些是新尝试的分析。对相同的数据进行多重分析会增加假阳性结果的可能。研究者应该尽量避免进行多次亚组比较。在临床试验方案中预设的分析结果比数据驱动得到的分析结果更为可靠，因此作者应报告哪些分析是在临床试验方案中预先设定的。如果进行了亚组分析，作者需要说明分析了哪些亚组、选择这些亚组的原因、亚组分析是否在试验方案中提前计划等。在亚组分析中，分析的重点并不是在某个亚组中疗效是否有统计学意义，而是不同的亚组之间疗效的差异是否有统计学意义，因此需要分析亚组与干预措施的交互作用。在报告交互作用的分析结果时，不仅要报告交互作用的 P 值，而且要报告每个亚组中不同处理的效应差异。

类似的建议也适用于对基线变量作校正后的分析。如果在统计分析中校正了基线变量，作者应该同时报告校正前和校正后的分析结果，还需要说明校正的原因、校正变量的选择、校正分析是否在试验方案中预先计划等。如果没有预先计划哪些基线变量用于校正分析，而只是因为事后分析发现基线变量在组间存在差异，而对这些变量进行校正，有可能导致对疗效的有偏估计。因为在随机化过程可靠的前提下，基线变量的组间差异是由随机因素造成的。

3. 非随机对照试验报告准则　TREND 是非随机设计的干预性临床试验的报告准则。在循证医学中，RCT 是评价临床干预措施效果的金标准，但由于技术限制和伦理考虑，许多临床或者公共卫生干预措施不适合采用 RCT。这种情况下，非随机对照试验可以用于评价临床治疗、公共卫生干预措施的效果，并为临床与公共卫生决策提供重要证据。TREND 准则旨在提高非随机对照试验报告的规范性、完整性和公开性，为临床医疗与公共卫生决策提供更好的证据支持。TREND 准则只适用于采用非随机设计的评价干预措施效果的研究，而不是所有采用非随机对照的研究。评价干预措施的研究必须包括以下几点：①定义明确的干预措施。②可以用于评价干预措施效果和效益的研究设计。TREND 包含 22 个条目，其中大部分条目与 CONSORT 相似，一些与非随机设计相关的条目（8、10 和 15）是 CONSORT 中没有的。表 14-7 仅列出了 TREND 准则方法和结果部分中与统计学相关的条目。

表 14-7　TREND 中统计学相关的部分条目

内　容	条目	描　述
方法		
样本量	7	如何确定样本量，必要时，解释期中分析和试验中止原则
分配方法	8	①分配单位；②分配方法；③为减少因非随机化而可能出现的偏倚所采取的措施
分析单位	10	①描述用于评价干预措施效果的最小分析单位；②如果分析单位和分配单位不同，需要描述采用何种方法来调整
统计学方法	11	①比较各组主要结局指标使用的统计学方法，包括相关数据的总结方法；②其他分析方法，如亚组分析和校正分析；③如果有缺失数据，还应考虑到缺失数据的处理方法；④使用的统计软件或程序
结果		
基线资料	14	①各组基线人口学特征和临床特征；②与特定疾病预防研究有关的每个研究状况的基线特征；③研究人群中失访个体与在访个体基线情况的比较；④研究人群和关注的目标人群的基线特征比较
基线一致性	15	各研究组基线一致性的数据和用于控制基线差异的统计学方法

续表

内　容	条目	描　述
纳入分析的例数	16	①纳入每个分析组的受试者数目（分母），尤其是结局不同时会发生变化的分母，如可能，使用绝对数来描述结果；②是否进行了意向性分析，如果没有，应该说明分析中如何处理不依从的研究对象数据
结局和估计值	17	①对每个主要和次要结局，报告各组综合结果、估计效应大小，使用置信区间描述精确度；②列出无效和阴性结果；③如有其他干预的因果路径，还需附加列出
辅助分析	18	总结分析结果，包括亚组分析和校正分析，阐明哪些分析是预先设定的，哪些是探索性的

条目 8 分配方法：①分配单位；②分配方法；③为减少因非随机化而可能出现的偏倚所采取的措施。未使用随机化分组可能会造成混杂和偏倚，作者应该客观地汇报分配受试者的单位（如个体、小组、社区）、将各单位分配到研究组的方法、采用的限制方法（如区组设计、分层分配等）和采取的减少偏倚的措施（如匹配等）。充分报告分配方法使读者可以有效地判断统计分析方法的合理性与研究结果的可靠性。例如，受试者按照纳入研究的顺序分配到不同研究分组，第奇数位（如第 1、3、5 位）进入研究的被分配到试验组，第偶数位（如第 2、4、6 位）进入研究的被分配到对照组。

条目 10 分析单位：①描述用于评价干预措施效果的最小分析单位；②如果分析单位和分配单位不同，需要描述采用何种方法来调整。如果研究中数据分析单位与受试者分配单位不同，研究者应在数据分析中考虑分配单位内的相关性。假设某研究的结局指标为某一服从正态分布的定量变量，该研究以家庭为单位将受试者分配到两个研究组，采用两独立样本 t 检验对所有受试者进行组间比较的做法是不正确的，因为研究组内来自同一家庭的个体间具有相关性，违背了 t 检验个体间相互独立的前提条件。例如，由于受试者按组别分配到不同研究组，因此在组别水平进行数据分析，使用混合效应模型来解释每组内的受试者水平随机效应。

条目 15 基线一致性：各研究组基线一致性的数据和用于控制基线差异的统计学方法。CONSORT 中条目 18 指出当随机化过程可靠时，基线变量的组间差异是由于随机因素造成的。与 RCT 不同，基线变量的组间比较对非随机对照试验十分重要。在非随机对照试验中，基线变量的组间显著性差异提示结局指标的效应可能受混杂因素的影响，需要在进一步的分析中校正基线变量的影响。作者应描述各研究组基线变量组间比较的结果，报告用于控制基线不均衡的统计学方法。例如，试验组与对照组的人口学特征（性别、年龄、种族/民族）没有统计学差异（$P>0.05$），但试验组受试者的注射药物频率的基线水平高于对照组（$P=0.03$）。因此，所有回归分析均在模型中纳入了注射药物频率的基线水平作为协变量。

4. 观察性研究报告准则　STROBE 是由流行病学家、方法学家、统计学家、研究者和编辑组成的一个国际性合作小组共同制定的观察性研究论文的报告准则，包括横断面研究、病例对照研究、队列研究。STROBE 的核对清单内容涵盖了论文的标题、摘要、引言、方法、结果和讨论等，共有 22 个条目，其中 4 个条目专属于横断面研究、病例对照研究、队列研究的报告，其余 18 个条目为这 3 种观察性研究设计通用。表 14-8 中列出了 STROBE 的方法和结果部分中与统计学相关的条目，并选取主要的条目进一步解释说明。

表 14-8　STROBE 中统计学相关的部分条目

内　容	条目	描　　述
方法		
研究对象	6	(1) 队列研究：描述纳入和排除标准，研究对象的来源和选择方法，随访方法。病例对照研究：分别给出病例和对照的纳入和排除标准，给出精确的病例诊断标准和对照选择的原则，说明选择病例与对照的原因。横断面研究：描述纳入和排除标准，研究对象的来源和选择方法 (2) 队列研究：对于匹配设计，描述匹配的原则，暴露组和非暴露组的人数。病例对照研究：对于匹配设计，描述匹配标准和每个病例匹配的对照数
样本量	10	描述决定样本量大小的原理，包括统计学计算和实际考虑
定量变量	11	解释定量变量如何分析，必要时，描述如何将定量变量分组及其分组的原因
统计学方法	12	(1) 描述统计方法，包括控制混杂的方法 (2) 描述如何进行亚组分析与交互作用分析 (3) 描述对缺失值的处理 (4) 队列研究：如适用，描述解决处理失访问题的方法。病例对照研究：如适用，描述如何处理匹配问题。横断面研究：如适用，描述考虑到抽样策略的分析方法 (5) 描述敏感性分析的方法
结果		
描述性资料	14	(1) 描述研究对象的特征（如人口学、临床和社会特征）及暴露因素和潜在混杂因子的信息 (2) 指出每个研究变量的缺失数据的比例 (3) 队列研究应描述随访时间（如平均/中位随访时间、总随访时间）
结局资料	15	队列研究：报告发生结局事件的数量或生存时间相关的综合指标。病例对照研究：报告各暴露类别的数量或综合指标。横断面研究：报告结局事件的数量或综合指标
主要结果	16	(1) 报告未校正的效应值，必要时，报告校正混杂因素后的效应值，同时报告效应值的精度（如95%置信区间），阐明校正了哪些混杂因素及选择这些混杂因素的原因 (2) 如果对连续型变量进行分组，要报告每组观察值的范围 (3) 基于研究目的，可以把 *RR* 转换成绝对危险度
其他分析	17	报告进行的其他分析，如亚组分析和敏感性分析

条目 11 定量变量：解释定量变量如何分析，必要时，描述如何将定量变量分组及其分组的原因。研究者可以选择如何收集、分析关于暴露因素、效应修饰因素和混杂因素的定量数据。例如，研究者可以将连续型的暴露因素转换为分类变量。分组的选择可能对后续分析产生重要的影响。研究者应解释分组的原因及过程，包括组别数量、截断值、每个分组的均数或中位数等。若以表格的形式呈现数据，还应报告分类变量每一个类别的病例数、对照数、存活人数、生存时间等。

研究者可能将暴露因素以连续型变量的形式纳入模型，以便充分利用数据信息。在决定采用连续型变量分析之前，研究者需要考虑暴露因素与结局的内在关系。许多常见模型常假设暴露因素和结局呈线性关系，但在实际研究中自变量与结局之间的关系并非总是线性的。因此，数据分析时研究者应考察其是否满足线性关系，研究者可以报告在分析过程中探索过的备选模型（如使用对数变换、二次项或者样条函数）。若不满足线性关系，研究者可以采用多项式等方法拟合暴露因素和结局之间的非线性关系。对于主要感兴趣的暴露因素，同时报告其作为连续型变量和转换为分类变量的分析结果可以为读者提供更多有用信息。

条目 15 结局资料：队列研究应报告发生结局事件的数量或生存时间相关的综合指标。病例对照研究应报告各暴露类别的数量或综合指标。横断面研究应报告结局事件的数量或综合指标。条目 15 阐述的是在观察性研究中应如何进行结局指标（队列研究、横断面研究）或暴露因素（病例对照研究）的统计描述。在分析暴露因素（危险因素）与结局的关联之前，应先对结局指标进行统计描述。研究者可以在同一张统计表中呈现统计描述与关联性分析的结果。

对于以事件发生与否为结局指标的队列研究，应报告每个感兴趣结局的事件数。研究者可报告结局事件的发生率（分母的单位为人·年）。如果结局事件发生的风险随时间变化，应选择用 Kaplan-Meier 法或寿命表法呈现在适当的随访时间间隔内的结局事件数与发生率。研究者应考虑以分组（根据感兴趣的暴露因素）的形式呈现 Kaplan-Meier 生存曲线或寿命表。此外，对于以与时间相关的定量变量（如血压等）为结局指标的队列研究，研究者应通过图表报告不同时间点上结局指标的合适统计指标（如均数和标准差）。

对于横断面研究，需要报告的统计指标与队列研究相似。以事件发生与否为结局指标的横断面研究应报告事件数与事件发生率，以定量变量为结局指标的横断面研究应报告结局指标的合适统计指标（如均数和标准差）。对于病例对照研究，应分别报告病例组和对照组的暴露因素的频数或定量统计描述。

对于这 3 种观察性研究设计而言，将定量变量（包括暴露因素与结局指标）在表格中列为分类变量可能有助于描述数据，即使后续分析中使用的仍是原始的定量变量。

5. 诊断准确性研究报告准则　STARD 是诊断准确性研究的报告准则，于 2003 年提出，2015 年发布了更新版本，新的 STARD 在适用性和潜在偏倚新证据的基础上，对 2003 版的报告准则清单和流程图进行了修订增补，目前提倡使用 2015 版本，本书仅讲解 2015 版。此外，诊断准确性研究还明确了研究报告流程图（见附录）、摘要报告准则（见本章第一节）。在网页 http：//www.equator-network.org/ reporting-guidelines/stard/ 中读者可以检索到有关诊断准确性研究相关的全部报告准则。表 14-9 中列出了 STARD 的方法和结果部分中与统计学相关的条目，并选取主要的条目进一步解释说明。

表 14-9　STARD 2015 中统计相关的部分条目

章节与主题	序号	条　目
标题或摘要		
	1	标题或摘要中描述出至少一种诊断准确性研究的计算方法（如灵敏度、特异度、预测值或 AUC）
方法		
研究对象	9	研究对象是连续的、随机的入组，还是选取方便样本
试验方法	12a	描述待评价诊断方法的最佳截断值或结果分类的定义和原理，区分截断值是预先设定的还是探索性的
	12b	描述金标准的最佳截断值或结果分类的定义和原理，区分截断值是预先设定的还是探索性的
分析	14	用于评估诊断准确性的计算或比较方法
	15	如何处理待评价诊断方法或金标准的不确定结果
	16	待评价诊断方法或金标准中缺失数据的处理方法
	18	预期样本量及其计算方式
结果		
试验结果	23	比照金标准的结果，使用四格表展示待评价诊断方法的检测结果（或分布）
	24	报告诊断准确性的估计值及其精度（如 95%置信区间）

条目 1 标题或摘要：描述出至少一种诊断准确性研究的计算方法（如灵敏度、特异度、预测值或 AUC）。诊断试验准确性的评价常采用灵敏度、特异度、预测值及 AUC 等指标

来描述。因此，在标题或摘要中体现这些指标，将有助于读者准确判断该研究设计为诊断准确性研究。

条目 9 研究对象：是连续的、随机的入组，还是选取方便样本。本条目阐述了研究对象的选择方式，如果是抽样获得，则需描述抽样方式；如果是连续招募，则只需写明，不再需要描述抽样方式。例如，“……在进入研究之前，所有受试者都由第一作者进行评估和筛选，以获得研究资格。

条目 12a 试验方法：描述待评价诊断方法的最佳截断值或结果分类的定义和原理，区分截断值是预先设定的还是探索性的。最佳截断值用于规定研究结果分类。比如，研究丙型肝炎（hepatitis C，HCV）检测，阳性代表有病、阴性代表无病；如果指标是定量的，如 AFP，则可采用 ROC 分析方法选择最佳截断值，高于截断值定义为阳性，低于截断值定义为阴性。

条目 12b 试验方法：描述金标准的最佳截断值或结果分类的定义和原理，区分截断值是预先设定的还是探索性的。金标准的最佳截断值如何定义。例如，肝癌微血管侵犯，采用组织病理蜡块阅片判断阴性或者阳性；又如定量指标吲哚菁绿（indocyanine green，ICG）值，临床上公认如果 ICG>15 为肝功能衰竭，ICG<15 则为正常。

条目 14 分析：用于评估诊断准确性的计算或比较方法。通常采用 ROC 曲线分析，如果进行了比较，则需描述是如何进行比较的。

条目 15 分析：如何处理待评价诊断方法或参考标准的不确定结果。描述是否存在不确定的诊断及处理方式。例如，“……，不确定的结果被认为是假阳性或假阴性，并纳入最终分析。例如，一个患有阑尾炎的患者的不确定结果被认为是阴性的检测结果”。

条目 16 分析：待评价诊断方法或参考标准中缺失数据的处理方法。描述是否进行了缺失值处理，如果删除或者填补，需写明具体处理方法。

条目 18 分析：预期样本量及其计算方式。研究者需提供给读者有关样本量估计的全部可能参数，如预期精度、检验功效、是否成功入选到预期的样本量等。这些信息对读者评估诊断方法的准确性非常重要。增大样本量可减少估算灵敏度和特异度时的不确定性。但是过大的样本量会导致时间、资源的浪费，而过小的样本量则可能无法检测到效应的存在。例如，“在筛查队列中，预期 6mm 或以上腺瘤的患病率为 12%，对这些靶病变的敏感度为 80%，以此指导研究招募工作。研究者计划招募大约 600 名受试者，以获得抽样误差约 8%的灵敏度。这一样本还将允许 90%的检验功效来检测计算机断层结肠镜和光学结肠镜在灵敏度上的差异（大于等于 18%）。”

条目 23 试验结果：比照金标准的结果，使用四格表来展示待评价诊断方法的检测结果（或分布）。即参考标准为二分类，待评价诊断方法分为二分类，构造 2×2 的四格表，计算金标准与待评价诊断方法一致与不一致数目，从而展示诊断结果。

条目 24 试验结果：报告诊断准确性的估计结果及其精度（如 95%置信区间）。描述诊断试验方法的敏感度、特异度、预测值、ROC、准确率等指标及对应的 95%置信区间。

6. 预后研究与预测模型报告准则　TRIPOD 包括预测模型开发和验证报告准则（prediction model development and validation）、预测模型开发报告准则（prediction model development）、预测模型验证报告准则（prediction model validation）。开发预测模型是为了帮助卫生保健提供者估计某一特定疾病或条件出现的概率或风险（诊断模型）或未来将发生的某一特定事件（预测模型），以便为他们的决策提供信息。然而，当前预测模型研究的报告质量很差。因此，由统计学专家、方法学专家、卫生保健专业人员和期刊编辑组成的专家小组提出了 TRIPOD 准则，并于 2015 年同步发表在多个顶级临床医学期刊[如《英国医学期刊》(*British Medical Journal*，BMJ)，《循环》(*Circulation*)，《内科学年鉴》(*Annals of Internal Medicine*) 等]，具体完整的清单可在官方网页查看。由于预测模型患者选择因具体研究设计而异，TRIPOD 没有推荐的患者入组流程图，但在官方网页读者可以查到流程图的示例。TRIPOD 共包含 22 个条目，表 14-10 中列出了 TRIPOD 的方法和结果部分中与统计学相关的条目，并选取主要的条目进一步解释说明。

表 14-10　TRIPOD 中统计相关部分条目

主题	条目	训练/验证	清单
方法			
数据来源	4a	D、V	描述研究设计或数据来源（如随机试验、队列或登记数据），尽量使用于建模和验证的数据集分开
样本量	8	D、V	解释样本量是如何得出的
缺失值	9	D、V	描述缺失数据的处理方法（例如，完整的案例分析、单一填补、多重填补），并提供任何估算方法的细节
统计分析方法	10b	D	明确模型的类型，描述所有建模过程（包括任何预测因素的选择），以及内部验证的方法
	10c	V	为了验证模型，请描述预测值是如何计算的
	10d	D、V	明确用于评估模型性能的所有方法，如果有意义还要对多个模型进行比较
	10e	V	如果验证研究过程中对原模型进行了更新，还要描述模型的更新或校正（如重新校准）
风险分组	11	D、V	如果选择了高危人群，请提供定义高危人群的详细信息
模型构建或验证	13c	V	对于验证研究来说，还要体现与建模数据在一些重要变量（人口统计特征、预测因子及结局）分布的比较
结果			
模型构建	14b	D	必要时，需报告每个候选预测因素与结果之间未经校正的关联分析结果
模型说明	15a	D	提供完整的预测模型，以允许对个体进行预测（即所有的回归系数、模型的截距或在一个给定时间点的生存曲线）
模型效果	16	D、V	报告预测模型的性能评估（使用置信区间）

注：D：训练（Development）；V：验证（Validation）

条目 4a 数据来源：描述研究设计或数据来源（如随机试验、队列或登记数据），尽量使用于建模和验证数据集分开。预测模型的建立和验证通常是在不同的数据集上进行，因此需明确写出所用数据集的来源。通常，数据集包括训练集、验证集和测试集。

条目 8 样本量：解释样本量是如何得出的。如果有特定的样本量计算，请采用前面几节的方法进行描述。然而，通常一个来自大型队列研究的数据集已经可以提供对整个人群的潜在预测因素和结果的测量，因此使用整个数据集是有意义的，无论它是否满足特定样本规模的计算。如果是这样，则应明确指出这种情况，而不是试图根据任意的事后抽样规模计算来证明数据集的抽样规模是合理的。

条目 9 缺失值：描述缺失的数据是如何处理的（如完整的案例分析、单一填补、多重填补），并提供估算方法的具体细节。描述缺失值处理的具体方法，由于预测模型通常进行多因素分析，如果存在缺失值不进行处理，将使样本数量降低许多。完整的案例分析即把所有完整数据提出来进行建模；单一填补是采用一种统计方法对缺失值进行处理，如均数填补法；多重填补是采用多次缺失值处理方法再合并结果。

条目 10b 统计分析方法：明确模型的类型，描述所有建模过程（包括任何预测因子的选择），以及内部验证的方法。模型按照结局不同、方法不同会有不同选择，如 logistic 回归、Cox 回归、决策树、随机森林等。需写明预测因素筛选方法。内部验证一般是将训练样本按照一定比例随机分为训练集和验证集，训练集用于建模，验证集用于内部验证，也可采用交叉验证。

条目 10c 统计分析方法：为了验证模型，请描述预测值是如何计算的。描述对验证集如何根据训练模型计算得出预测值，作者可以提供计算公式或者计算代码。

条目 10d 统计分析方法：明确用于评估模型性能的所有方法，如果有意义还要对多个模型进行比较。通常采用 AUC、准确率、C-index 等对模型效果进行评价，如果进行模型比较，则需写明这些指标在模型之间的对比方法和 P 值。

条目 10e 统计分析方法：如果验证研究过程中对原模型进行了更新，还要描述模型的更新或校正（如重新校准）。当在其他个体中验证（或应用）现有的预测模型时，预测性能通常比模型所针对的个体所估计的性能要差。如果采用更严格的验证形式，如在独立的外部验证集进行验证时，这种差异可能会更大：不同的调查人员在不同的地理位置或场所的验证，比同一调查人员在同一时间的验证更有可能降低性能。当遇到较低的预测精度时，研究人员可能会简单地拒绝现有的模型，并在验证集上重新修改模型，甚至开发出一个全新的模型。此种情况作者应描述具体采用的方法。

条目 11 风险分组：如果选择了高危人群，请提供定义高危人群的详细信息。通常根据模型计算每例患者的预测得分，并根据某得分截断值，将患者分为不同风险组，如采用中位数法将高于中位数的患者定义为高危人群等。例如，“……，根据 NICE 制定的指南，如果 10 年预测的心血管疾病风险为≥20%，那么患者被确定为高风险”。

条目 13c 模型构建或验证：对于验证研究来说，还要体现与建模数据在一些重要变量（人口统计特征、预测因子及结局）分布的比较。即对不同数据集的患者的基本资料进行描述和比较。

条目 14b 模型构建：必要时需要报告每个候选预测因素与结果之间未经校正的关联分析。即报告单因素分析结果。

条目 15a 模型说明：提供完整的预测模型，以允许对个体进行预测（即所有的回归系数、模型的截距或在一个给定时间点的生存曲线）。通过报告回归系数、截距（如 logistic 回归）或基线生存（如 Cox 回归），才可计算出个体风险预测值。

条目 16 模型效果：报告预测模型的性能评估（使用置信区间）。报告 AUC 值、准确率、C-index 等及其 95%置信区间。

7. 系统综述和 Meta 分析报告准则 PRISMA 是系统综述和 Meta 分析文章的报告准则，共包含 27 个条目和一个 4 阶段流程图（附录）。PRISMA 由基于 RCT 的干预性研究系统综述与 Meta 分析报告质量（quality of reporting of Meta-analyses，QUOROM）更名而来，是 QUOROM 的更新版，因此本书仅对 PRISMA 进行介绍。表 14-11 中列出了 PRISMA 的方法和结果部分与统计学相关的条目，并选取主要的条目进一步解释说明。

表 14-11　PRISMA 方法和结果部分与统计学相关的部分条目

内　容	条目	描　述
方法		
单个研究存在的偏倚	12	描述用于评价单个研究偏倚的方法（包括该方法是否用于研究层面或结局层面），以及在资料综合中该信息如何被利用
概括效应指标	13	说明主要的综合结局指标，如 *RR*、*MD*
结果综合	14	描述结果综合的方法，如果进行了 Meta 分析，则说明异质性检验的方法
研究偏倚	15	详细评估可能影响数据综合结果的可能存在的偏倚（如发表偏倚和研究中的选择性报告偏倚）
其他分析	16	对研究中其他的分析方法进行描述（如敏感性分析或亚组分析、Meta 回归分析），并说明哪些分析是预先制定的
结果		
研究内部偏倚风险	19	说明每个研究中可能存在偏倚的相关数据，如果条件允许，还需要说明结局层面的评估（条目 12）
单个研究结果	20	针对所有结局指标（有效性或安全性），说明每个研究的各干预组结果的简单合并（*a*）及综合效应值及其置信区间（*b*），最好以森林图形式报告
结果的综合	21	描述综合主要结果。如果进行了 Meta 分析，描述 Meta 分析结果，包括置信区间和异质性检验的结果
研究间偏倚	22	说明研究间可能存在偏倚的评价结果（条目 15）
其他分析	23	如果有，给出其他分析的结果（如敏感性分析或亚组分析，Meta 回归分析，见条目 16）

条目 12 单个研究存在的偏倚：描述用于评价单个研究偏倚的方法（包括该方法是否用于研究层面或结局层面），以及在资料综合中该信息如何被利用。作者应描述对纳入研究所使用的评估偏倚的任何方法，如果没有进行评估，应给出理由。作者应报告他们如何评估偏倚的风险；评估是否采用盲法；评估是否由一个以上的人完成，如果是的话，评估是否独立完成。作者可在 Cochrane 图书馆中找到关于各种设计类型的系统综述和 Meta 分析中评价研究偏倚的方法。

条目 13 概括效应指标：说明主要的综合结局指标，如 *RR*、*MD* 等。作者应先描述设定的主要终点指标及每个指标的综合效应指标。例如，对于二分类结局，最常见的概括效应指标是 *RR*、*OR*、*RD*。对于连续型结局指标，常用的是 *MD*。时间事件结局指标，常用 *HR*。

条目 14 结果综合：描述结果综合的方法，如果进行了 Meta 分析，则说明异质性检验的方法。结果综合是系统综述和 Meta 分析重要的一步，但是不同研究之间可能存在较大的异质性，根据异质性的程度选择合适的方法，需在报告综合结果时，说明进行异质性检验的方法，如固定效应或随机效应方法，并解释选择的原因。

条目 15 研究偏倚：详细评估可能影响数据综合结果的可能存在的偏倚（如发表偏倚和研究中的选择性报告偏倚）。作者应详细报告用来评估可能偏倚的所有方法。

条目 16 其他分析：对研究中其他的分析方法进行描述（如敏感性分析或亚组分析、Meta 回归分析），并说明哪些分析是预先指定的。作者应报告进行的所有的其他分析，包括敏感性分析或亚组分析、Meta 回归分析。如果能事先规定所要进行的分析及方法，则先设定好。

条目 19 研究内部偏倚风险：说明每个研究中可能存在偏倚的相关数据，如果条件允许，还需要说明结局层面的评估（条目 12）。推荐作者使用一个标准的方法及确定标准来评估纳入研究的偏倚。通过列表数据的方式概述纳入研究的评估结果。

条目 20 单个研究结果：针对所有结局指标（有效性或安全性），给出每个研究各干预组结果的简单统计和综合效应值及其置信区间，最好以森林图形式报告。展示每个研究干预组的结果和综合结果及其置信区间能够帮助读者审查单个研究的特征、研究之间的异质性。

条目 21 结果的综合：描述综合主要结果。如果进行了 Meta 分析，描述 Meta 分析结果，包括置信区间和异质性检验的结果。应详细说明系统综述的结果，报告研究的人口学、设计、实施等重要资料。

条目 22 研究间偏倚：说明研究间可能存在偏倚的评价结果（条目 15）。作者应说明研究间可能存在的偏倚评价结果，如果报告了漏斗图，作者应具体说明使用的效应估计值和精确测量值，以及漏斗图的解释。

条目 23 其他分析：如果有，给出其他分析的结果（如敏感性分析或亚组分析、Meta 回归分析，见条目 16）。作者应报告任何其他分析，而不仅仅是有意义的结果。

第三节 论文撰写与投稿

研究论文是科研成果的重要呈现形式，论文的写作与发表都有一定的规范可循。论文全文写作要点可以参考本章第二节介绍的各研究类型的结果报告一般准则，本节将介绍论文写作中统计学方法部分的撰写要点。论文的投稿与发表需要花费许多时间与精力，作者需要在论文投稿前选择合适的期刊，在投稿过程中按照期刊的稿约修改文章格式并提交相关的声明，收到编辑与审稿人的返修意见后应及时回复审稿意见并修改文章内容。本节将简要介绍论文投稿过程中的要点，期望为研究者发表论文提供一定帮助。

一、论文中统计学方法的撰写

除了本章第一小节介绍的标题页和摘要外，研究论文基本格式包括引言（introduction）、材料与方法（materials and methods）、结果（results）、讨论（discussion）、结论（conclusion）、参考文献（references）、补充材料（supplementary，如适用）等。在材料与方法中一般都有统计学方法（statistical analysis）的具体描述，用于详细说明得出主要研究结论的统计分析方法与策略。

作者在统计分析方法部分应该完整地描述论文中所用到的统计分析方法，以保证研究结果的可重现性。论文中使用到的所有统计方法，包括描述性分析，都应该在统计分析方法中详细地说明。例如，描述性分析的统计学方法可以这样写“对于分类变量，采用频数与百分比描述；对于服从正态分布的连续型变量采用均数与标准差描述；对于不服从正态分布的连续型变量采用中位数与四分位数描述”。需要注意的是，这个例子并不普遍适用，当研究中的变量全部都是连续型变量时，“对于分类变量，采用频数与百分比描述”这个描述若出现在该研究的统计分析方法中就是错误的，因为在论文中不能找到与之对应的分析结果。统计分析方法与分析结果需要做到一一对应，论文中未使用到的统计方法不应该出现在统计分析方法的描述中。

在描述统计分析方法的时候，应包括分析指标、相应的统计方法及其他重要细节。如果仅在统计分析方法中写道“本研究采用协方差分析进行统计分析”，这样的描述是不适合的，读者与审稿人无法知道对于哪个结局指标使用了协方差分析，以及校正了哪些协变量。上述描述应改为"本研究的主要结局指标是单次定时刷牙后综合评分与基线相比的变化值（刷牙后评分减去刷牙前评分）。对该结局指标采用协方差分析，在分析中将受试者个体作为随机效应，将治疗分组与研究期作为因子，将个体的基线平均得分和不同研究期基线水平与个体基线值之差作为协变量"。好的统计分析方法的描述能让读者清晰地了解到每个部分的结果是用了什么统计分析方法得到的，并能根据统计分析方法与数据重现分析结果。

统计分析方法部分还包括假设检验单侧或双侧的说明、假设检验的显著性水平、统计分析软件及其版本号等内容。如果研究数据中包含缺失数据，研究者还需要说明对缺失数据的处理方法，例如采用完整数据集进行分析或使用多重填补等。有时样本量估计可以不作为材料与方法中单独的一节，而是合并到统计分析方法中。最后，统计分析方法的撰写要求与研究类型密切相关，建议研究者在写作时参考对应研究类型的结果报告一般准则。

二、期 刊 选 择

学术期刊是发表研究论文的主要载体，也是广大研究者了解前沿研究成果、进行学术交流的主要方式。在投稿的过程中，要根据研究领域、目标读者选择合适的期刊。

1. 期刊选择 在选择投稿期刊时，首先应当考虑目标期刊的专业领域与文章主题的匹配程度。与文章主题匹配程度高的期刊更有可能提供高质量的同行评审，也有利于促进文章发表以后的同行学术交流。研究者可以通过期刊官网上的介绍和查询期刊近几年发表的相关领域论文考察期刊与论文主题的匹配程度。

期刊的质量与影响力是选择目标期刊的重要指标。目前，国内外有多个期刊评价体系，其中影响因子（impact factor，IF）是国际上广泛认可的评价期刊质量与影响力的指标。影响因子高的期刊往往受到研究者的青睐，但影响因子不能完全代表期刊的质量与水平。研究者应结合专业领域的特点合理地选择高质量的期刊。

期刊的审稿周期也是选择期刊时需要考虑的因素之一。不同期刊的审稿周期差异较大，其时间从几周到十几个月不等。研究者在投稿前可以根据既往发表文章了解期刊的审稿周期，并根据自身可以接受的审稿时间长度选择合适的期刊。

2. 期刊评价 期刊评价体系是根据文献数量和被引用次数的综合指标对期刊的质量进行量化评价，用于客观地评价期刊的质量和影响力，为研究者评价与选择期刊提供参考。外文期刊常用的评价体系有期刊引证报告（journal citation reports，JCR）和引用分数度量（citeScore metrics）。期刊引证报告是对 Web of Science 核心数据集收录的所有学术期刊进行综合评价的体系，其常用的统计指标包括影响因子、5 年影响因子（5-year IF）、发文量等。引用分数度量是学术期刊和书籍出版商爱思唯尔（Elsevier）对其文摘型数据库 Scopus 收录的学术期刊、书籍、会议论文集等进行综合评价的指标体系，其统计指标包括了引用分数（cite score）、引用分数追踪（cite score tracker）、引用分数四分位数（cite score quartiles）等。国内期刊评价体系有《中国学术期刊影响因子年报》《中国学术期刊国际引证报告》《个刊影响力统计分析数据库》等。《中国学术期刊影响因子年报》是中国学术期刊（光盘版）电子期刊社、中国科学文献计量评价研究中心发布的对我国正式出版的近 6000 种学术期刊进行综合评价的指标体系，该指标体系包含了期刊影响力指数、影响因子指标体系、出版指标、网络传播指标等评价指标。研究者可在中国知网（China national knowledge internet，CNKI）期刊导航中看到所有收录期刊的复合影响因子与综合影响因子。

3. 开放存取期刊（open access journal，OAJ） 无须读者本人或者其所在机构/单位付费订阅便可在网络上阅读、下载、使用和转发该期刊上已发表的论文全文。常见的开放式存取期刊出版机构有美国公共科学图书馆（public library of science，PLoS）和生物医学中心开放获取期刊（BioMed Central）等。开放存取期刊具有开源、免费、即时、在线获取等优点，开放存取期刊被越来越多的研究者与研究机构接受。对于投稿者而言，大部分开放存取期刊需要支付论文发表的版面费，其费用从几千至几万元不等。在开放存取期刊上发表论文有助于扩大研究论文的影响范围，使论文有更多的机会获得引用，有利于研究成果的传播。目前，也有许多研究者对开放存取期刊质量存在质疑，认为向作者收费的模式会使期刊降低标准来吸引科研人员投稿。因此，作者在选择开放存取期刊时，也应认真考察期刊的质量和口碑。

三、论文投稿与发表

1. 论文投稿 不同期刊对稿件内容与格式的具体要求不同，作者在投稿前应仔细阅读期刊的稿约（guideline for authors），按要求整理摘要、文章结构、文献格式和图表格式等。多数期刊在接受稿件或发表论文时要求作者签署版权转让书，版权转让书中通常要求论文是未曾发表过的原创作品且不涉及一稿多投问题。值得注意的是，一稿多投可能造成重复发表，是严重的学术不端行为，研究者在投稿时应避免一稿多投的情况。此外，在外文期刊上发表论文时，一般要求作者在论文中或投稿系统中说明拟发表的研究成果有无利益冲突。作者有责任真实地声明可能使文章结果发生偏倚的利益关系。例如，如果某项研究受到过药物或器械生产公司/机构的资金或者物质支持等，则应客观地在利益冲突声明中陈述所受到的资助，说明资助者是否在研究设计、数据收集、统计分析、结果解释、文章撰写和发表决定方面发挥作用，以及作者是否有权使用这些研究数据。

2. 数据共享 越来越多的外文期刊在论文发表时建议作者共享原始数据，部分期刊强制性要求作者共享研究数据（如 *Science*、*Nature* 等学术期刊）。共享数据是指公开支持所有研究结论的最小数据集，将其上传至期刊或者公开数据库中。一方面，审稿人和读者可以利用共享的数据集重现文章中的分析结果，这有助于核查论文结果的可靠性；另一方面，其他研究者可利用共享的数据进行二次分析，充分发挥数据的科学价值。在共享数据前，研究者应对数据集进行脱敏处理，去掉数据集中受试者的个人信息，以保障受试者的权益和隐私。如果研究数据是来自第三方的，如 NCDB 等公开数据库，则不需要将数据上传到期刊或者其他数据库中，只需说明数据来源即可。

3. 论文修稿与接收 投稿只是发表论文的第一步，如何应对期刊编辑和审稿人提出的意见，对稿件能否被接受起到重要作用。一个稿件不需要修改就被接受的概率很小，几乎都是按编辑或审稿人的要求修改后才会被接受并发表。审稿人意见通常可以帮助修正论文的逻辑、提高论文质量。作者应仔细阅读审稿人的意见，认真礼貌地逐条回复，必要时补充其他的佐证材料与研究结果。一般情况下，期刊对于论文返修会给予充足的时间，作者应在规定时间内提交修改后的稿件。如果由于某些特殊原因不能按时提交修改稿，如补充实验结果需要较长的时间等，作者应提前向编辑说明原因并申请延长返修时间。

（周 倩 陈逸敏）

参 考 文 献

艾青华, 谢雁鸣, 李霖, 等, 2014. 运用倾向评分法研究真实世界参芪扶正注射液对门冬氨酸氨基转移酶的影响. 中医杂志, 55（18）: 1596-1600.
陈坤, 2018. 临床流行病学. 2 版. 杭州：浙江大学出版社.
陈为, 张嵩, 鲁爱东, 2013. 数据可视化的基本原理与方法. 北京：科学出版社.
杜春霖, 李晓松, 刘元元, 2018. 真实世界研究及国内文献综述. 中国卫生信息管理杂志, 15（5）: 597-601.
方积乾, 2012. 卫生统计学. 6 版. 北京：人民卫生出版社.
方积乾, 2012. 医学统计与电脑实验. 4 版. 上海：上海科学技术出版社.
国际医学期刊编辑委员会. 学术研究实施与报告和医学期刊编辑与发表的推荐规范（中文译稿）. http://www. icmje. org/recommendations/translations/chinese2017. pdf. 2018-09.
何奕辉, 姚晨, 张子豹, 等, 2015. 临床试验源数据的管理. 药学学报, 50（11）: 1367-1373.
胡贵平, 詹思延, 2018. PRECIS-2：基于研究目标的试验设计. 中国流行病学杂志, 39（2）: 222-226.
李立明, 2017. 流行病学. 6 版. 北京：人民卫生出版社.
陆芳, 高蕊, 唐旭东, 等, 2011. 临床研究中的数据管理标准 CDISC 及其应用前景. 中国新药杂志, 20（24）: 2400-2404.
陆丽明, 温泽淮, 2017. 中医药领域效果比较研究策略. 中国中医基础医学杂志, 23（6）: 780-782.
陆丽明, 温泽淮, 2017. 中医药领域效果比较研究设计要素的思考. 中国中医基础医学杂志, 23（3）: 322-324, 356.
孙鑫, 谭婧, 唐立, 等, 2017. 重新认识真实世界研究. 中国循证医学杂志, 17（2）: 126-130.
孙振球, 徐勇勇, 2014. 医学统计学. 4 版. 北京：人民卫生出版社.
唐金陵, Glasziou P, 2016. 循证医学基础. 2 版. 北京：北京大学出版社.
田少雷, 邵庆翔, 2010. 药物临床试验与 GCP 实用指南. 北京：北京大学医学出版社.
万德森, 2015. 临床肿瘤学. 4 版. 北京：科学出版社.
王家良, 2014. 临床流行病学——临床科研设计、测量与评价. 4 版. 上海：上海科学技术出版社.
王建华, 2010. 流行病学. 7 版. 北京：人民卫生出版社.
邬兰, 田国祥, 王行环, 等, 2017. 临床试验的注册及注册平台比较分析. 中国循证心血管医学杂志, 9(2): 129-134.
吴崇胜, 包文俊, 王军, 等, 2015. CDISC 标准介绍及在中国的应用. 药学学报, (11): 1428-1433.
武小军, 2009. 我国 GCP 与药物临床试验监管研究. 天津：天津大学.
谢高强, 姚晨, 2010. 数据管理在临床研究中的地位和作用. 北京大学学报（医学版）, 42（6）: 641-653.
徐飚, 2007. 流行病学原理. 上海：复旦大学出版社.
徐丹, 张哲, 张会永, 等, 2011. 解释性 RCT 和实用性 RCT 在中医药临床研究中应用比较. 中华中医药学刊, 29（7）: 1529-1532.
颜崇超, 2011. 医药临床研究中的数据管理. 北京：科学出版社.
杨克虎, 2009. 生物医学信息检索与利用. 北京：人民卫生出版社.
杨志敏, 耿莹, 高晨燕, 2014. 对研究者发起的临床研究的认识和思考. 中国新药杂志, 23（04）: 387-390.
叶晓勤, 杨伟, 谢雁鸣, 等, 2012. 基于倾向性评分的中医复杂干预临床疗效评价. 中国中医基础医学杂志, 18（2）: 218-220.
于河, 刘建平, 2007. 国际临床试验注册概述. 中西医结合学报, 3（5）: 234-242.
余海滨, 刘青, 余学庆, 等, 2014. 调查问卷研制与评价的相关问题初探. 中国药物经济学, 9（2）: 193-196.
袁林, 张皋彤, 孙蕾, 2018. 中国加入 ICH 始末及其重要意义. 中国食品药品监管, （9）: 4-20.
袁晓如, 张昕, 肖何, 等, 2011. 可视化研究前沿及展望. 科研信息化技术与应用, 2（4）: 3-13.
詹思延, 2015. 临床流行病学. 2 版. 北京：人民卫生出版社.
张嵬, 应峻, 2017. 临床研究数据管理策略. 复旦学报（医学版）, 44（1）: 122-126.
赵一鸣, 2006. 对临床研究创新的几点思考. 北京大学学报（医学版）, 38（2）: 121-123.
中国临床试验注册中心关于推进临床试验数据共享的公告. 中国全科医学, 19（10）: 1203.
周智广, 2018. 浅谈真实世界证据的意义与实施. 中华糖尿病杂志, 10（10）: 695-696.
朱爱萍, 洪淇, 曹恒富, 2018. 基于医院信息系统的慢性病监测系统的开发和应用. 实用预防医学, 25（9）:

1054-1056, 1067.

Altman D G , Vergouwe Y, Royston P, et al, 2009. Prognosis and prognostic research: validating a prognostic model. BMJ, 338：b605.

Angelis C D, Drazen J M, Frizelle F A, et al, 2004. Clinical trial registration：a statement from the International Committee of Medical Journal Editors. New England Journal of Medicine, 351（12）：1250-1251.

Arvanitakis Z, Capuano A W, Leurqans S E, et al, 2016. Relation of cerebral vessel disease to Alzheimer's disease dementia and cognitive function in elderly people：a cross-sectional study. Lancet Neurol, 15（9）：934-943.

Bangalore S, Guo Y, Samadashvili Z, et al, 2015. Everolimus-eluting stents or bypass surgery for multivessel coronary disease. New England Journal of Medicine, 372（13）：1213-1222.

Calverley P M, Anderson J A, Celli B, et al, 2007. for the TORCH investigators. Salmeterol and fluticasone propionate and survival in chronic obstructive pulmonary disease. New England Journal of Medicine, 356（8）：775-789.

Chan A W, Tetzlaff J M, Altman D G, et al, 2013. SPIRIT 2013 statement: defining standard protocol items for clinical trials. Annals of Internal Medicine, 158（3）：200-207.

Chan A W, Tetzlaff J M, Gøtzsche P C, et al, 2013. SPIRIT 2013 explanation and elaboration: guidance for protocols of clinical trials. BMJ, 346：e7586.

Chow S, Wang H, 2008. Sample size calculations in clinical research. 2nd ed. London：Chapman & Hall/CRC Biostatistics Series.

Cohen J F, Korevaar D A, Altman D G , et al, 2016. STARD 2015 guidelines for reporting diagnostic accuracy studies: explanation and elaboration. BMJ Open, 6（11）：e012799.

Des Jarlais D C, Lyles C, Crepaz N, et al, 2004. Improving the reporting quality of nonrandomized evaluations of behavioral and public health interventions: the TREND statement. American Journal of Public Health, 94（3）：361-366.

Dmitrienko A, Tamhane A C, Bretz F, 2010. Multiple testing problems in pharmaceutical statistics. Florida：Chapman & Hall/CRC Press.

Elwood J M, 2007. Critical appraisal of epidemiological studies and clinical trials. 3rd ed. Oxford：Oxford University Press.

Finner H, Strassburger K, 2002. The partitioning principle: a powerful tool in multiple decision theory. Annals of Statistics, 30（4）：1194-1213.

Garrison L P Jr, Neumann P J, Erickson P, et al, 2007. Using real-world data for coverage and payment decisions：the ISPOR Real-World Data Task Force report. Value Health, 10（5）：326-335.

Hemingway H, Croft P, Perel P, et al, 2013. Prognosis research strategy (PROGRESS) 1:a framework for researching clinical outcomes. BMJ, 346：e5595.

Higgins J P T, Green S, 2011. Cochrane handbook for systematic reviews of interventions version 5. 1. 0［updated March 2011］. The Cochrane Collaboration. https://training. cochrane. org/handbook.

Hingorani A D, Windt D A, Riley R D, et al, 2013. Prognostic research strategy (PROGRESS) 4: stratified medicine research. BMJ, 346：e5793.

ICH, 1997. E8：General considerations for clinical trials.

ICH, 2000. E10：Choice of control group and related issues in clinical trials.

ICH, 2016. E6：Good Clinical Practices.

Kosiborod M, Cavender M A, Fu A Z, et al, 2017. Lower risk of heart failure and death in patients initiated on sodium-glucosecotransporter-2 inhibitors versus other glucose-lowering drugs: the CVD-REAL Study (comparative effectiveness of cardiovascular outcomes in new users of sodium-glucose cotransporter-2 inhibitors). Circulation, 136（3）：249 - 259.

Lai C Y, Chiang J H, Lin J G , 2018. Chinese herbal medicine reduced the risk of stroke in patients with Parkinson's disease: a population-based retrospective cohort study from Taiwan. PLoS One, 13(9)：e0203473.

Laine C, Horton R, Angelis C D, et al, 2007. Update on trials registration: clinical trial registration:looking back and moving ahead. http://www. icmje. org/news-and-editorials/clincial_trial_reg_jun2007. html. 2018-12-25.

Leucht S, Helfer B, Gartlehner G, et al, 2015. How effective are common medications: a perspective based on meta-analyses of major drugs. BMC Medicine, 13：253.

Leung S, Hu H, 2016. Evidence-based research methods for Chinese medicine. China：Springer Nature.

Liao L M, Friesen M C, Xiang Y B, et al, 2016. Occupational lead exposure and associations with selected cancers: the Shanghai men's and women's health study cohorts. Environmental Health Perspectives, 124（1）: 97-103.

Liberati A, Altman D G , Tetzlaff J, et al, 2009. The PRISMA statement for reporting systematic reviews and meta-analyses of studies that evaluate healthcare interventions: explanation and elaboration. BMJ, 339: b2700.

Liu S, Zhou Y, Wang X, et al, 2007. Biomass fuels are the probable risk factor for chronic obstructive pulmonary disease in rural South China. Thorax, 62（10）：889-897.

Matange S, 2017. Getting started with SGPLOT-Part 5-histograms. https://blogs. sas. com/content/graphicallyspeaking/2017/04/30/getting-started-with-sgplot-histograms/#prettyPhoto. 2019-4-26.

Moher D, Hopewell S, Schulz K F, et al, 2010. CONSORT 2010 explanation and elaboration: updated guidelines for reporting parallel group randomised trials. BMJ, 340：c869.

Moons K G , Altman D G , Reitsma J B, et al, 2015. Transparent reporting of a multivariable prediction model for Individual Prognosis or Diagnosis (TRIPOD): explanation and elaboration. Annals of Internal Medicine, 162（1）：W1-73.

Moons K G , Altman D G , Vergouwe Y, et al, 2009. Prognosis and prognostic research: application and impact of prognostic models in clinical practices. BMJ, 338：b606.

Neta G, Johnson K E, 2018. Informing real-world practice with real-world evidence: the value of PRECIS-2. BMC Medicine, 16（1）：76.

Pickhama D, Berteb N, Pihulicc M, et al, 2018. Effect of a wearable patient sensor on care delivery for preventing pressure injuries in acutely ill adults: a pragmatic randomized clinical trial (LS-HAPI study). International Journal of Nursing Studies, 80：12-19.

Prospective Studies Collaboration, Whitlock G, Lewington S, et al, 2009. Body-mass index and cause-specific mortality in 900 000 adults: collaborative analyses of 57 prospective studies. Lancet, 373(9669)：1083-1096.

Ramirez P T, Frumovitz M, Pareja R, et al, 2018. Minimally invasive versus abdominal radical hysterectomy for cervical cancer. New England Journal of Medicine, 379（20）：1895-1904.

Ranganathan P, Aggarwal R, 2018. Understanding the properties of diagnostic tests - Part 2：likelihood ratios. Perspectives in Clinical Research, 9（2）：99-102.

Riley R D, Hayden J A, Steyerberg E W, et al, 2013. Prognosis research strategy (PROGRESS) 2：prognostic factor research. PLoS Medicine, 10（2）: e1001380.

Royston P, Moons K G , Altman D G , et al, 2009. Prognosis and prognostic research: developing a prognostic model. BMJ, 338：b604.

Schulz K F, Grimes D A, 2006. The lancet handbook of essential concepts in clinical research. England: Elsevier.

Senn S, Bretz F, 2007. Power and sample size when multiple endpoints are considered. Pharmaceutical Statistics, 6（3）：161-170.

Shen Q J, Fan J, Yang X R, et al, 2012. Serum DKK1 as a protein biomarker for the diagnosis of hepatocellular carcinoma: a large-scale, multicentre study. The Lancet Oncology, 13（8）：817-826.

Sherman R E, Anderson S A, Dal Pan G J, et al, 2016. Real-World evidence - what is it and what can it tell us?. New England Journal of Medicine, 375（23）：2293-2297.

Steyerberg E W, Moons K G, van der Windt D A, et al, 2013. Prognosis research strategy (PROGRESS) 3: prognostic model research. PLoS Medicine, 10（2）：e1001381.

Thorpe K E, Zwarenstein M, Oxman A D, et al, 2009. A pragmatic-explanatory continuum indicator summary (PRECIS): a tool to help trial designers. Journal of Clinical Epidemiology, 62（5）：464-475.

Tsuji T, Sasaki Y, Matsuyama Y, et al, 2017. Reducing depressive symptoms after the Great East Japan Earthquake in older survivors through group exercise participation and regular walking：a prospective observational study. BMJ Open, 7（3）：e013706.

Vandenbroucke J P, von Elm E, Altman D G, et al, 2007. Strengthening the reporting of observational studies in Epidemiology (STROBE): explanation and elaboration. Epidemiology, 18（6）：805-835.

Yang H, Liu H, Chen Y P, et al, 2018. Neoadjuvant chemoradiotherapy followed by surgery versus surgery alone for locally advanced squamous cell carcinoma of the esophagus (NEOCRTEC5010)：a Phase III multicenter, randomized, open-label clinical trial. Journal of Clinical Oncology, 36（27）：2796-2803.

Yuan J Q, Yang M, Threapleton D E, et al, 2016. Systematic review with meta-analysis: concomitant use of low-dose aspirin reduces but does not eliminate the gastrointestinal benefit of COX-2 selective inhibitors. Aliment Pharmacol Ther, 44（8）: 785-795.

Zhao J, Li J B, Wang J Y, et al, 2018. Quantitative analysis of neurite orientation dispersion and density imaging in grading gliomas and detecting IDH-1 gene mutation status. Neuroimage: Clinical, 19：174-181.

Zhong N, Wang C, Yao W, et al, 2007. Prevalence of chronic obstructive pulmonary disease in China：a large, population-based survey. American Journal of Respiratory and Critical Care Medicine, 176（8）: 753-760.

Zhou Y, Hu G, Wang D, et al, 2010. Community based integrated intervention for prevention and management of chronic obstructive pulmonary disease (COPD) in Guangdong, China：cluster randomised controlled trial. BMJ, 341：c6387.

Zhou Y, Zhong N, Li X, et al, 2017. Tiotropium in early-stage chronic obstructive pulmonary disease. New England Journal of Medicine, 377（10）: 923-935.

Zhou Y, Zou Y, Li X, et al, 2014. Lung function and incidence of chronic obstructive pulmonary disease after improved cooking fuels and kitchen ventilation：a 9-year prospective cohort study. PLoS Medicine, 11（3）: e1001621.

附录Ⅰ　专业术语中英文对照

A

安全性数据集（Safety set，SS）
安慰剂对照（Placebo control）

B

报告偏倚（Reporting bias）
暴露（Exposure）
暴露怀疑偏倚（Exposure suspicion bias）
比较效果研究（Comparative effectiveness research，CER）
比值比（Odds ratio，*OR*）
标题页（Title page）
标准操作规程（Standard operation procedure）
标准差（Standard deviation）
标准对照/阳性对照（Standard control/positive control）
饼图（Pie chart）
并联试验（Parallel test）
病例对照研究（Case control study）
病例报告表（Case report form，CRF）
病例-病例研究（Case-case study）
病例队列研究（Case cohort study）
病例父母对照研究（Case-parental control study）
病例交叉研究（Case-crossover study）
病例同胞对照研究（Case-sibling control study）
病死率（Fatality rate）
伯克森偏倚（Berkson's bias）

C

参数检验（Parametric test）
测量偏倚（Measurement bias）
测量误差（Measurement error）
巢式病例对照研究（Nested case-control study）
成组序贯设计（Group sequential design）
抽样调查（Sampling survey）
串联试验（Serial test）
次要结局指标（Secondary outcome）
次要研究目的（Secondary objectives）

D

单臂临床试验（Single-arm clinical trial）
单纯病例研究（Case only study）
单盲试验（Single-blinding）
等效性试验（Equivalence trial）
电子化数据采集系统（Electronic data capture system，EDC）
电子健康档案（Electronic health record，EHR）
调查偏倚（Investigation bias）
调查问卷（Questionnaire）
动态随机化（Dynamic randomization allocation）
短标题（Running head/title）
队列（Cohort）
队列研究（Cohort study）
多剂量平行对照（Dose-response control）
多水平模型（Multilevel model）
多中心临床试验（Multi-center clinical trial）
多重线性回归（Multiple linear regression）

F

发表偏倚（Publication bias）
发病风险期（Hazard period）
发病密度（Incidence density）
方便样本（Convenience sample）
方差（Variance）
方差分析（Variance analysis）
非参数检验（Non-parametric test）
非劣效性试验（Non-inferiority trial）
分层抽样（Stratified sampling）
分层随机化分组（Stratification randomization allocation）
分配隐藏（Allocation concealment）
风险比（Hazard ratio，*HR*）
符合度（Calibration）
符合方案集（Per protocol set，PPS）
符合率（Accuracy）
复发率（Recurrence rate）

G

改良的毒性概率区间法（Modified toxicity probability interval，mTPI）
干预性研究（Interventional study）
个体病例 Meta 分析（Individual patient data meta-analysis，IPD meta-analysis）
个体匹配（Individual matching）
固定效应模型（Fixed-effect model）
关键词（Key words）
观察性研究（Observational study）
国际临床试验注册平台（International Clinical

Trials Registry Platform）
国际医学期刊编辑委员会（International committee medical journal editors，ICMJE）
过度匹配（Over matching）

H

合同研究组织（Contract research organization，CRO）
横断面研究（Cross-sectional study）
缓解率（Response rate）
患病率（Prevalence）
患者报告结局指标（Patient report outcome，PRO）
回顾性研究（Retrospective study）
回忆偏倚（Recall bias）
混杂偏倚（Confounding bias）
混杂效应（Confounding effect）

J

极差（Range）
剂量限制性毒性（Dose-limited toxicity，DLT）
检测偏倚（Detection bias）
检出症候偏倚（Detection signal bias）
剪补法（Trim and filling method）
简单随机抽样（Simple random sampling）
简单随机化分组（Simple randomization allocation）
健康工人效应（Healthy worker effect）
交叉设计（Cross-over design）
阶梯设计（Stepped-wedge design）
结局（Outcome）
解释性随机对照试验（Explanatory randomized controlled trial，eRCT）
金标准（Golden standard）
净收益（Net benefit）
决策曲线分析（Decision curve analysis，DCA）
均数（Mean）

K

开放试验（Open-label）
可获得总体（Accessible study sample）
可靠性（Reliability）
空白对照（Blank control）

L

累积发病率（Cumulative incidence rate）
历史/回顾性队列研究（Historical/retrospective cohort study）
历史对照（Historical control）
连续重评估方法（Continual reassessment method，CRM）
临床数据管理规范（Good clinical data management practice）
列线图（Nomogram）
临床获益（Clinical benefits）
临床试验（Clinical trial）
临床试验数据管理学会（Society of clinical data management）
临床试验注册（Clinical trial registration）
临床数据交换标准协会（Clinical data inter-change standards consortium）
临床研究（Clinical study）
临床研究方案（Clinical research protocol）
临床研究数据与安全监查委员会（Data and safety monitoring committee）
灵敏度（Sensitivity）
漏斗图（Funnel plot）
漏诊率（False negative rate）
伦理委员会（Ethics committee）

M

盲法（Blinding）
密封信封法（Sequentially numbered，opaque sealed envelopes，SNOSE）
敏感性分析（Sensitivity analysis）
目标总体（Target population）

N

纳入标准（Inclusive criteria）
奈曼偏倚（Neyman bias）
内部验证（Internal validation）

P

排除标准（Exclusive criteria）
匹配（Matching）
频数匹配（Frequency matching）
平行对照设计（Parallel control design）
普查（Census）

Q

企业发起的临床研究（Industry-sponsored trial）
前瞻性队列研究（Prospective cohort study）
倾向性评分法（Propensity score method，PSM）
区分度（Discrimination）
区组随机化分组（Block randomization allocation）
曲线下面积（Area under the curve，AUC）
全分析集（Full analysis set，FAS）
全球通用识别码（Universal trial number，UTN）

R

人用药品注册技术要求国际协调会议（International

conference on harmonization of technical requirements for the registration of pharmaceuticals for human use，ICH）
入院率偏倚（Admission rate bias）

S

散点图（Scatter chart）
设计效应（Design effect）
生存分析（Survival analysis）
生存率（Survival rate）
失访偏倚（Loss-to-follow-up bias）
时间效应偏倚（Time effect bias）
实际研究样本（Actual study sample）
实施偏倚（Performance bias）
实效性随机对照试验（Pragmatic randomized controlled trial，pRCT）
事件驱动设计（Event-driven design）
适应性剂量探索（Adaptive dose-finding design）
适应性设计（Adaptive design）
适应性无缝设计（Adaptive seamless design）
受试者工作特征曲线（Receiver operating characteristic curve，ROC）
数据管理计划（Data management plan）
数据监查委员会（Independent Data-Monitoring Committee，IDMC）
双盲试验（Double-blinding）
双向队列研究（Ambispective cohort study）
四分位数间距（Quartile range）
随机对照试验（Randomized controlled trial，RCT）
随机区组设计（Randomized block design）
随机效应模型（Random-effect model）

T

特异度（Specificity）
替代指标（Surrogate outcome）
条图/直条图（Bar chart）
通信作者（Corresponding author）
统计分析计划（Statistical analysis plan，SAP）
投稿信（Cover letter）
退出标准（Withdrawal criteria）
退出偏倚（Attrition bias）

W

外部验证（External validation）
完全随机设计（Completely randomized design）
网状 meta 分析（Network meta-analysis）
问卷调查（Questionnaire survey）
无应答偏倚（Non-response bias）
误诊率（False positive rate）

X

析因设计（Factorial design）
系列横断面研究（Serial cross-sectional study）
系统抽样（Systematic sampling）
系统综述（Systematic review）
现患-新发病例偏倚（Prevalence-incidence bias）
线图（Line chart）
相对危险度（Relative risk，RR）
箱式图（Box plot）
效应值（Effect size）
协方差分析（Covariance analysis）
信息偏倚（Information bias）
修饰效应（Effect modification）
选择偏倚（Selection bias）

Y

研究者发起的临床研究（Investigator-initiated trial）
验后概率（Post-test probability）
验前概率（Pre-test probability）
阳性对照（Positive control）
阳性似然比（Positive likelihood ratio）
阳性预测值（Positive predictive value）
样本量再估计（Sample size re-estimation design）
药物临床试验质量管理规范（Good clinical practice，GCP）
异质性（Heterogenicity）
意向性治疗原则（Intention-to-treat principle，ITT）
阴性似然比（Negative likelihood ratio）
阴性预测值（Negative predictive value）
影响因子（Impact factor）
优效性试验（Superiority trial）
预调查（Pilot study）
预后（Prognosis）
预后因素（Prognosis factor）
预后预测模型（Prognostic prediction model）
预期研究样本（Intended study sample）

Z

摘要（Abstract）
诊断怀疑偏倚（Diagnostic suspicion bias）
诊断界值（Cut-off point）
诊断试验（Diagnostic test）
真实世界数据（Real world data，RWD）
真实世界研究（Real world study，RWS）
真实世界证据（Real world evidence，RWE）
整合 meta 分析（Aggregated meta-analysis）
整群抽样（Cluster sampling）

直方图（Histogram）
志愿者偏倚（Volunteer bias）
治愈率（Cure rate）
秩和检验（Rank sum test）
中国临床试验注册中心（Chinese clinical trial registry）
中位生存期（Median survival time）
中位数（Median）
中心效应（Center effect）
中央随机系统（Interactive web response system, IWRS）
终点事件（Endpoint event）
主要结局指标（Primary outcome）
主要研究目的（Primary objectives）
总体（Population）
组内相关系数（Intra-class correlation coefficient, ICC）
最大耐受剂量（Maximal tolerance dose，MTD）

其 他

Cox 回归（Cox regression）
GRADE 分级（Grading of recommendations assessment, development and evaluation）
logistic 回归（logistic regression）
Meta 分析（Meta-analysis）
PICOS（Participant，intervention，comparison，outcome，and design）
Poisson 回归（Poisson regression）
Simon 二阶段设计（Simon's two-stage design）
t 检验（t test）
Youden 指数（Youden index）
Ⅰ期临床试验（Phase I clinical trial）
Ⅱ期临床试验（Phase Ⅱ clinical trial）
Ⅲ期临床试验（Phase Ⅲ clinical trial）
Ⅳ期临床试验（Phase Ⅳ clinical trial）

附录Ⅱ　涉及人的生物医学研究伦理审查办法

（中华人民共和国国家卫生和计划生育委员会2016年第11号）

第一章　总　　则

第一条　为保护人的生命和健康，维护人的尊严，尊重和保护受试者的合法权益，规范涉及人的生物医学研究伦理审查工作，制定本办法。

第二条　本办法适用于各级各类医疗卫生机构开展涉及人的生物医学研究伦理审查工作。

第三条　本办法所称涉及人的生物医学研究包括以下活动：

（一）采用现代物理学、化学、生物学、中医药学和心理学等方法对人的生理、心理行为、病理现象、疾病病因和发病机制，以及疾病的预防、诊断、治疗和康复进行研究的活动；

（二）医学新技术或者医疗新产品在人体上进行试验研究的活动；

（三）采用流行病学、社会学、心理学等方法收集、记录、使用、报告或者储存有关人的样本、医疗记录、行为等科学研究资料的活动。

第四条　伦理审查应当遵守国家法律法规规定，在研究中尊重受试者的自主意愿，同时遵守有益、不伤害以及公正的原则。

第五条　国家卫生计生委负责全国涉及人的生物医学研究伦理审查工作的监督管理，成立国家医学伦理专家委员会。国家中医药管理局负责中医药研究伦理审查工作的监督管理，成立国家中医药伦理专家委员会。省级卫生计生行政部门成立省级医学伦理专家委员会。

县级以上地方卫生计生行政部门负责本行政区域涉及人的生物医学研究伦理审查工作的监督管理。

第六条　国家医学伦理专家委员会、国家中医药伦理专家委员会（以下称国家医学伦理专家委员会）负责对涉及人的生物医学研究中的重大伦理问题进行研究，提供政策咨询意见，指导省级医学伦理专家委员会的伦理审查相关工作。

省级医学伦理专家委员会协助推动本行政区域涉及人的生物医学研究伦理审查工作的制度化、规范化，指导、检查、评估本行政区域从事涉及人的生物医学研究的医疗卫生机构伦理委员会的工作，开展相关培训、咨询等工作。

第二章　伦理委员会

第七条　从事涉及人的生物医学研究的医疗卫生机构是涉及人的生物医学研究伦理审查工作的管理责任主体，应当设立伦理委员会，并采取有效措施保障伦理委员会独立开展伦理审查工作。

医疗卫生机构未设立伦理委员会的，不得开展涉及人的生物医学研究工作。

第八条　伦理委员会的职责是保护受试者合法权益，维护受试者尊严，促进生物医学研究规范开展；对本机构开展涉及人的生物医学研究项目进行伦理审查，包括初始审查、跟踪审查和复审等；在本机构组织开展相关伦理审查培训。

第九条　伦理委员会的委员应当从生物医学领域和伦理学、法学、社会学等领域的专家和非本机构的社会人士中遴选产生，人数不得少于 7 人，并且应当有不同性别的委员，少数民族地区应当考虑少数民族委员。必要时，伦理委员会可以聘请独立顾问。独立顾问对所审查项目的特定问题提供咨询意见，不参与表决。

第十条　伦理委员会委员任期 5 年，可以连任。伦理委员会设主任委员一人，副主任委员若干人，由伦理委员会委员协商推举产生。

伦理委员会委员应当具备相应的伦理审查能力，并定期接受生物医学研究伦理知识及相关法律法规知识培训。

第十一条　伦理委员会对受理的申报项目应当及时开展伦理审查，提供审查意见；对已批准的研究项目进行定期跟踪审查，受理受试者的投诉并协调处理，确保项目研究不会将受试者置于不合理的风险之中。

第十二条　伦理委员会在开展伦理审查时，可以要求研究者提供审查所需材料、知情同意书等文件以及修改研究项目方案，并根据职责对研究项目方案、知情同意书等文件提出伦理审查意见。

第十三条　伦理委员会委员应当签署保密协议，承诺对所承担的伦理审查工作履行保密义务，对所受理的研究项目方案、受试者信息以及委员审查意见等保密。

第十四条　医疗卫生机构应当在伦理委员会设立之日起 3 个月内向本机构的执业登记机关备案，并在医学研究登记备案信息系统登记。医疗卫生机构还应当于每年 3 月 31 日前向备案的执业登记机关提交上一年度伦理委员会工作报告。

伦理委员会备案材料包括：

（一）人员组成名单和每位委员工作简历；

（二）伦理委员会章程；

（三）工作制度或者相关工作程序；

（四）备案的执业登记机关要求提供的其他相关材料。

以上信息发生变化时，医疗卫生机构应当及时向备案的执业登记机关更新信息。

第十五条　伦理委员会应当配备专（兼）职工作人员、设备、场所等，保障伦理审查工作顺利开展。

第十六条　伦理委员会应当接受所在医疗卫生机构的管理和受试者的监督。

第三章　伦 理 审 查

第十七条　伦理委员会应当建立伦理审查工作制度或者操作规程，保证伦理审查过程独立、客观、公正。

第十八条　涉及人的生物医学研究应当符合以下伦理原则：

（一）知情同意原则。尊重和保障受试者是否参加研究的自主决定权，严格履行知情同意程序，防止使用欺骗、利诱、胁迫等手段使受试者同意参加研究，允许受试者在任何阶段无条件退出研究；

（二）控制风险原则。首先将受试者人身安全、健康权益放在优先地位，其次才是科学和社会利益，研究风险与受益比例应当合理，力求使受试者尽可能避免伤害；

（三）免费和补偿原则。应当公平、合理地选择受试者，对受试者参加研究不得收取任何费用，对于受试者在受试过程中支出的合理费用还应当给予适当补偿；

（四）保护隐私原则。切实保护受试者的隐私，如实将受试者个人信息的储存、使用及保密措施情况告知受试者，未经授权不得将受试者个人信息向第三方透露；

（五）依法赔偿原则。受试者参加研究受到损害时，应当得到及时、免费治疗，并依据法律法规及双方约定得到赔偿；

（六）特殊保护原则。对儿童、孕妇、智力低下者、精神障碍患者等特殊人群的受试者，应当予以特别保护。

第十九条　涉及人的生物医学研究项目的负责人作为伦理审查申请人，在申请伦理审查时应当向负责项目研究的医疗卫生机构的伦理委员会提交下列材料：

（一）伦理审查申请表；

（二）研究项目负责人信息、研究项目所涉及的相关机构的合法资质证明以及研究项目经费来源说明；

（三）研究项目方案、相关资料，包括文献综述、临床前研究和动物实验数据等资料；

（四）受试者知情同意书；

（五）伦理委员会认为需要提交的其他相关材料。

第二十条　伦理委员会收到申请材料后，应当及时组织伦理审查，并重点审查以下内容：

（一）研究者的资格、经验、技术能力等是否符合试验要求；

（二）研究方案是否科学，并符合伦理原则的要求。中医药项目研究方案的审查，还应当考虑其传统实践经验；

（三）受试者可能遭受的风险程度与研究预期的受益相比是否在合理范围之内；

（四）知情同意书提供的有关信息是否完整易懂，获得知情同意的过程是否合规恰当；

（五）是否有对受试者个人信息及相关资料的保密措施；

（六）受试者的纳入和排除标准是否恰当、公平；

（七）是否向受试者明确告知其应当享有的权益，包括在研究过程中可以随时无理由退出且不受歧视的权利等；

（八）受试者参加研究的合理支出是否得到了合理补偿；受试者参加研究受到损害时，给予的治疗和赔偿是否合理、合法；

（九）是否有具备资格或者经培训后的研究者负责获取知情同意，并随时接受有关安全问题的咨询；

（十）对受试者在研究中可能承受的风险是否有预防和应对措施；

（十一）研究是否涉及利益冲突；

（十二）研究是否存在社会舆论风险；

（十三）需要审查的其他重点内容。

第二十一条　伦理委员会委员与研究项目存在利害关系的，应当回避；伦理委员会对与研究项目有利害关系的委员应当要求其回避。

第二十二条　伦理委员会批准研究项目的基本标准是：

（一）坚持生命伦理的社会价值；

（二）研究方案科学；

（三）公平选择受试者；

（四）合理的风险与受益比例；

（五）知情同意书规范；

（六）尊重受试者权利；

（七）遵守科研诚信规范。

第二十三条 伦理委员会应当对审查的研究项目作出批准、不批准、修改后批准、修改后再审、暂停或者终止研究的决定，并说明理由。

伦理委员会作出决定应当得到伦理委员会全体委员的 1/2 以上同意。伦理审查时应当通过会议审查方式，充分讨论达成一致意见。

第二十四条 经伦理委员会批准的研究项目需要修改研究方案时，研究项目负责人应当将修改后的研究方案再报伦理委员会审查；研究项目未获得伦理委员会审查批准的，不得开展项目研究工作。

对已批准研究项目的研究方案作较小修改且不影响研究的风险受益比的研究项目和研究风险不大于最小风险的研究项目可以申请简易审查程序。

简易审查程序可以由伦理委员会主任委员或者由其指定的一个或者几个委员进行审查。审查结果和理由应当及时报告伦理委员会。

第二十五条 经伦理委员会批准的研究项目在实施前，研究项目负责人应当将该研究项目的主要内容、伦理审查决定在医学研究登记备案信息系统进行登记。

第二十六条 在项目研究过程中，项目研究者应当将发生的严重不良反应或者严重不良事件及时向伦理委员会报告；伦理委员会应当及时审查并采取相应措施，以保护受试者的人身安全与健康权益。

第二十七条 对已批准实施的研究项目，伦理委员会应当指定委员进行跟踪审查。跟踪审查包括以下内容：

（一）是否按照已通过伦理审查的研究方案进行试验；

（二）研究过程中是否擅自变更项目研究内容；

（三）是否发生严重不良反应或者不良事件；

（四）是否需要暂停或者提前终止研究项目；

（五）其他需要审查的内容。

跟踪审查的委员不得少于 2 人，在跟踪审查时应当及时将审查情况报告伦理委员会。

第二十八条 对风险较大或者比较特殊的涉及人的生物医学研究伦理审查项目，伦理委员会可以根据需要申请省级医学伦理专家委员会协助提供咨询意见。

第二十九条 多中心研究可以建立协作审查机制，确保各项目研究机构遵循一致性和及时性原则。

牵头机构的伦理委员会负责项目审查，并对参与机构的伦理审查结果进行确认。

参与机构的伦理委员会应当及时对本机构参与的研究进行伦理审查，并对牵头机构反馈审查意见。

为了保护受试者的人身安全，各机构均有权暂停或者终止本机构的项目研究。

第三十条 境外机构或者个人与国内医疗卫生机构合作开展涉及人的生物医学研究的，应当向国内合作机构的伦理委员会申请研究项目伦理审查。

第三十一条 在学术期刊发表涉及人的生物医学研究成果的项目研究者，应当出具该研究项目经过伦理审查批准的证明文件。

第三十二条 伦理审查工作具有独立性，任何单位和个人不得干预伦理委员会的伦理审查过程及审查决定。

第四章 知 情 同 意

第三十三条 项目研究者开展研究，应当获得受试者自愿签署的知情同意书；受试者不能以书面方式表示同意时，项目研究者应当获得其口头知情同意，并提交过程记录和证明材料。

第三十四条 对无行为能力、限制行为能力的受试者，项目研究者应当获得其监护人或者法定代理人的书面知情同意。

第三十五条 知情同意书应当含有必要、完整的信息，并以受试者能够理解的语言文字表达。

第三十六条 知情同意书应当包括以下内容：

（一）研究目的、基本研究内容、流程、方法及研究时限；

（二）研究者基本信息及研究机构资质；

（三）研究结果可能给受试者、相关人员和社会带来的益处，以及给受试者可能带来的不适和风险；

（四）对受试者的保护措施；

（五）研究数据和受试者个人资料的保密范围和措施；

（六）受试者的权利，包括自愿参加和随时退出、知情、同意或不同意、保密、补偿、受损害时获得免费治疗和赔偿、新信息的获取、新版本知情同意书的再次签署、获得知情同意书等；

（七）受试者在参与研究前、研究后和研究过程中的注意事项。

第三十七条 在知情同意获取过程中，项目研究者应当按照知情同意书内容向受试者逐项说明，其中包括：受试者所参加的研究项目的目的、意义和预期效果，可能遇到的风险和不适，以及可能带来的益处或者影响；有无对受试者有益的其他措施或者治疗方案；保密范围和措施；补偿情况，以及发生损害的赔偿和免费治疗；自愿参加并可以随时退出的权利，以及发生问题时的联系人和联系方式等。

项目研究者应当给予受试者充分的时间理解知情同意书的内容，由受试者作出是否同意参加研究的决定并签署知情同意书。

在心理学研究中，因知情同意可能影响受试者对问题的回答，从而影响研究结果的准确性的，研究者可以在项目研究完成后充分告知受试者并获得知情同意书。

第三十八条 当发生下列情形时，研究者应当再次获取受试者签署的知情同意书：

（一）研究方案、范围、内容发生变化的；

（二）利用过去用于诊断、治疗的有身份标识的样本进行研究的；

（三）生物样本数据库中有身份标识的人体生物学样本或者相关临床病史资料，再次使用进行研究的；

（四）研究过程中发生其他变化的。

第三十九条　以下情形经伦理委员会审查批准后，可以免除签署知情同意书：

（一）利用可识别身份信息的人体材料或者数据进行研究，已无法找到该受试者，且研究项目不涉及个人隐私和商业利益的；

（二）生物样本捐献者已经签署了知情同意书，同意所捐献样本及相关信息可用于所有医学研究的。

第五章　监督管理

第四十条　国家卫生计生委负责组织全国涉及人的生物医学研究伦理审查工作的检查、督导；国家中医药管理局负责组织全国中医药研究伦理审查工作的检查、督导。

县级以上地方卫生计生行政部门应当加强对本行政区域涉及人的生物医学研究伦理审查工作的日常监督管理。主要监督检查以下内容：

（一）医疗卫生机构是否按照要求设立伦理委员会，并进行备案；

（二）伦理委员会是否建立伦理审查制度；

（三）伦理审查内容和程序是否符合要求；

（四）审查的研究项目是否如实在我国医学研究登记备案信息系统进行登记；

（五）伦理审查结果执行情况；

（六）伦理审查文档管理情况；

（七）伦理委员会委员的伦理培训、学习情况；

（八）对国家和省级医学伦理专家委员会提出的改进意见或者建议是否落实；

（九）其他需要监督检查的相关内容。

第四十一条　国家医学伦理专家委员会应当对省级医学伦理专家委员会的工作进行指导、检查和评估。

省级医学伦理专家委员会应当对本行政区域内医疗卫生机构的伦理委员会进行检查和评估，重点对伦理委员会的组成、规章制度及审查程序的规范性、审查过程的独立性、审查结果的可靠性、项目管理的有效性等内容进行评估，并对发现的问题提出改进意见或者建议。

第四十二条　医疗卫生机构应当加强对本机构设立的伦理委员会开展的涉及人的生物医学研究伦理审查工作的日常管理，定期评估伦理委员会工作质量，对发现的问题及时提出改进意见或者建议，根据需要调整伦理委员会委员等。

第四十三条　医疗卫生机构应当督促本机构的伦理委员会落实县级以上卫生计生行政部门提出的整改意见；伦理委员会未在规定期限内完成整改或者拒绝整改，违规情节严重或者造成严重后果的，其所在医疗卫生机构应当撤销伦理委员会主任委员资格，追究相关人员责任。

第四十四条　任何单位或者个人均有权举报涉及人的生物医学研究中存在的违规或者不端行为。

第六章　法律责任

第四十五条　医疗卫生机构未按照规定设立伦理委员会擅自开展涉及人的生物医学研究的，由县级以上地方卫生计生行政部门责令限期整改；逾期不改的，由县级以上地方卫生计生行政部门予以警告，并可处以3万元以下罚款；对机构主要负责人和其他责任人员，依法给予处分。

第四十六条　医疗卫生机构及其伦理委员会违反本办法规定，有下列情形之一的，由县级以上地方卫生计生行政部门责令限期整改，并可根据情节轻重给予通报批评、警告；对机构主要负责人和其他责任人员，依法给予处分：

（一）伦理委员会组成、委员资质不符合要求的；

（二）未建立伦理审查工作制度或者操作规程的；

（三）未按照伦理审查原则和相关规章制度进行审查的；

（四）泄露研究项目方案、受试者个人信息以及委员审查意见的；

（五）未按照规定进行备案的；

（六）其他违反本办法规定的情形。

第四十七条　项目研究者违反本办法规定，有下列情形之一的，由县级以上地方卫生计生行政部门责令限期整改，并可根据情节轻重给予通报批评、警告；对主要负责人和其他责任人员，依法给予处分：

（一）研究项目或者研究方案未获得伦理委员会审查批准擅自开展项目研究工作的；

（二）研究过程中发生严重不良反应或者严重不良事件未及时报告伦理委员会的；

（三）违反知情同意相关规定开展项目研究的；

（四）其他违反本办法规定的情形。

第四十八条　医疗卫生机构、项目研究者在开展涉及人的生物医学研究工作中，违反《执业医师法》、《医疗机构管理条例》等法律法规相关规定的，由县级以上地方卫生计生行政部门依法进行处理。

第四十九条　违反本办法规定的机构和个人，给他人人身、财产造成损害的，应当依法承担民事责任；构成犯罪的，依法追究刑事责任。

第七章　附　　则

第五十条　本办法自2016年12月1日起施行。本办法发布前，从事涉及人的生物医学研究的医疗卫生机构已设立伦理委员会的，应当自本办法发布之日起3个月内向本机构的执业登记机关备案，并在医学研究登记备案信息系统登记。

附录Ⅲ　药物临床试验的生物统计学指导原则

（国家食品药品监督管理总局2016年第93号）

一、概　　述

新药经临床前研究后，其有效性和安全性由人体临床试验进行最终验证。临床试验是根据研究目的，通过足够数量的目标受试者（样本）来研究药物对疾病进程、预后以及安全性等方面的影响。

临床试验除了遵循《药物临床试验质量管理规范》（GCP）以外，还必须事先应用统计学原理对试验相关的因素作出合理、有效的安排，最大限度地控制混杂与偏倚，减少试验误差，提高试验质量，并对试验结果进行科学的分析和合理的解释，在保证试验结果科学、可信的同时，尽可能做到高效、快速、经济。因此，统计学是临床试验设计、实施和分析的有力工具，在药物的临床研发过程中发挥不可或缺的重要作用。

本指导原则以临床试验的基本要求和统计学原理为核心，阐述统计学在临床试验中的作用和地位，以及在试验设计阶段、试验实施阶段和结果分析阶段的统计学考虑，旨在为药品注册申请人和临床试验的研究者针对临床研发中如何进行设计、实施、分析和评价提供技术指导，以保证药物临床试验的科学、严谨和规范。

本指导原则适用于以注册为目的的药物（化学药物、生物制品、中药民族药和天然药物）的确证性临床试验，对探索性临床试验以及上市后临床试验也同样具有指导意义。

二、临床试验的总体考虑

（一）临床研发规划

药物临床试验的主要目标是评价和确定受试药物的风险/获益比，同时也要确定可能从该药获益的特定适应证人群及适宜的用法与用量。为此，需要设计一系列的临床试验，而每一个临床试验都有其特定的目的，其设计、执行和拟采用的分析方法等细节均应在试验方案中予以明确。所以每个研究药物都应首先考虑其临床研发的总体规划。

创新药物的临床研发一般由Ⅰ期临床试验开始，进入Ⅱ期概念验证试验（Proof-Of-Concept，POC）和剂量探索（Dose Finding）试验，然后是Ⅲ期确证试验，每期试验由于研究目的的不同，可能包含着多个试验项目。临床研发规划就是这些试验研究的总体规划。

在新药申请时，应当清晰地描述该药临床研发规划的主要内容，以及每个临床试验在其中的地位和作用。在解释和评价受试药物的总体证据时，通常需要把几个试验的数据进行综合分析。因此，同一临床研发规划中，不同临床试验的多个方面应该尽量采用相同的标准，如医学编码词典、主要指标的定义和测量时间点、对于方案违背的处理方式，等等。在药物的临床研发规划中应预先阐明是否需要对涉及共同医学问题的多个试验进行荟萃分析（Meta-Analysis），并明确它们的设计共同点及关键统计问题。

（二）探索性试验和确证性试验

临床试验的早期，需要进行一系列的探索性试验，这些试验也应有清晰和明确的目标。

探索性试验有时需要更为灵活可变的方法进行设计并对数据进行分析，以便根据逐渐积累的结果对后期的确证性试验设计提供相应的依据。虽然探索性试验对有效性的确证有参考价值，但不能作为证明有效性的关键性证据。临床试验的后期，需要经过确证性试验为评价药物的有效性和安全性提供有力证据。确证性试验是一种事先提出假设并对其进行统计检验的试验，以说明所开发的药物对临床是有益的，一般为随机对照的临床试验。因此，对涉及药物有效性和安全性的每一个关键性的问题都需要通过确证性试验予以充分的回答。

在确证性试验中，最关键的假设应根据试验主要目的产生。主要假设应于试验开始前在试验方案中预先设定并于试验结束后严格按照预先设定的分析计划完成假设检验。除此之外，在试验方案中还应阐明试验设计方法、统计分析方法及相关理由。确证性试验对于试验方案和标准操作程序（SOP）的严格遵从是非常重要的。如果在试验过程中对方案有不可避免的修订，应给予说明并记载。对方案修订可能对结果产生的影响应予以评估。

确证性试验还应对试验药物的疗效进行准确的估计。对于药物疗效的说明除了需要证明关键假设的统计学意义之外，还需要评估试验药物疗效具有临床意义。

（三）观察指标

观察指标是指能反映临床试验中药物有效性和安全性的观察项目。统计学中常将观察指标称为变量。观察指标分为定量指标和定性指标。观察指标必须在研究方案中有明确的定义和可靠的依据，不允许随意修改。

对于观察指标，在研究的设计阶段，首先需要根据研究目的，严格定义与区分主要指标和次要指标，其次是根据主要指标的性质（定量或定性）和特征（一个或多个、单一指标或复合指标、临床获益或替代指标、客观/主观指标或全局评价指标等），调整研究的统计设计策略，以达到研究的预期目的。

1. 主要指标和次要指标 主要指标又称主要终点，是与试验主要研究目的有本质联系的，能确切反映药物有效性或安全性的观察指标。主要指标应根据试验目的选择易于量化、客观性强、重复性高，并在相关研究领域已有公认标准的指标。

一般情况下，主要指标仅为一个，用于评价药物的疗效或安全性。若一个主要指标不足以说明药物效应时，可采用两个或多个主要指标。方案中应详细描述所关注的主要指标的设计参数及其假设、总Ⅰ类错误率和Ⅱ类错误率的控制策略。主要指标将用于临床试验的样本量估计，多个主要指标的情况下，将制定对总Ⅰ类错误概率的控制策略并保证研究有足够的把握度。

主要指标，包括其详细定义、测量方法（若存在多种测量方法时，应该选择临床相关性强、重要性高、客观并切实可行的测量方法）、统计分析模型等，都必须在试验设计阶段充分考虑，并在试验方案中明确规定。方案中主要指标在试验进行过程中不得修改，若须做修改则应在充分论证的基础上谨慎行事，并在揭盲前完成，不允许揭盲后对主要指标进行任何修改。

次要指标是与次要研究目的相关的效应指标，或与试验主要目的相关的支持性指标。在试验方案中，也需明确次要指标的定义，并对这些指标在解释试验结果时的作用以及相对重要性加以说明。一个临床试验，可以设计多个次要指标，但不宜过多，足以达到试验目的即可。

2. 复合指标 当难以确定单一的主要指标时，可按预先确定的计算方法，将多个指标组合构成一个复合指标。临床上采用的量表（如神经、精神类、生活质量量表等）就是一种复合指标。将多个指标组综合成单一复合指标的方法需在试验方案中详细说明。主要指标为复合指标时，可以对复合指标中有临床意义的单个指标进行单独的分析。

当采用量表进行疗效评价（如精神类药物、中药、民族药），应该采用国际或领域内公认的量表。采用国外量表作为主要疗效指标时，由于可能存在语言、文化、生活习俗、宗教信仰等多方面的差异，需提供跨文化调适、翻译对等性的研究结果；采用自制量表时，需提供效度、信度和反应度（对疾病严重程度及其变化的区分程度）的研究结果。没有对效度、信度和反应度进行过研究，或者效度、信度和反应度都很低的量表不建议作为临床试验的主要疗效指标。

3. 全局评价指标　全局评价指标是将客观指标和研究者对受试者疗效的总印象有机结合的综合指标，它通常是等级指标，其判断等级的依据和理由应在试验方案中明确。全局评价指标可以评价某个治疗的总体有效性或安全性，带有一定的主观成分，因此，其中的客观指标常被作为重要的指标进行单独分析。

以全局评价指标为主要指标时，应该在方案中考虑：该全局评价指标与主要研究目的临床相关性、信度和效度、等级评价标准和单项缺失时的估计方法。不建议将“综合疗效和安全性”的全局评价指标作为临床试验的主要指标，因为这样会掩盖药物之间在疗效和安全性方面的重要差异，从而导致决策失误。

4. 替代指标　替代指标是指在直接评价临床获益不可行时，用于间接反映临床获益的观察指标。例如降压药物的临床获益，常被认为是降低或延迟“终点事件”（心脑血管事件）的发生，但若要评价“终点事件”发生率，需要长时间的观察。在实际中，降压药的临床试验，采用替代指标“血压降低值/血压达标”来评价药物的疗效，因为临床研究和流行病学业已证实：将“血压”控制在正常范围内，可以降低“终点事件”的发生。

一个指标能否成为临床获益的替代指标，需要考察：①指标与临床获益的关联性和生物学合理性；②在流行病学研究中该指标对临床结局的预测价值；③临床试验的证据显示药物对该指标的影响程度与药物对临床结局的影响程度一致。

选择替代指标为主要指标，可以缩短临床试验期限，但也存在一定的风险，尤其是“新”替代指标。药物在替代指标上的优良表现并不一定代表药物对受试者具有长期的临床获益，药物在替代指标上的不良表现也不一定表示没有临床获益。例如，在抗肿瘤药物早期临床试验中，“无进展生存时间”等指标被作为“总生存时间”的替代指标被广泛使用，但其与总生存时间的关联性在不同的肿瘤临床试验中程度不一，因此仍需强调Ⅲ期临床研究中，采用临床终点的重要性。

5. 定性指标　在某些临床试验中，有时需要将定量指标根据一定的标准转换为等级指标或将等级指标转化为定性指标，如用药后血压降低到“140/90mmHg”以下、糖化血红蛋白降低到 7.0%以下的受试者比例（达标率）。定量或等级指标转换定性指标的标准，应该具有临床意义、为相关领域公认、并在试验方案中明确规定。由于将定量指标转换为定性指标会损失部分信息导致检验效能的降低，在样本量计算时需加以考虑。如方案定义主要指标为定量指标转化的定性指标时，则研究结论应主要依据该定性指标，而不是其所源于的定量指标。

（四）偏倚的控制

偏倚又称偏性，是临床试验在设计、执行、测量、分析过程中产生的、可干扰疗效和安全性评价的系统误差。在临床试验中，偏倚包括各种类型的对研究方案的违背与偏离。由于偏倚会影响疗效、安全性评价结果，甚至影响临床试验结论的正确性，因此在临床试验的全过程中均须控制偏倚的发生。随机化和盲法是控制偏倚的重要措施。

1. 随机化 随机化是临床试验的基本原则，也是疗效和安全性评价的统计学方法的基础。

临床试验中随机化原则是指临床试验中每位受试者均有同等的机会被分配到试验组或对照组中的实施过程或措施，随机化过程不受研究者和/或受试者主观意愿的影响。随机化的目的是使各种影响因素（包括已知和未知的因素）在处理组间的分布趋于相似。随机化与盲法相结合，可有效避免处理分组的可预测性，控制对受试者分组的选择偏倚。临床试验的随机化的方法，一般采用区组随机化法和/或分层随机化法。

如果受试者的入组时间较长，区组随机化是临床试验所必需的，这样有助于减少季节、疾病流行等客观因素对疗效评价的影响，也可减少因方案修订（如入选标准的修订）所造成的组间受试者的差异。区组的大小要适当，太大易造成组间不均衡，太小则易造成同一区组内受试者分组的可猜测性。研究者及其相关人员，应该对区组长度保持盲态，这在开放的临床试验中尤为重要。也可设定 2 个或多个区组长度，或采用中央随机化系统以尽可能减少分组的可预测性。

如果药物的效应会受到一些预后因素（如受试者的病理诊断、年龄、性别、疾病的严重程度、生物标记物等）的影响时，可采用分层随机化，以保持层内的组间均衡性。

当需要考虑多个分层因素，如肿瘤类临床试验，需考虑年龄、病理类型、基线水平等因素，采用分层随机化，可能导致试验无法进行，此时可采用“动态随机”使被控制的预后因素组间有良好的均衡性。在动态随机化中，已入组的受试者特征将影响下一个受试者的分组，系统将根据各层面上的组间均衡性决定受试者的随机化组别。

尽管“动态随机”可以实现多分层因素下的随机化，但不建议设计过多的分层因素，因为过多的分层因素可能造成其他因素在处理组间的不均衡，建议分层因素一般不宜超过 3 个。临床试验中通常采用区组随机化的方法，如采用动态随机化，被控制的因素应包括在主要指标分析模型中，用以控制混杂因素对主要指标评价的影响。特别指出的是在Ⅲ期临床试验中，应避免使用基于主要指标观察结果的动态随机化。

随机化的方法和过程包括随机分配表的产生方法、随机分配遮蔽的措施、随机分配执行的人员分工等，应在试验方案中阐明，但使人容易猜测分组的随机化的细节（如区组长度等）不应包含在试验方案中。在临床试验中，随机分配表应该是一份独立的文件，以记录受试者的处理（或处理顺序）安排。随机分配表应具有重现性，即可以根据种子数、分层因素、区组长度重新产生相同的随机分配表。试验用药物将根据随机分配表进行编码，在临床操作中，要求研究者严格按照入组受试者的随机分配结果及药物编码分配药物，任何偏离，都应该如实记录，以待数据分析前进行评估。值得注意的是动态随机化中的随机表仅仅起到遮蔽作用，真正的随机分配表是由动态随机化系统根据已入组的受试者信息采用最小随机化原理产生的，因此随机化系统中的随机分配表应作为独立文件在申报资料中提交。

2. 盲法 临床试验的偏倚可能来自于临床试验的各个阶段、各方面人员。由于对随机化分组信息的知晓，研究者可能选择性入组受试者，受试者可能受到主观因素的影响，可能产生疗效与安全性的评价偏倚或选择性确定分析人群等。盲法是控制临床试验中因“知晓随机化分组信息”而产生的偏倚的重要措施之一，目的是达到临床试验中的各方人员对随机化处理分组的不可预测性。

根据设盲程度的不同，盲法分为双盲、单盲和非盲（开放）。在双盲临床试验中，受试者、研究者（对受试者进行筛选的人员、终点评价人员以及对方案依从性评价人员）、与临床有关的申办方人员对处理分组均应处于盲态；单盲临床试验中，仅受试者或研究者一方对处理分组处于盲态；开放性临床试验中，所有人员都可能知道处理分组信息。临床试验的设盲程度，应综合考虑药物的应用领域、评价指标和可行性，应尽可能采用双盲试验。当双盲难度大、可行性较差，可考虑单盲临床试验，甚至开放性研究。一般情况下，神经、精神类药物的临床试验采用量表评价效应、用于缓解症状（过敏性鼻炎、疼痛等）的药物或以“受试者自我评价”等主观指标为主要指标的临床试验、以安慰剂为对照的临床试验，均应采用“双盲”；在一些以临床终点（如死亡）为主要评价指标的临床试验中（抗肿瘤药物），也可以接受开放性研究。

双盲的临床试验，要求试验药和对照药（包括安慰剂）在外观（剂型、形状、颜色、气味）上的一致性；如果试验药与对照药在用药方式有差异，还需要做到试验组与对照组在药物使用上的一致性。若要达到双盲的目的，可采用双模拟技术。在使用双模拟技术的临床试验中，受试者的用药次数与用药量将会增加，可能导致用药依从性的降低。

若双盲实施起来有相当的困难或根本不可行时（例如，手术治疗与药物治疗的对比研究；不同药物在剂型、外观或用法上存在很大的差异；因中药组方不同导致气味上的差异等），可以采用单盲或开放性临床试验，其理由必须在方案中详细说明，而且尤为重要的是这种信息的知晓不得影响受试者分配入组的随机性，方案中还须有控制偏倚的具体措施，例如采用客观的主要指标，或采用中央随机化系统管理受试者的入组，或参与疗效与安全性评价的研究者在试验过程中尽量处于盲态等。

无论是双盲、单盲临床试验，盲态的执行（随机化分配表的产生、保存以及释放）应该有标准操作程序进行规范，且在方案中明确规定破盲人员的范围。即使是开放性临床试验，研究相关人员也应尽可能保持盲态。方案中应该规定随机分配表的释放条件与流程。随机分配表释放的基本条件为：已完成数据库的锁定和分析人群及统计分析计划的确定工作。

三、试验设计的基本考虑

（一）试验设计的基本类型

1. 平行组设计　平行组设计是最常用的临床试验设计类型，可为试验药设置一个或多个对照组，试验药也可设多个剂量组。对照组可分为阳性或阴性对照。阳性对照一般采用按所选适应证的当前公认的有效药物，阴性对照一般采用安慰剂，但必须符合伦理学要求。试验药设一个或多个剂量组完全取决于试验的目的。

2. 交叉设计　交叉设计是按事先设计好的试验次序，在各个时期对受试者逐一实施各种处理，以比较各处理间的差异。交叉设计是将自身比较和组间比较设计思路综合应用的一种设计方法，它可以较好地控制个体间的差异，以减少受试者人数。

最简单的交叉设计是 2 种药物 2 个阶段的形式，又称 2×2 交叉设计，对每个受试者安排两个试验阶段，分别接受 A、B 两种试验用药物，而第一阶段接受何种试验用药物是随机确定的，第二阶段必须接受与第一阶段不同的另一种试验用药物。因此，每个受试者接受的药物可能是先 A 后 B（AB 顺序），也可能是先 B 后 A（BA 顺序），故这种试验又简记为 AB/BA 交叉试验。两阶段交叉试验中，每个受试者需经历如下几个试验过程，即准备阶段、第一试验阶段、洗脱期和第二试验阶段。

每个试验阶段的用药对后一阶段的延滞作用称为延滞效应。前个试验阶段后需安排足够长的洗脱期或有效的洗脱手段，以消除其延滞效应。采用交叉设计时应考虑延滞效应对试验数据分析评价的影响。

2×2 交叉设计难以区分延滞效应与时期-药物的交互作用。如需进一步分析和评价延滞效应，则可考虑采用 2 个处理多个阶段的交叉设计（例如：2×4 的 ABBA/BAAB 交叉设计）。

多种药物多个阶段的交叉设计也是经常用到的，例如：3×3 交叉设计，即 3 种处理（A、B、C）、3 个阶段、6 种顺序（ABC/BCA/CAB/ACB/CBA/BAC）的交叉设计。

由于每个受试者接受了所有处理组的治疗，提供了多个处理的效应，因此交叉试验中应尽量避免受试者的失访。

3. 析因设计 析因设计是通过试验用药物剂量的不同组合，对两个或多个试验用药物同时进行评价，不仅可检验每个试验用药物各剂量间的差异，而且可以检验各试验用药物间是否存在交互作用，或探索两种药物不同剂量的适当组合，常用于复方研究。析因设计时需考虑两种药物高剂量组合可能带来的毒副反应。

如果试验的样本量是基于检验主效应的目的而计算的，关于交互作用的假设检验，其检验效能往往是不足的。

（二）多中心试验

多中心试验系指由一个单位的主要研究者总负责，多个单位的研究者参与，按同一个试验方案同时进行的临床试验。多中心试验可以在较短的时间内入选所需的病例数，且入选的病例范围广，临床试验的结果更具代表性。但影响因素亦随之更趋复杂。

多中心试验必须遵循同一个试验方案在统一的组织领导下完成整个试验。各中心试验组和对照组病例数的比例应与总样本的比例大致相同。多中心试验要求试验前对人员统一培训，试验过程要有良好的质控措施。当主要指标易受主观影响时，需进行统一培训并进行一致性评估。当主要指标在各中心的实验室的检验结果有较大差异或参考值范围不同时，应采取相应的措施进行校正或标化以保证其可比性，如采用中心实验室检验等。如预期多中心间检验结果有较大差异，应在临床试验方案中预先规定可能采用的差异性的检验及校正方法。

在多中心临床试验中，可按中心分层随机；当中心数较多且每个中心的病例数较少时，可不按中心分层。

国际多中心试验可视为一种特殊形式的多中心试验，在不同国家或地区所观察的试验结果可能作为相应国家或地区药品注册申请的重要依据。在这种特殊的需求下，国家或地区间的临床实践差异有可能对临床结果的解读产生较大的影响。在临床试验设计时应提前对这种差异进行预估，并在临床试验方案中对将采用的分析不同国家地区结果差异性/一致性的统计方法做预先规定。常用的一致性的评价方法有（但不限于）以国家或地区为预设亚组的亚组分析，或采用适当的统计分析模型等。当单独以某特定国家或地区试验数据作为主要注册申请依据时，应说明样本量能够合理地支持相对应的安全性及有效性的评价。

（三）比较的类型

临床试验中比较的类型，按统计学中的假设检验可分为优效性检验、等效性检验和非劣效性检验。在临床试验方案中，需要明确试验的目的和比较的类型。

优效性检验的目的是显示试验药的治疗效果优于对照药，包括：试验药是否优于安慰剂；试验药是否优于阳性对照药；或剂量间效应的比较。等效性检验的目的是确证两种或多种治疗的效果差别大小在临床上并无重要意义，即试验药与阳性对照药在疗效上相当。而非劣效性检验目的是确证试验药的疗效如果在临床上低于阳性对照药，其差异也是在临床可接受范围内。

在显示后两种目的试验设计中，阳性对照药的选择要慎重。所选阳性对照药需是已广泛应用的、对相应适应证的疗效和用量已被证实，使用它可以有把握地期望在目前试验中表现出相似的效果；阳性对照药原有的用法与用量不得任意改动。阳性药物选择时应考虑以下两个方面：

1. 阳性对照有效性的既有证据　阳性对照效应来源于文献报道的有良好试验设计的试验结果，这些历史试验已明确显示本次非劣效试验中采用的阳性对照或与其类似的药物优于安慰剂，且随时间迁移，阳性对照的疗效基本维持稳定。根据这些试验结果可以可靠地估计出阳性对照的效应大小。阳性对照的效应量是非劣效试验的关键设计参数（用以确定非劣效界值），既不能用历史研究中最好的疗效作为其效应量的估计，也不能仅用荟萃分析的点估计作为效应量的估计，效应量估计时要充分考虑历史研究间的变异。

2. 阳性对照药物效应的稳定性　阳性对照效应的估计来源于历史研究，虽然考虑了历史研究间的变异，但仍有历史局限性，受到很多因素诸如当时的受试人群、合并用药、疗效指标的定义与判定、阳性对照的剂量、耐药性以及统计分析方法等的影响。因此，采用非劣效试验设计时要尽可能地确保本次临床试验在以上提及的诸多因素方面与历史研究一致。另外非劣效/等效性设计，良好的偏倚控制和质量控制是此类设计的关键。因此，在试验设计和实施阶段都应该提高试验质量要求，只有高质量的临床试验才能保证非劣效/等效临床试验的检定灵敏度。

进行等效性检验或非劣效性检验时，需预先确定一个等效界值（上限和下限）或非劣效界值（上限或下限），这个界值应不超过临床上能接受的最大差别范围，并且应当小于阳性对照药与安慰剂的优效性试验所观察到的差异。非劣效界值确定一般采用两步法，M_1是阳性对照扣去了安慰剂效应的绝对疗效的保守估计，一般借助荟萃分析法并考虑历史试验间的变异后确定；M_2是非劣效界值，其确定要结合临床具体情况，在考虑保留阳性对照疗效的适当比例f后，由统计专家和临床医学专家共同确定。在等效界值的确定中，可以用类似的方法确定下限和上限。从技术层面讲，等效性检验双侧置信区间等同于两个同时进行的单侧假设检验，而非劣效检验是单侧检验。非劣效/等效检验统计推断一般采用置信区间法。值得注意的是两组之间差别无统计学意义并不能得出两组等效或非劣的结论。

（四）样本量

临床试验中所需的样本量应具有足够大的统计学检验把握度，以确保对所提出的问题给予一个可靠的回答，同时也应综合考虑监管部门对样本量的最低要求。样本的大小通常以试验的主要疗效指标来确定，如果需要同时考虑主要疗效指标外的其他指标时（如安全性指标或重要的次要指标），应明确说明其合理性。一般来说，在样本量的确定中应该说明以下相关因素，包括设计的类型、主要疗效指标的明确定义（如在降压药的临床试验中应明确说明主要指标是从基线到终点的血压改变值，或试验终点的血压达标率）、临床上认为有意义的差值、检验统计量、检验假设中的原假设和备择假设、Ⅰ类和Ⅱ类错误率以及处理脱落和方案违背的比例等。在以事件发生时间为主要疗效指标的生存分析中，可以根据统计学检验把握度直接得到试验所需事件数。在此情况下需要根据事件发生率，入组速度以及随访时间推算试验所需样本量。

样本量的具体计算方法以及计算过程中所需用到的主要指标的统计参数（如均值、方差、事件发生率、疗效差值等）的估计值应在临床试验方案中列出，同时需要明确这些估计值的来源依据。在确证性临床试验中，一般只有一个主要疗效指标，参数的确定主要依据已发表的资料或探索性试验的结果来估算，其中所预期疗效差值还应大于或等于在医学实践中被认为是具有临床意义的差异。需要强调的是，计划中的试验应与前期试验或文献中的试验具有一致的试验设计和目标人群。如果不完全一致，需对相应统计量的估值进行调整。Ⅰ类错误概率一般设定为双侧 0.05。在非劣效检验等单侧检验中，Ⅰ类错误概率一般设定为 0.025。此外，如果试验设计中存在多重性的问题时，应考虑对Ⅰ类错误概率进行必要的控制，以保证试验的总体Ⅰ类错误概率不超过预设值。Ⅱ类错误概率一般情况下设定为不大于 0.2，在探索性试验中可适当放宽。

通过估计得到的试验所需样本量一般仅针对试验中指定的主要指标的主要分析（相对其他分析如敏感性分析或亚组分析而言）。在一个以“全分析集（Full Analysis Set，简称 FAS）”为主要分析的试验中，应考虑统计参数估计值所依据的前期试验或资料是否使用了相同的分析集或者具有相似的脱落率及方案违背率。考虑到脱落患者或违背方案者对疗效的稀释效应，全分析集的疗效往往小于符合方案集。此外，在全分析集中也常会观测到比符合方案集更大的变异。

另外，等效或非劣效试验中通常事先假设试验组与对照组疗效相同而进行样本量估算，当试验组的真实疗效差于阳性对照组时则试验的检验把握度将低于设定目标。

（五）适应性设计

适应性设计（Adaptive Design）是指事先在方案中计划的在临床试验进行过程中利用累积到的数据，在不影响试验的完整性和合理性的前提下，对试验的一个或多个方面进行修改的一种设计。

好的适应性设计可以加快药物研发的速度，或更有效地利用研发资源。但适应性设计要特别考虑：①试验的修改是否会引起Ⅰ类错误增大；②试验的修改是否导致试验结果难于解释。因此，无论对试验进行何种修改，其修改计划和分析策略必须在试验数据揭盲之前在试验方案中进行明确严谨的表述。在适应性设计计划的期中分析中，保持申办者和研究者的盲态非常重要，通常需要一个独立的数据监查委员会（Independent Data Monitoring Committee，IDMC）来通知申办者是否按照事先拟定的方案修改进一步进行试验。

适应性设计有多种可能，包括：①试验组和对照组入组分配方式的改变，如由固定区组分配变更为动态随机入组分配；②入组人数的改变，如样本量的重新计算；③试验终止条件的改变，如根据期中分析结果提示有效或无效性而提前终止试验；④或其他设计方法（如临床终点、统计方法）的改变。目前应用的适应性设计中，成组序贯试验和盲态下样本量的重新计算被认为是在理论和实践中比较广泛被接受的。而其他的诸多设计对于深入认识试验结果的影响因素或提高研究效率（如富集设计）是有帮助的，但对于非盲态下改变临床终点或受试人群等适应性设计，由于可能引入偏倚而影响对结论的判断，故不宜应用于确证性试验中，可在早期探索性试验中使用。

1. 成组序贯设计 成组序贯设计常用于有期中分析的临床试验中。适用于下列三种情况：①怀疑试验药物有较高的不良反应发生率，采用成组序贯设计可以较早终止试验；②试验药疗效较差，采用成组序贯设计可以因无效较早终止试验；③试验药与对照药的疗效相差较大，但病例稀少，或临床观察时间过长。可见，成组序贯设计一般用于创新药物的临床试验，而不用于仿制药的临床试验。

成组序贯设计是把整个试验分成若干个连贯的分析段，每个分析段病例数可以相等也可以不等，但试验组与对照组的病例数比例与总样本中的比例相同。每完成一个分析段，即对主要指标（包括有效性和/或安全性）进行分析，一旦可以做出结论即停止试验，否则继续进行。如果到最后一个分析段仍不拒绝无效假设，则作为差异无统计学意义而结束试验。

成组序贯设计的优点是当试验药与对照药间确实存在差异时，或试验药与对照药不可能达到统计学意义时，可较早地得到结论，从而缩短试验周期。

成组序贯设计的盲底要求一次产生，分批揭盲。由于多次重复进行假设检验会使Ⅰ类错误增加，故需对每次检验的名义水准进行调整，以控制总的Ⅰ类错误率不超过预先设定的水准（比如 α=0.05）。试验设计中需明确 α 消耗函数的方法。

采用成组序贯设计，由于需要进行多次期中分析，需特别注意盲态的保持，以免引入新的偏倚。同时，在试验开始前应预先明确统计分析方法，规定提前终止试验的标准。期中分析的数据需由独立的第三方进行统计分析，并由审核，以便做出是否继续下一阶段临床试验的决策建议。

2. 盲态下的样本量的重新计算 当原设计中样本量是在不确切信息的假设条件下估计的，对时间比较长的临床试验，可以在试验进行中对这些假设进行验证，以便对样本量进行重新估计。为了避免揭盲对试验的Ⅰ类错误及试验的科学完整性的影响，这种估计应该是在不揭盲的状态下进行的，主要是对连续变量的变异度或事件发生率进行估计。此估计可用于计算新的样本量，新的样本量若和原样本量相似或比原样本量小，应保持试验样本量不变。若新的样本量比原样本量大并且是切实可行，应通过修订方案写明新的样本量。此类样本量的调整也可由 IDMC 来完成，并事先应在试验方案中对样本量的重新估计进行计划，样本量再估计应不超过两次。

3. 富集设计 适应性的富集设计是指当期中分析提示某一亚组人群的疗效优于另一亚组人群的疗效时而调整入组标准，对尚未入组的病例规定只入组疗效好的某一亚组人群的设计。富集设计能够减少研究人群的异质性，从而提高研究的效率。该设计通常根据研究对象与疾病或者预后相关的某些特征把目标人群分为亚组，例如，研究心血管疾病时，可以考虑按目标人群病人是否有糖尿病、高血压等分为高危人群和非高危人群；在肿瘤领域中，通常具有某些生物标记的人群对治疗的反应比没有生物标记的人群要好，这时可以考虑把目标人群分为生物标记阳性和阴性两个亚组。最常用的病人分组因素包括（但不限于）人口学、病理生理学、组织学、遗传学等的特征；研究方案中一般必须预先明确指出期中分析是根据病人的哪些特征做的亚组分析。根据病人特征进行分组的方法必须经过验证。

期中分析时根据研究方案中预设的病人特征，估计疗效并决定是否需要调整入组标准。由于期中对方案的调整对后续试验在随机、双盲等方面都有一定的影响，方案中必须明确规定避免引入偏倚和调整Ⅰ类错误概率的方法。最后的结果分析是根据期中分析（方案调整）之前搜集的所有研究对象的数据和之后某一亚组人群的数据加权，而不仅仅是感兴趣的亚组人群的数据；而分析结果的解释也必须明确地说明各亚组人群的构成。值得指出的是，由于富集设计的复杂性，可能对试验的基本原则（如随机化、双盲、Ⅰ类错误概率等）有严重影响，在没有充分可靠方法处理和避免这些影响时，和在病人特征对疗效的影响预先不明确的情况下，须慎用富集设计。

四、试验进行中的基本考虑

（一）试验数据和受试者入组的监查

临床试验过程中，研究者应严格按照试验方案认真进行临床试验，其研究过程的质量对研究数据及结果的可靠性有着重要的影响，因此，认真进行试验过程的数据监查能及早地发现问题，并使问题的发生和再现达到最小。

按照 GCP 要求，临床试验的申办者应在临床试验过程中委派监查员，对整个临床试验的质量进行监查。为监控试验的质量，对试验管理的监查应包括研究是否按计划进行，是否遵从方案，收集的数据质量如何，是否达到了预期收集的样本数量目标，设计的假设是否合适，以及病人在试验中的安全等权益是否有保障等。

在病人入组时间较长的试验中，必须对病人入组的积累情况进行监查。如入组率远低于试验方案中预定的水平，则需查明原因，并采取相应措施缓解入组选择和质量的其他方面问题，确保试验的把握度。在多中心试验中，这些考虑适用于每一个中心。

这类监查既不需要比较处理效应的信息，也不要对试验分组揭盲，所以对Ⅰ类错误没有影响，是试验申办者应尽的职责，它可由试验申办者或由试验申办者委托的合同研究组织（CRO）来完成。这种监查一般从研究地点的选定开始，到完成最后一位病人数据的收集和清理而结束。

（二）试验方案的修改

确定的试验方案经伦理委员会批准后，在试验进行过程中一般不得更改。对试验方案的任何修改都应在修订方案中写明，且修订方案一般需重新得到伦理委员会的批准。

在试验进行过程中，如发现按原入选/排除标准难以选到合格的病例时，需分析原因并采取相应措施，如监查中发现常有违反标准入选病例现象或入选病例的限制过度情况，则在不破盲的条件下可以考虑修改原入选/排除标准，但需注意入选/排除标准的修改可能导致目标受试人群的改变。修改后需调整相应的统计分析计划，如对方案修改前后进行分层分析及其结果一致性的考虑等应进行详细表述。

（三）期中分析

期中分析是指正式完成临床试验前，按事先制订的分析计划，比较处理组间的有效性和/或安全性所作的分析。其分析目的是为后续试验是否能继续执行提供决策依据。基于期中分析结果中止试验无外乎两种情况，其一是可以预见即使试验继续执行至试验结束也不可能得出试验药物有效的结论，或者是发现试验药物的安全性存在隐患；另一种是得出试验药物有效的结论。如果根据期中分析得出试验药物有效而提前中止试验，需要保证有足够的药物暴露时间和安全性数据，一般应继续随访以收集更多的安全性数据，以避免安全性评价不充分。

期中分析的时点（包括日历时点或信息时点）、具体实施方式和所采用的 α 消耗函数等应当事先制订计划并在试验方案中阐明。期中分析的结果可能会对后续试验产生影响，因此，一个临床试验的期中分析次数应严格控制。如果一个期中分析是为了决定是否终止试验而设计的，则常采用成组序贯设计。

期中分析包含了已揭盲的数据及结果，因此进行期中分析的人员应该是不直接参加临床试验的人员，比如可由 IDMC 执行，即使是开放的试验也应如此。期中分析结果对试验相关人员是保密的，试验相关人员仅仅会被告知是否继续试验或需要对试验方案进行修改。

对于确证性临床试验，原则上不得进行计划外期中分析。因为设计不良或计划外的期中分析可能引入偏倚，所得结论缺乏可靠性。如由于特别情况进行了计划外的期中分析，则在研究报告中应解释其必要性以及破盲的程度和必要性，并提供可能导致偏倚的严重程度以及对结果解释的影响。

（四）独立数据监查委员会

独立数据监查委员会（IDMC），有时也称为数据和安全监查委员会（Data And Safety Monitoring Board，简称 DSMB），或数据监查委员会（Data Monitoring Committee，简称 DMC），是由具备相关专业知识和经验的一组专业人员组成的独立委员会，通过定期评估一项或多项正在进行的临床试验的累积数据，评价试验药物的安全性和有效性。保证受试者安全和权益并确保试验的完整可靠性是 IDMC 的基本职责。

IDMC 通常用于以延长生命或减少重大健康结局风险为目的的大规模多中心临床试验，而大多数临床试验不要求或无须使用 IDMC。可以考虑聘用 IDMC 的情况包括（但不局限于）下列一种或多种：①对安全性或有效性的累积数据进行期中分析，以决定是否提前终止试验；②存在特殊安全问题的试验，如治疗方式有明显侵害性；③试验药物可能存在严重毒性；④纳入潜在的弱势人群进行研究，如儿童、孕妇、高龄者或其他特殊人群（疾病终末期病人或智障的病人）；⑤受试者有死亡风险或其他严重结局风险的研究；⑥大规模、长期、多中心临床研究。

IDMC 具有以下三个特点：①多学科性：IDMC 成员应该包括有相应临床知识及掌握期中分析原则的临床专家、统计学家或医学伦理学家等；②独立性：IDMC 的成员需没有任何利益冲突；其独立性可以防止试验的组织者、申办者的既得利益可能对数据评估带来的影响；③保密性：由于期中分析数据是非盲态的，因此需要由与试验无利益冲突的人员来担任统计分析的工作，并且注意保密性。一般需要选定独立统计师负责期中数据分析并完成期中报告。期中数据和报告在传递和提交过程中应采取一定的保密措施并妥善保存，避免被申办者或其他人员不慎或不当接触，直到试验结束申办者和研究者才能接触到期中报告。

IDMC 的组织和实施过程需要在试验设计阶段或 IDMC 启动会之前制定详细的 IDMC 工作章程和程序，并经 IDMC 成员审阅、签字、存档，在整个 IDMC 运行过程中作为工作指南严格遵守。所有 IDMC 的讨论需有会议纪要，以便在试验结束后有案可查。同时，在确保保密性的基础上，IDMC 成员、IDMC 支持小组和申办者之间应进行及时有效地沟通和交流。

五、试验的数据管理

数据管理的目的是确保数据的可靠、完整和准确。临床试验中的数据管理相关方包括申办者、研究者、监查员、数据管理员和 CRO 等，各相关方应各司其职、各尽其责。数据管理全过程的实施，从数据采集到数据库的最终建立，都必须符合我国 GCP 的规定和监管部门的相应技术规范要求。

临床试验方案确定后，应根据病例报告表和统计分析计划书的要求制订数据管理计划，内容涵盖数据管理各过程，包括数据接收、录入、清理、编码、一致性核查、数据锁定和转换。数据的收集和传送，从研究者到申办者可通过多种媒体，包括纸质的病例报告表、电子数据采集系统以及用于临床试验数据管理的计算机系统等。无论采用何种方式收集数据，资料的形式和内容必须与研究方案完全一致，且在临床试验前确定，包括确定对计划的依从性或确认违背试验方案的前后关系的信息（如有关服药的时间，缺失值需与“0值”和空缺相区别）。数据管理各过程的执行中均应遵守全面和有效的标准操作程序。

无论是采用纸质化或电子化的数据管理，其各阶段均应在一个完整、可靠的临床试验数据质量管理体系（QMS）下运行，对可能影响数据质量结果的各种因素和环节进行全面控制和管理，使临床研究数据始终保持在可控和可靠的水平。临床试验的数据管理系统（CDMS）必须满足三个基本要求：经过基于风险考虑的系统验证，具备可靠性；具备数据可溯源性的性能；具备完善的权限管理功能。另外，在数据管理运行过程中应该建立和实施质量保证、质量控制和质量评估等措施。临床试验中用于数据管理和统计分析的计算机及其软件系统均应经过验证且有验证记录可查。

为达到试验数据共享和信息互通目的，临床试验过程中数据的采集、分析、交换、提交等环节，可考虑采用统一的标准化格式，如 CDISC 临床数据交换标准体系（Clinical Data Interchange Standards Consortium）。

临床试验完成后，应对试验的数据管理工作和过程进行总结并形成数据管理总结报告。数据管理计划和总结报告应作为药物注册上市的申请材料之一提交给监管部门。

六、统计分析和报告

（一）统计分析计划

统计分析计划（Statistical Analysis Plan，简称 SAP）是比试验方案中描述的分析要点更加技术性和有更多实际操作细节的一份独立文件，包括对主要和次要评价指标及其他数据进行统计分析的详细过程。统计分析计划的内容包括设计的类型、比较的类型、随机化与盲法、主要指标和次要指标的定义与测量、检验假设、数据集的定义、疗效及安全性统计分析的详细细节。确证性试验要求提供详细分析原则及预期分析方法。探索性试验通常描述概括性的分析原则和方法。

统计分析计划由试验统计学专业人员起草，并与主要研究者商定，旨在全面而详细地陈述临床试验数据的分析方法和表达方式，以及预期的统计分析结果的解释。

统计分析计划初稿应形成于试验方案和病例报告表确定之后，在临床试验进行过程中以及数据盲态审核时，可以进行修改、补充和完善，不同时点的统计分析计划应标注版本及日期，正式文件在数据锁定和揭盲之前完成并予以签署。如果试验过程中试验方案有修订，则统计分析计划也应作相应的调整。如果涉及期中分析，则相应的统计分析计划应在期中分析前确定。

（二）统计分析集

用于统计分析的数据集事先需要明确定义，并在盲态审核时确认每位受试者所属的分析集。一般情况下，临床试验的分析数据集包括全分析集（FAS）、符合方案集（Per Protocol Set，简称 PPS）和安全集（Safety Set，简称 SS）。根据不同的研究目的，需要在统计分析计划中明确描述这三个数据集的定义，同时明确对违背方案、脱落/缺失数据的处理方法。在定义分析数据集时，需遵循以下两个原则：①使偏倚减到最小；②控制Ⅰ类错误率的增加。

意向性治疗的原则（Intention To Treat Principle，简称 ITT），是指主要分析应包括所有随机化的受试者，这种保持初始的随机化的做法对于防止偏倚是有益的，并且为统计学检验提供了可靠的基础，这一基于所有随机化受试者的分析集通常被称为 ITT 分析集。

理论上遵循 ITT 原则需要对所有随机化受试者的研究结局进行完整的随访，但实际中这种理想很难实现，因而也常采用全分析集（FAS）来描述尽可能的完整且尽可能的接近于包括所有随机化的受试者的分析集。

只有非常有限的情况才可以剔除已经随机化的受试者，通常包括：违反重要入组标准；受试者未接受试验用药物的治疗；随机化后无任何观测数据。值得注意的是，这种剔除需要对其合理性进行充分的论证和说明。

符合方案集（PPS），亦称为“可评价病例”样本。它是全分析集的一个子集，这些受试者对方案更具依从性。纳入符合方案集的受试者一般具有以下特征：①完成事先设定的试验药物的最小暴露量：方案中应规定受试者服用药物的依从性达到多少为治疗的最小量；②试验中主要指标的数据均可以获得；③未对试验方案有重大的违背。

受试者的排除标准需要在方案中明确，对于每一位从全分析集或符合方案集中排除的受试者，都应该在盲态审核时阐明理由，并在揭盲之前以文件形式写明。

安全集（SS），应在方案中对其明确定义，通常应包括所有随机化后至少接受一次治疗且有安全性评价的受试者。

对于确证性试验，宜同时采用全分析集和符合方案集进行统计分析。当两种数据集的分析结论一致时，可以增强试验结果的可信性。当不一致时，应对其差异进行讨论和解释。如果符合方案集被排除的受试者比例太大，则将影响整个试验的有效性。

ITT/全分析集和符合方案集在优效性试验和等效性或非劣效性试验中所起的作用不同。一般来说，在优效性试验中，应采用 ITT/全分析集作为主要分析集，因为它包含了依从性差的受试者而可能低估了疗效，基于 ITT/全分析集的分析结果是保守的。符合方案集显示试验药物按规定方案使用的效果，但与上市后的疗效比较，可能高估疗效。在等效性或非劣效性试验中，用 ITT/全分析集所分析的结果并不一定保守，在统计分析时，可以用符合方案集和 ITT/全分析集作为分析人群，两个分析集所得出的结论通常应一致，否则应分析并合理解释导致不一致的原因。

（三）缺失值及离群值

缺失值是临床试验中的一个潜在的偏倚来源，因此，病例报告表中原则上不应有缺失值，尤其是重要指标（如主要的疗效和安全性指标）必须填写清楚。对病例报告表中的基本数据，如性别、出生日期、入组日期和各种观察日期等不得缺失。试验中观察的阴性结果、测得的结果为零和未能测出者，均应有相应的符号表示，不能空缺，以便与缺失值相区分。

在临床试验中，数据缺失是难以避免的问题。在试验的计划、执行过程中应有必要的措施尽量避免缺失值的发生，在分析和报告中要正确处理缺失数据，否则会造成潜在的偏倚。缺失值的存在有可能导致试验结果无法解释。在分析中直接排除有数据缺失的受试者可能会：①破坏随机性；②破坏研究样本对于目标人群的代表性。除此之外，对缺失值的直接排除还可能降低研究的把握度或减小变量的变异性引起Ⅰ类错误率的膨胀。

如果在一些受试者中发生主要终点的缺失，在试验方案或统计计划书中应预先指定如何处理缺失值。

缺失机制可分为完全随机缺失（Missing Completely At Random，简称 MCAR）、随机缺失（Missing At Random，简称 MAR）和非随机缺失（Missing Not At Random，简称 MNAR）。由于缺失机制无法通过已有数据进行判断，并且不同的处理方法可能会产生截然不同的结果，应当认识到任何缺失数据处理方法本身可能是潜在的偏倚来源。对完全随机缺失、随机缺失数据的处理目前有末次观测值结转（LOCF）、基线观测值结转（BOCF）、均值填补、回归填补、重复测量的混合效应模型（MMRM）、多重填补等多种不同的方法。

对于缺失值的处理方法，特别是主要疗效指标的缺失值，应事先在方案中根据以往的经验或既有相似试验的处理方法进行规定。然而如上所述，任何缺失数据处理方法本身都可能带来潜在的偏倚。所以缺失数据的处理方法应遵循保守的原则。即使同一种方法在不同情况下既有可能对试验药保守也有可能对试验药有利。然而，有时在对主要疗效指标的缺失值的处理方法进行预设时（如在盲态下）无法完全确定所用方法的保守性。必要时，也可以采用不同的处理缺失值的方法进行敏感性分析。

离群值问题的处理，应当从医学和统计学专业两方面去判断，尤其应当从医学专业知识判断。离群值的处理应在盲态检查时进行，如果试验方案未预先指定处理方法，则应在实际资料分析时，进行包括和不包括离群值的两种结果比较，评估其对结果的影响。

（四）数据变换

分析之前对关键变量是否要进行变换，最好根据以前的研究中类似资料的性质，在试验设计时即做出决定。拟采用的变换（如对数、平方根等）及其依据需在试验方案中说明，数据变换是为了确保资料满足统计分析方法所基于的假设，变换方法的选择原则应是公认常用的。一些特定变量的常用变换方法已在某些特定的临床领域得到成功的应用。

（五）统计分析方法

统计分析应建立在真实、可靠、准确、完整的数据基础上，采用的统计方法应根据研究目的、试验方案和观察指标来选择，一般可概括为以下几个方面：

1. 描述性统计分析　一般多用于人口学资料、基线资料和安全性资料，包括对主要指标和次要指标的统计描述。

2. 参数估计、置信区间和假设检验　参数估计、置信区间和假设检验是对主要指标及次要指标进行评价和估计的必不可少的手段。假设检验应说明所采用的是单侧还是双侧检验，如果采用单侧检验，应说明理由。单侧检验的Ⅰ类错误概率往往选择为双侧检验的一半，以保证单双侧检验的逻辑性。主要指标效应分析要说明采用的是固定效应模型还是随机效应模型。统计分析方法的选择要注意考虑指标的性质及数据分布的特性。无论采用参数方法或非参数方法，处理效应的估计应尽量给出效应大小、置信区间和假设检验结果。除主要指标和次要指标外，其他指标的分析以及安全性数据的分析也应简要说明所采用的方法。在确证性试验中，只有方案或统计分析计划中事先规定的统计分析才可以作为确证性证据的依据，而其他的分析只能视作探索性的。

3. 基线与协变量分析 评价药物有效性的主要指标除受药物作用之外，常常还有其他因素的影响，如受试者的基线情况、不同治疗中心受试者之间差异等因素，这些因素在统计分析中可作为协变量处理。在试验前应认真考虑可能对主要指标有重要影响的协变量以及采用的可以提高估计精度的方法（如采用协方差分析方法），补偿处理组间由于协变量不均衡所产生的影响。对于确证性分析，应事先在方案中规定在统计模型中校正的协变量，以及校正的依据。当采用分层随机时，分层因素应作为协变量进行校正。对于事先没有规定校正的协变量，通常不应进行校正。也可以采用敏感性分析方法，将校正后的结果作为参考，而不应该取代事先规定的分析模型。

4. 中心效应 多中心临床试验中，不同中心在受试者基线特征、临床实践等方面可能存在差异，导致不同中心间的效应不尽相同，这种中心之间的效应差异称为中心效应。常见三种情况：①无中心效应，即各中心试验组效应同质，对照组效应亦同质，此时各中心间效应是一致的；②有中心效应，但中心与处理组间不存在交互作用，即各中心试验组与对照组效应之差是同质的；③有中心效应，且中心与处理组间存在交互作用，此时，各中心试验组与对照组效应之差是异质的。中心与处理组间的交互作用，又分为定量的交互作用（各中心试验组与对照组效应之差方向一致）和定性的交互作用（至少一个中心的处理组与对照组的效应之差与其他中心方向不一致）。

分析主效应时，对于情况①，模型中应不包括中心效应；对于情况②，模型中可包括中心项，但不包含中心与处理的交互项效应以提高检验效能；对于情况③，若存在定量交互作用，则需要采用合适的统计学方法来估计处理效应，以保证结果的稳健性，结果解释时须非常谨慎，应努力从试验的管理、受试者的基线特征、临床实践等方面寻找原因；当存在定性的交互作用时，需找到合理的解释并重新进行的临床试验。

当中心数较多，或每个中心样本数均较少，一般无须考虑中心效应对主要变量及次要变量的影响，因为此时中心效应不会影响临床效果。

采用何种策略分析中心效应需事先在试验方案或统计分析计划中阐明。

5. 亚组分析 临床试验中的亚组分析是对整体中根据某种因素分层的部分数据进行分析。

试验药物的疗效或安全性在不同的亚组中可能不同，而且这种差异往往具有特殊的临床意义。除非在方案设计时考虑到了计划的亚组分析，并且在样本量计算和多重性比较等方面事先给予了考虑，这样的亚组分析结果才能够被接受。由于亚组分析通常是小样本，且未按亚组随机化，故对于非确证性亚组分析的解释应当慎重，通常只能作为探索性研究的参考。

6. 多重性问题 多重性问题是指在临床试验中，由于存在多个主要指标、多个比较组、多个时间点的比较、期中分析、亚组分析、多个分析集等情况，进行多次假设检验而导致Ⅰ类错误概率增加的现象。如果试验将重要的次要指标结果也纳入关键性证据的情况下，即主要指标和重要次要指标共存时的假设检验亦需要考虑多重性问题。对于主要指标是复合指标的试验，如果宣称的疗效是基于复合指标中某个或某些成分时，需事先定义这些成分并纳入多重性考虑的确证性分析策略。

将假阳性率控制在事先设定的水平以内是非常重要的原则，在确证性临床试验结果的评价中具有重要的意义。在试验方案或统计分析计划中应预先说明对多重性问题的考虑、控制Ⅰ类错误概率的原因及方法。处理多重性问题的方法有多种，如单步法、闭合检验程序、固定顺序的检验、序贯结构的策略等，在选择方法时可考虑将能够估计出疗效的可信区间作为选择的一个标准。

在对Ⅰ类错误概率进行控制的同时可能会导致Ⅱ类错误概率的增加，在估计样本量时应有所考虑。

（六）安全性与耐受性分析

安全性主要关注于药物对受试者的风险，在临床试验中，通常通过实验室检查结果（包括生化学和血液学指标）、生命体征、临床不良事件（疾病、体征、症状）及其他特殊的安全性检验（如心电图、眼科检查）等手段来评价。耐受性指受试者对于明显的不良反应的耐受程度。

大多数试验中，对安全性与耐受性的分析，常采用描述性统计分析方法，必要时辅以置信区间进行说明。也可应用图表来描述治疗组间和个体间不良事件的发生模式（时间、空间、人群、性别分布）。不良事件的发生率通常以出现不良事件的病例数与暴露病例数之比来表示。此外，暴露强度（如人·年）也有可能作为分母。在各个阶段的临床研究过程中，应考虑对安全性评价指标定义的一致性，应考虑采用统一的不良事件编码词典（如MedDRA、WHOART和WHO-DD等）。

安全性和耐受性分析的数据集通常包括至少接受过一次治疗且有安全性评价的受试者。安全性的统计分析方法可以采用不同方式，可在方案及统计分析计划中结合临床判断，对不同的安全性指标按其重要性及与治疗的相关性划分为不同的类别：重要性较低且与治疗方法相关性较弱的安全性指标，可采用描述性分析方法；对于重要性适中且与治疗方法有一定相关性的安全性指标，建议加入置信区间分析；而对于重要性较高且与治疗方法相关性较强的安全性指标，可提供相应的统计检验 P 值以供参考。

（七）统计分析报告

统计分析报告是临床试验统计师根据事先拟定的统计分析计划书，应用统计分析软件编写分析程序输出的统计分析表格和统计分析图形加以整理的重要文档，也是提供给临床主要研究者作为撰写临床试验总结报告的重要素材，并和统计分析计划一起作为药物注册上市的申请材料之一提交给监管部门用于对临床试验结果的评价。

七、名 词 解 释

安全集（Safety Set，SS）：安全性与耐受性评价时，用于汇总的受试者集称为安全集。安全集应考虑包括所有随机化后至少接受一次治疗的且有安全性评价的受试者。

安全性和耐受性（Safety & Tolerability）：医疗产品的安全性是指受试者的医学风险，通常在临床试验中由实验室检查（包括临床生化和血液学）、生命体征、临床不良事件（疾病、体征和症状），以及其他特殊的安全性检查（如心电图、眼科检查）等来判定。医疗产品的耐受性是指受试者能耐受明显不良反应的程度。

处理效应（Treatment Effect）：是指归因于临床试验中处理的效果。在大多数临床试验中感兴趣的处理效应是两个或多个处理间的比较（或对比）。

等效性试验（Equivalence Trial）：是指主要目的为确认两种或多种治疗效果的差别大小在临床上并无重要意义的试验。通常以真正的治疗效果差异落在临床上可接受的等效性界值上下限之间来表明等效性。

独立数据监查委员会（Independent Data Monitoring Committee，IDMC）：也称数据和安全监查委员会、监查委员会、数据监查委员会。独立数据监查委员会由申办者建立可用于定期评价临床试验进度、安全性数据以及关键疗效指标，并可向申办者建议是否继续、修改或停止试验。

多中心试验（Multicentre Trial）：多中心试验系指由多个单位的研究者合作，按同一个试验方案同时进行的临床试验。

非劣效性试验（Non-Inferiority Trial，NI）：是指主要目的为显示试验药物的效应在临床上不劣于对照药的试验。

符合方案集（Per Protocol Set，PPS）：又称有效病例、疗效样本、可评价病例样本。是由充分依从于试验方案的受试者所产生的数据集，以确保这些数据可能会展现出治疗的效果。依从性包括以下一些考虑：如所接受的治疗、指标测量的可获得性以及对试验方案没有大的违背等。

交互作用（Interaction）：是指处理间的对比（如研究产品与对照之间的差异）依赖于另一因素（如中心）的情况。定量的交互作用是指对比差异的大小在因素的不同水平时不同；定性交互作用是指对比差异的方向至少在因素的一个水平上不同。

荟萃分析（Meta-Analysis）：是指对同一个问题的两个或多个试验的量化证据进行的规范评价。这常是将不同试验的总结性的统计量进行统计合并，但此名词有时也用于对原始数据的合并。

盲态审核（Blind Review）：是指在试验结束（最后一位受试者最后一次观察）到揭盲之前对数据进行的核对和评估，以便最终确定统计分析计划。

偏倚（Bias）：是指与设计、实施、分析和评价临床试验有关的任何因素导致的处理效应估计值与其真值的系统偏离。临床试验实施的偏离所引入的偏倚称为“操作”偏倚。上述其他来源的偏倚称为“统计学”偏倚。

期中分析（Interim Analysis）：是指正式完成临床试验前，按事先制订的分析计划，比较处理组间的有效性或安全性所作的任何分析。

全分析集（Full Analysis Set，FAS）：是指尽可能接近符合意向性治疗原则的理想的受试者集。该数据集是从所有随机化的受试者中以最少的和合理的方法剔除受试者后得到。

全局评价指标（Global Assessment Variable）：为单一变量，是将客观指标和研究者对病人的病情及其改变总的印象综合起来所设定的指标，通常是一个有序分类等级指标。

随机分配表的释放（Randomization Code Release）：是指临床试验中对最后一例受试者的随访结束，且所计划的数据采集工作全部完成后，为进一步完成计划的统计分析工作而将一直保持盲态的受试者的随机分组信息对相关研究人员进行公开的解盲过程。

试验统计学专业人员（Trial Statistician）：是指接受过专门培训且有经验，可以执行本指导原则并负责临床试验统计方面的统计学专业人员。

双模拟（Double-Dummy）：是指在临床试验中当两种处理（如治疗）不能做到完全

相同时，使试验处理（或治疗）仍能保持盲态的一种技术。先准备处理 A（活性药和不能区分的安慰剂）和处理 B（活性药和不能区分的安慰剂），然后受试者接受两套处理：活性药处理 A 和安慰剂处理 B，或者安慰剂处理 A 和活性药处理 B。

替代指标（Surrogate Variable）：是指在直接测定临床效果不可能或不实际时，用于间接反映临床效果的指标。

统计分析计划（Statistical Analysis Plan，SAP）：是比试验方案中描述的分析要点更加技术性和有更多实际操作细节的一份独立文件，包括对主要和次要指标及其他数据进行统计分析的详细过程。

脱落（Dropout）：是指受试者由于任何原因不能继续按试验方案进行到所要求的最后一次随访。

意向性治疗原则（Intention-To-Treat Principle）：是指基于有治疗意向的受试者（即计划好的治疗）而不是实际给予治疗的受试者进行评价的处理策略。是可以对结果做出评定的最好原则。其结果是计划分配到每一个治疗组的受试者即应作为该组的成员被随访、评价和分析，而无论他们是否依从于所计划的治疗过程。

优效性试验（Superiority Trial）：是指主要目的为显示试验药物的效应优于对照药（阳性药或安慰剂）的试验。

置信区间（Confidence Interval，CI）：是指按一定的概率或可信度（1-α）用一个区间来估计总体参数所在的范围，该范围通常称为参数的置信区间。

中央随机化系统（Centralized Randomization System）：是指在多中心临床试验中为克服人为或其他未知因素对研究结果的偏倚影响，由一个独立的组织或机构基于电话语音或网络方式实施药物随机分配的自动化计算机管理系统。常见有基于电话的交互式语音应答系统（IVRS，Interactive Voice Response System）和基于网络的交互式网络应答系统（IWRS，Interactive Web Response System）。

附录Ⅳ 结果报告准则条目清单

表Ⅳ-1 SPIRIT 2013 条目清单

内容	条目	描述
试验管理信息		
题目	1	题目应描述该研究的设计、人群、干预措施，如果适用，也要列出题目的缩写
试验注册	2a	试验标识符和注册名称。如果尚未注册，写明将注册机构的名称
	2b	WHO 临床试验注册数据所包括的所有数据集
试验方案的版本	3	日期和版本的标识符
基金	4	基金的财政、物资和其他支持的来源和种类
角色和责任	5a	方案贡献者的名称、附属机构和角色
	5b	试验赞助者的名称和联系方式
	5c	如有试验资助者和赞助者，其在研究设计、收集、管理、分析及诠释资料、报告撰写、出版等环节的角色，以及谁拥有最终决策权
	5d	试验协调中心、指导委员会、终点判定委员会、数据管理团队和其他监督试验的个人或团队的组成、作用及各自的职责，如果适用（参见 21*a* 有关于资料监控委员会的内容）
引言		
背景和理念	6a	描述研究问题，说明进行试验的理由，包括对相关研究（已发表的与未发表的）中每个干预措施的有效性及不良反应的总结
	6b	对照组选择的解释
目的	7	特定的目的或者假设
试验设计	8	试验设计的描述，包括试验种类（如平行组、交叉、析因以及单一组），分配比例及研究框架（如优效性、等效性、非劣效性、探索性）
方法		
受试者、干预措施、结局指标		
研究设置	9	研究设置的描述（如小区诊所、学术性医院）、资料收集的国家名单、如何获得研究地点的信息数据
合格标准	10	受试者的纳入、排除标准。如适用，行使干预措施的研究中心和个人的合格标准（如外科医生、心理治疗师）
干预措施	11a	每组的干预措施，有足够的细节可以重复，包括怎样及何时给予该干预措施
	11b	中止或者修改已分配给受试者干预措施的标准（如由于危害或受试者要求或病情的改善/恶化等而改变药物的剂量）
	11c	提高干预方案依从性的策略，及其他监督依从性的措施（如药物片剂的归还、实验室的检查等）
	11d	在试验期间允许或禁止使用的相关护理和干预措施
结局指标	12	主要、次要和其他结局指标，包括反映结局指标的特定测量变量（如收缩压）、个体水平的分析变量（如与基线相比的改变量、最终值、生存时间等），统计描述方式（如均值、比例）及对哪个时间点的测量值进行数据分析
受试者时间表	13	招募、干预措施（包括预备期和洗脱期）、评估和访问受试者的时间表。强烈建议使用示意图（参见图表）
样本量	14	估算达到研究目的所需的受试者数量，说明样本量计算的过程，包括任何临床假设和统计假设
招募	15	为达到足够目标样本量而采取的招募受试者策略

续表

内　容	条目	描　述
干预措施的分配方法（针对对照试验）		
分配序列产生	16a	产生序列分配的方法（如计算机产生随机数字）及用于分层的所有因素。为了减少随机序列的可预测性，任何预设的限定细则（如区组法）应保存在单独的文档中并保证试验招募者或干预措施分配者均无法获得这些数据
分配隐藏机制	16b	用于执行分配序列的机制（如中央电话：按顺序编码，密封不透光的信封），描述干预措施分配之前的任何为隐藏序号所采取的步骤
分配实施	16c	谁产生分配序号，谁招募受试者，谁给受试者分配干预措施
盲法	17a	分配干预措施后对谁设盲（如受试者、医护提供者、结局评估者、数据分析者）以及如何实施盲法
	17b	如果实施了盲法，在怎样的情况下可以揭盲，以及在试验过程中揭示受试者已分配的干预措施的程序
数据收集、管理和分析方法		
数据收集方法	18a	评估和收集结局指标、基线和其他试验数据的方案，包括任何提高数据质量的相关措施（如重复测量法，数据评估者的培训），以及研究工具（如问卷、实验室检测）可靠性和准确性的描述。如数据收集表没有在研究方案中列出，应指明可以找到其内容的参考资料
	18b	提高受试者参与性和完成随访的方案，包括退出或更改治疗方案的受试者需收集的结局数据
数据管理	19	录入、编码、保密及储存数据的方案，包括任何质量控制的措施（如双重录入、数值逻辑检查）。如果研究方案中不包含数据管理的具体内容，应指明可以找到其内容的方法和途径
统计方法	20a	分析主要和次要结局指标的统计方法。如果研究方案中不包含统计分析方案具体设计，应指明可以找到其内容的方法和途径
	20b	附加分析的方法，诸如亚组分析和校正分析
	20c	对统计分析人群的定义（根据受试者是否依从研究方案），处理缺失值的方法（如多重填补）
监查方法		
数据监查	21a	数据监查委员会的组成；简介其角色和汇报架构；表述其是否独立于赞助者和存在利益冲突；如具体的章程没有在研究方案中列出，应指明可以找到其内容的信息数据。反之，如不设数据监查委员会亦需解释其原因
	21b	描述期中分析（或者）和停止分析的指引，包括谁（可以）将取得这些期中分析的结果及中止试验的最终决定权
危害	22	有关干预措施或试验实施过程中出现任何不良事件和其他非预期反应的收集、评估、报告和处理方案
审核	23	审核试验实施的频率和措施，以及这种审核是否会独立于研究者和赞助者
伦理与传播		
研究伦理的批准	24	寻求研究伦理委员会/机构审查委员会（REC/IRBs）批准的计划
研究方案的修改	25	向相关人员（如研究者、REC/IRBs、试验受试者、试验注册机构、期刊、协调者）沟通重要研究方案修改（如纳入标准、结局指标、数据分析等）的计划
知情同意	26a	谁将从潜在的受试者或监护人获得知情同意以及如何取得（参见第 32 项）
	26b	如需收集和使用受试者的数据和生物标本作其他附属研究，应获得额外的知情同意
保密	27	为了保密，在试验前、进行中及完成后如何收集、分享和保留潜在和已纳入的受试者的个人资料
利益申报	28	整个试验的主要负责人和各个研究点的主要负责人存在的财政和其他利益冲突
数据采集	29	谁可以取得试验最终数据库的说明；以及限制研究者取得试验最终资料的合同协议的披露
附属及试验后的护理	30	如果有的话，附属及试验后的护理，以及对于参与试验而引起危害而赔偿的相应条款
传播政策	31a	试验者及赞助者将试验结果向受试者、医疗专业人员、公众和其他相关团体传递的计划（如通过发表、在结果数据库中报告或者其他数据分享的安排），包括任何发表限制

续表

内　　容	条目	描　　述
	31b	合格的著作权指引及（使用任何专业作者的描述）会否使用专业撰写人员
	31c	如果适用，确保公众取得整个研究方案及受试者层面的数据集和统计编码的计划
附录		
知情同意材料	32	提供给受试者和监护人的知情同意书模板和其他相关文件
生物学标本	33	如临床试验或未来的附属试验需采集生物学标本进行基因或分子测试，其收集、实验室分析和储存的方案

表Ⅳ-2　随机对照临床试验报告的信息 CONSORT 2010 对照检查清单

内　　容	条目	描　　述
标题和摘要	1a	标题中应表明是随机临床试验
	1b	结构式摘要，包括试验设计、方法、结果、结论几个部分（具体的指导建议参见“CONSORT for abstracts”）
引言		
背景和目的	2a	科学背景和对试验理由的解释
	2b	具体试验目的或假设
方法		
试验设计	3a	描述试验设计（如平行组设计、析因设计），包括受试者分配入各组的比例
	3b	试验开始后对试验方法所做的重要改变（如合格受试者的挑选标准），并说明原因
受试者	4a	受试者合格标准
	4b	资料收集的场所和地点
干预措施	5	详细描述各组干预措施的细节以使他人能够重复，包括它们实际是在何时、如何实施的
结局指标	6a	完整地定义预先设定的主要和次要结局指标，包括它们是在何时、如何收集的
	6b	试验开始后对结局指标是否有任何更改，并说明原因
样本量	7a	如何确定样本量
	7b	必要时，解释期中分析和试验中止原则
随机化方法		
序列的产生	8a	产生随机分配序列的方法
	8b	随机分配的方法，包括任何限定条件（如怎样分区组和各区组长度）
分配隐藏机制	9	用于执行随机分配序列的机制（例如按顺序编码的密封信封法），描述干预措施分配之前为隐藏分配序列号所采取的步骤
实施	10	谁产生随机分配序列，谁招募受试者，谁给受试者分配干预措施
盲法	11a	如果实施了盲法，分配干预措施之后对谁设盲（例如受试者、医护提供者、结局评估者），以及盲法是如何实施的
	11b	如有必要，描述试验组与对照组干预措施的相似之处
统计学方法	12a	用于比较各组主要和次要结局指标的统计学方法
	12b	附加分析的方法，诸如亚组分析和校正分析
结果		
受试者流程（强烈推荐使用流程图）	13a	随机分配到各组的受试者例数，接受已分配治疗的例数，以及纳入主要结局分析的例数
	13b	随机分组后，各组脱落和被剔除的例数，并说明原因
招募受试者	14a	招募期和随访时间的长短，并说明具体日期
	14b	试验中断或停止的原因
基线资料	15	用一张表格列出每一组受试者的基线数据，包括人口统计学资料和临床特征

续表

内容	条目	描述
纳入分析的例数	16	各组纳入每一种分析的受试者数目（分母），以及分析是否按照最初的分组分析（意向性分析）
结局和估计值	17a	各组每一项主要和次要结局指标的结果，效应估计值及其精确度（如95%置信区间）
	17b	对于二分类结局指标，建议同时提供绝对效应值和相对效应值
辅助分析	18	报告任何其他的分析（如亚组分析和校正分析）结果，指出哪些是预先设定的分析，哪些是新尝试的分析
危害	19	各组出现的所有严重危害或意外效应（具体的指导建议参见“CONSORT for harms”）
讨论		
局限性	20	试验的局限性，报告潜在偏倚和不精确的原因，以及出现多重分析的原因（如果有这种情况的话）
可推广性	21	试验结果被推广的可能性（外部真实性、实用性）
解释	22	与结果相对应的解释，权衡试验结果的利弊，并且考虑其他相关证据
其他信息		
试验注册	23	临床试验注册号和注册机构名称
试验方案	24	如适用，在哪里可以获取完整的试验方案
资助	25	资助和其他支持(如提供药品)的来源，提供资助者所起的作用

表Ⅳ-3 非随机对照临床试验报告规范（TREND）条目清单

内容	条目	描述
标题和摘要	1	①研究对象如何分配到各干预组；②采用结构式摘要；③研究对象或抽样的相关信息
引言		
背景	2	①科学背景与原理的解释；②行为干预设计中应用的理论
方法		
研究对象	3	①纳入标准；②征集研究对象的方法；③征集研究对象、数据收集的环境和地点
干预	4	各组干预的措施以及何时、如何实施
目标	5	设定的研究目标和假设
结局	6	明确定义主要和次要结局指标，描述收集数据的方法和提高测量水平的方法以及与证实测量工具有效性相关的信息，如对心理和生物学特性的测量
样本量	7	如何确定样本量，必要时，解释期中分析和试验终止原则
分配方法	8	①分配单位；②分配方法；③为减少因非随机化而可能出现的偏倚所采取的措施
盲法	9	受试者、干预实施人员、结局评估人员是否知晓分组情况？如果是，盲法是否成功及如何评价？
分析单位	10	①描述用于评价干预措施效果的最小分析单位；②如果分析单位和分配单位不同，需要描述采用何种方法来调整
统计学方法	11	①比较各组主要结局使用的统计学方法，包括相关数据的总结方法；②其他分析方法，如亚组分析和校正分析；③如果有缺失数据，还应考虑到缺失数据的处理方法；④统计软件或程序
结果		
研究对象流程	12	各阶段研究对象的流动情况，如招募、分配、实施干预、随访、分析等步骤中研究对象的数量（强烈建议使用流程图）
征集研究对象	13	定义招募和随访的时间范围
基线资料	14	①各组基线人口学特征和临床特征；②与特定疾病预防研究有关的每个研究状况的基线特征；③总体和研究人群中失访组与在访组基线情况的比较；④研究人群和关注的目标人群的基线特征比较
基线一致性	15	各研究组基线一致性的数据和用于控制基线差异的统计学方法

续表

内　容	条目	描　述
纳入分析的例数	16	①纳入每个分析组的研究对象数目（分母），尤其是结局不同时会发生变化的分母，如可能使用绝对数来描述结果；②是否进行了意向性分析，如果没有，应该说明分析中如何处理不依从的研究对象数据
结局和估计值	17	①对每个主要和次要结局，报告各组综合结果、估计效应大小，使用置信区间描述精确度；②列出无效和阴性结果；③如有其他干预的因果路径，还需附加列出
辅助分析	18	总结分析结果，包括亚组分析和校正分析，阐明哪些分析是预先设定的，哪些是探索性的
不良反应事件	19	各干预组重要的不良反应事件或副作用
讨论		
解释	20	①结合研究假设、潜在偏倚的来源或测量的不精确性以及多重分析有关的风险，对结果进行合理的解释；②结果的讨论应考虑干预措施发挥效应的机制（因果路径）或其他可能的机制及解释；③讨论实施干预的有利因素和不利因素以及干预的真实性；④研究在计划或决策建议方面的意义
可推广性	21	试验结果的可推广性（外部有效性）
证据总体	22	结合现有的证据，对结果进行全面的解释

表Ⅳ-4　SRTOBE 声明：观察性研究报告规范条目清单

内　容	条目	描　述
标题和摘要	1	(a)在题目或摘要中用常用术语表明研究所采用的设计 (b)在摘要中对所做工作和获得的结果做一个简明的总结
引言		
背景/原理	2	解释研究的科学背景和原理
目的	3	阐明具体研究目的，包括任何预先设定的研究假设
方法		
研究设计	4	尽早陈述研究设计的关键内容
研究设置	5	描述研究机构、研究地点及相关资料，包括招募的时间范围、暴露、随访和数据收集等
研究对象	6	(a) 队列研究：描述纳入和排除标准，研究对象的来源和选择方法，随访方法；病例对照研究：分别给出病例和对照的纳入和排除标准，给出精确的病例诊断标准和对照选择的原理，说明选择病例与对照的原因；横断面研究：描述纳入和排除标准，研究对象的来源和选择方法 (b) 队列研究：对于匹配设计，描述匹配的标准，暴露组和未暴露组的人数；病例对照研究：对于匹配设计，描述匹配标准和每个病例匹配的对照数
变量	7	明确定义结局、暴露、预测变量、可能的混杂因素及效应修饰因素。如适用，给出诊断标准
数据来源/测量	8*	对每个感兴趣的变量，给出数据来源和详细的测量方法。如果有一个以上的组，描述各组之间测量方法的可比性
偏倚	9	描述解决潜在偏倚的方法
样本量	10	描述决定样本量大小的原理，包括统计学计算和实际考虑
定量变量	11	解释定量变量如何分析，必要时，描述如何将定量变量分组及其分组的原因
统计学方法	12	(a) 描述统计方法，包括控制混杂的方法 (b) 描述如何进行亚组分析与交互作用分析 (c) 描述对缺失值的处理 (d) 队列研究：如适用，描述解决处理失访问题的方法；病例对照研究：如适用，描述如何处理匹配问题；横断面研究：如适用，描述考虑到抽样策略的分析方法 (e) 描述敏感性分析的方法
结果		
研究对象	13*	(a) 报告研究各阶段研究对象的人数，如潜在合格的人数、参与合格性检查的人数、证实合格的人数、纳入研究的人数、完成随访的人数及纳入分析的人数 (b) 解释在各阶段研究对象退出研究的原因 (c) 建议使用流程图

续表

内　容	条目	描　述
描述性资料	14*	(a) 描述研究对象的特征（如人口学、临床和社会特征）以及暴露因素和潜在混杂因子的信息 (b) 指出每个研究变量的缺失值的数量 (c) 队列研究应描述随访时间（例如平均随访时间、总随访时间）
结局资料	15*	队列研究：报告发生结局事件的数量或生存时间相关的综合指标；病例对照研究：报告各暴露类别的数量或综合指标；横断面研究：报告结局事件的数量或综合指标
主要结果	16	(a) 报告未校正的效应值，必要时，报告校正混杂因素后的效应值，同时报告效应值的精确度(如95%置信区间)，阐明校正了哪些混杂因素及选择这些混杂因素的原因 (b) 如果对连续变量进行分组，要报告每组观察值的范围 (c) 基于研究目的，可以把 *RR* 转换成有意义的时间范围的绝对危险度
其他分析	17	报告进行的其他分析，如亚组分析、交互作用分析和敏感性分析
讨论		
主要结果	18	根据研究目的概括主要结果
局限性	19	讨论研究的局限性，包括潜在的偏倚或不准确的来源。讨论潜在偏倚的方向和大小
解释	20	结合研究目标、研究局限性、多重分析、相似研究的结果和其他相关证据，谨慎给出一个总体的结果解释
可推广性	21	讨论研究结果的普适性（外部真实性）
其他信息		
资金来源	22	提供研究资金的来源和资助机构在研究中的作用，如适用，说明资助机构在本文基于的初始研究中的作用

* 在病例对照研究中，分别给出病例组和对照组的信息，如果相关，在队列研究和横断面研究中给出暴露组和未暴露组的信息

表Ⅳ-5　诊断准确性研究报告质量准则（STARD 2015）条目清单

章节与主题	序号	条　目
标题或摘要		
	1	标题或摘要中描述出至少一种诊断准确性研究的计算方法（如灵敏度、特异度、预测值或 AUC）
摘要		
	2	包括研究设计、方法、结果和结论在内的结构化摘要（具体指导参见 STARD 摘要）
引言		
	3	科学和临床背景，包括待评价诊断方法的预期用途和作用
	4	研究目的和假设
方法		
研究设计	5	是在完成待评价诊断方法和参考标准检测之前采集数据（前瞻性研究），还是之后（回顾性研究）
研究对象	6	入选和排除标准
	7	如何识别潜在的合格研究对象（症状、之前的检查结果、注册登记数据库）
	8	何时、何地入选潜在的合格研究对象（机构、场所和日期）
	9	研究对象是连续的、随机的入组还是选取方便样本
试验方法	10a	充分描述待评价诊断方法的细节，使其具备可重复性
	10b	充分描述参考标准的细节，使其具备可重复性
	11	选择参考标准的原理（如果存在其他备选的参考标准）
	12a	描述待评价诊断方法的最佳截断值或结果分类的定义和原理，区分截断值是否为预先设定的还是探索性的
	12b	描述参考标准的最佳截断值或结果分类的定义和原理，区分截断值是否为预先设定的还是探索性的
	13a	待评价诊断方法的检测人员或是读取结果人员是否知晓研究对象的临床资料和参考标准结果
	13b	参考标准的评估者是否知晓研究对象的临床资料和待评价诊断方法结果
分析	14	用于评估诊断准确性的计算或比较方法
	15	如何处理待评价诊断方法或参考标准的不确定结果

续表

章节与主题	序号	条　目
	16	待评价诊断方法或参考标准中缺失数据的处理方法
	17	任何关于诊断准确性变异的分析，区分是否为预先设定的还是探索性的
	18	预期样本量及其计算方式
结果		
研究对象	19	使用流程图报告研究对象的入选和诊断流程
	20	报告研究对象的基线人口学信息和临床特征
	21a	报告纳入的研究对象的疾病严重程度分布
	21b	报告未纳入的研究对象的疾病严重程度分布
	22	报告实施待评价诊断方法和参考标准的时间间隔，及期间采取的任何临床干预措施
试验结果	23	比照参考标准的结果，使用四格表展示待评价诊断方法的检测结果（或分布）
	24	报告诊断准确性的估计结果及其精度（如 95% 置信区间）
	25	报告实施待评价诊断方法或参考标准期间出现的任何不良事件
讨论		
	26	研究的局限性，包括潜在的偏倚来源，统计的不确定性及外推性
	27	实际意义，包括待评价诊断方法的预期用途和临床作用
其他信息		
	28	研究注册号及注册名称
	29	能够获取完整研究方案的地址
	30	研究经费和其他支持的来源；经费赞助者的角色

表Ⅳ-6　个体预后或诊断多因素预测模型报告规范（TRIPOD）条目清单

部分	条目	训练/验证	条目清单
题目和摘要			
标题	1	D; V	明确多变量预测模型是为开发（建立模型）和/或验证（验证模型）研究、目标人群、要预测的结局
摘要	2	D; V	提供一份小结：包括研究目标、研究设计、背景、参与者、样本量、预测因素、结局、统计分析、结果和结论
介绍			
背景和目的	3a	D; V	解释医学背景（包括诊断或预后）和开发或验证多变量预测模型的原理，包括对引用现有模型的评价
	3b	D; V	明确目的，包括描述研究是模型的开发或验证，或者两者兼有
方法			
数据来源	4a	D; V	描述研究设计或数据来源（如随机试验、队列或登记数据），如适用，尽量使用于建模和验证的数据集分开
	4b	D;V	指定关键的研究日期，包括开始和截止日期；如适用，包括随访截止日期
研究对象	5a	D; V	具体说明研究场所的关键要素（如初级保健、二级保健、一般人群），包括中心的数目和地点
	5b	D; V	描述受试者的入选标准
	5c	D; V	必要时，请提供所接受治疗的详细信息
研究结局	6a	D; V	明确定义预测模型所预测的结局，包括如何以及何时评估
	6b	D; V	报告任何采用盲法评估预测结局的措施
预测因素	7a	D; V	明确定义用于开发多变量预测模型的所有预测因子，包括如何以及何时测量它们
	7b	D; V	报告任何采用盲法评估预测结局的主要因素和其他预测因子的措施
样本量	8	D; V	解释样本量是如何得出的

续表

部分	条目	训练/验证	条目清单
缺失值	9	D; V	描述缺失的数据是如何处理的(例如,完整的案例分析、单一填补、多重填补),并提供填补方法的具体细节
统计分析方法	10a	D	描述在分析中预测因子是如何被处理的
	10b	D	明确模型的类型，描述所有建模过程（包括任何预测因子的选择），以及内部验证的方法
	10c	V	对于验证模型，请描述预测值是如何计算的
	10d	D; V	明确用于评估模型性能的所有方法，如果有意义还要对多个模型进行比较
	10e	V	如果验证研究过程中对原模型进行了更新，还要描述模型的更新或校正（如重新校准）
风险分组	11	D; V	如果定义了高危人群，请提供定义高危人群的详细信息
模型构建或验证	12	V	对于验证研究来说，需识别与建模数据的差异，如背景、入选标准、结局和预测因子等
结果			
研究对象	13a	D; V	描述纳入研究的受试者信息，包括出现和未出现结局的人数，如适用，还要总结随访时间。图表可以帮助呈现结果
	13b	D; V	描述受试者的特征（如人口统计学、临床特征、可用预测因子），包括缺失预测因子数据和结局的受试者数量
	13c	V	对于验证研究来说，还要体现与建模数据在一些重要变量（人口统计特征、预测因子以及结局）分布的比较
模型构建	14a	D	详细说明每步分析过程中受试者的数量和结局事件数
	14b	D	必要时需报告每个候选预测因素与结局之间未经校正的关联分析
模型说明	15a	D	提供完整的预测模型，以允许对个体进行预测（即所有的回归系数、模型的截距或在一个给定时间点的生存曲线）
	15b	D	解释如何使用预测模型
模型效果	16	D; V	报告预测模型的性能评估（包括置信区间）
模型更新	17	V	如果模型更新，请报告任何更新的结果（例如模型设定、模型性能）
讨论			
局限性	18	D; V	讨论研究的局限性(如不具代表性的样本、每个预测指标的事件较少、数据缺失)
解释	19a	V	对于验证模型，请参考建模数据以及其他验证数据的性能来讨论结果
	19b	D; V	综合考虑研究目的、局限性、类似研究的结果以及其他相关证据，对研究结果做出全面的解释
启示	20	D; V	讨论该模型的潜在临床应用价值以及对未来研究的启示
其他信息			
附录	21	D; V	提供有关补充资源可用性的信息，如研究方案、网页计算器和数据集
基金	22	D; V	列出本研究资金来源和资助者在本研究中所扮演的角色

注：D. 训练（development）；V. 验证（validation）

表Ⅳ-7　系统综述或 Meta 分析报告（PRISMA）条目清单

项目	编号	条目清单
标题		
标题	1	明确本研究报告是系统综述、Meta 分析，还是两者兼有
摘要		
结构式摘要	2	提供结构式摘要，包括背景、目的、资料来源、纳入研究的标准、研究对象和干预措施、研究评价和综合的方法、结果、局限性、结论和主要发现、系统综述的注册号
引言		
理论基础	3	介绍当前已知的研究理论基础

续表

项目	编号	条目清单
目的	4	通过对研究对象、干预措施、对照措施、结局指标和研究类型（participants，intervention，comparisons，outcomes，study design; PICOS）5个方面为导向的问题提出所需要解决的清晰明确的研究问题
方法		
方案和注册	5	如果已有研究方案，则说明方案内容并给出可获得该方案的途径（如网址），并且提供现有的已注册的研究信息，包括注册号
纳入标准	6	将指定的研究特征（如 PICOS 和随访的期限）和报告的特征（如检索年限、语种和发表情况）作为纳入研究的标准，并给出合理的说明
信息来源	7	针对每次检索及最终检索的结果描述所有文献信息的来源（如资料库文献，与研究作者联系获取相应的文献）
检索	8	至少说明一个资料库的检索方法，包含所有的检索策略的使用，使得检索结果可以重现
研究选择	9	说明纳入研究被选择的过程（包括初筛、合格性鉴定及纳入系统综述等步骤，据实还可包括纳入 Meta 分析的过程）
资料提取	10	描述资料提取的方法（例如预提取表格、独立提取、重复提取）以及任何向报告作者获取或确认资料的过程
资料条目	11	列出并说明所有资料相关的条目（如 PICOS 和资金来源），以及做出的任何推断和简化形式
单个研究存在的偏倚	12	描述用于评价单个研究偏倚的方法（包括该方法是否用于研究层面或结局层面），以及在资料综合中该信息如何被利用
概括效应指标	13	说明主要的综合结局指标， 如危险度比值（risk ratio）、均值差（difference in means）
结果综合	14	描述结果综合的方法，如果进行了 Meta 分析，则说明异质性检验的方法
研究偏倚	15	详细评估可能影响数据综合结果的可能存在的偏倚（如发表偏倚和研究中的选择性报告偏倚）
其他分析	16	对研究中其他的分析方法进行描述（如敏感性分析、亚组分析、Meta 回归分析），并说明哪些分析是预先制定的
结果		
研究选择	17	报告初筛的文献数，评价符合纳入标准的文献数以及最终纳入研究的文献数，同时给出每一步排除文献的原因，最好提供流程图
研究特征	18	说明每一个被提取资料的文献的特征（如样本含量、PICOS 和随访时间），并提供引文出处
研究内部偏倚风险	19	说明每个研究中可能存在偏倚的相关数据，如果条件允许，还需要说明结局层面的评估（见条目 12）
单个研究结果	20	针对所有结局指标（有效性或有害性），说明每个研究的各干预组结果的简单合并（a），以及综合效应值及其置信区间（b），最好以森林图形式报告
结果的综合	21	说明每个 Meta 分析的结果，包括置信区间和异质性检验的结果
研究间偏倚	22	说明研究间可能存在偏倚的评价结果（见条目 15）
其他分析	23	如果有，给出其他分析的结果（如敏感性分析、亚组分析、Meta 回归分析，见条目 16）
讨论		
证据总结	24	总结研究的主要发现，包括每一个主要结局的证据强度；分析它们与主要利益集团的关联性（如医疗保健的提供者、使用者及政策制定者）
局限性	25	探讨研究层面和结局层面的局限性（如偏倚的风险），以及系统综述的局限性（如检索不全面，报告偏倚等）
结论	26	给出对结果的概要性的解析，并提出对未来研究的提示
资金支持		
资金	27	描述本系统综述的资金来源和其他支持（如提供资料）以及资助者在完成系统综述中所起的作用

（李伟栋　周　倩　冯丽芬）